全国中医药行业高等教育"十四五"规划教材
全国高等中医药院校规划教材（第十一版）

针灸学

（新世纪第五版）

（供中医学、中西医临床医学、康复治疗学等专业用）

主　编　梁繁荣　王　华

中国中医药出版社
·北　京·

图书在版编目（CIP）数据

针灸学 / 梁繁荣，王华主编 . —5 版 . —北京：
中国中医药出版社，2021.6（2025.4 重印）
全国中医药行业高等教育"十四五"规划教材
ISBN 978-7-5132-6812-7

Ⅰ . ①针⋯　Ⅱ . ①梁⋯　②王⋯　Ⅲ . ①针灸学—中医
学院—教材　Ⅳ . ① R245

中国版本图书馆 CIP 数据核字（2021）第 052097 号

融合出版数字化资源服务说明

全国中医药行业高等教育"十四五"规划教材为融合教材，各教材相关数字化资源（电子教材、PPT 课件、视频、复习思考题等）在全国中医药行业教育云平台"医开讲"发布。

资源访问说明

扫描右方二维码下载"医开讲 APP"或到"医开讲网站"（网址：www.e-lesson.cn）注册登录，输入封底"序列号"进行账号绑定后即可访问相关数字化资源（注意：序列号只可绑定一个账号，为避免不必要的损失，请您刮开序列号立即进行账号绑定激活）。

资源下载说明

本书有配套 PPT 课件，供教师下载使用，请到"医开讲网站"（网址：www.e-lesson.cn）认证教师身份后，搜索书名进入具体图书页面实现下载。

中国中医药出版社出版

北京经济技术开发区科创十三街 31 号院二区 8 号楼
邮政编码　100176
传真　010-64405721
河北品睿印刷有限公司印刷
各地新华书店经销

开本 889×1194　1/16　印张 22.75　拉页 3　字数 605 千字
2021 年 6 月第 5 版　2025 年 4 月第 7 次印刷
书号　ISBN 978-7-5132-6812-7

定价　96.00 元
网址　www.cptcm.com

服 务 热 线　010-64405510　　微信服务号　zgzyycbs
购 书 热 线　010-89535836　　微商城网址　https://kdt.im/LIdUGr
维 权 打 假　010-64405753　　天猫旗舰店网址　https://zgzyycbs.tmall.com

如有印装质量问题请与本社出版部联系（010-64405510）

全国中医药行业高等教育"十四五"规划教材
全国高等中医药院校规划教材（第十一版）

《针灸学》
编 委 会

匡海学（黑龙江中医药大学教授、教育部高等学校中药学类专业教学指导委员会主任委员）

吕志平（南方医科大学教授、全国名中医）

吕晓东（辽宁中医药大学党委书记）

朱卫丰（江西中医药大学校长）

朱兆云（云南中医药大学教授、中国工程院院士）

刘　良（广州中医药大学教授、中国工程院院士）

刘松林（湖北中医药大学校长）

刘叔文（南方医科大学副校长）

刘清泉（首都医科大学附属北京中医医院院长）

李可建（山东中医药大学校长）

李灿东（福建中医药大学校长）

杨　柱（贵州中医药大学党委书记）

杨晓航（陕西中医药大学校长）

肖　伟（南京中医药大学教授、中国工程院院士）

吴以岭（河北中医药大学名誉校长、中国工程院院士）

余曙光（成都中医药大学校长）

谷晓红（北京中医药大学教授、教育部高等学校中医学类专业教学指导委员会主任委员）

冷向阳（长春中医药大学校长）

张忠德（广东省中医院院长）

陆付耳（华中科技大学同济医学院教授）

阿吉艾克拜尔·艾萨（新疆医科大学校长）

陈　忠（浙江中医药大学校长）

陈凯先（中国科学院上海药物研究所研究员、中国科学院院士）

陈香美（解放军总医院教授、中国工程院院士）

易刚强（湖南中医药大学校长）

季　光（上海中医药大学校长）

周建军（重庆中医药学院院长）

赵继荣（甘肃中医药大学校长）

郝慧琴（山西中医药大学党委书记）

胡　刚（江苏省政协副主席、南京中医药大学教授）

侯卫伟（中国中医药出版社有限公司董事长）

姚　春（广西中医药大学校长）

徐安龙（北京中医药大学校长、教育部高等学校中西医结合类专业教学指导委员会主任委员）

高秀梅（天津中医药大学校长）

高维娟（河北中医药大学校长）

郭宏伟（黑龙江中医药大学校长）

唐志书（中国中医科学院副院长、研究生院院长）

彭代银（安徽中医药大学校长）

董竞成（复旦大学中西医结合研究院院长）

韩晶岩（北京大学医学部基础医学院中西医结合教研室主任）

程海波（南京中医药大学校长）

鲁海文（内蒙古医科大学副校长）

翟理祥（广东药科大学校长）

秘书长（兼）

陆建伟（国家中医药管理局人事教育司司长）

侯卫伟（中国中医药出版社有限公司董事长）

办公室主任

周景玉（国家中医药管理局人事教育司副司长）

李秀明（中国中医药出版社有限公司总编辑）

办公室成员

陈令轩（国家中医药管理局人事教育司综合协调处处长）

李占永（中国中医药出版社有限公司副总编辑）

张岠宇（中国中医药出版社有限公司副总经理）

芮立新（中国中医药出版社有限公司副总编辑）

沈承玲（中国中医药出版社有限公司教材中心主任）

编审专家组

组　长

余艳红（国家卫生健康委员会党组成员，国家中医药管理局党组书记、局长）

副组长

张伯礼（天津中医药大学教授、中国工程院院士、国医大师）

秦怀金（国家中医药管理局副局长、党组成员）

组　员

陆建伟（国家中医药管理局人事教育司司长）

严世芸（上海中医药大学教授、国医大师）

吴勉华（南京中医药大学教授）

匡海学（黑龙江中医药大学教授）

刘红宁（江西中医药大学教授）

翟双庆（北京中医药大学教授）

胡鸿毅（上海中医药大学教授）

余曙光（成都中医药大学教授）

周桂桐（天津中医药大学教授）

石　岩（辽宁中医药大学教授）

黄必胜（湖北中医药大学教授）

前　言

为全面贯彻《中共中央 国务院关于促进中医药传承创新发展的意见》和全国中医药大会精神，落实《国务院办公厅关于加快医学教育创新发展的指导意见》《教育部 国家卫生健康委 国家中医药管理局关于深化医教协同进一步推动中医药教育改革与高质量发展的实施意见》，紧密对接新医科建设对中医药教育改革的新要求和中医药传承创新发展对人才培养的新需求，国家中医药管理局教材办公室（以下简称"教材办"）、中国中医药出版社在国家中医药管理局领导下，在教育部高等学校中医学类、中药学类、中西医结合类专业教学指导委员会及全国中医药行业高等教育规划教材专家指导委员会指导下，对全国中医药行业高等教育"十三五"规划教材进行综合评价，研究制定《全国中医药行业高等教育"十四五"规划教材建设方案》，并全面组织实施。鉴于全国中医药行业主管部门主持编写的全国高等中医药院校规划教材目前已出版十版，为体现其系统性和传承性，本套教材称为第十一版。

本套教材建设，坚持问题导向、目标导向、需求导向，结合"十三五"规划教材综合评价中发现的问题和收集的意见建议，对教材建设知识体系、结构安排等进行系统整体优化，进一步加强顶层设计和组织管理，坚持立德树人根本任务，力求构建适应中医药教育教学改革需求的教材体系，更好地服务院校人才培养和学科专业建设，促进中医药教育创新发展。

本套教材建设过程中，教材办聘请中医学、中药学、针灸推拿学三个专业的权威专家组成编审专家组，参与主编确定，提出指导意见，审查编写质量。特别是对核心示范教材建设加强了组织管理，成立了专门评价专家组，全程指导教材建设，确保教材质量。

本套教材具有以下特点：

1.坚持立德树人，融入课程思政内容

将党的二十大精神进教材，把立德树人贯穿教材建设全过程、各方面，体现课程思政建设新要求，发挥中医药文化育人优势，促进中医药人文教育与专业教育有机融合，指导学生树立正确世界观、人生观、价值观，帮助学生立大志、明大德、成大才、担大任，坚定信念信心，努力成为堪当民族复兴重任的时代新人。

2.优化知识结构，强化中医思维培养

在"十三五"规划教材知识架构基础上，进一步整合优化学科知识结构体系，减少不同学科教材间相同知识内容交叉重复，增强教材知识结构的系统性、完整性。强化中医思维培养，突出中医思维在教材编写中的主导作用，注重中医经典内容编写，在《内经》《伤寒论》等经典课程中更加突出重点，同时更加强化经典与临床的融合，增强中医经典的临床运用，帮助学生筑牢中医经典基础，逐步形成中医思维。

3.突出"三基五性"，注重内容严谨准确

坚持"以本为本"，更加突出教材的"三基五性"，即基本知识、基本理论、基本技能，思想性、科学性、先进性、启发性、适用性。注重名词术语统一，概念准确，表述科学严谨，知识点结合完备，内容精炼完整。教材编写综合考虑学科的分化、交叉，既充分体现不同学科自身特点，又注意各学科之间的有机衔接；注重理论与临床实践结合，与医师规范化培训、医师资格考试接轨。

4.强化精品意识，建设行业示范教材

遴选行业权威专家，吸纳一线优秀教师，组建经验丰富、专业精湛、治学严谨、作风扎实的高水平编写团队，将精品意识和质量意识贯穿教材建设始终，严格编审把关，确保教材编写质量。特别是对32门核心示范教材建设，更加强调知识体系架构建设，紧密结合国家精品课程、一流学科、一流专业建设，提高编写标准和要求，着力推出一批高质量的核心示范教材。

5.加强数字化建设，丰富拓展教材内容

为适应新型出版业态，充分借助现代信息技术，在纸质教材基础上，强化数字化教材开发建设，对全国中医药行业教育云平台"医开讲"进行了升级改造，融入了更多更实用的数字化教学素材，如精品视频、复习思考题、AR/VR等，对纸质教材内容进行拓展和延伸，更好地服务教师线上教学和学生线下自主学习，满足中医药教育教学需要。

本套教材的建设，凝聚了全国中医药行业高等教育工作者的集体智慧，体现了中医药行业齐心协力、求真务实、精益求精的工作作风，谨此向有关单位和个人致以衷心的感谢！

尽管所有组织者与编写者竭尽心智，精益求精，本套教材仍有进一步提升空间，敬请广大师生提出宝贵意见和建议，以便不断修订完善。

国家中医药管理局教材办公室

中国中医药出版社有限公司

2023年6月

编写说明

全国中医药行业高等教育"十四五"规划教材《针灸学》是根据《中共中央 国务院关于促进中医药传承创新发展的意见》和《国务院办公厅关于加快医学教育创新发展的指导意见》，以及《教育部 国家卫生健康委 国家中医药管理局关于深化医教协同进一步推动中医药教育改革与高质量发展的实施意见》的精神，在国家中医药管理局宏观指导下，以全面提高中医药人才的培养质量、积极与医疗卫生实践接轨、为临床服务、培养临床通科医师为目标，依据中医药行业人才培养规律和实际需求，由国家中医药管理局教材办公室、中国中医药出版社组织编写，旨在正本清源，突出中医思维，体现中医药学科的人文特色和"读经典，做临床"的实践特点。

本教材的编写思想：一是贯彻学生实用、教师易教的原则，坚持继承与创新相结合、回归中医传统思维。二是强调精品意识，突出临床特色，坚持体现"三基"（基本知识、基本理论和基本技能）"五性"（思想性、科学性、先进性、启发性和适用性）的原则，联系现代针灸临床实际，运用现代针灸研究成果，充分吸收了历版教材的优点。三是融入课程思政内容，力争体现教材服务教育"立德树人"的根本任务。

本教材的主要内容：绪论全面概括了针灸学的定义和特点，阐述了针灸学的发展简史和对外传播，归纳了针灸学的基本内容和学习方法；上篇经络腧穴，重点论述了经络腧穴的基本理论和知识，系统介绍了十二经脉、奇经八脉的循行路线和腧穴的定位、解剖、主治和操作等；中篇刺灸方法，主要介绍了常用针灸器具、针灸体位等基本知识，强调了常规针灸治疗量和针灸施术注意事项，重点论述了以毫针、艾灸为主的各种针灸技术的基本知识和操作要求等；下篇针灸治疗，主要论述了针灸治疗作用、原则和临床诊治特点、针灸治病特点、针灸处方等，重点介绍了各科常见病的针灸治疗，以适应临床需要；附篇简要论述针灸研究进展，释义古代人体部位，提纲挈领地介绍了子午流注针法与灵龟八法、飞腾八法，选录针灸歌赋。书后附三张最新国家标准穴位图。

本次修订工作的重点：以历版规划教材尤其是"十三五"规划教材为基础，对照最新版《针灸学教学大纲》和《中医执业医师资格考试大纲》补充了一些重要内容，并注意充分反映中医学等专业针灸学教学改革的成果，如经络腧穴各论的数字化资源补充了古代经典文献或现代研究成果，刺灸方法各论补充了确有疗效的特色疗法如芒针法、穴位激光照射法，并将穴位注射、穴位敷贴、穴位埋线等合并为穴位特种疗法，治疗各论补充了偏头痛、绝经前后诸症、鼻鼽等，附篇部分对针灸研究进展进行了及时更新。

本教材的编写分工：全书统定稿由梁繁荣、王华负责，其中绪论、经络总论由梁繁荣编写，腧穴总论由王华编写，经络腧穴各论由赵百孝、倪光夏、杨志新、马睿杰、周丹、孙睿睿、熊俊、于本性编写；刺灸方法由王瑞辉、唐巍、贾春生、洒玉萍、黄银兰、施静、黄泳、朱英、霍新慧编写；针灸治疗由章薇、张永臣、吴强、赵仓焕、王珑、梁凤霞、吴高鑫、谭亚芹、邹敏、赵中亭编写。附篇由杨旭光编写。本教材融合出版数字化资源编创工作由梁繁荣、王华、赵琛主持，全体编委参与编写。本教材所有真人实体彩色插图均由北京中医药大学睢明河教授提供。

在编写过程中，尽管全体编写成员竭尽心智，强调精品意识，突出临床特色，但由于时间仓促，教材内容或许有不足之处，敬请各位教师和学生在使用过程中提出宝贵意见，以便再版时修订提高。

《针灸学》编委会
2021 年 6 月

目　录

扫一扫，查阅
本书数字资源

中篇 刺灸方法

下篇　针灸治疗

附篇　参考资料

绪　论

　　针灸学是以中医理论为指导，研究经络、腧穴及刺灸方法，探讨运用针灸防治疾病规律的一门学科。它是中医学的重要组成部分，其内容包括经络、腧穴、刺灸技术及针灸治疗等部分。

　　针灸疗法具有适应证广、疗效显著、应用方便、经济安全等优点，数千年来深受广大人民群众的欢迎，对中华民族的繁衍昌盛做出了巨大贡献。

一、针灸学发展简史

　　考察针灸学的发展史，主要从文献记载、文物考证、中医认知和社会发展等方面予以探索。熟悉针灸学的发展历史，对了解针灸的源流、掌握古代医家的针灸学术思想、把握针灸学的发展规律、启发现代针灸研究的思路均有裨益。

（一）针灸的起源

　　针灸历史悠久。据考证，针灸疗法大约产生于距今7000～8000年到4000年的新石器时代。古书里记载的一些关于针灸起源的传说等资料，都指向这个时期。如西晋皇甫谧《帝王世纪》记载：太暤伏羲氏"尝味百药而制九针"，罗泌《路史》则说太暤伏羲氏"尝草治砭，以制民疾"。

　　针刺疗法起源于新石器时期，还可以从原始的针刺工具加以论证。距今2000多年以前的古书中，经常提到原始的针刺工具是石器，称为"砭石"。如《左传》收录的公元前550年一段史料提到"美疢不如恶石"，《山海经》记载有"高氏之山，有石如玉，可以为针"，《素问·宝命全形论》有"制砭石之小大"等，这些都是远古人类以砭石治病的佐证。砭石治病，最初主要是用于刺破脓疡，进而作为刺络泻血之用。我国曾在内蒙古多伦县的新石器时代遗址中发现过一块长4.5cm的砭石，一端扁平有弧形刃，可用来切开脓疡，另一端为四棱锥形，可用来放血。在山东省日照县新石器时代晚期的一个墓葬里，还发现过两块殉葬的砭石，长度分别为8.3cm、9.1cm，尖端为三棱锥形和圆锥形，可用于放血，调和经气。砭石实物的发现，为针刺起源于新石器时代提供了有力的证据。

　　砭石治病来源于我国东部沿海一带以渔业为生的民族。《素问·异法方宜论》记载："故东方之域，天地之所始生也。鱼盐之地，海滨傍水，其民食鱼而嗜咸，皆安其处，美其食。鱼者使人热中，盐者胜血，故其民皆黑色疏理，其病皆为痈疡，其治宜砭石。故砭石者，亦从东方来。"这里所说的"东方"，相当于我国山东一带。近年来，在山东省发现了一批以针砭为题材的汉画像石，画像石上雕刻着半人半鸟形的神医正在用砭石或细针给人治病。鸟形显然来源于原始氏族的图腾崇拜，画像石反映了古代关于针砭起源的传说。

　　灸法的起源可以追溯到原始社会人类学会用火之后。《素问·异法方宜论》记载："北方者，天地所闭藏之域也。其地高陵居，风寒冰冽，其民乐野处而乳食。脏寒生满病，其治宜灸焫。故灸焫者，亦从北方来。"这段记载，说明灸法的发现同寒冷环境的生活习惯关系密切。原始社会栖息在北方的人们离不开烤火取暖，加上他们野居乳食的生活习惯，容易患腹部寒痛、胀满等症，非常适于热疗。经过长期的经验积累，发明了灸法和热熨疗法。据考察，先民们钻木取火或敲击燧石取火，往往用艾绒作为引火材料，起源于原始社会晚期的骨卜也是用艾绒烧灼动物骨。很明显，这种用艾绒点火的方法，为艾灸的发明提供了必要条件。

拔罐是一种古老的治疗方法，起源于原始社会，亦常与针灸结合运用。初时以兽角为罐具，故古称"角法"。

（二）针灸学理论体系的形成

战国至秦汉时期，我国由奴隶社会迈入封建社会，生产力的提高和社会制度的变革、各种学术思想的进步、古代哲学思想的影响，促进了针灸学从实践经验向理论高度的深化。针刺工具由砭石、骨针、竹针发展到了金属针，从而扩大了针灸疗法的适应范围。据《左传》记载，春秋战国时期的医缓、医和均擅长针灸。先秦名医扁鹊（秦越人）在给虢太子治尸厥时，让其弟子子阳取外三阳五会而使太子复苏，又令弟子子豹药熨两胁下，而太子坐起……证明在先秦时期针砭、火灸、药熨等均已广泛应用于多种疾病的治疗。1973年长沙马王堆三号汉墓出土的医学帛书中，有两种古代关于经脉的著作，即《足臂十一脉灸经》和《阴阳十一脉灸经》。两书记载了十一条经脉的循行、病候和灸法治疗，反映了针灸学核心理论经络学说的早期面貌。

《黄帝内经》（简称《内经》）的问世，是先秦至西汉医学发展的必然结果，自东汉至隋唐仍有修订和补充。《内经》包括《黄帝内经素问》（简称《素问》）和《灵枢经》（简称《灵枢》）两部分，共18卷，162篇，它在汇总前人文献的基础上，以阴阳、五行、脏腑、经络、腧穴、精神、气血、津液等为基本理论，以针灸为主要医疗技术，用无神论观点、整体观点、发展变化的观点、人体与自然相应的观点，论述了人体的生理、病理、诊断要领和防病治病原则，奠定了针灸学理论基础，其中以《灵枢》所载针灸理论更为丰富和系统，故《灵枢》又称《针经》。

《内经》对经络学说尤有精辟的论述，不但对十二经脉的循行走向、属络脏腑及其所主病证均有明确记载，而且对奇经八脉、十二经别、十五络脉、十二经筋、十二皮部的走向、分布、功能以及与经络系统相关的标本、根结、气街、四海等亦有记叙。《内经》对腧穴理论也有较多的论述，载有160个左右常用穴位的名称，对特定穴理论阐述较详，特别是对五输穴理论阐述较全面，对原穴、下合穴、十五络穴、五脏背俞穴等也都有载述。《内经》对刺法的论述较为详尽，提出了迎随补泻、徐疾补泻、呼吸补泻、开阖补泻等手法。在治疗方面，论述了治疗原则如"盛则泻之，虚则补之"。在取穴配穴方面提出了许多具体方法，如俞募配穴法、远道取穴法等。《内经》记载了100多种病证，其中绝大多数都应用针灸治疗。

《内经》的成书，标志着当时的医学家们不但已构筑起以经络学说为核心的理论框架，而且已卓有成效地运用刺法、灸法等技术防病治病，并善于理论联系实践，在实践中不断发展和更新理论，初步形成了以理、法、方、穴、术为一体的独特的针灸学理论体系。

《黄帝八十一难经》（简称《难经》）是一部可与《内经》相媲美的古典医籍，相传系秦越人所作。该书内容简要，辨析精微，进一步丰富和充实了针灸学理论体系。其中关于奇经八脉和原穴的论述，补充了《内经》之不足。同时，还提出了八会穴，并对五输穴按五行学说做了详细的解释。创立六经辨证的张仲景，在其著作《伤寒杂病论》中，不仅于方药方面给人留下许多光辉的典范，而且在针灸学术上也有许多独到的见解和贡献。在《伤寒杂病论》中直接与针灸有关的条文达 69 条，主张针药结合、辨证施治。已佚的《明堂孔穴针灸治要》(即《黄帝明堂经》) 应该是这一时期有关腧穴的专著。以外科闻名于世的华佗亦精于针灸，创立了著名的"华佗夹脊穴"，著有《枕中灸刺经》(佚)。三国时期的曹翕擅长灸法，著《曹氏灸经》，可惜失传。

(三) 针灸学理论体系的发展

1. 魏晋隋唐时期　魏晋南北朝，历隋唐至五代，前后七百余年。针灸学理论与技术随着这一时期政治、经济、文化的发展而有新的提高，出现了众多名医名著，推动了针灸学理论体系的发展。

皇甫谧在魏甘露间 (公元 256 ~ 260 年)，将《素问》《灵枢》和《明堂孔穴针灸治要》三书中的针灸内容汇而为一，去其重复，择其精要，编撰成《针灸甲乙经》。全书分为 12 卷 128 篇，共收 349 个腧穴，以脏腑、气血、经络、腧穴、脉诊、刺灸法和临床各科病证针灸治疗为次序加以编纂，成为一部最早的体系比较完整的针灸专书，是继《内经》之后对针灸学的又一次总结，在针灸学发展史上起到了承前启后的作用。晋代名医葛洪撰《肘后备急方》，所录针灸医方 109 条，其中 99 条为灸方，从而使灸法得到了进一步的发展。其妻鲍姑，亦擅长用灸。晋末到南北朝的徐熙一族，累世精于医术，徐秋夫、徐文伯和徐叔响等都是针灸史上的著名人物。

隋至初唐时期的名医甄权和孙思邈，都精通中医各科。甄权著有《针方》《针经钞》和《明堂人形图》等 (均佚)。孙思邈撰有《备急千金要方》和《千金翼方》等书，首载阿是穴法和指寸法，广泛地收入了前代各家的针灸临床经验，并绘制了《明堂三人图》(佚)，"其中十二经脉五色作之，奇经八脉以绿色为之，三人孔穴共六百五十穴"，成为历史上最早的彩色经络腧穴图。此外，唐代杨上善在《黄帝明堂经》的基础上，撰《黄帝内经明堂类成》，按十二经脉和奇经八脉的次序论列穴位。王焘编《外台秘要》，大量采录了诸家的灸法。这个时期还有了针对专病的著作，如唐代崔知悌的《骨蒸病灸方》专门介绍灸治痨病方法；刊于公元 862 年以前的《新集备急灸经》，是我国最早雕版印刷的医书，专论急症用灸。唐太医署掌管医药教育，分设四个医学专业和一个药学专业，针灸是医学专业之一，设"针博士一人，针助教一人，针师十人，针工二十人，针生二十人"，为针灸学的学校教育开创了先河。

2. 宋金元时期　由于印刷术的广泛应用，促进了医学文献的积累，加快了针灸学的传播与发展进程。著名针灸家王惟一，在北宋政府支持下，重新考订厘正了 354 个腧穴的位置及所属经脉，增补了腧穴的主治病证，于公元 1026 年撰成《铜人腧穴针灸图经》，雕印刻碑，由政府颁行。公元 1027 年，王惟一设计的两具铜人模型制成，外刻经络腧穴，内置脏腑，作为教学和考试针灸师之用。南宋针灸家王执中撰《针灸资生经》，重视实践经验，对后世颇有影响。元代著名医家滑寿，考订经络循行及其与腧穴的联系，在元代忽泰必烈《金兰循经取穴图解》基础上编撰而成《十四经发挥》，首次把任、督脉和十二经脉并称为"十四经"，进一步发展了经络腧穴理论。这个时期长于针灸的名医很多，著作也颇丰富，《备急灸法》《痈疽神秘灸经》《膏肓腧穴灸法》等书问世，标志着针灸在各科的深入发展。南宋初期的席弘，世代皆专针灸，传世的《席弘赋》特别讲究刺法。同时期的窦材著《扁鹊心书》，极力推崇烧灼灸法，每灸数十壮乃至数百壮。当时还有杨介、张济亲自观察尸体解剖，主张用解剖学知识指导针灸取穴。金代何若愚与撰《子午流注针经》的阎明广，提倡按时取穴法。金元名医窦汉卿既推崇子午流注，又提倡八法流注，按时取穴，他所编撰的《标幽赋》是针灸歌赋中的名篇。

3. 明清时期　针灸学术在明代发展到高潮，名家更多，研究的问题更加深入和广泛。明代初期的陈会、中期的凌云、后期的杨继洲，都是名盛华夏的针灸学家，对针灸学术发展颇有影响。明代针灸学术发展的主要成就如下：第一，对前代的针灸文献进行了广泛的搜集整理，出现了许多汇总历代针灸文献的著作。如朱橚的《普济方·针灸门》、徐凤的《针灸大全》、高武的《针灸聚英发挥》、杨继洲在家传著作《卫生针灸玄机秘要》基础上增辑而成的《针灸大成》、吴崑的《针方六集》和张介宾的《类经图翼》等，都是汇总历代针灸文献的著作。第二，针刺手法的研究更加深入，在单式手法的基础上形成了二十多种复式手法。其中《针灸大全·金针赋》《针灸大成·三衢杨氏补泻》、李梴的《医学入门·针灸》、汪机的《针灸问对》等，都是载述针刺手法之代表作。第三，灸法从用艾炷的烧灼灸法向用艾卷的温和灸法发展，14世纪开始出现的艾卷灸法，后来发展为加进药物的"雷火神针""太乙神针"。第四，对于历代不属于经穴的针灸部位进行了整理，在腧穴里列出"奇穴"这个类别。

从清初到鸦片战争这一历史时期，医者重药而轻针，针灸逐渐转入低潮。18世纪吴谦等人奉敕撰《医宗金鉴·刺灸心法要诀》，以歌诀和插图为主，很切合实用。李学川撰《针灸逢源》，强调辨证取穴，针药并重，增加中枢、急脉两穴，列出361个经穴。此时著述虽多，但影响不大。公元1822年，清王朝竟以"针刺火灸，究非奉君之所宜"为理由，下令太医院停止使用针灸，废止针灸科。

4. 近代与现代　以公元1840年的鸦片战争为转折，中国沦为半殖民地半封建社会。随着外国列强的入侵，西医得到较快发展，中医受到很大冲击，针灸更是受到严重挫折。由于广大群众相信并且欢迎针灸治病，所以针灸在民间继续流传。许多针灸医生为了保存和发展针灸学术，成立针灸学社，编印针灸书刊，开展函授教育，取得一定成效。近代针灸学家承淡安先生为振兴针灸学术做出了很大贡献，被誉为中国针灸事业的复兴者与传播者。新中国成立后，政府高度重视中医针灸事业的发展，制定政策法规，采取得力措施，促进针灸学的普及和提高。20世纪50年代，卫生部发布《中医师暂行条例》，在全国各地建立中医医院（内设针灸科），成立针灸研究机构，整理出版古医书（包括古代针灸专著），开展针灸文献、临床研究和针灸作用机理的实验研究。1956年后，全国各地陆续成立以培养中医专业本科人才为主的中医学院，针灸学作为主干课程，为学生们所必修，开创了我国高等中医药学历教育的历史。1958年，中国针灸工作者在用针刺方法达到麻醉效果并使手术获得成功的基础上，首次提出了"针刺麻醉"概念，创立了针刺麻醉方法。20世纪60～70年代，政府大力提倡用中草药和针灸治病，头针、耳针不断普及，尤其在农村、基层，普遍应用中医针灸治病，积累了宝贵经验。1971年，我国正式向世界宣布针刺麻醉成功，引起了国际上的高度关注和浓厚兴趣，掀起了国际针灸热潮。1979年，中华全国中医学会针灸分会成立。1980年后，全国高等中医药院校相继开办针灸专业，培养针灸本科和研究生人才。1985年，中国针灸学会升格为国家一级学会。20世纪90年代，国家科技基础研究重大项目计划（攀登计划）将针灸经络列为研究重点。针灸标准化、规范化研究取得显著成果，《经穴部位》《耳穴名称与部位》作为国家标准正式颁布。21世纪以来，针灸进入新的发展阶段。2003年10月，国家实施《中医药条例》。国家重点基础研究计划、应用研究计划、支撑计划等均大力资助针灸研究，一系列针灸标准化研究方案的出台和研究项目的确定，有力地推动了针灸现代化。2006年12月新修订并予以实施的国家标准（GB/T 12346—2006）《腧穴名称与定位》，将印堂穴确定为经穴，归入督脉，使经穴总数达362个。2008年12月，颁布国家标准《针灸技术操作规范》，并逐年增加标准化项目。至2020年底，已颁布22项针灸技术操作国家标准。在针灸基础研究上，尤其是在针灸作用机理、针刺镇痛、针刺麻醉原理的研究方面取得了举世公认的成果。针灸技术不断创新，借助现代科技研制出众多的针灸诊疗仪器、设备，电针、激光针等被广泛应用于针灸临床。严格的针具消毒技术和一次性针灸针的使用，大大降低了针灸感染率，使针灸应用更为安全。针灸应用范围有所扩大，如对慢性疲劳综合征、戒断综合征等疗效较好，并常用于减肥、延缓衰老、美容等。临床实践表明，针灸对内、外、妇、儿、五官、骨伤等科 400 多种病证有一定治疗效果，对其中 100 种左右病证有较好的疗效。

二、针灸学的对外传播

早在公元 6 世纪，针灸就已传到朝鲜、日本。朝鲜在新罗王朝时（公元 693 年）就设有针博士，教授针生。公元 562 年，我国以《针经》赠日本钦明天皇，同年吴人知聪携《明堂图》《针灸甲乙经》等医书东渡日本。公元 702 年，日本颁布大宝律令，仿我国唐朝的医学教育制度，开设针灸专业。我国针灸传到朝鲜和日本以后，一直作为当地国家传统医学的重要组成部分而流传至今。针灸也传到东南亚和印度大陆。公元 6 世纪敦煌人宋云曾将华佗治病方术介绍给印度北部的乌场国；14 世纪针灸师邹庚到越南为诸侯治病。针灸传入欧洲是从公元 17 世纪开始的，法国成为欧洲传播针灸学术的主要国家。1671 年，哈尔文的《中医秘典》在法国出版，之后针灸开始用于临床；19 世纪初，欧美等国家开始使用针灸。但因不同国家有关法律限制，针灸在国外发展相对缓慢。新中国成立以来，随着中华文化魅力的显现，以整体观念、辨证施治、取法自然为特色的中国传统医学引起了国际医学界的关注，有力地促进了针灸在世界范围的推广。1997 年 11 月，美国国立卫生院举行了针刺疗法听证会并明确指出：起源于中国的针刺疗法对许多疾病具有显著疗效，作用确切而不良反应极小，可以广泛应用。这对针灸学在世界范围的普及和推广具有重要意义。越来越多的国家和地区接受针灸，并不同程度认可针灸的合法地位，如亚洲的日本、韩国、越南、泰国，欧洲的英国、法国、德国、意大利，大洋洲的澳大利亚、新西兰，美洲的加拿大、巴西等国。目前世界上已有 180 多个国家和地区设有中医针灸医疗机构。

世界卫生组织（World Health Organization，WHO）倡导针灸防治疾病，重视针灸的推广和交流。受 WHO 委托，中国于 1975 年在北京、南京、上海三地建立了国际针灸培训中心，每年开办国际针灸班，培养针灸人才。数年来，中国政府坚持向非洲国家派出有针灸医师参与的援外医疗队，为这些国家培养了大批针灸医生。1979 年，WHO 提倡学习和应用针灸，并提出了适用针灸治疗的 43 种疾病的名称，予以推广。在 WHO 的大力支持下，1987 年 11 月，世界针灸学会联合会在北京成立。该组织每年在不同国家举办国际学术会议，还负责国际针灸医师水平考核，为合格者颁发针灸医师水平证书。WHO 倡导针灸的标准化、规范化，制订了经穴名称、定位的国际标准化方案，以及头针的国际标准等。2002 年，WHO 列出了针灸应用的 106 种适应证。2006 年 10 月，WHO 针灸经穴定位标准西太区会议，制定出针灸腧穴定位的国际标准。2010 年，WHO 启动中医学疾病分类代码编制工作，第一次将传统医学纳入世界主流医学范畴。2011 年，肯尼亚首都内罗毕召开的联合国教科文组织保护非物质文化遗产政府间委员会第五次会议，顺利通过了将"中医针灸"列入"人类非物质文化遗产代表作名录"的提议，更加彰显了国际社会对中国针灸传承和保护的重视。

在世界很多国家，尤其是发达国家都开办有针灸教育机构。在亚洲，日本于 1983 年成立明治针灸大学，开办有针灸专业本科和研究生教育；韩国的针灸教育主要在韩医科大学进行，韩医科大学为六年制的本科学历教育。在欧美，不少国家办有各种类型的中医针灸学院（校），有些国家的正规大学开设有中医、针灸学位课程或专业文凭课程。近年来，我国中医药高校与国外高校开展了多种形式的合作办学，培养了一批批国际中医针灸人才。

针灸的对外传播和国际交流方兴未艾。针灸不仅为人类防治疾病提供了一种有效的医疗方法和手段，而且为世界医学开拓了新的研究领域，并将为人类健康事业和世界医学发展做出更大贡献。

三、针灸学的基本内容和学习方法

针灸学的基本内容包括经络腧穴、刺灸方法和针灸治疗。

学习经络必须重点掌握经络的概念、经络系统的组成、经脉的循行规律及分布特点。腧穴部分要掌握腧穴的概念、主治特点，熟记常用穴尤其是特定穴的定位、主治及临床应用，训练自己准确取穴定位及操作的能力。腧穴的定位要善于在自己或他人身上摸穴而记忆，切忌只背而不实际操作。腧穴的主治要善于总结、分析和归纳。

刺灸方法主要包括刺法和灸法，是操作性很强的技能，在掌握基本知识的同时，要以操作练习为主。刺法练习首先是指力练习。指力就是持针之手的力量，指力的产生是手部小肌肉群的力量和协调能力综合的结果，只有经过长期不懈的训练才能达到要求，这是操作针具、施行手法的基本功。当有一定指力之后，才能练习各种进针法和针刺手法。进针和手法操作与疗效密切相关，更要认真训练，要善于在自己身上练习和体会，诸如无痛进针法、行针得气、针刺补泻、气至病所等，只有通过严格的训练才能掌握。

针灸治疗是上述知识和技能的综合运用，是根据阴阳、脏腑、经络理论，运用"四诊"诊察疾病以获取病情资料，在此基础上进行相应的辨证、处方，依方施术，或针或灸，或针灸并用，从而达到治愈各种疾病的目的。由于针灸临床部分是阐述运用针灸治疗疾病的具体内容，要重视在实践中学习，做到早临床、多临床、反复临床，在见习、实习课中多动手、勤思考。只有这样才能掌握针灸临床运用的知识与技能。

针灸之所以成为一门专门学科，是因为它除了可作为一种医疗手段以外，还包含着丰富的辨证论治知识和高深的基础理论。随着人类科学技术的进步和针灸学术与其他学科的日益结合，针灸学将会得到更快更高的发展。

上篇
经络腧穴

扫一扫，查阅本章数字资源，含PPT、音视频、图片等

经络是经脉和络脉的总称，是人体内运行气血、联络脏腑、沟通内外、贯穿上下的通路。经，有路径的含义，经脉贯通上下，沟通内外，是经络系统中的主干，深而在里；络，有网络的含义，络脉是经脉别出的分支，较经脉细小，纵横交错，遍布全身。络脉又包括浮络、孙络，浮而在表，难以计数。如《灵枢·脉度》记载："经脉为里，支而横者为络，络之别者为孙。"《灵枢·经别》记载，"经脉者，常不可见也"，"诸脉之浮而常见者，皆络脉也"。

经络学说是阐述人体经络系统的循行分布、生理功能、病理变化及其与脏腑相互关系的一门学说，是中医理论体系的重要组成部分，贯穿于中医学的生理、病理、诊断、治疗等方面，几千年来一直指导着针灸临床治病，同时也指导着中医各科的临床实践，在针灸学中的地位尤为突出。

第一节　经络的发现

经络是古代医家通过长期的医疗实践，不断观察总结而逐步发现的。从文献资料分析，经络的发现主要通过以下几个主要途径：

一、针灸等刺激后感应传导现象的总结

古代医家在临床实践中观察到针刺穴位或一定部位时，患者会产生酸、麻、胀、重等主观感觉，称为"针感"。这种"针感"常沿着一定路线向远部传导。《灵枢·邪气脏腑病形》指出："中气穴，则针游于巷。"温灸时也有热感由施灸部位向远处扩散。经过长期观察，古代医家逐步认识到人体各部有复杂而又有规律的联系通路，从而总结出经络分布的轮廓。

二、腧穴主治功效的总结

在长期的针灸临床实践中，古代医家发现腧穴不仅能治疗局部病证，还能治疗某些远隔部位的病证，而且这些主治范围基本相同的穴位往往有规律地排列在一条线路上，为经络的存在提供了佐证。

三、气功"行气"感的反复出现

气功，古代称为"导引""行气"。《灵枢·官能》载："缓节柔筋而心和调者，可使导引、行气。"在导引、行气过程中，随着呼吸的调整、心神的内守、肢体的舒缓，常常出现"气"在体内有规律地流行的感觉，这种感觉的反复出现，有利于对经气的认识和经络的发现。战国初期的

文物有一玉佩，上刻有文字，名《行气玉佩铭》。铭文中"深则蓄，蓄则伸，伸则下……"就是关于气功行气过程的描述，意思是呼吸深沉使气积蓄（于丹田）会出现气的上下运行。在长沙马王堆汉墓出土的帛书中，有一幅画有各种姿势的《导引图》与记载十一脉的文字连在一起，说明导引、行气与经络的密切关系。

四、体表病理现象的总结

古代医家在医疗实践中发现，当体内某一脏腑发生疾病时，在体表相应部位可出现一些病理现象，如压痛、结节、皮疹、皮肤色泽改变等异常反应。《灵枢·背腧》记载："欲得而验之，按其处，应在中而痛解，乃其腧也。"就是说脏腑有病，就会在体表相应部位出现反应，按压反应部位，病痛也随之缓解。《素问·脏气法时论》也记载："心病者，胸中痛，胁支满，胁下痛，膺背肩胛间痛，两臂内痛。"通过对体表病理现象的反复观察，发现其具有一定的规律性，并且与经络有密切的联系。

五、解剖生理知识的启发

《灵枢·经水》记载："若夫八尺之士，皮肉在此，外可度量切循而得之，其死可解剖而视之。其脏之坚脆，腑之大小，谷之多少，脉之长短，血之清浊，气之多少……皆有定数。"可见，古代医家通过临床观察和对尸体的解剖，在一定程度上对内脏的位置、形态及某些生理功能有了直观认识，发现人体分布着许多与四肢相联系的管状和条索状结构，观察到某些脉内血液流动的现象等。这些观察对认识经络有一定的启发。

经络发现的途径可能是多方面的，各种认识相互启发，互相佐证，彼此补充，从而使人们对经络的认识逐步完善。

第二节 经络系统的组成

经络系统由经脉、络脉和连属于体表的十二经筋、十二皮部组成（图1-1），其中经脉包括十二经脉、奇经八脉、十二经别，络脉包括十五络脉和难以计数的浮络、孙络等。

一、十二经脉

十二经脉是经络系统的主体，是手三阴经、手三阳经、足三阳经、足三阴经的总称，又称为"正经"。

（一）十二经脉的名称

十二经脉的名称是根据手足、阴阳、脏腑来命名的。首先用手、足将十二经脉分为手六经和足六经。根据中医理论，内属阴，外属阳，脏属阴，腑属阳，因此属于五脏和心包、分布于四肢内侧的经脉为阴经，属于六腑、分布于四肢外侧的经脉为阳经。根据阴阳消长的规律，阴阳又分为三阴（太阴、厥阴、少阴）三阳（阳明、少阳、太阳）。十二经脉与脏腑有联属的关系，根据经脉联属的脏腑进一步命名，如联属于肺脏的为肺经，联属于大肠腑的为大肠经。根据上述命名规律，十二经脉的名称即为手太阴肺经、手阳明大肠经、足阳明胃经、足太阴脾经、手少阴心经、手太阳小肠经、足太阳膀胱经、足少阴肾经、手厥阴心包经、手少阳三焦经、足少阳胆经、足厥阴肝经。

（二）十二经脉在体表的分布规律

十二经脉左右对称地分布于人体体表的头面、躯干和四肢。正立姿势、两臂自然下垂、掌心向内、拇指向前为标准体位。十二经脉中六条阳经分布于四肢外侧和头面、躯干，其中上肢外侧的是手三阳经，下肢外侧的是足三阳经，其分布规律是阳明在前、少阳在中（侧）、太阳在后。六条阴经分布于四肢内侧和胸腹，其中上肢内侧是手三阴经，下肢内侧是足三阴经。手三阴经的分布规律是太阴在前、厥阴在中、少阴在后。足三阴经在内踝上 8 寸以下分布规律是厥阴在前、太阴在中、少阴在后，在内踝上 8 寸以上，太阴交出厥阴之前，分布规律为太阴在前、厥阴在中、少阴在后。

（三）十二经脉表里属络关系

十二经脉在体内与脏腑相联属，脏腑有表里相合的关系，十二经脉之阴经和阳经亦有明确的脏腑属络和表里关系。其中

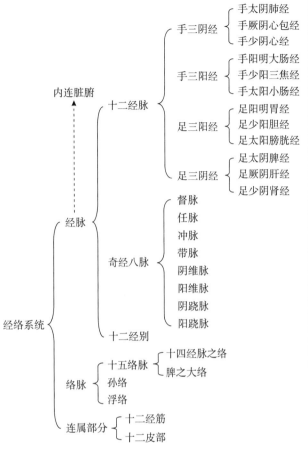

图 1-1 经络系统组成

阴经属脏络腑主里，阳经属腑络脏主表。如手太阴肺经属肺络大肠，手阳明大肠经属大肠络肺，足阳明胃经属胃络脾，足太阴脾经属脾络胃，手少阴心经属心络小肠，手太阳小肠经属小肠络心，足太阳膀胱经属膀胱络肾，足少阴肾经属肾络膀胱，手厥阴心包经属心包络三焦，手少阳三焦经属三焦络心包，足少阳胆经属胆络肝，足厥阴肝经属肝络胆。

十二经脉之间存在着表里配对关系。如《素问·血志形气》所载："足太阳与少阴为表里，少阳与厥阴为表里，阳明与太阴为表里，是为足阴阳也。手太阳与少阴为表里，少阳与心主为表里，阳明与太阴为表里，是为手之阴阳也。"互为表里的经脉在生理上有密切联系，病变时会相互影响，治疗时可相互为用。

（四）十二经脉循行走向与交接规律

十二经脉循行走向的规律是：手三阴经从胸走手，手三阳经从手走头，足三阳经从头走足，足三阴经从足走腹（胸）。如《灵枢·逆顺肥瘦》所载："手之三阴，从脏走手；手之三阳，从手走头；足之三阳，从头走足；足之三阴，从足走腹。"

十二经脉相互交接的规律是：①相表里的阴经与阳经在四肢末端交接，如手太阴肺经与手阳明大肠经交接于食指端。②同名的阳经与阳经在头面部交接，如手阳明大肠经与足阳明胃经交接于鼻旁。③相互衔接的阴经与阴经在胸中交接，如足太阴脾经与手少阴心经交接于心中（图1-2）。

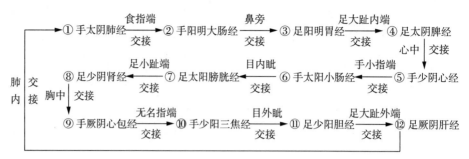

图 1-2　十二经脉循行走向与交接规律

（五）十二经脉气血流注规律

十二经脉气血流注顺序有一定规律。中焦受纳、腐熟水谷，化生水谷精微而生气血，所以十二经脉气血源于中焦。气血的运行，有赖于肺气的输送，因此十二经脉气血流注从手太阴肺经开始，由肺经逐经相传，形成周而复始、如环无端的流注系统，将气血周流全身，营养和维持各组织器官的功能活动。流注次序是：气血流注始于手太阴肺经，然后交手阳明大肠经，再交足阳明胃经、足太阴脾经，继交手少阴心经、手太阳小肠经、足太阳膀胱经、足少阴肾经、手厥阴心包经、手少阳三焦经、足少阳胆经、足厥阴肝经，自肝经上注肺，再返回至肺经，重新再循环，周而复始（图 1-3）。如《灵枢·卫气》载："阴阳相随，外内相贯，如环之无端。"

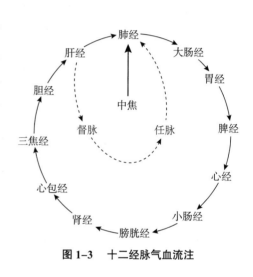

图 1-3　十二经脉气血流注

（六）十二经脉与脏腑器官的联络

十二经脉除了与属络的脏腑有特定联系外，还与其循行分布部位的其他脏腑或组织器官有着密切的联络（表 1-1）。临床上辨证分经，循经取穴，多以此为依据。

表 1-1　十二经脉与脏腑器官的联络

经脉名称	属络的脏腑	联络的器官
手太阴肺经	起于中焦，属肺，络大肠，还循胃口	喉咙
手阳明大肠经	属大肠，络肺	入下齿中，夹口、鼻
足阳明胃经	属胃，络脾	起于鼻，入上齿，环口夹唇，循喉咙
足太阴脾经	属脾，络胃，流注心中	夹咽，连舌本，散舌下
手少阴心经	属心，络小肠，上肺	夹咽，系目系
手太阳小肠经	属小肠，络心，抵胃	循咽，至目锐眦，入耳中，抵鼻，至目内眦
足太阳膀胱经	属膀胱，络肾	起于目内眦，至耳上角，入络脑
足少阴肾经	属肾，络膀胱，上贯肝，入肺中，络心	循喉咙，夹舌本
手厥阴心包经	属心包，络三焦	

续表

经脉名称	属络的脏腑	联络的器官
手少阳三焦经	属三焦，络心包	系耳后，出耳上角，入耳中，至目锐眦
足少阳胆经	属胆，络肝	起于目锐眦，下耳后，入耳中，出耳前
足厥阴肝经	属肝，络胆，夹胃，注肺	过阴器，连目系，环唇内

二、奇经八脉

（一）奇经八脉的命名与特点

奇经八脉指督脉、任脉、冲脉、带脉、阴维脉、阳维脉、阴跷脉、阳跷脉八条，因与十二经脉不同而别道奇行，故称为奇经八脉。

奇经之"奇"含义有二：一指"异"，它们与十二正经不同，既不直属脏腑，除任、督外又无专属穴位和表里配合关系，且"别道奇行"。二指单数，偶之对，因奇经没有表里配合关系。

（二）奇经八脉的作用与临床意义

奇经八脉交错地循行分布于十二经之间，具有以下作用（表1-2）：

表1-2 奇经八脉循行分布和功能

奇经八脉	循行分布概况	功能
任脉	腹、胸、颏下正中	总任六阴经，调节全身阴经经气，故称"阴脉之海"
督脉	腰、背、头面正中	总督六阳经，调节全身阳经经气，故称"阳脉之海"
冲脉	与足少阴经并行，环绕口唇，且与任、督、足阳明经等有联系	涵蓄十二经气血，故称"十二经之海"，又称"血海"
带脉	起于胁下，环腰一周，状如束带	约束纵行躯干的诸条经脉
阴维脉	起于小腿内侧，并足太阴、厥阴上行，至咽喉合于任脉	维系全身阴经
阳维脉	起于足跗外侧，并足少阳经上行，至项后会于督脉	维系全身阳经
阴跷脉	起于足跟内侧，伴足少阴等经上行，至目内眦与阳跷脉会合	调节下肢运动，司寤寐
阳跷脉	起于足跟外侧，伴足太阳等经上行，至目内眦与阴跷脉会合	调节下肢运动，司寤寐

1. 统率、主导作用 奇经八脉将部位相近、功能相似的经脉联系起来，达到统率有关经脉气血、协调阴阳的作用。督脉之"督"有总督之意。督脉督领诸阳经，统摄全身阳气和真元，为"阳脉之海"。任脉之"任"有妊养之意。任脉妊养诸阴经，总调全身阴气和精血，为"阴脉之海"。冲脉之"冲"为要冲之意。冲脉与足阳明、足少阴等经关系密切，故有"十二经脉之海"和"血海"之称，具有涵蓄十二经气血的作用。督、任、冲皆起于胞中，同出会阴，称为"一源三歧"。带脉之"带"指腰带。带脉起于胁下，绕行腰间一周，有约束纵行躯干部的诸条经脉

的作用。维脉之"维"，有维系、主持之意。阳维脉主一身之表，阴维脉主一身之里，具有维系一身阴经和阳经的作用。跷脉之"跷"有足跟、矫捷之意。阴阳跷脉主肢体两侧的阴阳，调节下肢运动与寤寐。

2. 沟通、联络作用 奇经八脉在循行分布过程中，与其他各经相互交会沟通，加强了十二经脉之间的相互联系。如手足三阳经共会督脉于大椎，任脉关元、中极穴为足三阴经之交会穴，冲脉加强了足阳明与足少阴经之间的联系，带脉横绕腰腹，联系着纵行于躯干的各条经脉等。

3. 蓄积、渗灌的调节作用 奇经八脉纵横交错循行于十二经脉之间，当十二经脉和脏腑之气旺盛时，奇经加以储蓄；当十二经脉生理功能需要时，奇经又能渗灌和供应。如《难经·二十八难》所说："比于圣人图设沟渠，沟渠满溢，流于深湖，故圣人不能拘通也。而人脉隆盛，入于八脉，而不环周，故十二经亦不能拘之。"

奇经八脉中的任脉和督脉，各有其所属的腧穴，故与十二经相提并论合称"十四经"，其他六条奇经则没有专门的腧穴。

奇经八脉理论是经络理论的重要内容之一。在临床实践中，不论是对诊断辨证，还是针灸治疗选穴配方，以及中医辨证治疗，都有重要指导意义。八脉交会穴、灵龟八法和飞腾八法，都是这一理论的具体运用。

三、十二经别

十二经别是十二经脉别行深入体腔的支脉。由于经别均由十二经脉分出，故其名称也依十二经脉而定，即有手三阴、手三阳经别和足三阴、足三阳经别。

（一）十二经别的特点和分布概况

十二经别的循行分布具有离、入、出、合的特点，多从四肢肘膝关节附近正经别出（离），经过躯干深入体腔与相关的脏腑联系（入），再浅出体表上行头项部（出），在头项部，阳经经别合于本经的经脉，阴经经别合于其相表里的阳经经脉（合），由此十二经别按阴阳表里关系会合成六组，称为"六合"。

足太阳、足少阴经别从腘部分出，入走肾与膀胱，上出于项，合于足太阳膀胱经；足少阳、足厥阴经别从下肢分出，行至毛际，入走肝胆，上系于目，合于足少阳胆经；足阳明、足太阴经别从髀部分出，入走脾胃，上出鼻频，合于足阳明胃经；手太阳、手少阴经别从腋部分出，入走心与小肠，上出目内眦，合于手太阳小肠经；手少阳、手厥阴经别分别从所属正经分出，进入胸中，入走三焦，上出耳后，合于手少阳三焦经；手阳明、手太阴经别从所属正经分出，入走肺与大肠，上出缺盆，合于手阳明大肠经。

（二）十二经别的作用与临床意义

十二经别有加强表里两经联系的作用。阴经经别多走向阳经经别，并与之会合，从而使十二经脉表里两经之间增加了联系。十二经别有加强经脉与脏腑联系的作用。经别进入体腔以后，大多数循行于该经脉所属脏腑，特别是阳经经别全部联系到其本经有关的脏和腑，使体内脏腑的配合以及表里两经在内行部分的联系更加密切，也为临床常用的表里配穴法提供了理论依据。十二经别有加强十二经脉与头部联系的作用，不仅阳经经别到达头部，阴经经别也合于头面。由于经别加强了十二经脉与头面的联系，从而突出了头面部经脉和穴位的重要性及其主治作用，也为手足三阴经中部分穴位能够治疗头面和五官疾病，以及近代发展起来的头针、面针、耳针等奠定了理论基础。经别还弥补了十二经脉分布的不足，并加强了各经与心的联系。十二经脉脉气所没有分布到的某些部位和脏器，通过经别联系起来，密切了人体各部分之间的关系。经别无所属穴位和病证，但由于其循行补充了十二经脉的不足，从而扩大了经穴的主治范围。如十二经脉中足阳明胃经没有联系到心脏，手少阴心经也没有循行到胃腑，而足阳明经别的循行是属于胃，散络于脾，又上通于心，沟通了心与胃之间的联系，从而为中医和胃气以安心神的治法提供了理论依据。足太阳膀胱经的承山穴能够治疗肛肠疾患，也是因为其经别"别入于肛"。

四、十五络脉

十二经脉和任脉、督脉各自别出一络，加上脾之大络，总计 15 条，称为十五络脉，分别以其所别出处的腧穴命名。也有"十六络"之说，包括胃之大络，《素问·平人气象论》："胃之大络，名曰虚里，贯膈络肺，出于左乳下，其动应衣，脉宗气也。"

（一）十五络脉分布概况

十二经脉别络在四肢肘膝关节以下本经络穴分出后，均走向其相表里的经脉；任脉的别络，从胸骨剑突下鸠尾分出后，散布于腹部；督脉的别络，从尾骨下长强分出后，散布于头部，并走向背部两侧的足太阳经；脾的大络，出于腋下大包穴，散布于胸胁部。全身络脉中，十五络脉较大，络脉中浮行于浅表部位的称为"浮络"，络脉最细小的分支称为"孙络"，遍布全身，难以计数。

（二）十五络脉的作用与临床意义

四肢部的十二经别络有沟通表里两经，加强十二经脉表里两经之间联系的作用。其中阴经络脉走向阳经，阳经络脉走向阴经，阴阳经的络脉相互交通连接。

十五络脉为大络，有统属全身浮络、血络、孙络以渗灌血液、营养周身、贯通营卫的作用。根据络脉的分布特点，可以使十二经脉气血由线状流行逐渐扩展为网状弥散。十二经的络穴部位，即是各经络脉脉气的汇聚点和枢纽；任络、督络和脾之大络，沟通了腹、背和身侧的经气，输布气血以濡养全身。孙络、浮络纵横交错，网络周身，行于外者为"阳络"，行于内者为"阴络"，内而脏腑，外而五官九窍、四肢百骸，无处不到，输布气血以濡养全身。《灵枢·本脏》记载："经脉者，所以行血气而营阴阳，濡筋骨，利关节者也。"循行于经脉中的营卫气血，正是通过络脉中布散全身的浮络、孙络而温养、濡润全身，维持人体正常生理功能的。

络脉理论是经络理论的重要组成部分，对中医临床特别是针灸临床有重要的指导意义。如根据络脉病候和络脉沟通表里两经的特点，可以选用络穴治疗络脉的虚实病证和表里两经的病变。络脉理论还用于诊察疾病，如诊察络脉颜色的变化，可测知脏腑经脉有关方面的病变；指导针刺放血，可治疗相应疾病，如刺络拔罐以放出少许血液，可祛除络脉中的瘀积，达到通畅气血、治疗疾病的目的。

五、十二经筋

十二经筋是十二经脉之气结、聚、散、络于筋肉关节的体系，是附属于十二经脉的筋肉系统。十二经筋皆隶属于十二经脉，并随所辖经脉而命名。

（一）十二经筋分布概况和特点

十二经筋的循行分布，与其所辖经脉体表通路基本一致，其循行走向均从四肢末端走向头身，行于体表，不入内脏。其分布是成片的，有结、聚、散、络的特点。结聚部位多在关节及肌肉丰厚处，并与邻近的他经相联结。其中足三阳经筋起于足趾，循股外上行结于顺（面部）；足三阴经筋起于足趾，循股内上行结于阴器（腹部）；手三阳经筋起于手指，循臑外上行结于角（头部）；手三阴经筋起于手指，循臑内上行结于贲（胸部）。前阴是宗筋所聚，足三阴与足阳明经筋都在该处聚合。散，主要在胸腹。络，足厥阴肝经除结于阴器外，还能总络诸筋。此外，经筋还有刚（阳）筋、柔（阴）筋之分。刚筋分布于项背和四肢外侧，以手足阳经经筋为主；柔筋分布于胸腹和四肢内侧，以手足阴经经筋为主。

（二）十二经筋的作用与临床意义

经筋的作用主要是约束骨骼，利于关节屈伸活动，以保持人体正常的运动功能。《素问·痿论》曰："宗筋主束骨而利机关也。"

经筋为病，多有转筋、筋痛、弛纵等表现，针灸治疗多局部取穴，且多用燔针劫刺。如《灵枢·经筋》云："治在燔针劫刺，以知为数，以痛为输。"

六、十二皮部

十二皮部是十二经脉功能活动反映于体表的部位，也是络脉之气在皮肤所散布的部位。《素问·皮部论》说："皮者，脉之部也。""凡十二经络脉者，皮之部也。"

（一）十二皮部分布概况

十二皮部的分布区域，是以十二经脉体表的分布范围为依据的，是十二经脉在皮肤上分属的部位。《素问·皮部论》指出："欲知皮部，以经脉为纪者，诸经皆然。"

（二）十二皮部的作用与临床意义

十二皮部居于人体最外层，与经络气血相通，是络脉之气（卫气）散布之处，所以是机体的卫外屏障，有保卫机体、抗御外邪和反映病证的作用。

皮部理论临床应用广泛，包括针灸在内的各种外治法离不开皮部理论的指导，中医临床诊断辨证上也常以皮部理论为依据。在针灸临床中，腧穴定位和刺法的操作，都离不开皮部，特别是各种灸法、挑刺、拔罐、穴位敷贴及近代兴起的各种皮肤针法等，与皮部的关系都十分密切。

第三节　经络的标本、根结和气街、四海

经络的标本、根结和气街、四海理论是经络理论的重要内容之一。掌握这些理论，可以加深对经络分布及经气运行特殊规律的认识，从而有效地指导临床实践。

一、标本

标本中"标"原义指树梢，引申为上部，与人体头面胸背的位置相应；"本"原义指树根，引申为下部，与人体四肢下端相应。主要指经脉腧穴分布部位的上下对应关系。

十二经脉都有"标"部与"本"部。本在四肢肘膝以下的一定部位，标在头、胸、背部。如足太阳之本，在足跟以上 5 寸中，穴为跗阳，标在两络命门（目），穴为睛明。根据《灵枢·卫气》所载，十二经脉标本的位置及相应的腧穴如表 1–3。

表 1-3　十二经脉标本

十二经脉	本		标	
	部位	相应腧穴	部位	相应腧穴
足太阳	跟以上五寸	跗阳	两络命门（目）	睛明
足少阳	窍阴之间	足窍阴	窗笼（耳）之前	听会
足阳明	厉兑	厉兑	人迎、颊，夹颃颡	人迎、地仓
足太阴	中封前上四寸之中	三阴交	背俞与舌本	脾俞、廉泉
足少阴	内踝下上三寸中	交信、复溜	背俞与舌下两脉	肾俞、廉泉
足厥阴	行间上五寸	中封	背俞	肝俞
手太阳	手外踝之后	养老	命门（目）之上一寸	攒竹
手少阳	小指次指之间上二寸	中渚	耳后上角，下外眦	丝竹空
手阳明	肘骨中，上至别阳	曲池、臂臑	颜下合钳上	扶突
手太阴	寸口之中	太渊	腋内动脉	中府
手少阴	锐骨之端	神门	背俞	心俞
手厥阴	掌后两筋之间二寸中	内关	腋下三寸	天池

二、根结

根结中"根"指根本、开始，即四肢末端井穴；"结"指结聚、归结，即头、胸、腹部。《标幽赋》指出："更穷四根三结，依标本而刺无不痊。""四根三结"指十二经脉以四肢为"根"，以头、胸、腹三部为"结"。主要反映经气的所起与所归，以及经气上下两极间的关系。《灵枢·根结》记载的足三阴三阳之根与结如表 1-4。

表 1-4　足三阴三阳根结

经脉	根（井穴）	结
太阳	至阴	命门（目）
阳明	厉兑	颡大（钳耳）
少阳	窍阴	窗笼（耳中）
太阴	隐白	太仓（胃）
少阴	涌泉	廉泉（舌下）
厥阴	大敦	玉英（玉堂），络膻中

十二经脉的"根"与"本"，"结"与"标"位置相近或相同，意义也相似。"根"有"本"意，"结"有"标"意。"根"与"本"部位在下，皆经气始生始发之地，为经气所出；"结"与"标"部位在上，皆为经气所结、所聚之处，为经气之所归。但它们在具体内容上又有所区别，即"根之上有本"，"结之外有标"，"标本"的范围较"根结"为广。"标本"理论强调经脉分布

上下部位的相应关系，而"根结"理论则强调经气两极间的联系。

标本根结理论补充说明了经气的流注运行状况，即经气循行的多样性和弥散作用，强调了人体四肢与头身的密切联系，为四肢肘膝关节以下的腧穴治疗远隔部位的脏腑及头面五官疾病提供了又一理论依据。

三、气街

气街是经气聚集运行的共同通路。《灵枢·卫气》记载："请言气街：胸气有街，腹气有街，头气有街，胫气有街。"《灵枢·动输》又指出："四街者，气之径路也。"说明了头、胸、腹、胫部有经脉之气聚集循行的通路。

《灵枢·卫气》对气街的部位有较详细记载："故气在头者，止之于脑。气在胸者，止之膺与背俞。气在腹者，止之背俞，与冲脉于脐左右之动脉者。气在胫者，止之于气街，与承山踝上以下。"由此可见，气街具有横向为主、上下分部、紧邻脏腑、前后相连的特点，横贯脏腑经络，纵分头、胸、腹、胫是其核心内容。气街理论从另一个角度阐述了经气运行的规律，为临床配穴处方提供了理论依据。

四、四海

四海即髓海、血海、气海、水谷之海的总称，"海"是江河之水归聚之处。四海为人体气血精髓等精微物质汇聚之所。经络学说认为十二经脉内流行的气血像大地上的水流一样，如百川归海，故《灵枢·海论》指出："人有髓海，有血海，有气海，有水谷之海，凡此四者，以应四海也。"

四海的部位与气街的部位类似，髓海位于头部，气海位于胸部，水谷之海位于上腹部，血海位于下腹部，各部之间相互联系。

四海主持全身的气血、津液，其中脑部髓海为元神之府，是神气的本源、脏腑经络活动的主宰；胸部为气海，宗气所聚之处，贯心脉而行呼吸；胃为水谷之海，是营气、卫气的化源之地，即气血生化之源；冲脉为血海，又称"十二经之海"，起于胞宫，与原气关系密切，为原气之所出，是人体生命活动的原动力。

四海理论进一步明确了经气的组成和来源。四海病变，主要分为有余、不足两大类，对临床辨证施治具有指导意义。

第四节　经络的作用和经络学说的临床应用

一、经络的作用

《灵枢·经脉》记载："经脉者，所以能决死生，处百病，调虚实，不可不通。"说明了经络在生理、病理和疾病的防治等方面的作用。其所以能决死生，是因为经络具有联系人体内外、运行气血的作用；处百病，是因为经络具有抗御病邪、反映证候的作用；调虚实，是因为刺激经络，有传导感应的作用。

（一）联系脏腑，沟通内外

经络具有联络和沟通作用。人体的五脏六腑、四肢百骸、五官九窍、皮肉筋骨等组织器官通过经络的联系而构成一个有机的整体，完成正常的生理活动。十二经脉及其分支等纵横交错、入里出表、通上达下，联系了脏腑器官，正如《灵枢·海论》所说："夫十二经脉者，内属于腑脏，外络于肢节。"奇经八脉沟通于十二经之间，经筋、皮部联结了肢体筋肉皮肤，从而使人体的各脏腑组织器官有机地联系起来。

（二）运行气血，营养全身

《灵枢·本脏》说："经脉者，所以行血气而营阴阳，濡筋骨，利关节者也。"气血必须通过经络的传注，才能输布全身，以濡润全身各脏腑组织器官，维持机体的正常功能。如营气之和调于五脏，洒陈于六腑，这就为五脏藏精、六腑传化的功能活动提供了物质条件。

（三）抗御病邪，反映病候

《素问·气穴论》说"孙络"能"以溢奇邪，以通营卫"，这是因为孙络的分布范围很广，最先接触到病邪。当疾病侵犯时，孙络和卫气发挥了重要的抗御作用。

经络又是传注病邪的途径，当体表受到病邪侵犯时，可通过经络由表及里、由浅入深。《素问·缪刺论》载："夫邪之客于形也，必先舍于皮毛，留而不去，入舍于孙脉，留而不去，入舍于络脉，留而不去，入舍于经脉，内连五脏，散于肠胃。"说明经络是外邪内传的渠道，外邪从皮毛腠理内传于脏腑。

经络也是病变相互传变的渠道，是脏腑之间、脏腑与体表组织器官之间相互影响的途径。如心热移于小肠、肝病影响到胃、胃病影响到脾等，是脏腑病变通过经络传注而相互影响的结果。此外，内脏病变可通过经络反映到体表组织器官，如《灵枢·邪客》说："肺心有邪，其气留于两肘；肝有邪，其气留于两腋；脾有邪，其气留于两髀；肾有邪，其气留于两腘。"

（四）传导感应，调和阴阳

针刺中的得气和气行现象都是经络传导感应的功能表现。人身经络之气发于周身腧穴，《灵枢·九针十二原》说："节之交，三百六十五会，所言节者，神气之所游行出入也。"所以针刺操作的关键在于调气，所谓"刺之要，气至而有效"。当经络或内脏机能失调时，通过针灸等刺激体表的一定穴位，经络可以将其治疗性刺激传导到有关的部位和脏腑，从而发挥其调节人体脏腑气血的功能，使阴阳平复，达到治疗疾病的目的。

二、经络学说的临床应用

经络学说的临床应用，主要表现在诊断和治疗两个方面。

（一）诊断方面

1. 经络辨证　是以经络学说为理论依据，对患者的症状、体征进行综合分析，以判断病属何经，并进而确定发病原因、病变性质及病机的一种辨证方法。经络有一定的循行部位和脏腑属络，可以反映经络本身及所属脏腑的病证，所以在临床上，根据疾病所出现的症状，结合经脉循行的部位及所联系的脏腑，可以指导分经辨证。如头痛一症，痛在前额部多与阳明经有关，痛在侧头部多与少阳经有关，痛在后头部多与太阳经有关，痛在巅顶部多与厥阴经有关。另外，临床上还可以根据所出现的证候进行经络辨证，如咳嗽、鼻流清涕、胸痛、上肢内侧前缘痛等，与手太阴肺经有关。

2. 经络望诊 是通过观察经络所过部位皮表所发生的各种异常改变来诊断疾病的方法。经络望诊主要观察全身经络穴位的色泽、形态变化，如皮肤的皱缩、隆陷、松弛，以及颜色的变异、光泽的明晦、色素的沉着和斑疹的有无等。《灵枢·经脉》说："凡诊络脉，脉色青则寒且痛，赤则有热。胃中寒，手鱼之络多青矣；胃中有热，鱼际络赤；其暴黑者，留久痹也；其有赤有黑有青者，寒热气也；其青短者，少气也。"说明诊察络脉所表现的各种不同颜色，是诊断不同病证的重要依据之一。

3. 经络腧穴按诊 是在经络腧穴部位上运用按压、触摸等方法来寻找异常变化，如压痛、硬结、条索状物、肿胀、凹陷等，借以诊断疾病的方法。这一诊法常可为针灸临床治疗提供选穴的直接依据。经络按诊的部位多为背俞穴，其次是胸腹部的募穴以及四肢的原穴、郄穴、合穴或阿是穴等。

切脉诊断，也是经络腧穴按诊的重要组成部分。《灵枢·九针十二原》指出："凡将用针，必先诊脉，视气之剧易，乃可以治也。"目前临床切脉，独取手太阴肺经寸口，但在临床上遇到危重患者时，除了寸口之外，还须兼切跌阳、太溪二脉，以验胃气、肾气之存亡。《素问·三部九候论》所说的对人身上、中、下各部经穴的遍诊法，以及《伤寒论》提出的人迎、寸口、跌阳上中下三部合参诊脉法，都是以经络学说为依据的。

4. 经络腧穴电测定 是利用经络穴位测定仪检测经络腧穴部位的电参量，借以判断各经气血之盛衰的方法。测定内容主要包括经络穴位皮肤的电阻或电位。由于人体腧穴具有低电阻特性，并且还受疾病等因素的影响而发生变化，因此，测定这些变化，对于诊断经络脏腑疾病和选取治疗穴位，都有一定参考价值。

（二）治疗方面

1. 指导针灸治疗 首先，指导针灸临床选穴。在明确诊断的基础上，除选用局部的腧穴外，通常以循经取穴为主，即某一经络或脏腑有病，便选用该经或脏腑的所属经络或相应经脉的远部腧穴来治疗。例如上病下取、下病上取、中病旁取、左右交叉取及前后对取等。如胃痛近取中脘，循经远取足三里、梁丘；胁痛循经选取阳陵泉、太冲；前额阳明头痛，循经选取上肢的合谷穴和下肢的内庭穴等。《四总穴歌》"肚腹三里留，腰背委中求，头项寻列缺，面口合谷收"就是循经取穴的很好例证。其次，指导刺灸方法的选用。如根据皮部与经络脏腑的密切联系，临床上可用皮肤针叩刺皮肤、皮内针埋藏皮内来治疗脏腑经脉的病证；根据"菀陈则除之"的原则，使用刺络出血的方法来治疗一些常见病，如目赤肿痛刺太阳出血，咽喉肿痛刺少商出血，急性腰扭伤刺委中出血等；经筋的病候，多表现为拘挛、抽搐等症，治疗多局部取穴。

2. 指导药物归经 药物按其主治性能归入某经或某几经，简称药物归经，它是在分经辨证的基础上发展起来的。因病证可以分经，主治某些病证的药物也就成为某经或某几经之药。徐灵胎《医学源流论》说："如柴胡治寒热往来，能愈少阳之病；桂枝治畏寒发热，能愈太阳之病；葛根治肢体大热，能愈阳明之病。盖其止寒热、已畏寒、除大热，此乃柴胡、桂枝、葛根专长之事。因其能治何经之病，后人即指为何经之药。"此外，中医各科也可以经络理论为依据进行施治，如目病有时可以不治目而用补肝的方法，因为肝经联系于目；心火上炎的口舌生疮，可清泄小肠，导火下行，是因为心与小肠为表里，在体内通过经络而联系等。

扫一扫，查阅本章数字资源，含PPT、音视频、图片等

腧穴是人体脏腑经络之气输注于体表的特殊部位。腧，亦作"输"，或从简作"俞"，有转输、输注的含义，言经气转输之义；穴，即孔隙，言经气所居之处。

腧穴在《内经》中又称作"节""会""气穴""气府""骨空"等；后世医家还将其称为"孔穴""穴道"；宋代《铜人腧穴针灸图经》则通称"腧穴"。虽然"腧""输""俞"三者均指腧穴，但现代具体应用时却各有所指。腧穴，是对穴位的统称；输穴，是对五输穴中第三个穴位的专称；俞穴，专指特定穴中的背俞穴。

人体的腧穴既是疾病的反应点，又是针灸的施术部位。腧穴与经络、脏腑、气血密切相关。经穴均分别归属于各经脉，经脉又隶属于一定的脏腑，故腧穴与经脉、脏腑间形成了不可分割的联系。《灵枢·九针十二原》指出："五脏有疾也，应出十二原。"说明某些腧穴可以在一定程度上反映脏腑的病理状况。临床上，通过观察腧穴部位的形色变化、按压痛点、扪查阳性反应物等，可辅助诊断。《灵枢·九针十二原》载："欲以微针通其经脉，调其血气，营其逆顺出入之会……"说明针刺腧穴后，通过疏通经脉、调和气血，达到治疗疾病的目的。

第一节　腧穴的分类和命名

一、腧穴的分类

人体的腧穴总体上可归纳为十四经穴、经外奇穴、阿是穴 3 类。

1. 十四经穴　是指具有固定的名称和位置，且归属于十四经脉系统的腧穴。这类腧穴具有治疗本经和相应脏腑病证的共同作用，所以，归属于十四经脉系统中。十四经穴简称"经穴"，是腧穴体系中的主体。

2. 经外奇穴　是指既有一定的名称，又有明确的位置，但尚未归入或不便归入十四经脉系统的腧穴。这类腧穴的主治范围比较单纯，多数对某些病证有特殊疗效，故又称"奇穴"。历代对经外奇穴记载不一，也有一些经外奇穴在发展过程中被归入十四经穴。

3. 阿是穴　是指既无固定名称，亦无固定位置，而是以压痛点或病变局部或其他反应点等作为针灸施术部位的一类腧穴，又称"天应穴""不定穴""压痛点"等。唐代孙思邈的《备急千金要方》载："有阿是之法，言人有病痛，即令捏其上，若里当其处，不问孔穴，即得便快成痛处，即云阿是，灸刺皆验，故曰阿是穴也。"阿是穴无一定数目。

二、腧穴的命名

腧穴的名称均有一定的含义。《千金翼方》指出："凡诸孔穴，名不徒设，皆有深意。"历代医家以腧穴所居部位和治疗作用为基础，结合自然界现象和医学理论等，采用取类比象的方法对腧穴命名。了解腧穴命名的含义，有助于熟悉、记忆腧穴的部位和治疗作用。兹将腧穴命名规律择要分类说明如下：

1. 根据所在部位命名　即根据腧穴所在的人体解剖部位而命名，如腕旁的腕骨、乳下的乳根、面部颧骨下的颧髎、第 7 颈椎棘突下的大椎等。

2. 根据治疗作用命名　即根据腧穴对某种病证的特殊治疗作用命名，如治目疾的睛明、光明，治水肿的水分、水道，治口眼歪斜的牵正等。

3. 利用天体地貌命名　即根据自然界的天体和地貌名称，结合腧穴所在部位的形态或气血流注的状况而命名，如日月、上星、太乙、承山、大陵、商丘、丘墟、太溪、合谷、水沟、曲泽、曲池、涌泉、小海、四渎等。

4. 参照动植物命名　即根据动植物的名称，以形容腧穴所在部位的形象而命名，如伏兔、鱼际、犊鼻、鹤顶、攒竹、口禾髎等。

5. 借助建筑物命名　即根据建筑物名称来形容某些腧穴所在部位的形态或作用特点而命名，如天井、印堂、巨阙、脑户、屋翳、膺窗、库房、地仓、气户、梁门等。

6. 结合中医学理论命名　即根据腧穴部位或治疗作用，结合阴阳、脏腑、经络、气血等中医学理论命名，如阴陵泉、阳陵泉、心俞、胃俞、三阴交、三阳络、气海、血海等。

第二节　腧穴的主治特点和规律

每一腧穴均有其主治特点，但从总体上分析，腧穴的治疗作用具有一些共同的特点和一定的规律性。现将腧穴的主治特点及规律分述如下。

一、腧穴的主治特点

腧穴的主治特点主要表现在三个方面，即近治作用、远治作用和特殊作用。

1. 近治作用　指腧穴具有治疗其所在部位局部及邻近组织、器官病证的作用。这是一切腧穴主治作用所具有的共同的和最基本的特点，是"腧穴所在，主治所在"规律的体现。如眼区周围的睛明、承泣、攒竹、瞳子髎等经穴均能治疗眼疾；胃脘部周围的中脘、建里、梁门等经穴均能治疗胃痛；膝关节周围的鹤顶、膝眼等奇穴均能治疗膝关节疼痛；阿是穴均可治疗所在部位局部的病痛等。

2. 远治作用　指腧穴具有治疗其远隔部位的脏腑、组织器官病证的作用。腧穴不仅能治疗局部病证，而且还有远治作用。十四经穴，尤其是十二经脉中位于四肢肘膝关节以下的经穴，远治作用尤为突出，如合谷穴不仅能治疗手部的局部病证，还能治疗本经所过处的颈部和头面部病证，这是"经脉所过，主治所及"规律的体现。

3. 特殊作用　指有些腧穴具有双向良性调整作用和相对特异的治疗作用。所谓双向良性调整作用，是指同一腧穴对机体不同的病理状态，可以起到两种相反而有效的治疗作用。如腹泻时针天枢穴可止泻，便秘时针天枢穴可通便；内关可治心动过缓，又可治心动过速。又如实验证明，针刺足三里穴既可使原来处于弛缓状态或处于较低兴奋状态的胃运动加强，又可使原来处于紧张或收缩亢进状态的胃运动减弱。此外，腧穴的治疗作用还具有相对的特异性，如大椎穴退热、至阴穴矫正胎位、阑尾穴治疗阑尾炎等。特定穴更是腧穴相对特异治疗作用的集中体现。

二、腧穴的主治规律

腧穴（主要指十四经穴）的主治呈现出一定的规律性，主要有分经主治和分部主治两大规律。大体上，四肢部经穴以分经主治为主，头身部经穴以分部主治为主。

1. 分经主治　是指某一经脉所属的经穴均可治疗该经循行部位及其相应脏腑的病证。古代医家在论述针灸治疗时，往往只选取有关经脉而不列举具体穴名，即所谓"定经不定穴。"如《灵枢·杂病》记载："齿痛，不恶清饮，取足阳明；恶清饮，取手阳明。"实践表明，同一经脉的不同经穴，可以治疗本经相同病证。如手太阴肺经的尺泽、孔最、列缺、鱼际，均可治疗咳嗽、气喘等肺系病证，说明腧穴有分经主治规律。根据腧穴的分经主治规律，后世医家在针灸治疗上有"宁失其穴，勿失其经"之说。

另外，手三阳、手三阴、足三阳、足三阴、任脉和督脉经穴既具有各自的分经主治规律，同时又在某些主治上有共同点。如任脉穴有回阳、固脱及强壮作用，督脉穴可治中风、昏迷、热病、头面病，且两经腧穴均可治疗神志病、脏腑病、妇科病。总之，十四经腧穴的分经主治既各具特点，又具有某些共性（表2-1）。

表2-1　十四经腧穴分经主治规律

十二经脉腧穴主治

经名		本经主治	二经相同主治	三经相同主治
手三阴经	手太阴经	肺、喉病		胸部病
	手厥阴经	心、胃病	神志病	
	手少阴经	心病		
手三阳经	手阳明经	前头、鼻、口齿病		眼、咽喉病，热病
	手少阳经	侧头、胁肋病	耳病	
	手太阳经	后头、肩胛病，神志病		
足三阳经	足阳明经	前头、口齿、咽喉、胃肠病		神志病，热病
	足少阳经	侧头、耳、项、胁肋、胆病	眼病	
	足太阳经	后头、项、背腰、肛肠病		
足三阴经	足太阴经	脾胃病		腹部病，妇科病
	足厥阴经	肝病	前阴病	
	足少阴经	肾、肺、咽喉病		

任督二脉腧穴主治

经名	本经主治	二经相同主治
任脉	中风脱证，虚寒证	神志病，脏腑病，妇科病
督脉	中风昏迷，热病，头面病	

2. 分部主治　是指处于身体某一部位的腧穴均可治疗该部位及某类病证。腧穴的分部主治与腧穴的位置特点关系密切，如位于头面、颈项部的腧穴，以治疗头面五官及颈项部病证为主，后头区及项区腧穴又可治疗神志病，躯干部腧穴均可治疗相应、邻近脏腑疾病等（表 2-2、表 2-3）。腧穴的分部主治规律与气街、四海的功能相关。

表 2-2　头面颈项部经穴主治规律

分部	主治
前头、侧头区	眼、鼻病
后头区	神志病，头部病
项区	神志病，咽喉、眼、头项病
眼区	眼病
鼻区	鼻病
颈区	舌、咽喉、气管病，颈部病，喑哑，哮喘

表 2-3　胸腹背腰部经穴主治规律

前	后	主治
胸膺部	上背部	肺、心（上焦）病
胁腹部	下背部	肝、胆、脾、胃（中焦）病
少腹部	腰尻部	前后阴、肾、肠、膀胱（下焦）病

第三节　特定穴

特定穴是指十四经穴中具有特殊治疗作用，并按特定称号归类的腧穴。可分为 10 类，即主要分布在四肢肘膝关节以下的五输穴、原穴、络穴、郄穴、下合穴、八脉交会穴，在背腰和胸腹部的背俞穴、募穴，在四肢、躯干部的八会穴，以及全身经脉的交会穴。

一、五输穴

十二经脉分布在肘、膝关节以下的 5 个特定腧穴，即井、荥、输、经、合穴，称五输穴，简称"五输"。古人把经气在经脉中的运行比作自然界之水流，认为具有由小到大、由浅入深的特点。五输穴从四肢末端向肘膝方向依次排列。"井"，意为谷井，喻山谷之泉，是水之源头；井穴分布在指或趾末端，为经气初出之处。"荥"，意为小水，喻刚出的泉水微流；荥穴分布于掌指或跖趾关节之前，为经气开始流动之处。"输"，有输注之意，喻水流由小到大，由浅渐深；输穴分布于掌指或跖趾关节之后，其经气渐盛。"经"，意为水流宽大通畅；经穴多位于腕、踝关节以上之前臂、胫部，其经气盛大流行。"合"，有汇合之意，喻江河之水汇合入海；合穴位于肘膝关节附近，其经气充盛且入合于脏腑。《灵枢·九针十二原》指出："所出为井，所溜为荥，所注为输，所行为经，所入为合。"这是对五输穴经气流注特点的概括。五输穴与五行相配，故又有"五行输"之称。

二、原穴、络穴

脏腑原气输注、经过和留止于十二经脉四肢部的腧穴，称为原穴，又称"十二原"。"原"含本原、原气之意，是人体生命活动的原动力，为十二经脉维持正常生理功能之根本。十二原穴多分布于腕踝关节附近。阴经的原穴与五输穴中的输穴同穴名、同部位，实为一穴，即所谓"阴经以输为原""阴经之输并于原"。阳经的原穴位于五输穴中的输穴之后，即另置一原。

十五络脉从经脉分出处各有 1 个腧穴，称之为络穴，又称"十五络穴"。络，有联络、散布之意。十二经脉的络穴位于四肢肘膝关节以下；任脉络穴鸠尾位于上腹部；督脉络穴长强位于尾骶部；脾之大络大包穴位于胸胁部。

三、郄穴

十二经脉和奇经八脉中的阴维、阳维、阴跷、阳跷脉之经气深聚的部位，称为郄穴。"郄"有空隙之意。郄穴共有 16 个，除胃经的梁丘之外，都分布于四肢肘膝关节以下。

四、背俞穴、募穴

脏腑之气输注于背腰部的腧穴，称为背俞穴，又称为"俞穴"。俞，有输注、转输之意。六脏六腑各有一背俞穴，共 12 个。背俞穴均位于背腰部足太阳膀胱经第 1 侧线上，大体依脏腑位置的高低而上下排列，并分别冠以脏腑之名。

脏腑之气汇聚于胸腹部的腧穴，称为募穴，又称为"腹募穴"。募，有聚集、汇合之意。六脏六腑各有一募穴，共 12 个。募穴均位于胸腹部有关经脉上，其位置与其相关脏腑所处部位相近。

五、下合穴

六腑之气下合于下肢足三阳经的腧穴，称为下合穴，又称"六腑下合穴"。下合穴共有 6 个，其中胃、胆、膀胱的下合穴位于本经，与本经五输穴中的合穴同名同位；大肠、小肠的下合穴都位于胃经，三焦的下合穴位于膀胱经。

六、八会穴

脏、腑、气、血、筋、脉、骨、髓等精气会聚的 8 个腧穴，称为八会穴。八会穴分散在躯干部和四肢部，其中脏、腑、气、血、骨之会穴位于躯干部；筋、脉、髓之会穴位于四肢部。

七、八脉交会穴

奇经八脉与十二经脉之气相通的 8 个腧穴，称为八脉交会穴，又称"交经八穴"。八脉交会穴均位于腕踝部的上下。

八、交会穴

两经或数经相交会的腧穴，称为交会穴。交会穴多分布于头面、躯干部。

第四节　腧穴的定位方法

取穴是否准确，直接影响针灸的疗效。因此，针灸治疗，强调准确取穴。《灵枢·邪气脏腑病形》指出："刺此者，必中气穴，无中肉节。"《备急千金要方》亦载："灸时孔穴不正，无益于事，徒破好肉耳。"为了准确取穴，必须掌握好腧穴的定位方法。

本教材的腧穴体表定位的方法采用现行的国家标准《腧穴名称与定位》（GB/T 12346—2006）。腧穴定位的描述采用标准解剖学体位，即身体直立，两眼平视前方，两足并拢，足尖向前，上肢下垂于躯干两侧，掌心向前。

常用的腧穴定位方法有以下四种。

一、体表解剖标志定位法

体表解剖标志定位法，是以人体解剖学的各种体表标志为依据来确定腧穴定位的方法。体表解剖标志，可分为固定标志和活动标志两种。

1. 固定标志　指在人体自然姿势下可见的标志，包括由骨节和肌肉所形成的突起或凹陷、五官轮廓、发际、指（趾）甲、乳头、肚脐等。借助固定标志来定位取穴是常用的方法，如鼻尖取素髎、两眉中间取印堂、两乳中间取膻中、脐中旁2寸取天枢、腓骨小头前下方凹陷处取阳陵泉等。

2. 活动标志　指在人体活动姿势下出现的标志，包括各部的关节、肌肉、肌腱、皮肤随着活动而出现的空隙、凹陷、皱纹、尖端等。例如，微张口，耳屏正中前缘凹陷中取听宫，闭口取下关；屈肘取曲池，展臂取肩髃；拇指上跷取阳溪，掌心向胸取养老等。

常用定穴解剖标志的体表定位方法如下：

第2肋：平胸骨角水平，锁骨下可触及的肋骨即第2肋。

第4肋间隙：男性乳头平第4肋间隙。

第7颈椎棘突：颈后隆起最高且能随头旋转而转动者为第7颈椎棘突。

第2胸椎棘突：直立，两手下垂时，两肩胛骨上角连线与后正中线的交点。

第3胸椎棘突：直立，两手下垂时，两肩胛冈内侧端连线与后正中线的交点。

第7胸椎棘突：直立，两手下垂时，两肩胛骨下角的水平线与后正中线的交点。

第12胸椎棘突：直立，两手下垂时，横平两肩胛骨下角与两髂嵴最高点连线的中点。

第4腰椎棘突：两髂嵴最高点连线与后正中线的交点。

第2骶椎：两髂后上棘连线与后正中线的交点。

骶管裂孔：取尾骨上方左右的骶角，与两骶角平齐的后正中线上。

肘横纹：与肱骨内上髁、外上髁连线相平。

腕掌侧远端横纹：在腕掌部，与豌豆骨上缘、桡骨茎突尖下连线相平。

腕背侧远端横纹：在腕背部，与豌豆骨上缘、桡骨茎突尖下连线相平。

二、骨度折量定位法

骨度折量定位法，是指以体表骨节为主要标志折量全身各部的长度和宽度，定出分寸，用于腧穴定位的方法。即以《灵枢·骨度》规定的人体各部的分寸为基础，结合后世医家创用的折量分寸（将设定的两骨节点之间的长度折量为一定的等分，每1等分为1寸，10等分为1尺），作为定穴的依据。全身主要骨度折量寸见表 2-4 和图 2-1。

表 2-4　全身主要骨度折量寸

部位	起止点	折量寸	度量法	说　明
头面部	前发际正中至后发际正中	12	直寸	用于确定头部腧穴的纵向距离
	眉间（印堂）至前发际正中	3	直寸	用于确定前或后发际及头部腧穴的纵向距离
	两额角发际（头维）之间	9	横寸	用于确定头前部腧穴的横向距离
	耳后两乳突（完骨）之间	9	横寸	用于确定头后部腧穴的横向距离
胸腹胁部	胸骨上窝（天突）至剑胸结合中点（歧骨）	9	直寸	用于确定胸部任脉腧穴的纵向距离
	剑胸结合中点（歧骨）至脐中	8	直寸	用于确定上腹部腧穴的纵向距离
	脐中至耻骨联合上缘（曲骨）	5	直寸	用于确定下腹部腧穴的纵向距离
	两肩胛骨喙突内侧缘之间	12	横寸	用于确定胸部腧穴的横向距离
	两乳头之间	8	横寸	用于确定胸腹部腧穴的横向距离
背腰部	肩胛骨内侧缘至后正中线	3	横寸	用于确定背腰部腧穴的横向距离
上肢部	腋前、后纹头至肘横纹（平尺骨鹰嘴）	9	直寸	用于确定上臂部腧穴的纵向距离
	肘横纹（平尺骨鹰嘴）至腕掌（背）侧远端横纹	12	直寸	用于确定前臂部腧穴的纵向距离
下肢部	耻骨联合上缘至髌底	18	直寸	用于确定大腿部腧穴的纵向距离
	髌底至髌尖	2	直寸	
	髌尖（膝中）至内踝尖	15	直寸	用于确定小腿内侧部腧穴的纵向距离
	胫骨内侧髁下方阴陵泉至内踝尖	13	直寸	
	股骨大转子至腘横纹（平髌尖）	19	直寸	用于确定大腿前外侧部腧穴的纵向距离
	臀沟至腘横纹	14	直寸	用于确定大腿后部腧穴的纵向距离
	腘横纹（平髌尖）至外踝尖	16	直寸	用于确定小腿外侧部腧穴的纵向距离
	内踝尖至足底	3	直寸	用于确定足内侧部腧穴的纵向距离

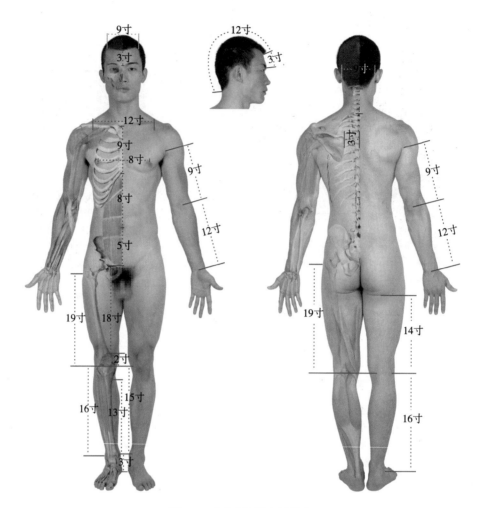

图 2-1　全身主要骨度折量寸

三、指寸定位法

指寸定位法，又称手指同身寸定位法，是指依据被取穴者本人手指所规定的分寸以量取腧穴的方法。此法主要用于下肢部。在具体取穴时，医者应当在骨度折量定位法的基础上，参照被取穴者自身的手指进行比量，并结合一些简便的活动标志取穴方法，以确定腧穴的准确位置。

1. 中指同身寸　以被取穴者的中指中节桡侧两端纹头（拇指、中指屈曲成环形）之间的距离作为 1 寸（图 2-2）。

2. 拇指同身寸　以被取穴者拇指的指间关节的宽度作为 1 寸（图 2-3）。

3. 横指同身寸　被取穴者手四指并拢，以其中指中节横纹为准，其四指的宽度作为 3 寸（图 2-4）。四指相并名曰"一夫"，用横指同身寸法量取腧穴，又名"一夫法"。

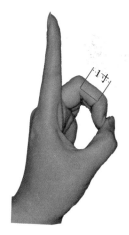
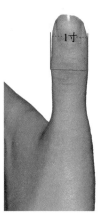
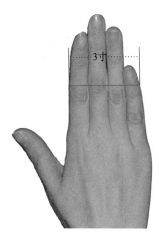

图 2-2　中指同身寸　　　　图 2-3　拇指同身寸　　　　图 2-4　横指同身寸

四、简便定位法

简便定位法，是临床中一种简便易行的腧穴定位方法。如立正姿势，手臂自然下垂，其中指端在下肢所触及处为风市；两手虎口自然平直交叉，一手食指压在另一手腕后高骨的上方，其食指尽端到达处取列缺等。此法是一种辅助取穴方法。

经络腧穴各论

十二经脉和奇经八脉都有一定的循行路线，十四经均有其所属腧穴。经脉的循行分布与该经的病候和腧穴的主治有内在的联系，熟悉经脉的体表循行路线及其在体内与脏腑和组织的联系，有助于理解各经病候和所属腧穴的主治范围和特点。

腧穴是针灸治疗疾病的特殊部位。掌握常用腧穴的定位和主治，熟悉其操作方法，是针灸临床的基本要求。根据国家标准《腧穴名称与定位》的记载，结合针灸临床实际，本教材选编了十四经的全部 362 个经穴和 39 个奇穴，其中 1/3 左右是临床常用穴（用 * 标示）。

第一节　手太阴肺经及其腧穴

一、经脉循行

手太阴肺经，起于中焦，向下联络大肠，再返回沿胃上口，穿过横膈，入属于肺。从肺系（气管喉咙部）向外横行至腋窝下，沿上臂内侧下行，循行于手少阴与手厥阴经之前，下至肘中，沿着前臂内侧桡骨尺侧缘下行，经寸口动脉搏动处，行至大鱼际，再沿大鱼际桡侧缘循行直达拇指末端。其支脉，从手腕后分出，沿着食指桡侧直达食指末端。（图 3-1）

《灵枢·经脉》：肺手太阴之脉，起于中焦，下络大肠，还循胃口[①]，上膈属肺。从肺系[②]，横出腋下，下循臑内，行少阴、心主之前，下肘中，循臂内上骨[③]下廉，入寸口，上鱼，循鱼际，出大指之端。其支者：从腕后，直出次指内廉，出其端。

注释：①胃口：指胃之上口，贲门部。②肺系：肺及其相联系的组织器官。③上骨：指桡骨。

二、主要病候

咳嗽，气喘，少气不足以息，咯血，伤风，胸部胀满，咽喉肿痛，缺盆部和手臂内侧前缘痛，肩背部寒冷、疼痛等。

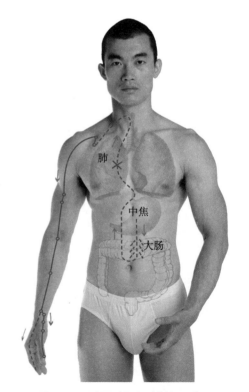

图 3-1　手太阴肺经经脉循行示意图

三、主治概要

1. 肺系病证 咳嗽，气喘，咽喉肿痛，咯血，胸痛等。

2. 经脉循行部位的其他病证 肩背痛，肘臂挛痛，手腕痛等。

四、本经腧穴（11穴）

1. 中府 *（Zhōngfǔ，LU 1） 肺之募穴

【定位】在胸部，横平第1肋间隙，锁骨下窝外侧，前正中线旁开6寸（图3-2）。

【解剖】当胸大肌、胸小肌处，内侧深层为第1肋间内、外肌；上外侧有腋动、静脉，胸肩峰动、静脉；布有锁骨上神经中间支，胸前神经分支及第1肋间神经外侧皮支。

【主治】①咳嗽、气喘、胸痛等胸肺病证；②肩背痛。

【操作】向外斜刺或平刺0.5～0.8寸，不可向内下深刺，以免伤及肺脏，引起气胸。

2. 云门（Yúnmén，LU 2）

【定位】在胸部，锁骨下窝凹陷中，肩胛骨喙突内缘，前正中线旁开6寸（图3-2）。

【解剖】有胸大肌；皮下有头静脉通过，深部有胸肩峰动脉分支；布有胸前神经的分支、臂丛外侧束、锁骨上神经中后支。

【主治】①咳嗽、气喘、胸痛等胸肺病证；②肩背痛。

【操作】向外斜刺或平刺0.5～0.8寸，不可向内下深刺，以免伤及肺脏，引起气胸。

3. 天府（Tiānfǔ，LU 3）

【定位】在臂前区，腋前纹头下3寸，肱二头肌桡侧缘处（图3-2）。

【解剖】肱二头肌外侧沟中；有头静脉及肱动、静脉分支；分布有臂外侧皮神经及肌皮神经。

【主治】①咳嗽、气喘、鼻衄等肺系病证；②瘿气；③上臂痛。

【操作】直刺0.5～1寸。

4. 侠白（Xiábái，LU 4）

【定位】在臂前区，腋前纹头下4寸，肱二头肌桡侧缘处（图3-2）。

【解剖】肱二头肌外侧沟中；有头静脉及肱动、静脉分支；分布有臂外侧皮神经，当肌皮神经经过处。

【主治】①咳嗽、气喘等肺系病证；②心痛，干呕；③上臂痛。

【操作】直刺0.5～1寸。

5. 尺泽 *（Chǐzé，LU 5） 合穴

【定位】在肘区，肘横纹上，肱二头肌腱桡侧缘凹陷中（图3-2）。

【解剖】在肘关节，当肱二头肌腱桡侧，肱桡肌起始部；有桡侧返动、静脉分支及头静脉；布有前臂外侧皮神经，直下为桡神经。

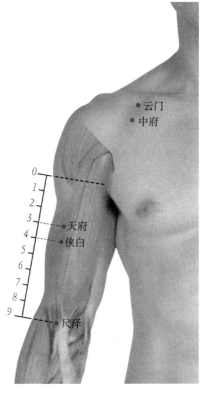

图3-2

【主治】①咳嗽、气喘、咯血、咽喉肿痛等肺系实热病证；②肘臂挛痛；③急性吐泻、中暑、小儿惊风等急症。

【操作】直刺 0.8 ～ 1.2 寸，或点刺出血。

6. 孔最 *（Kǒngzuì，LU 6） 郄穴**

【定位】在前臂前区，腕掌侧远端横纹上 7 寸，尺泽与太渊连线上（图 3-3）。

【解剖】有肱桡肌及旋前圆肌，在桡侧腕长、短伸肌、肱桡肌内缘；有头静脉，桡动、静脉；布有前臂外侧皮神经、桡神经浅支。

【主治】①鼻衄、咯血、咳嗽、气喘、咽喉肿痛等肺系病证；②肘臂挛痛。

【操作】直刺 0.5 ～ 1 寸。

7. 列缺 *（Lièquē，LU 7） 络穴；八脉交会穴（通于任脉）**

【定位】在前臂，腕掌侧远端横纹上 1.5 寸，拇短伸肌腱和拇长展肌腱之间，拇长展肌腱沟的凹陷中（图 3-3）。

简便取穴法：两手虎口自然平直交叉，一手食指按在另一手桡骨茎突上，指尖下凹陷中是穴。

【解剖】在肱桡肌腱、拇长展肌腱与拇短伸肌腱之间，桡侧腕长伸肌腱内侧；有头静脉，桡动、静脉分支；布有前臂外侧皮神经和桡神经浅支的混合支。

【主治】①咳嗽、气喘、咽喉肿痛等肺系病证；②偏正头痛、齿痛、项强痛、口眼歪斜等头面部病证；③手腕痛。

【操作】向上斜刺 0.5 ～ 0.8 寸。

8. 经渠（Jīngqú，LU 8） 经穴

【定位】在前臂前区，腕掌侧远端横纹上 1 寸，桡骨茎突与桡动脉之间（图 3-3）。

【解剖】桡侧腕屈肌腱的外侧，有旋前方肌；当桡动、静脉外侧处；布有前臂外侧皮神经和桡神经浅支混合支。

【主治】①咳嗽、气喘、胸痛、咽喉肿痛等肺系病证；②手腕痛。

【操作】避开桡动脉，直刺 0.3 ～ 0.5 寸。

9. 太渊 *（Tàiyuān，LU 9） 输穴；原穴；八会穴之脉会**

【定位】在腕前区，桡骨茎突与舟状骨之间，拇长展肌腱尺侧凹陷中（图 3-3）。

【解剖】桡侧腕屈肌腱的外侧，拇长展肌腱内侧；有桡动、静脉；布有前臂外侧皮神经和桡神经浅支混合支。

【主治】①咳嗽、气喘等肺系病证；②无脉症；③腕臂痛。

【操作】避开桡动脉，直刺 0.3 ～ 0.5 寸。

10. 鱼际 *（Yújì，LU 10） 荥穴**

【定位】在手外侧，第 1 掌骨桡侧中点赤白肉际处（图 3-3）。

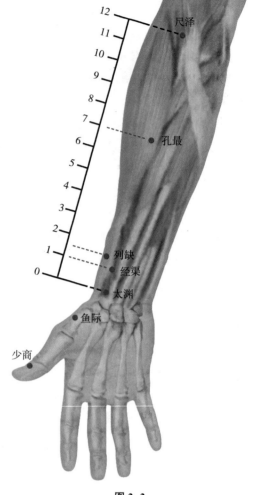

图 3-3

【解剖】有拇短展肌和拇指对掌肌；布有前臂外侧皮神经和桡神经浅支混合支。

【主治】①咳嗽、咯血、咽干、咽喉肿痛、失音等肺系实热病证；②掌中热；③小儿疳积。

【操作】直刺 0.5～0.8 寸。治小儿疳积可用割治法。

11. 少商 *（Shàoshāng，LU 11）井穴

【定位】在手指，拇指末节桡侧，指甲根角侧上方 0.1 寸（指寸）（图 3-4）。

【解剖】有指掌侧固有动、静脉所形成的动、静脉网；布有前臂外侧皮神经、桡神经浅支混合支及正中神经的掌侧固有神经的末梢神经网。

【主治】①咽喉肿痛、鼻衄、高热等肺系实热病证；②昏迷、癫狂等急症。

【操作】浅刺 0.1 寸，或点刺出血。

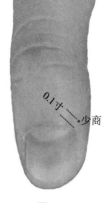

0.1寸 ······ 少商

图 3-4

手太阴肺经经穴歌

LU 十一是肺经，起于中府少商停，胸肺疾患咳嗽喘，咯血发热咽喉痛。
中府乳上数三肋，云门锁骨下窝寻，二穴相差隔一肋，距胸中线六寸平，
天府腋下三寸取，侠白府下一寸擒，尺泽肘中肌腱外，孔最腕上七寸凭，
列缺交叉食指尽，经渠寸口动脉动，太渊掌后横纹上，鱼际大鱼骨边中，
少商穴存大指外，去指甲角韭叶明。

第二节　手阳明大肠经及其腧穴

一、经脉循行

手阳明大肠经，起于食指之尖端（桡侧），沿食指桡侧，经过第 1、2 掌骨之间，上行至腕后两筋之间，沿前臂外侧前缘，至肘部外侧，再沿上臂外侧前缘上行到肩部，经肩峰前，向上循行至背部，与诸阳经交会于大椎穴，再向前行进入缺盆，络于肺，下行穿过横膈，属于大肠。其支脉，从缺盆部上行至颈部，经面颊进入下齿之中，又返回经口角到上口唇，交会于人中（水沟穴），左脉右行，右脉左行，止于对侧鼻孔旁。（图 3-5）

《灵枢·经脉》：大肠手阳明之脉，起于大指次指之端，循指上廉，出合谷两骨[①]之间，上入两筋[②]之中，循臂上廉，入肘外廉，上臑外前廉，上肩，出髃骨之前廉，上出于柱骨之会上，下入缺盆，络肺，下膈，属大肠。其支者：从缺盆上颈，贯颊，入下齿中；还出夹口，交人中——左之右、右之左，上夹鼻孔。

注释：①合谷两骨：指第 1、2 掌骨。②两筋：

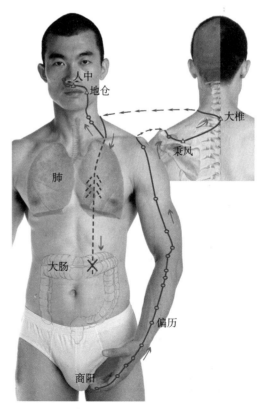

图 3-5　手阳明大肠经经脉循行示意图

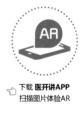

下载 医开讲APP
扫描图片体验AR

指拇长伸肌腱、拇短伸肌腱。

二、主要病候

腹痛，肠鸣，泄泻，便秘，痢疾，咽喉肿痛，齿病，鼻流清涕或出血，本经循行部位疼痛、热肿或寒冷等。

三、主治概要

1. 头面五官病　目病，齿痛，咽喉肿痛，鼻衄，口眼歪斜，耳聋等。
2. 热病、神志病　热病昏迷，眩晕，癫狂等。
3. 肠腑病证　腹胀，腹痛，肠鸣，泄泻等。
4. 经脉循行部位的其他病证　手臂酸痛，半身不遂，手臂麻木等。

四、本经腧穴（20穴）

1. 商阳 *（Shāngyáng，**LI 1**）　井穴
【定位】在手指，食指末节桡侧，指甲根角侧上方0.1寸（指寸）（图3-6）。
【解剖】有指及掌背动、静脉网；布有来自正中神经的指掌侧固有神经，桡神经的指背侧神经。
【主治】①齿痛、咽喉肿痛等五官病；②热病、昏迷等热证、急症。
【操作】浅刺0.1寸，或点刺出血。

2. 二间（Èrjiān，**LI 2**）　荥穴
【定位】在手指，第2掌指关节桡侧远端赤白肉际处（图3-6）。
【解剖】有指浅、深屈肌腱；有来自桡动脉的指背及掌侧动、静脉；布有桡神经的指背侧固有神经，正中神经的指掌侧固有神经。
【主治】①鼻衄、齿痛等五官病；②热病。
【操作】直刺0.2～0.3寸。

3. 三间（Sānjiān，**LI 3**）　输穴
【定位】在手背，第2掌指关节桡侧近端凹陷中（图3-6）。
【解剖】有第1骨间背侧肌，深层为拇内收肌横头；有手背静脉网（头静脉起始部）、指掌侧固有动脉；布有桡神经浅支。
【主治】①齿痛、咽喉肿痛等五官病；②腹胀、肠鸣等肠腑病证；③手背麻木、肿痛。
【操作】直刺0.3～0.5寸。

4. 合谷 *（Hégǔ，**LI 4**）　原穴
【定位】在手背，第2掌骨桡侧的中点处（图3-6）。
　　简便取穴法：以一手的拇指指间关节横纹，放在另一手拇、食指之间的指蹼缘上，当拇指尖下是穴。
【解剖】在第1、2掌骨之间，第1骨间背侧肌中，深层有拇收肌横头；有手背静脉网，为头静脉的起始部，腧穴近侧正当桡动脉从手背穿向手掌之处；布有桡神经浅支的掌背侧神经，深部有正中神经的指掌侧固有神经。
【主治】①头痛、目赤肿痛、齿痛、鼻衄、口眼歪斜、耳聋等头面五官病证；②发热恶寒等

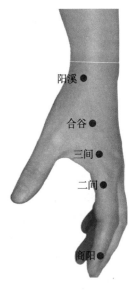

阳溪 ●

合谷 ●

三间 ●

二间 ●

商阳 ●

图3-6

外感病证；③热病无汗或多汗；④痛经、闭经、滞产等妇产科病证；⑤各种痛证，为牙拔除术、甲状腺手术等五官及颈部手术针麻常用穴。

【操作】直刺 0.5 ～ 1 寸，针刺时手呈半握拳状。孕妇不宜针。

5. 阳溪 * （Yángxī，**LI 5**）　经穴

【定位】在腕区，腕背侧远端横纹桡侧，桡骨茎突远端，解剖学"鼻烟窝"凹陷中（图3-6）。

【解剖】当拇短伸肌腱、拇长伸肌腱之间；有头静脉，桡动脉本干及其腕背支；布有桡神经浅支。

【主治】①头痛、目赤肿痛、耳聋等头面五官病证；②手腕痛。

【操作】直刺或斜刺 0.5 ～ 0.8 寸。

6. 偏历 * （Piānlì，**LI 6**）　络穴

【定位】在前臂，腕背侧远端横纹上 3 寸，阳溪与曲池连线上（图 3-7）。

【解剖】在桡骨远端，桡侧腕短伸肌腱与拇长展肌腱之间；有头静脉；掌侧为前臂外侧皮神经和桡神经浅支，背侧为前臂背侧皮神经和前臂骨间背侧神经。

【主治】①耳鸣，鼻衄；②手臂酸痛；③腹部胀满；④水肿。

【操作】直刺或斜刺 0.5 ～ 0.8 寸。

7. 温溜（Wēnliū，**LI 7**）　郄穴

【定位】在前臂，腕背侧远端横纹上 5 寸，阳溪与曲池连线上（图 3-7）。

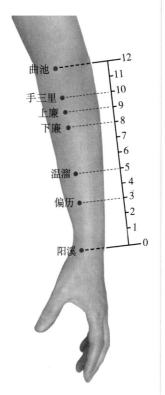

【解剖】在桡侧腕短伸肌腱与拇长展肌之间；有桡动脉分支及头静脉；分布有前臂背侧皮神经与桡神经深支。

【主治】①急性肠鸣、腹痛等肠腑病证；②疔疮；③头痛、面肿、咽喉肿痛等头面病证；④肩背酸痛。

【操作】直刺 0.5 ～ 1 寸。

图 3-7

8. 下廉（Xiàlián，**LI 8**）

【定位】在前臂，肘横纹下 4 寸，阳溪与曲池连线上（图 3-7）。

【解剖】在桡骨的桡侧，桡侧有桡侧腕短伸肌及桡侧腕长伸肌，深层有旋后肌；有桡动脉分支；分布有前臂背侧皮神经及桡神经深支。

【主治】①肘臂痛；②头痛，眩晕，目痛；③腹胀、腹痛等肠腑病证。

【操作】直刺 0.5 ～ 1 寸。

9. 上廉（Shànglián，**LI 9**）

【定位】在前臂，肘横纹下 3 寸，阳溪与曲池连线上（图 3-7）。

【解剖】在桡侧腕短伸肌肌腹与拇长展肌之间；有桡动脉分支及头静脉；布有前臂背侧皮神经与桡神经深支。

【主治】①肘臂痛，半身不遂，手臂麻木；②头痛；③肠鸣，腹痛。

【操作】直刺 0.5 ～ 1 寸。

10. 手三里 * （Shǒusānlǐ，**LI 10**）

【定位】在前臂，肘横纹下 2 寸，阳溪与曲池连线上（图 3-7）。

【解剖】肌肉、神经同上廉穴，血管为桡返动脉的分支。

【主治】①手臂无力，上肢不遂；②腹痛，腹泻；③齿痛，颊肿。

【操作】直刺 1 ~ 1.5 寸。

11. 曲池 *（Qūchí，LI 11） 合穴

【定位】在肘区，在尺泽与肱骨外上髁连线中点凹陷处（图 3-7）。

【解剖】桡侧腕长伸肌起始部，肱桡肌的桡侧；有桡返动脉的分支；布有前臂背侧皮神经，内侧深层为桡神经本干。

【主治】①手臂痹痛，上肢不遂；②热病；③眩晕；④腹痛、吐泻等肠胃病证；⑤咽喉肿痛、齿痛、目赤肿痛等五官热性病证；⑥瘾疹、湿疹、瘰疬等皮外科病证；⑦癫狂。

【操作】直刺 1 ~ 1.5 寸。

12. 肘髎（Zhǒuliáo，LI 12）

【定位】在肘区，肱骨外上髁上缘，髁上嵴的前缘（图 3-8）。

【解剖】在肱骨外上髁上缘肱桡肌起始部，肱三头肌外缘；有桡侧副动脉；布有前臂背侧皮神经及桡神经。

【主治】肘臂部疼痛、麻木、挛急等。

【操作】直刺 0.5 ~ 1 寸。

13. 手五里（Shǒuwǔlǐ，LI 13）

【定位】在臂部，肘横纹上 3 寸，曲池与肩髃连线上（图 3-8）。

【解剖】在肱骨桡侧，为肱桡肌起点，外侧为肱三头肌前缘；稍深为桡侧副动脉；布有前臂背侧皮神经，深层内侧为桡神经。

【主治】①肘臂挛痛；②瘰疬。

【操作】避开动脉，直刺 0.5 ~ 1 寸。

14. 臂臑 *（Bìnào，LI 14）

【定位】在臂部，曲池上 7 寸，三角肌前缘处（图 3-8）。

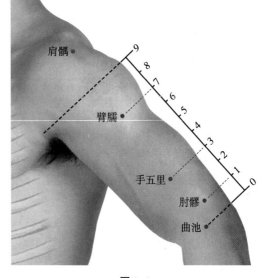

图 3-8

【解剖】在肱骨桡侧，三角肌下端，肱三头肌外侧头的前缘；有旋肱后动脉的分支及肱深动脉；布有前臂背侧皮神经，深层有桡神经本干。

【主治】①肩臂疼痛不遂、颈项拘挛等痹证；②瘰疬；③目疾。

【操作】直刺或向上斜刺 0.8 ~ 1.5 寸。

15. 肩髃 *（Jiānyú，LI 15）

【定位】在三角肌区，肩峰外侧缘前端与肱骨大结节两骨间凹陷中（图 3-8）。

简便取穴法：屈臂外展，肩峰外侧缘呈现前后两个凹陷，前下方的凹陷即是本穴。

【解剖】有旋肱后动、静脉；布有锁骨上神经、腋神经。

【主治】①肩臂挛痛，上肢不遂；②瘾疹。

【操作】直刺或向下斜刺 0.8 ~ 1.5 寸。肩周炎宜向肩关节方向直刺，上肢不遂宜向三角肌方向斜刺。

16. 巨骨（Jùgǔ，**LI 16**）

【定位】在肩胛区，锁骨肩峰端与肩胛冈之间凹陷中（图3-9）。

【解剖】在斜方肌与冈上肌中；深层有肩胛上动、静脉；布有锁骨上神经分支、副神经分支，深层有肩胛上神经。

【主治】①肩臂挛痛，臂不举；②瘰疬，瘿气。

【操作】直刺，微斜向外下方，进针0.5～1寸。直刺不可过深，以免刺入胸腔造成气胸。

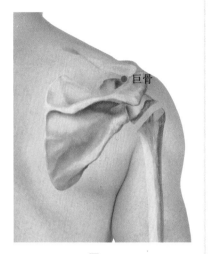

图3-9

17. 天鼎（Tiāndǐng，**LI 17**）

【定位】在颈部，横平环状软骨，胸锁乳突肌后缘（图3-10）。

【解剖】在胸锁乳突肌下部后缘，浅层为颈阔肌，深层为中斜角肌起点；有颈升动脉；布有副神经、颈横神经、耳大神经、枕小神经，深层为膈神经的起点。

【主治】①暴喑气哽、咽喉肿痛、吞咽困难等咽喉病证；②瘰疬，瘿气。

【操作】直刺0.5～0.8寸。

18. 扶突 *（Fútū，**LI 18**）

【定位】在胸锁乳突肌区，横平喉结，胸锁乳突肌前、后缘中间（图3-10）。

【解剖】在胸锁乳突肌、颈阔肌中，深层为肩胛提肌起始点；深层内侧有颈升动脉；布有耳大神经、颈皮神经、枕小神经及副神经。

【主治】①咽喉肿痛、暴喑、吞咽困难等咽喉病证；②瘿气，瘰疬；③呃逆；④咳嗽，气喘；⑤颈部手术针麻用穴。

【操作】直刺0.5～0.8寸。注意避开颈动脉，不可过深。一般不用电针，以免引起迷走神经中枢反应。

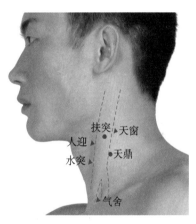

图3-10

19. 口禾髎（Kǒuhéliáo，**LI 19**）

【定位】在面部，横平人中沟上1/3与下2/3交点，鼻孔外缘直下（图3-11）。

【解剖】在上颌骨犬齿窝部，提上唇肌止端；有面动、静脉的上唇支；布有面神经与三叉神经第2支下支的吻合丛。

【主治】鼻塞、鼽衄、口歪、口噤等口鼻部病证。

【操作】直刺或斜刺0.3～0.5寸。

20. 迎香 *（Yíngxiāng，**LI 20**）

【定位】在面部，鼻翼外缘中点旁，鼻唇沟中（图3-11）。

【解剖】在提上唇肌中；有面动、静脉及眶下动、静脉分支；布有面神经与眶下神经的吻合丛。

【主治】①鼻塞、鼽衄等鼻病；②口歪、面痒等口面部病证；③胆道蛔虫症。

【操作】略向内上方斜刺或平刺0.3～0.5寸。

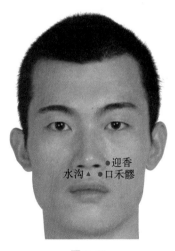

图3-11

手阳明大肠经经穴歌

LI 二十手大肠，起于商阳止迎香，头面眼鼻口齿喉，皮肤神热与胃肠。
商阳食指桡侧角，二间握拳节前方，三间握拳节后取，合谷虎口歧骨当，
阳溪腕上两筋陷，偏历腕上三寸良，温溜腕后上五寸，池前四寸下廉乡，
池下三寸上廉穴，三里池下二寸长，曲池尺泽髁中央，肘髎肱骨内廉旁，
池上三寸寻五里，臂臑三角肌前缘，肩髃肩峰举臂取，巨骨肩尖骨陷当，
天鼎环骨肌后缘，扶突肌中结喉旁，禾髎孔外平水沟，鼻旁唇沟取迎香。

第三节　足阳明胃经及其腧穴

一、经脉循行

　　足阳明胃经，起于鼻旁，上行鼻根，与足太阳经脉相交会，再沿鼻的外侧下行，入上齿龈中，返回环绕口唇，入下唇交会于承浆穴；再向后沿下颌下缘，至大迎穴处，再沿下颌角至颊车穴，上行到耳前，过足少阳经的上关穴处，沿发际至额颅部。其支脉，从大迎前下走颈动脉部（人迎），沿喉咙入缺盆，下横膈，入属于胃，联络于脾。其直行的经脉，从缺盆沿乳房内侧下行，经脐旁到下腹部的气冲部；一支脉从胃口分出，沿腹内下行，至气冲部与直行经脉相会合。由此经髀关、伏兔穴下行，至膝关节中。再沿胫骨外侧前缘下行，经足背到第 2 足趾外侧端（厉兑穴）；一支脉从膝下 3 寸处分出，下行到中趾外侧端；一支脉从足背分出，沿足大趾内侧直行到末端。（图 3-12）

　　《灵枢·经脉》：胃足阳明之脉，起于鼻，交颏中，旁约太阳之脉，下循鼻外，入上齿中，还出夹口，环唇，下交承浆，却循颐后下廉，出大迎，循颊车，上耳前，过客主人①，循发际，至额颅。其支者：从大迎前，下人迎，循喉咙，入缺盆，下膈，属胃，络脾。其直者：从缺盆下乳内廉，下夹脐，入气街②中。其支者：起于胃口，下循腹里，下至气街中而合。以下髀关③，抵伏兔④，下膝髌中，下循胫外廉，下足跗，入中指内间⑤。其支者：下膝三寸而别，下入中指外间。其支者：别跗上，入大指间，出其端。

　　注释：①客主人：即上关穴，当耳前颧弓上缘。②气街：指气冲部，当腹股沟股动脉搏动处。③髀关：大腿前上端，即股四头肌之上端。髀关穴居此。④伏兔：大腿前正中部，股四头肌肌腹隆起处，其状如伏兔。⑤中指内间：足中趾内侧趾缝，实则止于第 2 趾外侧端。

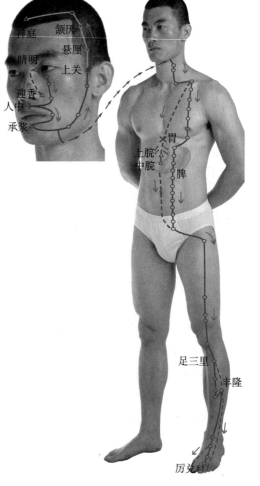

图 3-12　足阳明胃经经脉循行示意图

二、主要病候

肠鸣，腹胀，水肿，胃痛，呕吐或消谷善饥，口渴，咽喉肿痛，鼻衄，热病，癫狂，胸及膝髌等本经循行部位疼痛等症。

三、主治概要

1. 胃肠病 食欲不振，胃痛，呕吐，噎膈，腹胀，泄泻，痢疾，便秘等。

2. 头面五官病 目赤痛痒，目翳，眼睑𫣆动，鼻衄，齿痛，耳病。

3. 神志病 癫狂。

4. 热病 热病汗出。

5. 经脉循行部位的其他病证 下肢痿痹，转筋，腰膝冷痛、半身不遂。

四、本经腧穴（45穴）

1. 承泣 *（Chéngqì，ST 1）

【定位】在面部，眼球与眶下缘之间，目正视，瞳孔直下（图3–13）。

【解剖】在眶下缘上方，眼轮匝肌中，深层眶内有眼球下直肌、下斜肌；有眶下动、静脉分支，眼动、静脉的分支；布有眶下神经分支及动眼神经下支的肌支，面神经分支。

【主治】①眼睑𫣆动、迎风流泪、夜盲、近视等目疾；②口眼歪斜，面肌痉挛。

【操作】以左手拇指向上轻推眼球，紧靠眶缘缓慢直刺0.5～1.5寸，不宜提插捻转，以防刺破血管引起血肿。出针时按压针孔片刻，以防出血。

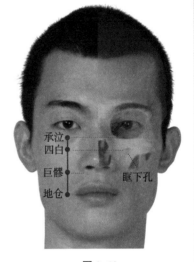

承泣
四白
巨髎
地仓
眶下孔

图3–13

2. 四白 *（Sìbái，ST 2）

【定位】在面部，眶下孔处（图3–13）。

【解剖】在眶下孔处，当眼轮匝肌和提上唇肌之间；有面动、静脉分支，眶下动、静脉；布有面神经分支，当眶下神经处。

【主治】①目赤痛痒、眼睑𫣆动、目翳等眼部病证；②口眼歪斜、面痛、面肌痉挛等面部病证；③头痛，眩晕。

【操作】直刺或微向上斜刺0.3～0.5寸，不可深刺，以免伤及眼球，不可过度提插捻转。

3. 巨髎（Jùliáo，ST 3）

【定位】在面部，横平鼻翼下缘，目正视，瞳孔直下（图3–13）。

【解剖】浅层为提上唇肌，深层为犬齿肌；有面动、静脉及眶下动、静脉；布有面神经及眶下神经的分支。

【主治】口角歪斜、面痛、鼻衄、齿痛、唇颊肿等局部五官病证。

【操作】斜刺或平刺0.3～0.5寸。

4. 地仓 *（Dìcāng，ST 4）

【定位】在面部，口角旁开0.4寸（指寸）（图3–13）。

【解剖】在口轮匝肌中，深层为颊肌；有面动、静脉；布有面神经和眶下神经分支，深层为颊神经的末支。

【主治】口角歪斜、流涎、面痛、齿痛等局部病证。

【操作】斜刺或平刺 0.5 ～ 0.8 寸。可向颊车穴透刺。

5. 大迎（Dàyíng，**ST 5**）

【定位】在面部，下颌角前方，咬肌附着部的前缘凹陷中，面动脉搏动处（图 3-14）。

【解剖】在咬肌附着部前缘；前方有面动、静脉；布有面神经分支及颊神经。

【主治】口角歪斜、颊肿、齿痛等局部病证。

【操作】避开动脉，斜刺或平刺 0.3 ～ 0.5 寸。

6. 颊车 *（Jiáchē，**ST 6**）

【定位】在面部，下颌角前上方一横指（中指），闭口咬紧牙时咬肌隆起，放松时按之有凹陷处（图 3-14）。

【解剖】在下颌角前方，有咬肌；有咬肌动、静脉；有耳大神经、面神经颊支及下颌缘支分布。

【主治】齿痛、牙关不利、颊肿、口角歪斜等局部病证。

【操作】直刺 0.3 ～ 0.5 寸，或平刺 0.5 ～ 1 寸。可向地仓穴透刺。

7. 下关 *（Xiàguān，**ST 7**）

【定位】在面部，颧弓下缘中央与下颌切迹之间凹陷中（图 3-14）。

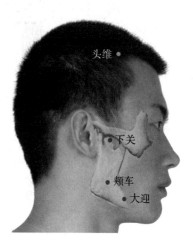

图 3-14

【解剖】当颧弓下缘，皮下有腮腺，为咬肌起始部；有面横动、静脉，最深层为上颌动、静脉；正当面神经颧眶支、耳颞神经分支，最深层为下颌神经。

【主治】①牙关不利、面痛、齿痛、口眼歪斜等面口病证；②耳聋、耳鸣、聤耳等耳疾。

【操作】直刺 0.5 ～ 1 寸。留针时不可做张口动作，以免弯针、折针。

8. 头维 *（Tóuwéi，**ST 8**）

【定位】在头部，额角发际直上 0.5 寸，头正中线旁开 4.5 寸（图 3-14）。

【解剖】在颞肌上缘帽状腱膜中；有颞浅动、静脉的额支；布有耳颞神经的分支及面神经额、颞支。

【主治】头痛、目眩、目痛等头目病证。

【操作】平刺 0.5 ～ 1 寸。

9. 人迎 *（Rényíng，**ST 9**）

【定位】在颈部，横平喉结，胸锁乳突肌前缘，颈总动脉搏动处（图 3-15）。

【解剖】有颈阔肌，在胸锁乳突肌前缘与甲状软骨接触部；有甲状腺上动脉，当颈内、外动脉分歧处，有颈前浅静脉，外为颈内静脉；布有颈皮神经、面神经颈支，深层为颈动脉小球，最深层为交感神经干，外侧有舌下神经降支及迷走神经。

【主治】①瘿气，瘰疬；②咽喉肿痛；③高血压；④气喘。

【操作】避开颈总动脉，直刺 0.3 ～ 0.8 寸。

10. 水突（Shuǐtū，**ST 10**）

【定位】在颈部，横平环状软骨，胸锁乳突肌前缘（图 3-15）。

【解剖】有颈阔肌，在环状软骨外侧，胸锁乳突肌与肩胛舌骨肌上腹的交叉点；外侧为颈总动脉；布有颈皮神经，深层为交感神经发出的心上神经及交感干。

【主治】①咽喉肿痛、失音等咽喉局部病证；②咳嗽、气喘。

【操作】直刺 0.3 ～ 0.8 寸。

11. 气舍（Qìshè，**ST 11**）

【定位】在胸锁乳突肌区，锁骨上小窝，锁骨胸骨端上缘，胸锁乳突肌胸骨头与锁骨头中间的凹陷中（图 3-15）。

【解剖】有颈阔肌，胸锁乳突肌起始部；有颈前浅静脉，深部为颈总动脉；布有锁骨上神经前支的分支。

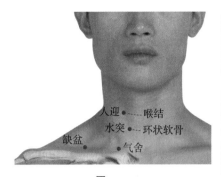

图 3-15

【主治】①咽喉肿痛；②瘿瘤，瘰疬；③气喘，呃逆；④颈项强痛。

【操作】直刺 0.3 ～ 0.5 寸。本经气舍至乳根诸穴深部有大动脉及肺、肝等重要脏器，不可深刺。

12. 缺盆（Quēpén，**ST 12**）

【定位】在颈外侧区，锁骨上大窝，锁骨上缘凹陷中，前正中线旁开 4 寸（图 3-15）。

【解剖】在锁骨上窝中点，有颈阔肌、肩胛舌骨肌；下方有颈横动脉；布有锁骨上中间神经，深层正当臂丛的锁骨上部。

【主治】①咳嗽，气喘，咽喉肿痛，缺盆中痛等肺系病证；②瘰疬。

【操作】直刺或斜刺 0.3 ～ 0.5 寸。

13. 气户（Qìhù，**ST 13**）

【定位】在胸部，锁骨下缘，前正中线旁开 4 寸（图 3-16）。

【解剖】在锁骨下方，胸大肌起始部，深层上方为锁骨下肌；有胸肩峰动、静脉分支，外上方为锁骨下静脉；为锁骨上神经及胸前神经分支分布处。

【主治】咳嗽、气喘、呃逆、胸痛、胸胁支满等胸肺病证。

【操作】斜刺或平刺 0.5 ～ 0.8 寸。

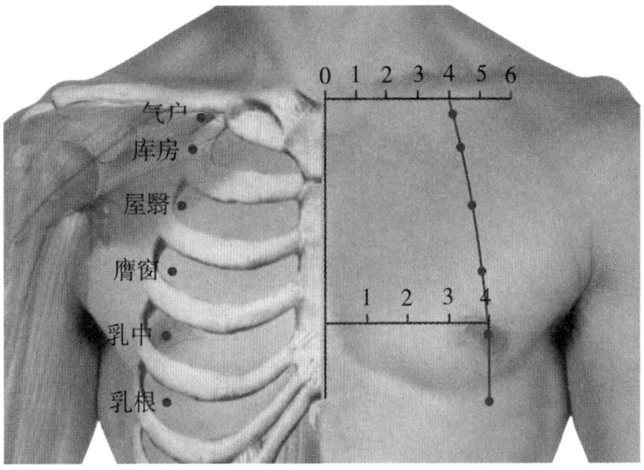

图 3-16

14. 库房（Kùfáng，**ST 14**）

【定位】在胸部，第 1 肋间隙，前正中线旁开 4 寸（图 3-16）。

【解剖】有胸大肌、胸小肌，深层为肋间内、外肌；有胸肩峰动、静脉及胸外侧动、静脉分支；布有胸前神经分支。

【主治】咳嗽、气喘、咳唾脓血、胸胁胀痛等胸肺病证。

【操作】斜刺或平刺 0.5 ～ 0.8 寸。

15. 屋翳（Wūyì，**ST 15**）

【定位】在胸部，第 2 肋间隙，前正中线旁开 4 寸（图 3-16）。

【解剖】有胸大肌、胸小肌，深层为肋间内、外肌；有胸肩峰动、静脉分支；布有胸前神经分支。

【主治】①咳嗽、气喘、咳唾脓血、胸胁胀痛等胸肺病证；②乳痈、乳癖等乳疾。

【操作】斜刺或平刺 0.5 ～ 0.8 寸。

16. 膺窗（Yīngchuāng，**ST 16**）

【定位】在胸部，第3肋间隙，前正中线旁开4寸（图3-16）。

【解剖】浅部为乳腺组织（男性主要由结缔组织构成，乳腺组织不明显），其下为胸大肌，深层为肋间内、外肌；有胸外侧动、静脉；布有胸前神经分支。

【主治】①咳嗽、气喘、胸胁胀痛等胸肺病证；②乳痈。

【操作】斜刺或平刺0.5～0.8寸。

17. 乳中（Rǔzhōng，**ST 17**）

【定位】在胸部，乳头中央（图3-16）。

【解剖】浅部为乳头、乳腺总管、乳腺组织（男性主要由结缔组织构成，乳腺组织不明显），其下为胸大肌，深层有肋间内、外肌；有肋间动脉、胸壁浅静脉；有第4肋间神经外侧皮支，深层为肋间神经干。

【主治】①乳痈；②难产。

【操作】多用作胸腹部穴的定位标志，可按揉，一般不做针灸。

18. 乳根（Rǔgēn，**ST 18**）

【定位】在胸部，第5肋间隙，前正中线旁开4寸（图3-16）。

【解剖】浅部为乳腺组织（男性主要由结缔组织构成，乳腺组织不明显），其下为胸大肌，深层有肋间内、外肌；有肋间动脉、胸壁浅静脉；有第5肋间神经外侧皮支，深层为肋间神经干。

【主治】①乳痈、乳癖、乳少等乳部疾患；②咳嗽，气喘，呃逆；③胸痛。

【操作】斜刺或平刺0.5～0.8寸。

19. 不容（Bùróng，**ST 19**）

【定位】在上腹部，脐中上6寸，前正中线旁开2寸（图3-17）。

【解剖】当腹直肌及其鞘处；有第7肋间动、静脉分支及腹壁上动、静脉；当第7肋间神经分支处。

【主治】呕吐、胃痛、纳少、腹胀等胃疾。

【操作】直刺0.5～0.8寸。过饱者禁针，肝脾大者右侧慎针或禁针，不宜做大幅度提插。

20. 承满（Chéngmǎn，**ST 20**）

【定位】在上腹部，脐中上5寸，前正中线旁开2寸（图3-17）。

【解剖】当腹直肌及其鞘处；有第7肋间动、静脉分支及腹壁上动、静脉分布；当第7、8肋间神经分支处。

【主治】胃痛、吐血、纳少等胃疾。

【操作】直刺0.8～1寸。过饱者禁针，肝脾大者右侧慎针或禁针，不宜做大幅度提插。

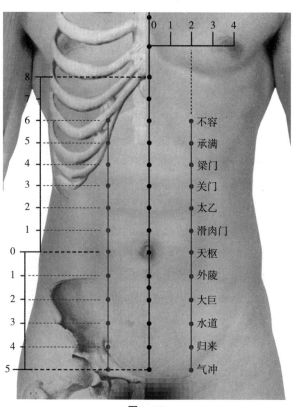

图3-17

21. 梁门 *（Liángmén，ST 21）

【定位】在上腹部，脐中上 4 寸，前正中线旁开 2 寸（图 3-17）。

【解剖】当腹直肌及其鞘处；有第 8 肋间动、静脉分支及腹壁上动、静脉；当第 8 肋间神经分支处；右侧深部当肝下缘，胃幽门部。

【主治】腹胀、纳少、胃痛、呕吐等胃疾。

【操作】直刺 0.8 ～ 1.2 寸。过饱者禁针，肝大者右侧慎针或禁针，不宜做大幅度提插。

22. 关门（Guānmén，ST 22）

【定位】在上腹部，脐中上 3 寸，前正中线旁开 2 寸（图 3-17）。

【解剖】当腹直肌及其鞘处；有第 8 肋间动、静脉分支及腹壁上动、静脉分支；布有第 8、9 肋间神经分支；深部为横结肠。

【主治】腹胀、腹痛、肠鸣、腹泻等胃肠病证。

【操作】直刺 0.8 ～ 1.2 寸。

23. 太乙（Tàiyǐ，ST 23）

【定位】在上腹部，脐中上 2 寸，前正中线旁开 2 寸（图 3-17）。

【解剖】当腹直肌及其鞘处；有第 8 肋间动、静脉分支及腹壁下动、静脉分支；布有第 8、9 肋间神经分支；深部为横结肠。

【主治】①腹痛，腹胀；②心烦、癫狂等神志疾患。

【操作】直刺 0.8 ～ 1.2 寸。

24. 滑肉门（Huáròumén，ST 24）

【定位】在上腹部，脐中上 1 寸，前正中线旁开 2 寸（图 3-17）。

【解剖】当腹直肌及其鞘处；有第 9 肋间动、静脉分支及腹壁下动、静脉分支；布有第 9、10 肋间神经分支；深部为小肠。

【主治】①腹痛，腹胀，呕吐；②癫狂。

【操作】直刺 0.8 ～ 1.2 寸。

25. 天枢 *（Tiānshū，ST 25）　大肠之募穴

【定位】在腹部，横平脐中，前正中线旁开 2 寸（图 3-17）。

【解剖】当腹直肌及其鞘处；有第 10 肋间动、静脉分支及腹壁下动、静脉分支；布有第 10 肋间神经分支；深部为小肠。

【主治】①腹痛、腹胀、便秘、腹泻、痢疾等胃肠病证；②月经不调、痛经等妇科病证。

【操作】直刺 1 ～ 1.5 寸。

26. 外陵（Wàilíng，ST 26）

【定位】在下腹部，脐中下 1 寸，前正中线旁开 2 寸（图 3-17）。

【解剖】当腹直肌及其鞘处；布有第 10 肋间动、静脉分支及腹壁下动、静脉分支；布有第 10、11 肋间神经分支；深部为小肠。

【主治】①腹痛，疝气；②痛经。

【操作】直刺 1 ～ 1.5 寸。

27. 大巨（Dàjù，ST 27）

【定位】在下腹部，脐中下 2 寸，前正中线旁开 2 寸（图 3-17）。

【解剖】当腹直肌及其鞘处；有第 11 肋间动、静脉分支，外侧为腹壁下动、静脉；布有第 11 肋间神经；深部为小肠。

【主治】①小腹胀满；②小便不利等水液输布排泄失常性疾患；③疝气；④遗精、早泄等男科疾患。

【操作】直刺 1 ～ 1.5 寸。

28. 水道 *（Shuǐdào，**ST 28**）

【定位】在下腹部，脐中下 3 寸，前正中线旁开 2 寸（图 3–17）。

【解剖】当腹直肌及其鞘处；有第 12 肋间动、静脉分支，外侧为腹壁下动、静脉；布有肋下神经；深部为小肠。

【主治】①小腹胀满；②小便不利等水液输布排泄失常性疾患；③疝气；④痛经、不孕等妇科疾患。

【操作】直刺 1 ～ 1.5 寸。

29. 归来 *（Guīlái，**ST 29**）

【定位】在下腹部，脐中下 4 寸，前正中线旁开 2 寸（图 3–17）。

【解剖】在腹直肌外缘，有腹内斜肌，腹横肌腱膜；外侧有腹壁下动、静脉；布有髂腹下神经。

【主治】①小腹痛，疝气；②月经不调、带下、阴挺等妇科疾患。

【操作】直刺 1 ～ 1.5 寸。

30. 气冲（Qìchōng，**ST 30**）

【定位】在腹股沟区，耻骨联合上缘，前正中线旁开 2 寸，动脉搏动处（图 3–17）。

【解剖】在耻骨结节外上方，有腹外斜肌腱膜，在腹内斜肌、腹横肌下部；有腹壁浅动、静脉分支，外侧为腹壁下动、静脉；布有髂腹股沟神经。

【主治】①肠鸣，腹痛；②疝气；③月经不调、不孕、阳痿、阴肿等妇科病及男科病证。

【操作】直刺 0.5 ～ 1 寸。

31. 髀关（Bìguān，**ST 31**）

【定位】在股前区，股直肌近端、缝匠肌与阔筋膜张肌 3 条肌肉之间凹陷中，或于髂前上棘、髌骨底外侧端连线与耻骨下缘水平线的交点处取穴（图 3–18）。

【解剖】在股直肌近端、缝匠肌和阔筋膜张肌之间；深层有旋股外侧动、静脉分支；布有股外侧皮神经。

【主治】下肢痿痹、腰痛、膝冷等腰及下肢病证。

【操作】直刺 1 ～ 2 寸。

32. 伏兔 *（Fútù，**ST 32**）

【定位】在股前区，髌底上 6 寸，髂前上棘与髌底外侧端的连线上（图 3–18）。

【解剖】在股直肌的肌腹中；有旋股外侧动、静脉分支；布有股前皮神经、股外侧皮神经。

【主治】①下肢痿痹、腰痛、膝冷等腰及下肢病证；②疝气；③脚气。

【操作】直刺 1 ～ 2 寸。

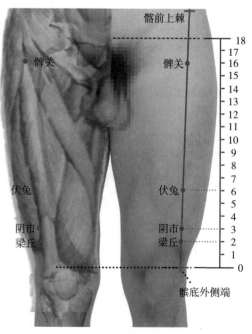

图 3–18

33. 阴市（Yīnshì，**ST 33**）

【定位】在股前区，髌底上 3 寸，股直肌肌腱外侧缘（图 3-18）。

【解剖】在股直肌和股外侧肌之间；有旋股外侧动脉降支；布有股前皮神经、股外侧皮神经。

【主治】①下肢痿痹，膝关节屈伸不利；②疝气。

【操作】直刺 1 ~ 1.5 寸。

34. 梁丘 * （Liángqiū，**ST 34**）　*郄穴*

【定位】在股前区，髌底上 2 寸，股外侧肌与股直肌肌腱之间（图 3-18）。

【解剖】在股直肌和股外侧肌之间；有旋股外侧动脉降支；布有股前皮神经、股外侧皮神经。

【主治】①急性胃病；②膝肿痛、下肢不遂等下肢病证；③乳痈、乳痛等乳疾。

【操作】直刺 1 ~ 1.5 寸。

35. 犊鼻（Dúbí，**ST 35**）

【定位】在膝前区，髌韧带外侧凹陷中（图 3-19）。

【解剖】在髌韧带外缘；有膝关节动、静脉网；布有腓肠外侧皮神经及腓总神经关节支。

【主治】膝痛、屈伸不利、下肢麻痹等下肢、膝关节病证。

【操作】屈膝，向后内斜刺 0.5 ~ 1 寸。

36. 足三里 * （Zúsānlǐ，**ST 36**）　*合穴；胃下合穴*

【定位】在小腿外侧，犊鼻下 3 寸，胫骨前嵴外 1 横指处，犊鼻与解溪连线上（图 3-19）。

【解剖】在胫骨前肌、趾长伸肌之间；有胫前动、静脉；为腓肠外侧皮神经及隐神经的皮支分布处，深层当腓深神经。

【主治】①胃痛、呕吐、噎膈、腹胀、腹泻、痢疾、便秘等胃肠病证；②下肢痿痹；③癫狂等神志病；④乳痈、肠痈等外科疾患；⑤虚劳诸证，为强壮保健要穴。

【操作】直刺 1 ~ 2 寸。强壮保健常用温灸法。

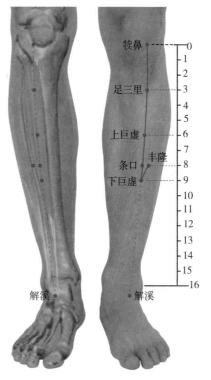

图 3-19

37. 上巨虚 * （Shàngjùxū，**ST 37**）　*大肠下合穴*

【定位】在小腿外侧，犊鼻下 6 寸，犊鼻与解溪连线上（图 3-19）。

【解剖】在胫骨前肌中；有胫前动、静脉；布有腓肠外侧皮神经及隐神经的皮支，深层为腓深神经。

【主治】①肠鸣、腹痛、腹泻、便秘、肠痈、痢疾等胃肠病证；②下肢痿痹。

【操作】直刺 1 ~ 2 寸。

38. 条口 * （Tiáokǒu，**ST 38**）

【定位】在小腿外侧，犊鼻下 8 寸，犊鼻与解溪连线上（图 3-19）。

【解剖】在胫骨前肌中；有胫前动、静脉；布有腓肠外侧皮神经及隐神经的皮支，深层当腓深神经。

【主治】①下肢痿痹，转筋；②肩臂痛；③脘腹疼痛。

【操作】直刺 1 ~ 1.5 寸。

39. 下巨虚 *（Xiàjùxū，ST 39） 小肠下合穴

【定位】在小腿外侧，犊鼻下9寸，犊鼻与解溪连线上（图3-19）。

【解剖】在胫骨前肌与趾长伸肌之间，深层为胫长伸肌；有胫前动、静脉；布有腓浅神经分支，深层为腓深神经。

【主治】①腹泻、痢疾、小腹痛等胃肠病证；②下肢痿痹；③乳痈。

【操作】直刺1～1.5寸。

40. 丰隆 *（Fēnglóng，ST 40） 络穴

【定位】在小腿外侧，外踝尖上8寸，胫骨前肌外缘；条口外侧一横指处（图3-19）。

【解剖】在趾长伸肌和腓骨短肌之间；有胫前动脉分支；当腓浅神经处。

【主治】①头痛，眩晕；②癫狂；③咳嗽、痰多等痰饮病证；④下肢痿痹；⑤腹胀，便秘。

【操作】直刺1～1.5寸。

41. 解溪 *（Jiěxī，ST 41） 经穴

【定位】在踝区，踝关节前面中央凹陷中，蹞长伸肌腱与趾长伸肌腱之间（图3-20）。

【解剖】在蹞长伸肌腱与趾长伸肌腱之间；有胫前动、静脉；浅部当腓浅神经，深层当腓深神经。

【主治】①下肢痿痹、踝关节病、足下垂等下肢、踝关节疾患；②头痛，眩晕；③癫狂；④腹胀，便秘。

【操作】直刺0.5～1寸。

42. 冲阳（Chōngyáng，ST 42） 原穴

【定位】在足背，第2跖骨基底部与中间楔状骨关节处，可触及足背动脉（图3-20）。

【解剖】在趾长伸肌腱外侧；有足背动、静脉及足背静脉网；当腓浅神经的足背内侧皮神经第2支本干处，深层为腓深神经。

【主治】①胃痛；②口眼歪斜；③癫狂痫；④足痿无力。

【操作】避开动脉，直刺0.3～0.5寸。

43. 陷谷（Xiàngǔ，ST 43） 输穴

【定位】在足背，第2、3跖骨间，第2跖趾关节近端凹陷中（图3-20）。

【解剖】有第2跖骨间肌；有足背静脉网；布有足背内侧皮神经。

【主治】①面肿、水肿等水液输布失常性疾患；②足背肿痛；③肠鸣，腹痛。

【操作】直刺或斜刺0.3～0.5寸。

44. 内庭 *（Nèitíng，ST 44） 荥穴

【定位】在足背，第2、3趾间，趾蹼缘后方赤白肉际处（图3-20）。

【解剖】有足背静脉网；布有足背内侧皮神经的趾背神经。

【主治】①齿痛、咽喉肿痛、鼻衄等五官热性病证；②热病；③吐酸、腹泻、痢疾、便秘等胃肠病证；④足背肿痛，跖趾关节痛。

【操作】直刺或斜刺0.5～0.8寸。

45. 厉兑 *（Lìduì，ST 45） 井穴

【定位】在足趾，第2趾末节外侧，趾甲根角侧后方0.1寸（指寸）（图3-20）。

【解剖】有趾背动脉形成的动脉网；布有足背内侧皮神经的趾背神经。

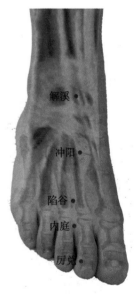

图 3-20

【主治】①鼻衄、齿痛、咽喉肿痛等实热性五官病证；②热病；③多梦、癫狂等神志病。

【操作】浅刺0.1寸，或点刺出血。

足阳明胃经经穴歌

ST四五是胃经，起于承泣厉兑停，胃肠血病与神志，头面热病五官病。
承泣下眶边缘上，四白穴在眶下孔，巨髎鼻旁直瞳子，地仓吻旁四分灵，
大迎肌前动脉处，颊车咬肌高处迎，下关张口骨支起，头维四五旁神庭，
人迎结喉旁动脉，水突环骨肌前行，肌间气舍锁骨上，缺盆锁骨上窝中，
气户锁下一肋上，相去中线四寸平，库房屋翳膺窗接，都隔一肋乳中停，
乳根乳下一肋中，胸部诸穴要记清，不容巨阙旁二寸，其下承满与梁门，
关门太乙滑肉门，天枢脐旁二寸平，外陵大巨水道穴，归来气冲曲骨邻，
髀关髂下耻骨下，伏兔膝上六寸中，阴市膝上方三寸，梁丘膝上二寸呈，
膝外下陷是犊鼻，膝下三寸三里迎，膝下六寸上巨虚，膝下八寸条口行，
再下一寸下巨虚，条外一指是丰隆，解溪跗上系鞋处，冲阳跗上动脉凭，
陷谷跖趾关节后，次中趾缝寻内庭，厉兑次趾外甲角，四十五穴要记清。

第四节　足太阴脾经及其腧穴

一、经脉循行

足太阴脾经，起于足大趾末端，沿着大趾内侧赤白肉际，经过大趾本节后的第1跖趾关节后面，上行至内踝前面，再沿小腿内侧胫骨后缘上行，至内踝上8寸处交于足厥阴经之前，再沿膝股部内侧前缘上行，进入腹部，属脾，联络胃；再经过横膈上行，夹咽部两旁，连系舌根，分散于舌下。其支脉，从胃上膈，注心中。（图3-21）

《灵枢·经脉》：脾足太阴之脉，起于大指之端，循指内侧白肉际，过核骨后，上内踝前廉，上腨①内，循胫骨后，交出厥阴之前，上膝股内前廉，入腹，属脾，络胃，上膈，夹咽②，连舌本，散舌下。其支者：复从胃，别上膈，注心中。

注释：①腨：原作"踹"，据《太素》《脉经》《针灸甲乙经》改。指腓肠肌。②咽：指食道。

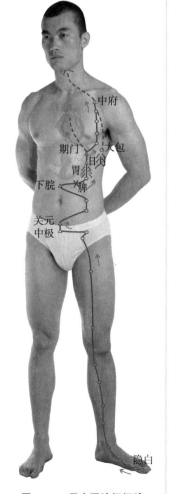

二、主要病候

胃脘痛，呕吐，嗳气，腹胀，便溏，黄疸，身重无力，舌根强痛，下肢内侧肿胀，厥冷等症。

三、主治概要

1. 脾胃病　胃痛，呕吐，腹痛，泄泻，便秘等。

2. 妇科病　月经过多，崩漏等。

3. 前阴病　阴挺，不孕，遗精，阳痿等。

4. 经脉循行部位的其他病证　下肢痿痹，胸胁痛等。

图3-21　足太阴脾经经脉
循行示意图

四、本经腧穴（21穴）

1. 隐白 *（Yǐnbái，SP 1） 井穴

【定位】在足趾，大趾末节内侧，趾甲根角侧后方 0.1 寸（指寸）（图 3-22）。

【解剖】有趾背动脉；布有腓浅神经的足背支及足底内侧神经。

【主治】①月经过多、崩漏等妇科病；②便血、尿血等慢性出血证；③癫狂，多梦；④惊风；⑤腹满，暴泻。

【操作】浅刺 0.1 寸。

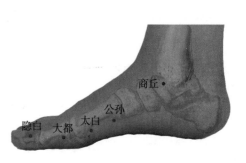

图 3-22

2. 大都（Dàdū，SP 2） 荥穴

【定位】在足趾，第 1 跖趾关节远端赤白肉际凹陷中（图 3-22）。

【解剖】在姆趾展肌止点；有足底内侧动、静脉的分支；布有足底内侧神经的趾足底固有神经。

【主治】①腹胀、胃痛、呕吐、腹泻、便秘等脾胃病证；②热病，无汗。

【操作】直刺 0.3 ～ 0.5 寸。

3. 太白 *（Tàibái，SP 3） 输穴；原穴

【定位】在跖区，第 1 跖趾关节近端赤白肉际凹陷中（图 3-22）。

【解剖】在姆趾展肌中；有足背静脉网，足底内侧动脉及足跗内侧动脉分支；布有隐神经及腓浅神经分支。

【主治】①肠鸣、腹胀、腹泻、胃痛、便秘等脾胃病证；②体重节痛。

【操作】直刺 0.5 ～ 0.8 寸。

4. 公孙 *（Gōngsūn，SP 4） 络穴；八脉交会穴（通于冲脉）

【定位】在跖区，第 1 跖骨底的前下缘赤白肉际处（图 3-22）。

【解剖】在姆趾展肌中；有足背静脉网、足底内侧动脉及足跗内侧动脉分支；布有隐神经及腓浅神经分支。

【主治】①胃痛、呕吐、腹痛、腹泻、痢疾等脾胃肠腑病证；②心烦、失眠、狂证等神志病证；③逆气里急、气上冲心（奔豚气）等冲脉病证。

【操作】直刺 0.6 ～ 1.2 寸。

5. 商丘（Shāngqiū，SP 5） 经穴

【定位】在踝区，内踝前下方，舟骨粗隆与内踝尖连线中点凹陷中（图 3-22）。

【解剖】有跗内侧动脉、大隐静脉；布有隐神经及腓浅神经分支丛。

【主治】①腹胀、腹泻、便秘等脾胃病证；②黄疸；③足踝痛。

【操作】直刺 0.5 ～ 0.8 寸。

6. 三阴交 *（Sānyīnjiāo，SP 6）

【定位】在小腿内侧，内踝尖上 3 寸，胫骨内侧缘后际（图 3-23）。

【解剖】在胫骨后缘和比目鱼肌之间，深层有趾长屈肌；有大隐静脉，胫后动、静脉；有小腿内侧皮神经，深层后方有胫神经。

【主治】①肠鸣、腹胀、腹泻等脾胃虚弱诸证；②月经不调、带下、阴挺、不孕、滞产等妇产科病证；③遗精、阳痿、遗尿等生殖泌尿系统疾患；④心悸，失眠，高血压；⑤下肢痿痹；

⑥阴虚诸证。

【操作】直刺 1 ～ 1.5 寸。孕妇禁针。

7. 漏谷（Lòugǔ，SP 7）

【定位】在小腿内侧，内踝尖上 6 寸，胫骨内侧缘后际（图 3-23）。

【解剖】在胫骨后缘和比目鱼肌之间，深层有趾长屈肌；有大隐静脉，胫后动、静脉；有小腿内侧皮神经，深层内侧后方有胫神经。

【主治】①腹胀，肠鸣；②小便不利，遗精；③下肢痿痹。

【操作】直刺 1 ～ 1.5 寸。

8. 地机 *（Dìjī，SP 8） 郄穴

【定位】在小腿内侧，阴陵泉下 3 寸，胫骨内侧缘后际（图 3-23）。

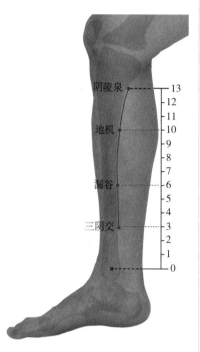

图 3-23

【解剖】在胫骨后缘和比目鱼肌之间，前方有大隐静脉及膝最上动脉的末支，深层有胫后动、静脉；布有小腿内侧皮神经，深层后方有胫神经。

【主治】①痛经、崩漏、月经不调等妇科病；②腹痛、腹泻等肠胃病证；③疝气；④小便不利、水肿等脾不运化水湿病证。

【操作】直刺 1 ～ 1.5 寸。

9. 阴陵泉 *（Yīnlíngquán，SP 9） 合穴

【定位】在小腿内侧，胫骨内侧髁下缘与胫骨内侧缘之间的凹陷中（图 3-23）。

【解剖】在胫骨后缘和腓肠肌之间，比目鱼肌起点上；前方有大隐静脉、膝最上动脉，最深层有胫后动、静脉；布有小腿内侧皮神经本干，最深层有胫神经。

【主治】①腹胀，腹泻，水肿，黄疸；②小便不利，遗尿，尿失禁；③阴部痛，痛经，遗精；④膝痛。

【操作】直刺 1 ～ 2 寸。治疗膝痛可向阳陵泉或委中方向透刺。

10. 血海 *（Xuèhǎi，SP 10）

【定位】在股前区，髌底内侧端上 2 寸，股内侧肌隆起处（图 3-24）。

【解剖】在股骨内上髁上缘，股内侧肌中间；有股动、静脉肌支；布有股前皮神经及股神经肌支。

【主治】①月经不调、痛经、闭经等妇科病；②瘾疹、湿疹、丹毒等血热性皮肤病；③膝股内侧痛。

【操作】直刺 1 ～ 1.5 寸。

11. 箕门（Jīmén，SP 11）

【定位】在股前区，髌底内侧端与冲门的连线上 1/3 与下 2/3 交点，长收肌和缝匠肌交角的动脉搏动处（图 3-24）。

【解剖】在缝匠肌内侧缘，深层有大收肌；有大隐静脉，深层之外方有股动、静脉；布有股前皮神经，深层有隐神经。

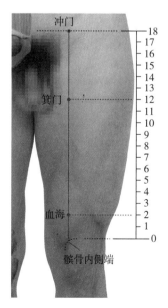

图 3-24

【主治】①小便不利，遗尿；②腹股沟肿痛。

【操作】避开动脉，直刺 0.5 ～ 1 寸。

12. 冲门（Chōngmén，**SP 12**）

【定位】在腹股沟区，腹股沟斜纹中，髂外动脉搏动处的外侧（图 3-25）。

【解剖】在腹股沟韧带中点外侧的上方，在腹外斜肌腱膜及腹内斜肌下部；内侧为股动、静脉；布有股神经。

【主治】①腹痛，疝气；②崩漏、带下、胎气上冲等妇科病证。

【操作】避开动脉，直刺 0.5 ～ 1 寸。

13. 府舍（Fǔshè，**SP 13**）

【定位】在下腹部，脐中下 4.3 寸，前正中线旁开 4 寸（图 3-25）。

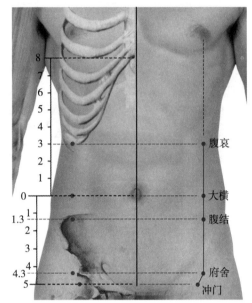

图 3-25

【解剖】在腹股沟韧带上方外侧，腹外斜肌腱膜及腹内斜肌下部，深层为腹横肌下部；有腹壁浅动、静脉；分布有髂腹股沟神经（右当盲肠下部，左当乙状结肠下部）。

【主治】腹痛、积聚、疝气等下腹部病证。

【操作】直刺 1 ～ 1.5 寸。

14. 腹结（Fùjié，**SP 14**）

【定位】在下腹部，脐中下 1.3 寸，前正中线旁开 4 寸（图 3-25）。

【解剖】在腹内、外斜肌及腹横肌肌部；有第 11 肋间动、静脉；分布有第 11 肋间神经。

【主治】①腹痛，腹泻，食积；②疝气。

【操作】直刺 1 ～ 2 寸。

15. 大横 *（Dàhéng，**SP 15**）

【定位】在腹部，脐中旁开 4 寸（图 3-25）。

【解剖】在腹外斜肌肌部及腹横肌肌部；布有第 10 肋间动、静脉；分布有第 10 肋间神经。

【主治】腹痛、腹泻、便秘等脾胃病证。

【操作】直刺 1 ～ 2 寸。

16. 腹哀（Fù'āi，**SP 16**）

【定位】在上腹部，脐中上 3 寸，前正中线旁开 4 寸（图 3-25）。

【解剖】在腹内、外斜肌肌部及腹横肌肌部；有第 8 肋间动、静脉；分布有第 8 肋间神经。

【主治】消化不良、腹痛、便秘、痢疾等脾胃肠腑病证。

【操作】直刺 1 ～ 1.5 寸。

17. 食窦（Shídòu，**SP 17**）

【定位】在胸部，第 5 肋间隙，前正中线旁开 6 寸（图 3-26）。

【解剖】在第 5 肋间隙，前锯肌中，深层有肋间内、外肌；有胸外侧动、静脉，胸腹壁动、静脉；分布有第 5 肋间神经外侧皮支。

【主治】①胸胁胀痛；②嗳气、反胃、腹胀等胃气失降性病证；③水肿。

【操作】斜刺或向外平刺 0.5 ～ 0.8 寸。本经食窦至大包诸穴，深部为肺脏，不可深刺。

18. 天溪（Tiānxī，SP 18）

【定位】在胸部，第 4 肋间隙，前正中线旁开 6 寸（图 3-26）。

【解剖】在第 4 肋间隙，胸大肌外下缘，下层为前锯肌，再深层为肋间内、外肌；有胸外侧动、静脉分支，胸腹壁动、静脉，第 4 肋间动、静脉；布有第 4 肋间神经。

【主治】①胸胁疼痛，咳嗽；②乳痈，乳少。

【操作】斜刺或向外平刺 0.5 ～ 0.8 寸。

19. 胸乡（Xiōngxiāng，SP 19）

【定位】在胸部，第 3 肋间隙，前正中线旁开 6 寸（图 3-26）。

【解剖】在第 3 肋间隙，胸大肌、胸小肌外缘，前锯肌中，下层为肋间内、外肌；有胸外侧动、静脉，第 3 肋间动、静脉；布有第 3 肋间神经。

【主治】胸胁胀痛。

【操作】斜刺或向外平刺 0.5 ～ 0.8 寸。

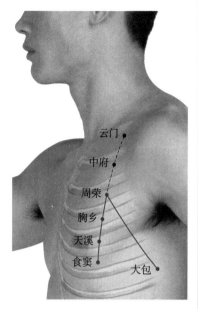

图 3-26

20. 周荣（Zhōuróng，SP 20）

【定位】在胸部，第 2 肋间隙，前正中线旁开 6 寸（图 3-26）。

【解剖】在第 2 肋间隙，胸大肌中，下层为胸小肌，肋间内、外肌；有胸外侧动、静脉，第 2 肋间动、静脉；布有胸前神经肌支，正当第 1 肋间神经。

【主治】①咳嗽，气逆；②胸胁胀满。

【操作】斜刺或向外平刺 0.5 ～ 0.8 寸。

21. 大包 *（Dàbāo，SP21）　**脾之大络**

【定位】在胸外侧区，第 6 肋间隙，在腋中线上（图 3-26）。

【解剖】在第 6 肋间隙，前锯肌中；有胸背动、静脉及第 6 肋间动、静脉；布有第 6 肋间神经，当胸长神经直系的末端。

【主治】①气喘；②胸胁痛；③全身疼痛；④四肢无力。

【操作】斜刺或向后平刺 0.5 ～ 0.8 寸。

足太阴脾经经穴歌

SP 二一是脾经，起于隐白大包终，脾胃肠腹泌尿好，五脏生殖血舌病。

隐白大趾内甲角，大都节前陷中寻，太白节后白肉际，基底前下是公孙，

商丘内踝前下找，踝上三寸三阴交，踝上六寸漏谷是，陵下三寸地机朝，

膝内辅下阴陵泉，血海股内肌头间，箕门髌底冲门连，髌上三分之二见，

冲门腹沟动脉外，冲上斜七府舍连，横下三寸是腹结，脐旁四寸大横穴，

腹哀建里旁四寸，中庭旁六食窦全，天溪胸乡周荣上，四肋三肋二肋间，

脾之大络大包穴，腋中线上六肋间。

第五节 手少阴心经及其腧穴

一、经脉循行

手少阴心经，起于心中，出属心系（心与其他脏器相连的组织）；下行经过横膈，联络小肠。其支脉，从心系向上，夹着食道上行，连于目系（眼球联接于脑的组织）。其直行经脉，从心系上行到肺部，再向外下到达腋窝部，沿着上臂内侧后缘，行于手太阴经和手厥阴经的后面，到达肘窝；再沿前臂内侧后缘，至掌后豌豆骨部，进入掌内，止于小指桡侧末端。（图3-27）

《灵枢·经脉》：心手少阴之脉，起于心中，出属心系，下膈，络小肠。其支者：从心系，上夹咽，系目系。其直者：复从心系，却上肺，下出腋下，下循臑内后廉，行太阴、心主之后，下肘内，循臂内后廉，抵掌后锐骨①之端，入掌内后廉，循小指之内，出其端。

注释：①掌后锐骨：指豌豆骨。

二、主要病候

心痛，咽干，口渴，目黄，胁痛，上臂内侧痛，手心发热等症。

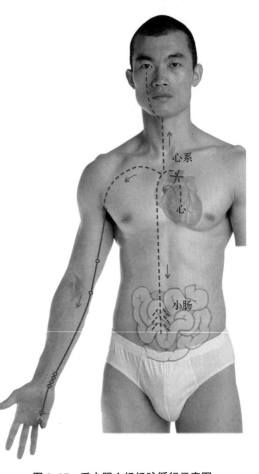

图 3-27 手少阴心经经脉循行示意图

三、主治概要

1. 心、胸、神志病 心痛，心悸，癫狂痫等。
2. 经脉循行部位的其他病证 肩臂疼痛，胁肋疼痛，腕臂痛等。

四、本经腧穴（9穴）

1. 极泉 * （Jíquán，HT 1）
【定位】在腋区，腋窝中央，腋动脉搏动处（图3-28）。
【解剖】在胸大肌的外下缘，深层为喙肱肌；外侧为腋动脉；布有尺神经、正中神经、前臂内侧皮神经及臂内侧皮神经。
【主治】①心痛、心悸等心系病证；②肩臂疼痛、胁肋疼痛、臂丛神经损伤等痛证；③瘰疬；④腋臭；⑤上肢痿痹；⑥上肢针刺麻醉用穴。
【操作】避开腋动脉，直刺或斜刺0.3～0.5寸。

2. 青灵 （Qīnglíng，HT 2）
【定位】在臂前区，肘横纹上3寸，肱二头肌内侧沟中（图3-29）。
【解剖】当肱二头肌内侧沟处，有肱三头肌；有贵要静脉、尺侧上副动脉；布有前臂内侧皮神经、尺神经。

【主治】①头痛，振寒；②胁痛，肩臂疼痛。

【操作】直刺0.5～1寸。

3. 少海 *（Shàohǎi，HT 3） 合穴

【定位】在肘前区，横平肘横纹，肱骨内上髁前缘（图3-30）。

【解剖】有旋前圆肌、肱肌；有贵要静脉，尺侧上、下副动脉，尺侧返动脉；布有前臂内侧皮神经，外前方有正中神经。

【主治】①心痛、癔症等心病、神志病；②肘臂挛痛，臂麻手颤；③头项痛，腋胁部痛；④瘰疬。

【操作】直刺0.5～1寸。

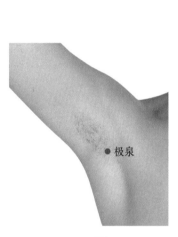

图 3-28

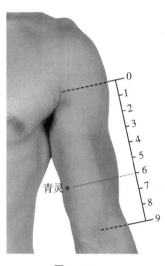

图 3-29

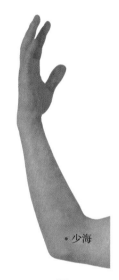

图 3-30

4. 灵道（Língdào，HT 4） 经穴

【定位】在前臂前区，腕掌侧远端横纹上1.5寸，尺侧腕屈肌腱的桡侧缘（图3-31）。

【解剖】在尺侧腕屈肌腱与指浅屈肌之间，深层为指深屈肌；有尺动脉通过；布有前臂内侧皮神经，尺侧为尺神经。

【主治】①心痛，悲恐善笑；②暴喑；③肘臂挛痛。

【操作】直刺0.3～0.5寸。不宜深刺，以免伤及血管和神经。

5. 通里 *（Tōnglǐ，HT 5） 络穴

【定位】在前臂前区，腕掌侧远端横纹上1寸，尺侧腕屈肌腱的桡侧缘（图3-31）。

【解剖】在尺侧腕屈肌腱与指浅屈肌之间，深层为指深屈肌；有尺动脉通过；布有前臂内侧皮神经，尺侧为尺神经。

【主治】①心悸、怔忡等心系病证；②舌强不语，暴喑；③腕臂痛。

【操作】直刺0.3～0.5寸。不宜深刺，以免伤及血管和神经。

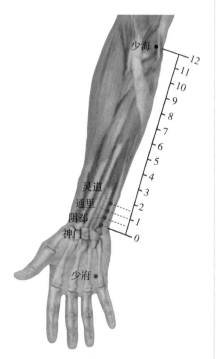

图 3-31

6. 阴郄 *（Yīnxì，HT 6） 郄穴

【定位】在前臂前区，腕掌侧远端横纹上 0.5 寸，尺侧腕屈肌腱的桡侧缘（图 3–31）。

【解剖】在尺侧腕屈肌腱桡侧缘，深层为指深屈肌；有尺动脉通过；布有前臂内侧皮神经，尺侧为尺神经。

【主治】①心痛、惊悸等心系病证；②骨蒸盗汗；③吐血，衄血。

【操作】直刺 0.3 ～ 0.5 寸。不宜深刺，以免伤及血管和神经。

7. 神门 *（Shénmén，HT 7） 输穴；原穴

【定位】在腕前区，腕掌侧远端横纹尺侧端，尺侧腕屈肌腱的桡侧缘（图 3–31）。

【解剖】在尺侧腕屈肌腱桡侧缘，深层为指深屈肌；有尺动脉通过；布有前臂内侧皮神经，尺侧为尺神经。

【主治】①心痛、心烦、惊悸、怔忡、健忘、失眠、痴呆、癫狂痫等心与神志病证；②高血压；③胸胁痛。

【操作】直刺 0.3 ～ 0.5 寸。

8. 少府 *（Shàofǔ，HT 8） 荥穴

【定位】在手掌，横平第 5 掌指关节近端，第 4、5 掌骨之间（图 3–31）。

【解剖】在 4、5 掌骨之间，有第 4 蚓状肌，指浅、深屈肌腱，深部为骨间肌；有指掌侧总动、静脉；布有第 4 指掌侧固有神经。

【主治】①心悸、胸痛等心胸病；②阴痒，阴痛；③痈疡；④小指挛痛。

【操作】直刺 0.3 ～ 0.5 寸。

9. 少冲 *（Shàochōng，HT 9） 井穴

【定位】在手指，小指末节桡侧，指甲根角侧上方 0.1 寸（指寸）（图 3–32）。

【解剖】有指掌固有动、静脉所形成的动、静脉网；布有指掌侧固有神经。

【主治】①心悸、心痛、癫狂、昏迷等心与神志病证；②热病；③胸胁痛。

【操作】浅刺 0.1 寸，或点刺出血。

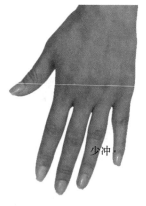

图 3–32

手少阴心经经穴歌

HT 九穴是心经，起于极泉止少冲，心病神志与血病，烦热悸汗皆可用。
极泉腋窝动脉牵，青灵肘上三寸见，少海骨髁纹头间，灵道掌后一寸半，
通里掌后一寸间，阴郄五分在掌后，神门横纹肌腱内，少府握拳小指尖，
少冲小指桡侧边。

第六节　手太阳小肠经及其腧穴

一、经脉循行

手太阳小肠经，起于手小指尺侧端，沿着手尺侧至腕部，出于尺骨头，直上沿着前臂外侧后缘，经尺骨鹰嘴与肱骨内上髁之间，沿上臂外侧后缘，到达肩关节，绕行肩胛部，交会于大椎，

向下进入缺盆部，联络心，沿着食管，经过横膈，到达胃部，属于小肠。其支脉，从缺盆分出，沿着颈部，上达面颊，到目外眦，向后进入耳中。另一支脉，从颊部分出，上行目眶下，抵于鼻旁，至目内眦，斜行络于颧骨部。（图 3-33）

《灵枢·经脉》：小肠手太阳之脉，起于小指之端，循手外侧上腕，出踝①中，直上循臂骨②下廉，出肘内侧两骨③之间，上循臑外后廉，出肩解④，绕肩胛，交肩上，入缺盆，络心，循咽下膈，抵胃，属小肠。其支者：从缺盆循颈，上颊，至目锐眦⑤，却入耳中。其支者：别颊上䪼⑥，抵鼻，至目内眦（斜络于颧）。

注释：①踝：此指手腕后方的尺骨头隆起处。②臂骨：指尺骨。③两骨：指尺骨鹰嘴和肱骨内上髁。④肩解：指肩端之骨节解处，即肩关节。⑤目锐眦：指目外眦。⑥䪼（zhuō 拙）：指眼眶下缘的骨。

二、主要病候

少腹痛，腰脊痛引睾丸，耳聋，目黄，颊肿，咽喉肿痛，肩臂外侧后缘痛等症。

三、主治概要

1. 头面五官病 头痛，目翳，咽喉肿痛等。
2. 热病、神志病 昏迷，发热，疟疾等。
3. 经脉循行部位的其他病证 项背强痛，腰背痛，手指及肘臂挛痛等。

四、本经腧穴（19 穴）

1. 少泽 *（Shàozé，SI 1） 井穴
【定位】在手指，小指末节尺侧，指甲根角侧上方 0.1 寸（指寸）（图 3-34）。
【解剖】有指掌侧固有动、静脉及指背动脉形成的动、静脉网；布有尺神经手背支。
【主治】①乳痈、乳少等乳疾；②昏迷、热病等急症、热证；③头痛、目翳、咽喉肿痛等头面五官病证。
【操作】浅刺 0.1 寸，或点刺出血。孕妇慎用。
2. 前谷（Qiángǔ，SI 2） 荥穴
【定位】在手指，第 5 掌指关节尺侧远端赤白肉际凹陷中（图 3-34）。

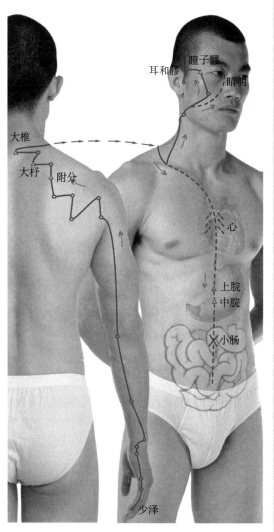

图 3-33 手太阳小肠经经脉循行示意图

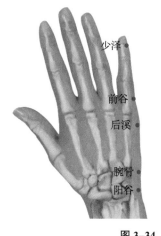
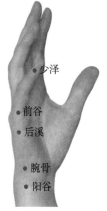

图 3-34

【解剖】有指背动、静脉；布有尺神经手背支。

【主治】①热病；②乳痈，乳少；③头痛、目痛、耳鸣、咽喉肿痛等头面五官病证。

【操作】直刺 0.3～0.5 寸。

3. 后溪 *（Hòuxī，SI 3） 输穴；八脉交会穴（通于督脉）

【定位】在手内侧，第 5 掌指关节尺侧近端赤白肉际凹陷中（图 3-34）。

【解剖】在小指尺侧，第 5 掌骨小头近端，当小指展肌起点外缘；有指背动、静脉，手背静脉网；布有尺神经手背支。

【主治】①头项强痛、腰背痛、手指及肘臂挛痛等痛证；②耳聋，目赤；③癫狂痫；④疟疾。

【操作】直刺 0.5～1 寸。治疗手指挛痛可透刺合谷穴。

4. 腕骨 *（Wàngǔ，SI 4） 原穴

【定位】在腕区，第 5 掌骨底与三角骨之间的赤白肉际凹陷中（图 3-34）。

【解剖】在手尺侧，小指展肌起点外缘；有腕背侧动脉（尺动脉分支），手背静脉网；布有尺神经手背支。

【主治】①指挛腕痛，头项强痛；②目翳；③黄疸；④热病，疟疾。

【操作】直刺 0.3～0.5 寸。

5. 阳谷（Yánggǔ，SI 5） 经穴

【定位】在腕后区，尺骨茎突与三角骨之间的凹陷中（图 3-34）。

【解剖】当尺侧腕伸肌的尺侧缘；有腕背侧动脉；布有尺神经手背支。

【主治】①颈颔肿痛、臂外侧痛、腕痛等痛证；②头痛、目眩、耳鸣、耳聋等头面五官病证；③热病；④癫狂痫。

【操作】直刺 0.3～0.5 寸。

6. 养老 *（Yǎnglǎo，SI 6） 郄穴

【定位】在前臂后区，腕背横纹上 1 寸，尺骨头桡侧凹陷中（图 3-35）。

【解剖】在尺骨背面，尺骨茎突上方，尺侧腕伸肌腱和小指固有伸肌腱之间；有前臂骨间背侧动、静脉的末支，腕静脉网；有前臂背侧皮神经和尺神经。

【主治】①目视不明；②肩、背、肘、臂酸痛。

【操作】直刺或斜刺 0.5～0.8 寸。强身保健可用温和灸。

7. 支正 *（Zhīzhèng，SI 7） 络穴

【定位】在前臂后区，腕背侧远端横纹上 5 寸，尺骨尺侧与尺侧腕屈肌之间（图 3-35）。

【解剖】在尺骨尺侧，尺侧腕伸肌的尺侧缘；有骨间背侧动、静脉；分布有前臂内侧皮神经分支。

【主治】①头痛，项强，肘臂酸痛；②热病；③癫狂；④疣症。

【操作】直刺或斜刺 0.5～0.8 寸。

8. 小海 *（Xiǎohǎi，SI 8） 合穴

【定位】在肘后区，尺骨鹰嘴与肱骨内上髁之间凹陷中（图 3-36）。

【解剖】尺神经沟中，为尺侧腕屈肌的起始部；有尺侧上、下副动脉和副静脉以及尺返动、静脉；布有前臂内侧皮神经、尺神经本干。

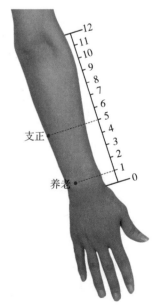

图 3-35

【主治】①肘臂疼痛，麻木；②癫痫。

【操作】直刺 0.3 ～ 0.5 寸。

9. 肩贞 *（Jiānzhēn，SI 9）

【定位】在肩胛区，肩关节后下方，腋后纹头直上 1 寸（图 3-37）。

【解剖】在肩关节后下方，肩胛骨外侧缘，三角肌后缘，下层是大圆肌；有旋肩胛动、静脉；布有腋神经分支，深部上方为桡神经。

【主治】①肩臂疼痛，上肢不遂；②瘰疬。

【操作】直刺 1 ～ 1.5 寸。不宜向胸侧深刺。

10. 臑俞（Nàoshū，SI 10）

【定位】在肩胛区，腋后纹头直上，肩胛冈下缘凹陷中（图 3-37）。

【解剖】在肩胛骨关节窝后方三角肌中，深层为冈下肌；有旋肱后动、静脉；布有腋神经，深层为肩胛上神经。

【主治】①肩臂疼痛，肩不举；②瘰疬。

【操作】直刺或斜刺 0.5 ～ 1.5 寸。不宜向胸侧深刺。

11. 天宗 *（Tiānzōng，SI 11）

【定位】在肩胛区，肩胛冈中点与肩胛骨下角连线上 1/3 与下 2/3 交点凹陷中（图 3-37）。

【解剖】冈下窝中央冈下肌中；有旋肩胛动、静脉肌支；布有肩胛上神经。

【主治】①肩胛疼痛、肩背部损伤等局部病证；②气喘。

【操作】直刺或斜刺 0.5 ～ 1 寸。遇到阻力不可强行进针。

12. 秉风（Bǐngfēng，SI 12）

【定位】在肩胛区，肩胛冈中点上方冈上窝中（图 3-37）。

【解剖】在肩胛骨冈上窝中央，表层为斜方肌，再下为冈上肌；有肩胛动、静脉；布有锁骨上神经和副神经，深层为肩胛上神经。

【主治】肩胛疼痛、上肢酸麻等肩胛、上肢病证。

【操作】直刺或斜刺 0.5 ～ 1 寸。

13. 曲垣（Qūyuán，SI 13）

【定位】在肩胛区，肩胛冈内侧端上缘凹陷中（图 3-37）。

【解剖】在肩胛冈上缘，斜方肌和冈上肌中；有颈横动、静脉降支，深层为肩胛上动、静脉肌支；布有第 2 胸神经后支外侧皮支、副神经，深层为肩胛上神经肌支。

【主治】肩胛疼痛。

【操作】直刺或向外斜刺 0.5 ～ 1 寸，不宜向胸部深刺。

14. 肩外俞（Jiānwàishū，SI 14）

【定位】在脊柱区，第 1 胸椎棘突下，后正中线旁开 3 寸（图 3-37）。

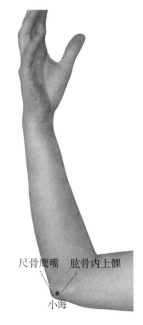

尺骨鹰嘴　肱骨内上髁

小海

图 3-36

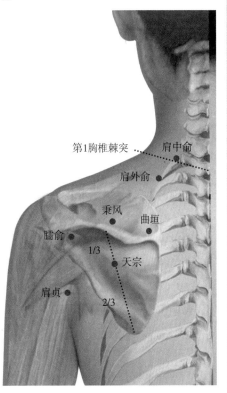

第1胸椎棘突　肩中俞

肩外俞

秉风　曲垣

臑俞

1/3

天宗

肩贞

2/3

图 3-37

【解剖】在肩胛骨内侧角边缘，表层为斜方肌，深层为肩胛提肌和菱形肌；有颈横动、静脉；布有第1胸神经后支内侧皮支、肩胛背神经和副神经。

【主治】肩背疼痛、颈项强急等肩背、颈项痹证。

【操作】向外斜刺0.5～0.8寸，不宜直刺、深刺。

15. 肩中俞（Jiānzhōngshū，**SI 15**）

【定位】在脊柱区，第7颈椎棘突下，后正中线旁开2寸（图3-37）。

【解剖】在第1胸椎横突端，肩胛骨内侧角边缘，表层为斜方肌，深层为肩胛提肌和菱形肌；有颈横动、静脉；布有第1胸神经后支内侧皮支、肩胛神经和副神经。

【主治】①咳嗽，气喘；②肩背疼痛。

【操作】直刺或向外斜刺0.5～0.8寸，不宜深刺。

16. 天窗（Tiānchuāng，**SI 16**）

【定位】在颈部，横平喉结，胸锁乳突肌后缘（图3-38）。

【解剖】在斜方肌前缘，胸锁乳突肌后缘，深层为头夹肌；有耳后动、静脉及枕动、静脉分支；布有颈皮神经，正当耳大神经丛的发出部及枕小神经处。

【主治】①耳鸣、耳聋、咽喉肿痛、暴喑等五官病证；②颈项强痛。

【操作】直刺0.5～1寸。

17. 天容（Tiānróng，**SI 17**）

【定位】在颈部，下颌角后方，胸锁乳突肌的前缘凹陷中（图3-38）。

【解剖】在下颌角后方，胸锁乳突肌停止部前缘，二腹肌后腹的下缘；前方有颈外浅静脉，颈内动、静脉；布有耳大神经的前支、面神经的颈支、副神经，其深层为交感神经干的颈上神经节。

【主治】①耳鸣、耳聋、咽喉肿痛等五官病证；②头痛，颈项强痛。

【操作】直刺0.5～1寸。注意避开血管。

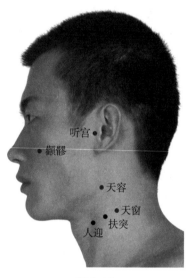

图 3-38

18. 颧髎*（Quánliáo，**SI 18**）

【定位】在面部，颧骨下缘，目外眦直下凹陷中（图3-38）。

【解剖】在颧骨下颌突的后下缘稍后，咬肌的起始部，颧肌中；有面横动、静脉分支；布有面神经及眶下神经。

【主治】口眼歪斜、眼睑𥆧动、齿痛、面痛等。

【操作】直刺0.3～0.5寸，斜刺或平刺0.5～1寸。

19. 听宫*（Tīnggōng，**SI 19**）

【定位】在面部，耳屏正中与下颌骨髁突之间的凹陷中（图3-38）。

【解剖】有颞浅动、静脉的耳前支；布有面神经及三叉神经第3支的耳颞神经。

【主治】①耳鸣、耳聋、聤耳等耳疾；②齿痛。

【操作】张口，直刺1～1.5寸。留针时要保持一定的张口姿势。

手太阳小肠经经穴歌

SI 十九手小肠，少泽听宫起止详，头项耳目咽喉病，热病神志液病良。

少泽小指尺甲角，前谷泽后节前方，后溪握拳节后取，腕骨腕前骨陷当，

阳谷三角骨上取，养老转手髁空藏，支正腕后上五寸，小海二骨之中央，

肩贞纹头上一寸，臑俞贞上骨下方，天宗冈下窝中取，秉风冈上窝中央，

曲垣胛冈内上缘，陶道旁三外俞彰，大椎旁二中俞穴，天窗扶后大筋旁，

天容耳下曲颊后，颧髎颧骨下廉乡，听宫之穴归何处，髁后屏前陷中央。

第七节 足太阳膀胱经及其腧穴

一、经脉循行

足太阳膀胱经，起始于内眼角，向上过额部，与督脉交会于头顶。其支脉，从头顶分出到耳上角。其直行经脉，从头顶入颅内络脑，再浅出沿枕项部下行，沿肩胛内侧脊柱两旁下行到达腰部，进入脊旁肌肉，入内络于肾，属于膀胱。一支脉从腰中分出，向下夹脊旁，通过臀部，进入腘窝中；一支脉从左右肩胛内侧分别下行，穿过脊旁肌肉，经过髋关节部，沿大腿外侧后缘下行，会合于腘窝内，向下通过腓肠肌，出外踝的后方，沿第 5 跖骨粗隆，至小趾的外侧末端。（图 3-39）

《灵枢·经脉》：膀胱足太阳之脉，起于目内眦，上额，交巅①。其支者：从巅至耳上角。其直者：从巅入络脑，还出别下项，循肩髆②内，夹脊抵腰中，入循膂③，络肾，属膀胱。其支者：从腰中，下夹脊，贯臀，入腘中。其支者：从髆内左右别下贯胛，夹脊内，过髀枢④，循髀外后廉下合腘中——以下贯腨内，出外踝之后，循京骨⑤至小指外侧。

注释：①巅：指头顶最高处。②肩髆：指肩胛区。③膂：夹脊两旁的肌肉。④髀枢：指髋关节。⑤京骨：第 5 跖骨粗隆，其下为京骨穴。

二、主要病候

小便不通，遗尿，癫狂，目痛，鼻塞多涕等，头痛以及项、背、腰、臀部及下肢后侧本经循行部位疼痛。

三、主治概要

1. 脏腑病证 十二脏腑及其相关组织器官病证。

2. 神志病 癫、狂、痫等。

3. 头面五官病 头痛、鼻塞、鼻衄等。

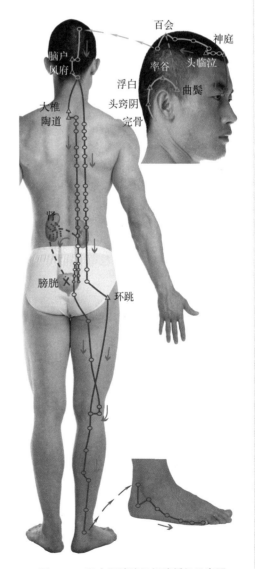

图 3-39 足太阳膀胱经经脉循行示意图

4. 经脉循行部位的其他病证 项、背、腰、下肢病证等。

四、本经腧穴（67穴）

1. 睛明 *（Jīngmíng，**BL 1**）

【定位】在面部，目内眦内上方眶内侧壁凹陷中（图3-40）。

【解剖】在眶内缘睑内侧韧带中，深部为眼内直肌；有内眦动、静脉和滑车上下动、静脉，深层上方有眼动、静脉本干；布有滑车上、下神经，深层为眼神经，上方为鼻睫神经。

【主治】①目赤肿痛、流泪、视物不明、目眩、近视、夜盲、色盲、干眼症等目疾；②急性腰扭伤，坐骨神经痛；③心悸，怔忡。

【操作】嘱患者闭目，医者押手轻推眼球向外侧固定，刺手缓慢进针，紧靠眶缘直刺0.5～1寸。遇到阻力时，不宜强行进针，应改变进针方向或退针。不捻转，不提插（或只轻微地捻转和提插）。出针后按压针孔片刻，以防出血。针具宜细，消毒宜严。禁直接灸。

2. 攒竹 *（Cuánzhú，**BL 2**）

【定位】在面部，眉头凹陷中，额切迹处（图3-40）。

【解剖】有额肌及皱眉肌；当眶上动、静脉分支处；布有额神经内侧支。

【主治】①头痛，眉棱骨痛；②眼睑瞤动、眼睑下垂、口眼歪斜、目视不明、流泪、目赤肿痛等目疾；③呃逆。

【操作】可向眉中或向眼眶内缘平刺或斜刺0.3～0.5寸，或直刺0.2～0.3寸。禁直接灸。

3. 眉冲（Méichōng，**BL 3**）

【定位】在头部，额切迹直上入发际0.5寸（图3-41）。

【解剖】有额肌；当额动、静脉处；布有额神经内侧支。

【主治】①头痛，目眩；②鼻塞，鼻衄；③癫痫。

【操作】平刺0.3～0.5寸。

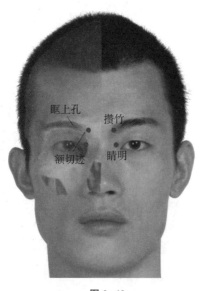

图3-40

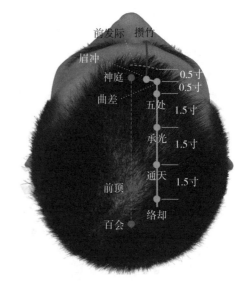

图3-41

4. 曲差（Qūchā，**BL 4**）

【定位】在头部，前发际正中直上0.5寸，旁开1.5寸（图3-41）。

【解剖】有额肌；当额动、静脉处；布有额神经内侧支。

【主治】①头痛，目眩；②鼻塞、鼻衄等鼻病。

【操作】平刺 0.3 ～ 0.5 寸。

5. 五处（Wǔchù，**BL 5**）

【定位】在头部，前发际正中直上 1 寸，旁开 1.5 寸（图 3-41）。

【解剖】有额肌，当额动、静脉处；布有额神经内侧支。

【主治】①头痛，目眩；②癫痫。

【操作】平刺 0.3 ～ 0.5 寸。

6. 承光（Chéngguāng，**BL 6**）

【定位】在头部，前发际正中直上 2.5 寸，旁开 1.5 寸（图 3-41）。

【解剖】有帽状腱膜；有额动、静脉，颞浅动、静脉及枕动、静脉的吻合网；当额神经外侧支和枕大神经会合支处。

【主治】①头痛，目眩；②鼻塞。

【操作】平刺 0.3 ～ 0.5 寸。

7. 通天（Tōngtiān，**BL 7**）

【定位】在头部，前发际正中直上 4 寸，旁开 1.5 寸（图 3-41）。

【解剖】有帽状腱膜；有颞浅动、静脉和枕动、静脉的吻合网；布有枕大神经分支。

【主治】①头痛，眩晕；②鼻塞、鼻衄、鼻渊等鼻病；③癫痫。

【操作】平刺 0.3 ～ 0.5 寸。

8. 络却（Luòquè，**BL 8**）

【定位】在头部，前发际正中直上 5.5 寸，旁开 1.5 寸（图 3-41）。

【解剖】有帽状腱膜；有枕动、静脉分支；布有枕大神经分支。

【主治】①头晕；②目视不明，耳鸣。

【操作】平刺 0.3 ～ 0.5 寸。

9. 玉枕（Yùzhěn，**BL 9**）

【定位】在头部，横平枕外隆凸上缘，后发际正中旁开 1.3 寸（图 3-42）。

【解剖】有枕肌；有枕动、静脉；布有枕大神经分支。

【主治】①头项痛，目痛；②鼻塞。

【操作】平刺 0.3 ～ 0.5 寸。

10. 天柱 *（Tiānzhù，**BL 10**）

【定位】在颈后区，横平第 2 颈椎棘突上际，斜方肌外缘凹陷中（图 3-42）。

【解剖】在斜方肌起始部外侧缘，深层为头半棘肌；有枕动、静脉干；布有枕大神经干。

【主治】①后头痛、项强、肩背腰痛；②鼻塞；③目痛；④癫狂痫；⑤热病。

【操作】直刺或斜刺 0.5 ～ 0.8 寸，不可向内上方深刺，以免伤及延髓。

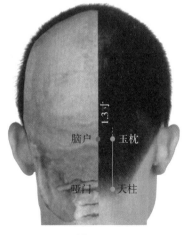

图 3-42

11. 大杼 *（Dàzhù，**BL 11**）　八会穴之骨会

【定位】在脊柱区，第 1 胸椎棘突下，后正中线旁开 1.5 寸（图 3-43）。

【解剖】有斜方肌、菱形肌、上后锯肌，最深层为最长肌；有第 1 肋间动、静脉的分支；浅层布有第 1、2 胸神经后支的内侧皮支，深层为第 1、2 胸神经后支的肌支。

【主治】①咳嗽，发热；②项强，肩背痛。

【操作】斜刺 0.5 ～ 0.8 寸。本经背部诸穴，不宜深刺，以免伤及内部重要脏器。

12. 风门 *（Fēngmén，BL 12）

【定位】在脊柱区，第 2 胸椎棘突下，后正中线旁开 1.5 寸（图 3-43）。

【解剖】有斜方肌、菱形肌、上后锯肌，深层为最长肌；有第 2 肋间动、静脉后支；布有第 2、3 胸神经后支的内侧皮支，深层为第 2、3 胸神经后支的肌支。

【主治】①感冒、咳嗽、发热、头痛等外感病证；②项强，胸背痛。

【操作】斜刺 0.5 ～ 0.8 寸。热证宜点刺放血。

13. 肺俞 *（Fèishū，BL 13）　肺之背俞穴

【定位】在脊柱区，第 3 胸椎棘突下，后正中线旁开 1.5 寸（图 3-43）。

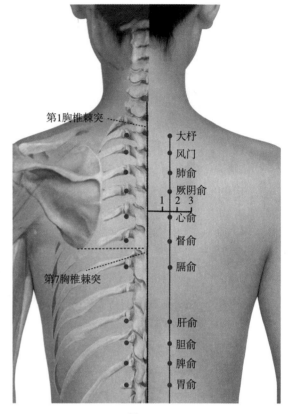

第1胸椎棘突

大杼
风门
肺俞
厥阴俞
1　2　3
心俞
督俞
膈俞

第7胸椎棘突

肝俞
胆俞
脾俞
胃俞

图 3-43

【解剖】有斜方肌、菱形肌，深层为最长肌；有第 3、4 肋间动、静脉后支；布有第 3、4 胸神经后支的内侧皮支，深层为第 3、4 胸神经后支的肌支。

【主治】①咳嗽、气喘、咯血等肺系病证；②骨蒸潮热、盗汗等阴虚病证；③瘙痒、瘾疹等皮肤病。

【操作】斜刺 0.5 ～ 0.8 寸。热证宜点刺放血。

14. 厥阴俞（Juéyīnshū，BL 14）　心包之背俞穴

【定位】在脊柱区，第 4 胸椎棘突下，后正中线旁开 1.5 寸（图 3-43）。

【解剖】有斜方肌、菱形肌，深层为最长肌；有第 4 肋间动、静脉的分支；正当第 4 或第 5 胸神经后支的内侧皮支，深层为第 4、5 胸神经后支的肌支。

【主治】①心痛，心悸；②咳嗽，胸闷；③呕吐。

【操作】斜刺 0.5 ～ 0.8 寸。

15. 心俞 *（Xīnshū，BL 15）　心之背俞穴

【定位】在脊柱区，第 5 胸椎棘突下，后正中线旁开 1.5 寸（图 3-43）。

【解剖】有斜方肌、菱形肌，深层为最长肌；有第 5 肋间动、静脉后支；布有第 5、6 胸神经后支的内侧皮支，深层为第 5、6 胸神经后支的肌支。

【主治】①心痛、惊悸、失眠、健忘、癫痫等心与神志病证；②咳嗽、咯血等肺系病证；③盗汗，遗精。

【操作】斜刺 0.5 ～ 0.8 寸。

16. 督俞（Dūshū，BL 16）

【定位】在脊柱区，第 6 胸椎棘突下，后正中线旁开 1.5 寸（图 3-43）。

【解剖】有斜方肌、背阔肌肌腱、最长肌；有第 6 肋间动、静脉的分支，颈横动脉降支；布有肩胛背神经，第 6、7 胸神经后支的内侧皮支，深层为第 6、7 胸神经后支的肌支。

【主治】①心痛，胸闷；②寒热，气喘；③腹胀、腹痛、肠鸣、呃逆等胃肠病证。

【操作】斜刺 0.5 ～ 0.8 寸。

17. 膈俞 *（Géshū，BL 17） 八会穴之血会

【定位】在脊柱区，第 7 胸椎棘突下，后正中线旁开 1.5 寸（图 3-43）。

【解剖】在斜方肌下缘，有背阔肌、最长肌；有第 7 肋间动、静脉后支；布有第 7、8 胸神经后支的内侧皮支，深层为第 7、8 胸神经后支的肌支。

【主治】①血瘀诸证；②呕吐、呃逆、气喘、吐血等上逆之证；③瘾疹，皮肤瘙痒；④贫血；⑤潮热，盗汗。

【操作】斜刺 0.5 ～ 0.8 寸。

18. 肝俞 *（Gānshū，BL 18） 肝之背俞穴

【定位】在脊柱区，第 9 胸椎棘突下，后正中线旁开 1.5 寸（图 3-43）。

【解剖】在背阔肌、最长肌和髂肋肌之间；有第 9 肋间动、静脉后支；布有第 9、10 胸神经后支的皮支，深层为第 9、10 胸神经后支的肌支。

【主治】①胁痛、黄疸等肝胆病证；②目赤、目视不明、目眩、夜盲、迎风流泪等目疾；③癫狂痫；④脊背痛。

【操作】斜刺 0.5 ～ 0.8 寸。

19. 胆俞 *（Dǎnshū，BL 19） 胆之背俞穴

【定位】在脊柱区，第 10 胸椎棘突下，后正中线旁开 1.5 寸（图 3-43）。

【解剖】在背阔肌、最长肌和髂肋肌之间；有第 10 肋间动、静脉后支；布有第 10、11 胸神经后支的皮支，深层为第 10、11 胸神经后支的肌支。

【主治】①黄疸、口苦、胁痛等肝胆病证；②肺痨，潮热。

【操作】斜刺 0.5 ～ 0.8 寸。

20. 脾俞 *（Píshū，BL 20） 脾之背俞穴

【定位】在脊柱区，第 11 胸椎棘突下，后正中线旁开 1.5 寸（图 3-43）。

【解剖】在背阔肌、最长肌和髂肋肌之间；有第 11 肋间动、静脉后支；布有第 11、12 胸神经后支的皮支，深层为第 11、12 胸神经后支的肌支。

【主治】①腹胀、纳呆、呕吐、腹泻、痢疾、便血、水肿等脾胃肠腑病证；②多食善饥，身体消瘦；③背痛。

【操作】斜刺 0.5 ～ 0.8 寸。

21. 胃俞 *（Wèishū，BL 21） 胃之背俞穴

【定位】在脊柱区，第 12 胸椎棘突下，后正中线旁开 1.5 寸（图 3-43）。

【解剖】在腰背筋膜、最长肌和髂肋肌之间；有肋下动、静脉后支；布有第 12 胸神经和第 1 腰神经后支的皮支，深层为第 12 胸神经和第 1 腰神经后支的肌支。

【主治】①胃脘痛、呕吐、腹胀、肠鸣等胃肠病证；②多食善饥，身体消瘦。

【操作】斜刺 0.5 ～ 0.8 寸。

22. 三焦俞 *（Sānjiāoshū，BL 22） 三焦之背俞穴

【定位】在脊柱区，第 1 腰椎棘突下，后正中线旁开 1.5 寸（图 3-44）。

【解剖】在腰背筋膜、最长肌和髂肋肌之间；有第 1 腰动、静脉的分支；布有第 1、2 腰神经后支的皮支，深层为第 1、2 腰神经后支的肌支。

【主治】①肠鸣、腹胀、呕吐、腹泻、痢疾等脾胃肠腑病证；②小便不利、水肿等三焦气化不利病证；③腰背强痛。

【操作】直刺 0.5 ～ 1 寸。

23. 肾俞 *（Shènshū，BL 23） 肾之背俞穴

【定位】在脊柱区，第 2 腰椎棘突下，后正中线旁开 1.5 寸（图 3-44）。

【解剖】在腰背筋膜、最长肌和髂肋肌之间；有第 2 腰动、静脉后支；布有第 2、3 腰神经后支的外侧皮支，深层为第 2、3 腰神经后支的肌支。

【主治】①头晕、耳鸣、耳聋、腰酸痛等肾虚病证；②遗尿、遗精、阳痿、早泄、不育等泌尿生殖系统疾患；③月经不调、带下、不孕等妇科病证；④消渴。

【操作】直刺 0.5 ～ 1 寸。

24. 气海俞（Qìhǎishū，BL 24）

【定位】在脊柱区，第 3 腰椎棘突下，后正中线旁开 1.5 寸（图 3-44）。

【解剖】在腰背筋膜、最长肌和髂肋肌之间；有第 3 腰动、静脉后支；浅层布有第 3、4 腰神经后支的皮支，深层为第 3、4 腰神经后支的肌支。

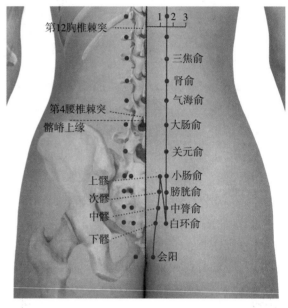

图 3-44

【主治】①肠鸣，腹胀；②痛经；③腰痛。

【操作】直刺 0.5 ～ 1 寸。

25. 大肠俞 *（Dàchángshū，BL 25） 大肠之背俞穴

【定位】在脊柱区，第 4 腰椎棘突下，后正中线旁开 1.5 寸（图 3-44）。

【解剖】在腰背筋膜、最长肌和髂肋肌之间；有第 4 腰动、静脉后支；布有第 4、5 腰神经皮支，深层为第 4、5 腰神经后支的肌支。

【主治】①腰腿痛；②腹胀、腹泻、便秘等胃肠病证。

【操作】直刺 0.8 ～ 1.2 寸。

26. 关元俞（Guānyuánshū，BL 26）

【定位】在脊柱区，第 5 腰椎棘突下，后正中线旁开 1.5 寸（图 3-44）。

【解剖】有骶棘肌；有腰最下动、静脉后支的内侧支；布有第 5 腰神经后支。

【主治】①腹胀，泄泻；②腰骶痛；③小便频数或不利，遗尿。

【操作】直刺 0.8 ～ 1.2 寸。

27. 小肠俞 *（Xiǎochángshū，BL 27） 小肠之背俞穴

【定位】在骶区，横平第 1 骶后孔，骶正中嵴旁开 1.5 寸（图 3-44）。

【解剖】在骶棘肌起始部和臀大肌起始部之间；有骶外侧动、静脉后支的外侧支；布有臀中皮神经、臀下神经的属支。

【主治】①遗精、遗尿、尿血、尿痛、带下等泌尿生殖系统疾患；②腹泻，痢疾；③疝气；

④腰骶痛。

【操作】直刺或斜刺 0.8 ～ 1.2 寸。

28. 膀胱俞 *（Pángguāngshū，**BL 28**）　膀胱之背俞穴

【定位】在骶区，横平第 2 骶后孔，骶正中嵴旁开 1.5 寸（图 3-44）。

【解剖】在骶棘肌起始部和臀大肌起始部之间；有骶外侧动、静脉后支；布有臀中皮神经、臀下神经的属支。

【主治】①小便不利、遗尿等膀胱气化功能失调病证；②腹泻，便秘；③腰脊强痛。

【操作】直刺或斜刺 0.8 ～ 1.2 寸。

29. 中膂俞（Zhōnglǚshū，**BL 29**）

【定位】在骶区，横平第 3 骶后孔，骶正中嵴旁开 1.5 寸（图 3-44）。

【解剖】有臀大肌，深层为骶结节韧带起始部；当臀下动、静脉的分支处；布有臀下皮神经。

【主治】①腹泻；②疝气；③腰骶痛。

【操作】直刺 1 ～ 1.5 寸。

30. 白环俞（Báihuánshū，**BL 30**）

【定位】在骶区，横平第 4 骶后孔，骶正中嵴旁开 1.5 寸（图 3-44）。

【解剖】在臀大肌，骶结节韧带下内缘；有臀下动、静脉，深层为阴部内动、静脉；布有臀中和臀下皮神经，深层为阴部神经。

【主治】①遗尿，遗精；②月经不调，带下；③疝气；④腰骶痛。

【操作】直刺 1 ～ 1.5 寸。

31. 上髎（Shàngliáo，**BL 31**）

【定位】在骶区，正对第 1 骶后孔中（图 3-44）。

【解剖】在骶棘肌起始部及臀大肌起始部；当骶外侧动、静脉后支处；布有第 1 骶神经后支。

【主治】①大小便不利；②月经不调、带下、阴挺等妇科病证；③遗精，阳痿；④腰骶痛。

【操作】直刺 1 ～ 1.5 寸。

32. 次髎 *（Cìliáo，**BL 32**）

【定位】在骶区，正对第 2 骶后孔中（图 3-44）。

【解剖】在臀大肌起始部；当骶外侧动、静脉后支处；为第 2 骶神经后支通过处。

【主治】①月经不调、痛经、带下等妇科病证；②小便不利、遗精、阳痿等；③疝气；④腰骶痛，下肢痿痹。

【操作】直刺 1 ～ 1.5 寸。

33. 中髎（Zhōngliáo，**BL 33**）

【定位】在骶区，正对第 3 骶后孔中（图 3-44）。

【解剖】在臀大肌起始部；当骶外侧动、静脉后支处；为第 3 骶神经后支通过处。

【主治】①便秘，泄泻；②小便不利；③月经不调，带下；④腰骶痛。

【操作】直刺 1 ～ 1.5 寸。

34. 下髎（Xiàliáo，**BL 34**）

【定位】在骶区，正对第 4 骶后孔中（图 3-44）。

【解剖】在臀大肌起始部；有臀下动、静脉分支；当第 4 骶神经后支通过处。

【主治】①腹痛，便秘；②小便不利；③带下；④腰骶痛。

【操作】直刺 1 ～ 1.5 寸。

35. 会阳（Huìyáng，**BL 35**）

【定位】在骶区，尾骨端旁开 0.5 寸（图 3-44）。

【解剖】有臀大肌；有臀下动、静脉分支；布有尾骨神经，深部有阴部神经干。

【主治】①痔疾，腹泻，便血；②阳痿；③带下。

【操作】直刺 1 ～ 1.5 寸。

36. 承扶 *（Chéngfú，**BL 36**）

【定位】在股后区，臀沟的中点（图 3-45）。

【解剖】在臀大肌下缘；有坐骨神经伴行的动、静脉；布有股后皮神经，深层为坐骨神经。

【主治】①腰、骶、臀、股部疼痛；②痔疾。

【操作】直刺 1 ～ 2 寸。

37. 殷门（Yīnmén，**BL 37**）

【定位】在股后区，臀沟下 6 寸，股二头肌与半腱肌之间（图 3-45）。

【解剖】在半腱肌与股二头肌之间，深层为大收肌；外侧为股深动、静脉第 3 穿支；布有股后皮神经，深层正当坐骨神经。

【主治】腰痛，下肢痿痹。

【操作】直刺 1 ～ 2 寸。

38. 浮郄（Fúxì，**BL 38**）

【定位】在膝后区，腘横纹上 1 寸，股二头肌腱的内侧缘（图 3-45）。

【解剖】在股二头肌腱内侧；有膝上外侧动、静脉；布有股后皮神经，正当腓总神经处。

【主治】①股腘部疼痛、麻木；②便秘。

【操作】直刺 1 ～ 1.5 寸。

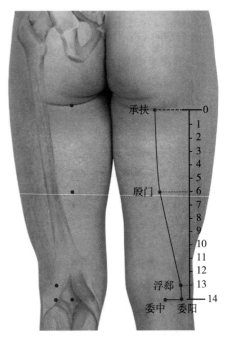

图 3-45

39. 委阳 *（Wěiyáng，**BL 39**） 三焦之下合穴

【定位】在膝部，腘横纹上，股二头肌腱的内侧缘（图 3-45）。

【解剖】在股二头肌腱内侧；有膝上外侧动、静脉；布有股后皮神经，有腓总神经经过。

【主治】①腹满，小便不利；②腰脊强痛，腿足挛痛。

【操作】直刺 1 ～ 1.5 寸。

40. 委中 *（Wěizhōng，**BL 40**） 合穴；膀胱之下合穴

【定位】在膝后区，腘横纹中点（图 3-45）。

【解剖】在腘窝正中，有腘筋膜；皮下有股腘静脉，深层内侧为腘静脉，最深层为腘动脉；分布有股后皮神经，正当胫神经处。

【主治】①腰背痛、下肢痿痹等腰及下肢病证；②腹痛、急性吐泻等急症；③瘾疹，丹毒；④小便不利，遗尿。

【操作】直刺 1 ～ 1.5 寸，或用三棱针点刺腘静脉出血。针刺不宜过快、过强、过深，以免损伤血管和神经。

41. 附分（Fùfēn，**BL 41**）

【定位】在脊柱区，第2胸椎棘突下，后正中线旁开3寸（图3-46）。

【解剖】在肩胛冈内端边缘，有斜方肌、菱形肌，深层为髂肋肌；有颈横动脉降支，当第2肋间动、静脉后支；布有第2胸神经后支。

【主治】颈项强痛、肩背拘急、肘臂麻木等痹证。

【操作】斜刺0.5～0.8寸。

42. 魄户（Pòhù，**BL 42**）

【定位】在脊柱区，第3胸椎棘突下，后正中线旁开3寸（图3-46）。

【解剖】在肩胛骨脊柱缘，有斜方肌、菱形肌，深层为髂肋肌；有第3肋间动、静脉背侧支，颈横动脉降支；布有第2、3胸神经后支。

【主治】①咳嗽、气喘、肺痨等肺疾；②项强，肩背痛。

【操作】斜刺0.5～0.8寸。

43. 膏肓 *（Gāohuāng，**BL 43**）

【定位】在脊柱区，第4胸椎棘突下，后正中线旁开3寸（图3-46）。

【解剖】在肩胛骨脊柱缘，有斜方肌、菱形肌，深层为髂肋肌；有第4肋间动、静脉背侧支及颈横动脉降支；布有第4、5胸神经后支。

【主治】①咳嗽、气喘、肺痨等肺系虚损病证；②健忘、遗精、盗汗、羸瘦等虚劳诸证；③肩胛痛。

【操作】斜刺0.5～0.8寸。此穴多用灸法，每次7～15壮，或温灸15～30分钟。

44. 神堂（Shéntáng，**BL 44**）

【定位】在脊柱区，第5胸椎棘突下，后正中线旁开3寸（图3-46）。

【解剖】在肩胛骨脊柱缘，有斜方肌、菱形肌，深层为髂肋肌；有第5肋间动、静脉背侧支及颈横动脉降支；布有第4、5胸神经后支。

【主治】①咳嗽、气喘、胸闷等肺胸病证；②脊背强痛。

【操作】斜刺0.5～0.8寸。

45. 噫嘻（Yìxǐ，**BL 45**）

【定位】在脊柱区，第6胸椎棘突下，后正中线旁开3寸（图3-46）。

【解剖】在斜方肌外缘，有髂肋肌；有第6肋间动、静脉背侧支；布有第5、6胸神经后支。

【主治】①咳嗽，气喘；②肩背痛；③疟疾，热病。

【操作】斜刺0.5～0.8寸。

46. 膈关（Géguān，**BL 46**）

【定位】在脊柱区，第7胸椎棘突下，后正中线旁开3寸（图3-46）。

【解剖】有背阔肌、髂肋肌；有第7肋间动、静脉背侧支；布有第6、7胸神经后支。

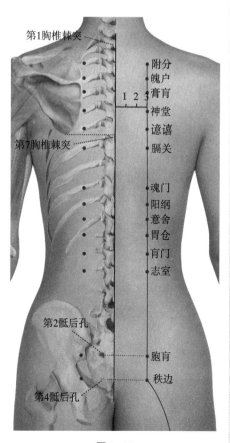

图3-46

【主治】①胸闷、嗳气、呕吐等气逆病证；②脊背强痛。

【操作】斜刺 0.5 ～ 0.8 寸。

47. 魂门（Húnmén，BL 47）

【定位】在脊柱区，第 9 胸椎棘突下，后正中线旁开 3 寸（图 3-46）。

【解剖】有背阔肌、髂肋肌；有第 9 肋间动、静脉背侧支；布有第 8、9 胸神经后支。

【主治】①胸胁痛，背痛；②呕吐，腹泻。

【操作】斜刺 0.5 ～ 0.8 寸。

48. 阳纲（Yánggāng，BL 48）

【定位】在脊柱区，第 10 胸椎棘突下，后正中线旁开 3 寸（图 3-46）。

【解剖】有背阔肌、髂肋肌；有第 10 肋间动、静脉背侧支；布有第 9、10 胸神经后支。

【主治】①肠鸣、腹痛、腹泻等胃肠病证；②黄疸；③消渴。

【操作】斜刺 0.5 ～ 0.8 寸。

49. 意舍（Yìshè，BL 49）

【定位】在脊柱区，第 11 胸椎棘突下，后正中线旁开 3 寸（图 3-46）。

【解剖】有背阔肌、髂肋肌；有第 11 肋间动、静脉背侧支；布有第 10、11 胸神经后支。

【主治】腹胀、肠鸣、呕吐、腹泻等胃肠病证。

【操作】斜刺 0.5 ～ 0.8 寸。

50. 胃仓（Wèicāng，BL 50）

【定位】在脊柱区，第 12 胸椎棘突下，后正中线旁开 3 寸（图 3-46）。

【解剖】有背阔肌、髂肋肌；有肋下动、静脉背侧支；布有第 12 胸神经和第 1 腰神经后支。

【主治】①胃脘痛、腹胀、小儿食积等脾胃病证；②水肿；③背脊痛。

【操作】斜刺 0.5 ～ 0.8 寸。

51. 肓门（Huāngmén，BL 51）

【定位】在腰区，第 1 腰椎棘突下，后正中线旁开 3 寸（图 3-46）。

【解剖】有背阔肌、髂肋肌；有第 1 腰动、静脉背侧支；布有第 1、2 腰神经后支。

【主治】①腹痛、胃痛、便秘、痞块等胃肠病证；②乳疾。

【操作】斜刺 0.5 ～ 0.8 寸。

52. 志室 *（Zhìshì，BL 52）

【定位】在腰区，第 2 腰椎棘突下，后正中线旁开 3 寸（图 3-46）。

【解剖】有背阔肌、髂肋肌；有第 2 腰动、静脉背侧支；布有第 2、3 腰神经后支。

【主治】①遗精、阳痿等肾虚病证；②小便不利，水肿；③腰脊强痛。

【操作】斜刺 0.5 ～ 0.8 寸。

53. 胞肓（Bāohuāng，BL 53）

【定位】在骶区，横平第 2 骶后孔，骶正中嵴旁开 3 寸（图 3-46）。

【解剖】有臀大肌、臀中肌及臀小肌；正当臀上动、静脉处；布有臀上皮神经，深层为臀上神经。

【主治】①肠鸣、腹胀、便秘等胃肠病证；②癃闭；③腰脊强痛。

【操作】直刺 1 ～ 1.5 寸。

54. 秩边 *（Zhìbiān，BL 54）

【定位】在骶区，横平第 4 骶后孔，骶正中嵴旁开 3 寸（图 3-46）。

【解剖】有臀大肌，在梨状肌下缘；正当臀下动、静脉；布有臀下神经及股后皮神经，外侧为坐骨神经。

【主治】①腰骶痛、下肢痿痹等腰及下肢病证；②小便不利，癃闭；③便秘，痔疾；④阴痛。

【操作】直刺 1.5 ～ 2 寸。

55. 合阳（Héyáng，**BL 55**）

【定位】在小腿后区，腘横纹下 2 寸，腓肠肌内、外侧头之间（图 3-47）。

【解剖】在腓肠肌二头之间；有小隐静脉，深层为腘动、静脉；布有腓肠内侧皮神经，深层为胫神经。

【主治】①腰脊强痛，下肢痿痹；②疝气；③崩漏。

【操作】直刺 1 ～ 1.5 寸。

56. 承筋（Chéngjīn，**BL 56**）

【定位】在小腿后区，腘横纹下 5 寸，腓肠肌两肌腹之间（图 3-47）。

【解剖】在腓肠肌两肌腹之间；有小隐静脉，深层为腓后动、静脉；布有腓肠内侧皮神经，深层为胫神经。

【主治】①腰腿拘急、疼痛；②痔疾。

【操作】直刺 1 ～ 1.5 寸。

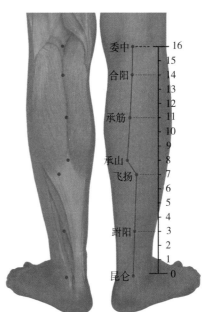

图 3-47

57. 承山 *（Chéngshān，**BL 57**）

【定位】在小腿后区，腓肠肌两肌腹与肌腱交角处（图 3-47）。

【解剖】在腓肠肌两肌腹交界下端；有小隐静脉，深层为胫后动、静脉；布有腓肠内侧皮神经，深层为胫神经。

【主治】①腰腿拘急、疼痛；②痔疾，便秘；③腹痛，疝气。

【操作】直刺 1 ～ 2 寸。不宜做过强的刺激，以免引起腓肠肌痉挛。

58. 飞扬 *（Fēiyáng，**BL 58**）　络穴

【定位】在小腿后区，昆仑直上 7 寸，腓肠肌外下缘与跟腱移行处（图 3-47）。

【解剖】有腓肠肌及比目鱼肌；有小隐静脉和胫后动、静脉分布；布有腓肠外侧皮神经。

【主治】①腰腿疼痛；②头痛，目眩；③鼻塞，鼻衄；④痔疾。

【操作】直刺 1 ～ 1.5 寸。

59. 跗阳（Fūyáng，**BL 59**）　阳跷脉之郄穴

【定位】在小腿后区，昆仑直上 3 寸，腓骨与跟腱之间（图 3-47）。

【解剖】在腓骨的后部，跟腱外前缘，深层为踇长屈肌；有小隐静脉，深层为腓动脉末支；布有腓肠神经。

【主治】①腰骶痛、下肢痿痹、外踝肿痛等腰、下肢病证；②头痛。

【操作】直刺 0.8 ～ 1.2 寸。

60. 昆仑 *（Kūnlún，**BL 60**）　经穴

【定位】在踝区，外踝尖与跟腱之间的凹陷中（图 3-48）。

【解剖】有腓骨短肌；有小隐静脉及腓动、静脉；有腓肠神经经过。

【主治】①后头痛，项强，目眩；②腰骶疼痛，足踝肿痛；③癫痫；④滞产。

【操作】直刺 0.5 ～ 0.8 寸。孕妇禁用，经期慎用。

61. 仆参（Púcān，**BL 61**）

【定位】在跟区，昆仑直下，跟骨外侧，赤白肉际处（图 3-48）。

【解剖】有腓动、静脉的跟骨外侧支；布有腓肠神经跟骨外侧支。

【主治】①下肢痿痹，足跟痛；②癫痫。

【操作】直刺 0.3 ～ 0.5 寸。

62. 申脉 *（Shēnmài，**BL 62**）　八脉交会穴（通于阳跷脉）

【定位】在踝区，外踝尖直下，外踝下缘与跟骨之间凹陷中（图 3-48）。

【解剖】在腓骨长短肌腱上缘；有外踝动脉网及小隐静脉；布有腓肠神经的足背外侧皮神经分支。

【主治】①头痛，眩晕；②失眠、癫狂痫等神志病证；③腰腿酸痛。

【操作】直刺 0.3 ～ 0.5 寸。

63. 金门（Jīnmén，**BL 63**）　郄穴

【定位】在足背，外踝前缘直下，第 5 跖骨粗隆后方，骰骨下缘凹陷中（图 3-48）。

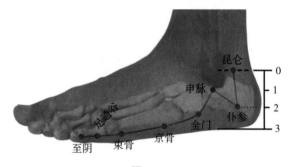

图 3-48

【解剖】在腓骨长肌腱和小趾外展肌之间；有足底外侧动、静脉；布有足背外侧皮神经，深层为足底外侧神经。

【主治】①头痛、腰痛、下肢痿痹、外踝痛等痛证、痹证；②癫痫；③小儿惊风。

【操作】直刺 0.3 ～ 0.5 寸。

64. 京骨（Jīnggǔ，**BL 64**）　原穴

【定位】在跖区，第 5 跖骨粗隆前下方，赤白肉际处（图 3-48）。

【解剖】在小趾外展肌下方；有足底外侧动、静脉；布有足背外侧皮神经，深层为足底外侧神经。

【主治】①头痛，项强；②腰腿痛；③癫痫；④目翳。

【操作】直刺 0.3 ～ 0.5 寸。

65. 束骨 *（Shùgǔ，**BL 65**）　输穴

【定位】在跖区，第 5 跖趾关节的近端，赤白肉际处（图 3-48）。

【解剖】在小趾外展肌下方；有第 4 趾跖侧总动、静脉；有第 4 趾跖侧神经及足背外侧皮神经分布。

【主治】①头痛、项强、目眩等头部疾患；②腰腿痛；③癫狂。

【操作】直刺 0.3 ～ 0.5 寸。

66. 足通谷（Zútōnggǔ，**BL 66**）　荥穴

【定位】在足趾，第 5 跖趾关节的远端，赤白肉际处（图 3-48）。

【解剖】有趾跖侧动、静脉；布有趾跖侧固有神经及足背外侧皮神经。

【主治】①头痛，项强；②目眩，鼻衄；③癫狂。

【操作】直刺 0.2 ～ 0.3 寸。

67. 至阴 *（Zhìyīn，BL 67）　井穴

【定位】在足趾，足小趾末节外侧，趾甲根角侧后方 0.1 寸（指寸）（图 3-48）。

【解剖】有趾背动脉及趾跖侧固有动脉形成的动脉网；布有趾跖侧固有神经及足背外侧皮神经。

【主治】①胎位不正，滞产；②头痛，目痛；③鼻塞，鼻衄。

【操作】浅刺 0.1 寸。胎位不正用灸法。

足太阳膀胱经经穴歌

BL 六十七膀胱经，起于睛明至阴终，脏腑头面筋痔腰，热病神志身后凭。
内眦上外是睛明，眉头陷中攒竹取，眉冲直上旁神庭，曲差庭旁一寸半，
五处直后上星平，承光通天络却穴，后行俱是寸半程，玉枕脑户旁寸三，
天柱筋外平哑门，再下脊旁寸半寻，第一大杼二风门，三椎肺俞四厥阴，
心五督六膈俞七，九肝十胆仔细分，十一脾俞十二胃，十三三焦十四肾，
气海十五大肠六，七八关元小肠俞，十九膀胱廿中膂，廿一椎旁白环俞，
上次中下四髎穴，骶骨两旁骨陷中，尾骨之旁会阳穴，承扶臀下横纹中，
殷门扶下六寸当，浮郄委阳上一寸，委阳腘窝外筋旁，委中腘窝纹中央，
第二侧线再细详，以下夹脊开三寸，二三附分魄户当，四椎膏肓神堂五，
六七谚语膈关藏，第九魂门阳纲十，十一意舍二胃仓，十三肓门四志室，
十九胞肓廿一秩边，小腿各穴牢牢记，纹下二寸寻合阳，纹下五寸承筋当，
承山腨下分肉藏，飞扬外踝上七寸，跗阳踝上三寸良，昆仑外踝跟腱间，
仆参昆下跟骨外，外踝下缘申脉穴，踝前骰陷金门乡，大骨前下寻京骨，
关节之后束骨良，通谷节前陷中好，至阴小趾外甲角。六十七穴分三段，
头后中外次第找。

第八节　足少阴肾经及其腧穴

一、经脉循行

足少阴肾经，起于足小趾下，斜走足心，行舟骨粗隆下，经内踝的后方，向下进入足跟中，沿小腿内侧上行，经腘窝内侧，沿大腿内侧后缘上行，贯脊柱，属于肾，络于膀胱。其直行支脉，从肾脏向上经过肝、膈，进入肺脏，沿着喉咙，夹舌根旁；另一支脉，从肺分出，联络心，流注于胸中。（图 3-49）

《灵枢·经脉》：肾足少阴之脉，起于小指之下，斜走足心，出于然谷①之下，循内踝之后，别入跟中，以上腨内，出腘内廉，上股内后廉，贯脊属肾，络膀胱。其直者：从肾上贯肝、膈，入肺中，循喉咙，夹舌本。其支者：从肺出，络心，注胸中。

注释：①然谷：内踝前下方隆起之大骨，即舟骨粗隆。

二、主要病候

咯血，气喘，舌干，咽喉肿痛，水肿，大便秘结，泄泻，腰痛，脊股内后侧痛，痿弱无力，足心热等症。

三、主治概要

1. 头和五官病证　头痛，目眩，咽喉肿痛，齿痛，耳聋，耳鸣等。

2. 妇科病，前阴病　月经不调，遗精，阳痿，小便频数等。

3. 经脉循行部位的其他病证　下肢厥冷，内踝肿痛等。

四、本经腧穴（27穴）

1. 涌泉 *（Yǒngquán，**KI 1**）　井穴

【定位】在足底，屈足卷趾时足心最凹陷中；约当足底第2、3趾蹼缘与足跟连线的前1/3与后2/3交点凹陷中（图3-50）。

【解剖】有趾短屈肌腱、趾长屈肌腱、第2蚓状肌，深层为骨间肌；有来自胫前动脉的足底弓；布有足底内侧神经分支。

【主治】①昏厥、中暑、小儿惊风、癫狂痫等急症及神志病证；②头痛，头晕，目眩，失眠；③咯血、咽喉肿痛、喉痹、失音等肺系病证；④大便难，小便不利；⑤奔豚气；⑥足心热。

【操作】直刺0.5～1寸，针刺时要防止刺伤足底动脉弓。临床常用灸法或药物敷贴。

2. 然谷 *（Rángǔ，**KI 2**）　荥穴

【定位】在足内侧，足舟骨粗隆下方，赤白肉际处（图3-51）。

【解剖】有足大趾外展肌，有跖内侧动脉及跗内侧动脉分支；布有小腿内侧皮神经末支及足底内侧神经。

【主治】①月经不调、阴挺、阴痒、白浊等妇科病证；②遗精、阳痿、小便不利等泌尿生殖系统疾患；③咯血，咽喉肿痛；④消渴；⑤下肢痿痹，足跗痛；⑥小儿脐风，口噤；⑦腹泻。

【操作】直刺0.5～1寸。

3. 太溪 *（Tàixī，**KI 3**）　输穴；原穴

【定位】在足踝区，内踝尖与跟腱之间凹陷中（图3-51）。

【解剖】有胫后动、静脉分布；布有小腿内侧皮神经、胫神经。

【主治】①头痛、目眩、失眠、健忘、遗精、阳痿等肾虚证；②咽喉肿痛、齿痛、耳鸣、耳聋等阴虚性五官病证；③咳嗽、气喘、咯血、胸痛等肺系疾患；④消渴，小便频数，便秘；⑤月经不调；⑥腰脊痛，下肢厥冷，内踝肿痛。

【操作】直刺0.5～1寸。

下载 医开讲APP
扫描图片体验AR

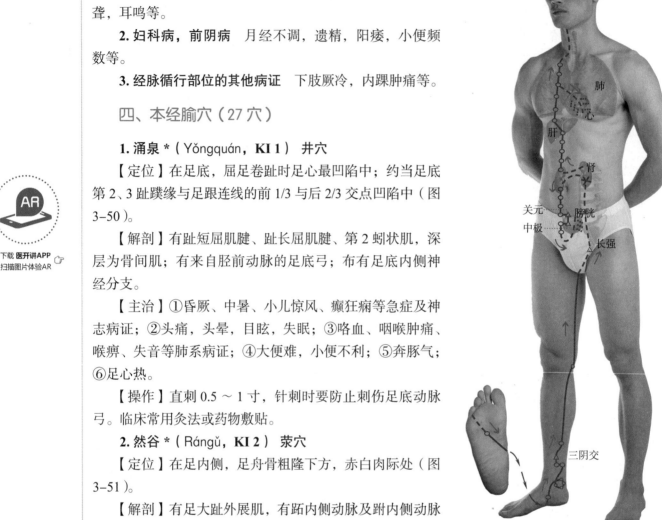

图3-49　足少阴肾经经脉循行示意图

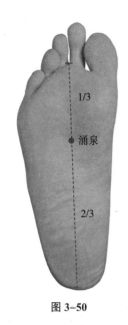

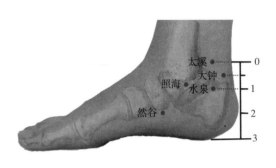

图 3-50   图 3-51

4. 大钟 *（Dàzhōng，**KI 4**） 络穴

【定位】在跟区，内踝后下方，跟骨上缘，跟腱附着部前缘凹陷中（图 3-51）。

【解剖】有胫后动脉跟内侧支；布有小腿内侧皮神经及胫神经的跟骨内侧神经。

【主治】①痴呆；②癃闭，遗尿，便秘；③月经不调；④咯血，气喘；⑤腰脊强痛，足跟痛。

【操作】直刺 0.3 ～ 0.5 寸。

5. 水泉（Shuǐquán，**KI 5**） 郄穴

【定位】在跟区，太溪直下 1 寸，跟骨结节内侧凹陷中（图 3-51）。

【解剖】有胫后动脉跟内侧支；布有小腿内侧皮神经及胫神经的跟骨内侧神经。

【主治】①月经不调、痛经、阴挺等妇科病证；②小便不利，淋证，血尿。

【操作】直刺 0.3 ～ 0.5 寸。

6. 照海 *（Zhàohǎi，**KI 6**） 八脉交会穴（通于阴跷脉）

【定位】在踝区，内踝尖下 1 寸，内踝下缘边际凹陷中（图 3-51）。

【解剖】在足大趾外展肌的止点处；后方有胫后动、静脉；布有小腿内侧皮神经，深部为胫神经本干。

【主治】①失眠、癫痫等神志病证；②咽喉干痛、目赤肿痛等五官热性病证；③月经不调、痛经、带下、阴挺等妇科病证；④小便频数，癃闭。

【操作】直刺 0.5 ～ 0.8 寸。

7. 复溜 *（Fùliū，**KI 7**） 经穴

【定位】在小腿内侧，内踝尖上 2 寸，跟腱的前缘（图 3-52）。

【解剖】在比目鱼肌下端移行于跟腱处的内侧；前方有胫后动、静脉；布有腓肠内侧皮神经、小腿内侧皮神经，深层为胫神经。

【主治】①水肿、汗证（无汗或多汗）等津液输布失调病证；②腹胀、腹泻、肠鸣等胃肠病证；③腰脊强痛，下肢痿痹。

【操作】直刺 0.5 ～ 1 寸。

8. 交信（Jiāoxìn，**KI 8**） 阴跷脉之郄穴

【定位】在小腿内侧，在内踝尖上2寸，胫骨内侧缘后际凹陷中；复溜前0.5寸（图3-52）。

【解剖】在趾长屈肌中；深层为胫后动、静脉；布有小腿内侧皮神经，后方为胫神经本干。

【主治】①月经不调、崩漏、阴挺、阴痒等妇科病证；②腹泻、便秘、痢疾等胃肠病证；③五淋；④疝气。

【操作】直刺0.5～1寸。

9. 筑宾（Zhùbīn，**KI 9**） 阴维脉之郄穴

【定位】在小腿内侧，太溪直上5寸，比目鱼肌与跟腱之间（图3-52）。

【解剖】在腓肠肌和趾长屈肌之间；深部有胫后动、静脉；布有腓肠内侧皮神经和小腿内侧皮神经，深部为胫神经本干。

【主治】①癫狂；②疝气；③呕吐涎沫，吐舌；④小腿内侧痛。

【操作】直刺1～1.5寸。

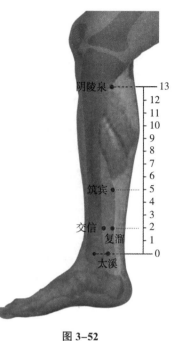

图 3-52

10. 阴谷 *（Yīngǔ，**KI 10**） 合穴

【定位】在膝后区，腘横纹上，半腱肌肌腱外侧缘（图3-53）。

【解剖】在半腱肌腱外侧缘；有膝上内侧动、静脉；布有股内侧皮神经。

【主治】①癫狂；②阳痿、小便不利、月经不调、崩漏等泌尿生殖系统疾患；③膝股内侧痛。

【操作】直刺1～1.5寸。

11. 横骨（Hénggǔ，**KI 11**）

【定位】在下腹部，脐中下5寸，前正中线旁开0.5寸（图3-54）。

【解剖】有腹内、外斜肌腱膜，腹横肌腱膜和腹直肌；有腹壁下动、静脉及阴部外动脉；布有髂腹下神经分支。

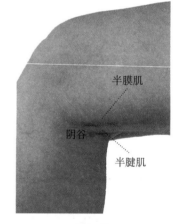

图 3-53

【主治】①少腹胀痛；②小便不利、遗尿、遗精、阳痿等泌尿生殖系疾患；③疝气。

【操作】直刺1～1.5寸。

12. 大赫 *（Dàhè，**KI 12**）

【定位】在下腹部，脐中下4寸，前正中线旁开0.5寸（图3-54）。

【解剖】有腹内、外斜肌腱膜，腹横肌腱膜和腹直肌；有腹壁下动、静脉肌支；布有肋下神经及髂腹下神经。

【主治】①遗精，阳痿；②阴挺、带下、月经不调等妇科病证；③泄泻，痢疾。

【操作】直刺1～1.5寸。

13. 气穴（Qìxué，**KI 13**）

【定位】在下腹部，脐中下3寸，前正中线旁开0.5寸（图3-54）。

【解剖】在腹内、外斜肌腱膜，腹横肌腱膜和腹直肌中；有腹壁下动、静脉肌支；布有肋下神经及髂腹下神经。

【主治】①月经不调，带下，不孕；②小便不利；③腹泻；④奔豚气。

【操作】直刺 1 ～ 1.5 寸。

14. 四满（Sìmǎn，**KI 14**）

【定位】在下腹部，脐中下 2 寸，前正中线旁开 0.5 寸（图 3-54）。

【解剖】肌肉、血管同大赫；布有第 11 肋间神经。

【主治】①月经不调、崩漏、带下、产后恶露不尽等妇产科病证；②遗精，遗尿；③小腹痛，脐下积、聚、疝、瘕等腹部疾患；④便秘，水肿。

【操作】直刺 1 ～ 1.5 寸。利水多用灸法。

15. 中注（Zhōngzhù，**KI 15**）

【定位】在下腹部，脐中下 1 寸，前正中线旁开 0.5 寸（图 3-54）。

【解剖】肌肉、血管同大赫；布有第 10 肋间神经。

【主治】①月经不调；②腹痛、便秘、腹泻等胃肠病证。

【操作】直刺 1 ～ 1.5 寸。

16. 肓俞 *（Huāngshū，**KI 16**）

【定位】在腹部，脐中旁开 0.5 寸（图 3-54）。

【解剖】肌肉、血管同大赫；布有第 10 肋间神经。

【主治】①腹痛绕脐、腹胀、腹泻、便秘等胃肠病证；②疝气；③月经不调。

【操作】直刺 1 ～ 1.5 寸。

17. 商曲（Shāngqū，**KI 17**）

【定位】在上腹部，脐中上 2 寸，前正中线旁开 0.5 寸（图 3-54）。

【解剖】在腹直肌内缘；有腹壁上动、静脉分支；布有第 9 肋间神经。

【主治】①胃痛、腹痛、腹胀、腹泻、便秘等胃肠病证；②腹中积聚。

【操作】直刺 1 ～ 1.5 寸。

18. 石关（Shíguān，**KI 18**）

【定位】在上腹部，脐中上 3 寸，前正中线旁开 0.5 寸（图 3-54）。

【解剖】在腹直肌内缘；有腹壁上动、静脉分支；布有第 9 肋间神经。

【主治】①胃痛、呕吐、腹痛、便秘等胃肠病证；②产后腹痛，不孕。

【操作】直刺 1 ～ 1.5 寸。

19. 阴都（Yīndū，**KI 19**）

【定位】在上腹部，脐中上 4 寸，前正中线旁开 0.5 寸（图 3-54）。

【解剖】在腹直肌内缘，有腹壁上动、静脉分支；布有第 8 肋间神经。

【主治】胃痛、腹胀、便秘等胃肠病证。

【操作】直刺 1 ～ 1.5 寸。

20. 腹通谷（Fùtōnggǔ，**KI 20**）

【定位】在上腹部，脐中上 5 寸，前正中线旁开 0.5 寸（图 3-54）。

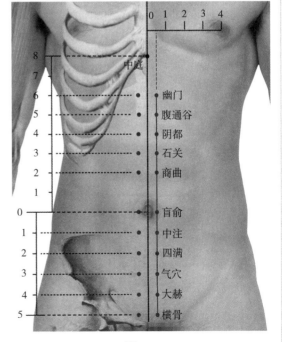

图 3-54

【解剖】在腹直肌内缘，有腹壁上动、静脉分支；布有第8肋间神经。

【主治】①腹痛、腹胀、胃痛、呕吐等胃肠病证；②心痛、心悸、胸痛等心胸病证。

【操作】直刺0.5～0.8寸。

21. 幽门（Yōumén，**KI 21**）

【定位】在上腹部，脐中上6寸，前正中线旁开0.5寸（图3-54）。

【解剖】在腹直肌内缘，有腹壁上动、静脉分支；布有第7肋间神经。

【主治】腹痛、善哕、呕吐、腹胀、腹泻等胃肠病证。

【操作】直刺0.5～0.8寸，不可向上深刺，以免伤及内脏。

22. 步廊（Bùláng，**KI 22**）

【定位】在胸部，第5肋间隙，前正中线旁开2寸（图3-55）。

【解剖】浅部为乳腺组织（男性乳腺组织不明显），其下为胸大肌起始部，有肋间外韧带及肋间内肌；有第5肋间动、静脉；布有第5肋间神经前皮支，深部为第5肋间神经。

【主治】①胸痛、咳嗽、气喘等胸肺病证；②乳痈。

【操作】斜刺或平刺0.5～0.8寸，不可向上深刺，以免伤及心、肺。

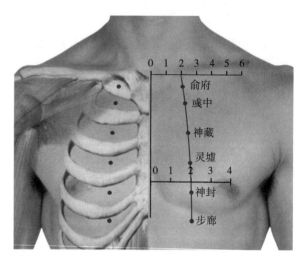

图 3-55

23. 神封（Shénfēng，**KI 23**）

【定位】在胸部，第4肋间隙，前正中线旁开2寸（图3-55）。

【解剖】浅部为乳腺组织（男性乳腺组织不明显），其下为胸大肌，有肋间外韧带及肋间内肌；有第4肋间动、静脉；布有第4肋间神经前皮支，深部为第4肋间神经。

【主治】①胸胁支满、咳嗽、气喘等胸肺疾患；②乳痈；③呕吐，不嗜食。

【操作】斜刺或平刺0.5～0.8寸，不可深刺，以免伤及心、肺。

24. 灵墟（Língxū，**KI 24**）

【定位】在胸部，第3肋间隙，前正中线旁开2寸（图3-55）。

【解剖】浅部为乳腺组织（男性乳腺组织不明显），其下为胸大肌，有肋间外韧带及肋间内肌；有第3肋间动、静脉；布有第3肋间神经前皮支，深部为第3肋间神经。

【主治】①胸胁支满、咳嗽、气喘等胸肺疾患；②乳痈；③呕吐。

【操作】斜刺或平刺0.5～0.8寸，不可深刺，以免伤及心、肺。

25. 神藏（Shéncáng，**KI 25**）

【定位】在胸部，第2肋间隙，前正中线旁开2寸（图3-55）。

【解剖】在胸大肌中，有肋间外韧带及肋间内肌；有第2肋间动、静脉；布有第2肋间神经前皮支，深部为第2肋间神经。

【主治】①胸胁支满、咳嗽、气喘等胸肺疾患；②呕吐，不嗜食。

【操作】斜刺或平刺0.5～0.8寸，不可深刺，以免伤及心、肺。

26. 彧中（Yùzhōng，**KI 26**）

【定位】在胸部，第1肋间隙，前正中线旁开2寸（图3-55）。

【解剖】在胸大肌中，有肋间外韧带及肋间内肌；有第 1 肋间动、静脉；布有第 1 肋间神经前皮支，深部为第 1 肋间神经，皮下有锁骨上神经前支。

【主治】咳嗽、气喘、胸胁支满、痰涌等肺系病证。

【操作】斜刺或平刺 0.5 ~ 0.8 寸，不可深刺，以免伤及心、肺。

27. 俞府（Shūfǔ，**KI 27**）

【定位】在胸部，锁骨下缘，前正中线旁开 2 寸（图 3-55）。

【解剖】在胸大肌中，有胸内动、静脉的前穿支；布有锁骨上神经前支。

【主治】咳嗽、气喘、胸痛等胸肺疾患。

【操作】斜刺或平刺 0.5 ~ 0.8 寸，不可深刺，以免伤及心、肺。

足少阴肾经经穴歌

KI 二十七肾经属，起于涌泉止俞府，肝心脾肺膀胱肾，肠腹泌尿生殖喉。
足心凹陷是涌泉，舟骨之下取然谷，太溪内踝跟腱间，大钟溪泉稍后主，
水泉太溪下一寸，照海踝下凹陷处，复溜踝上二寸取，交信溜前胫骨后，
踝上五寸寻筑宾，半腱肌外取阴谷，从腹中线开半寸，横骨平取曲骨沿，
大赫气穴并四满，中注肓俞平脐看，商曲又凭下脘取，石关阴都通谷言，
幽门适当巨阙侧，诸穴均在肋隙间，步廊却近中庭穴，神封灵墟神藏间，
或中俞府锁骨下，都隔一肋仔细研。

第九节 手厥阴心包经及其腧穴

一、经脉循行

手厥阴心包经，起于胸中，出属心包络，向下经过横膈自胸至腹依次联络上、中、下三焦。其支脉，从胸部向外侧循行，至腋下 3 寸处，再向上抵达腋部，沿上臂内侧下行于手太阴、手少阴经之间，进入肘中，再向下到前臂，沿两筋之间，进入掌中，循行至中指的末端。一支脉从掌中分出，沿无名指到指端。（图 3-56）

《灵枢·经脉》：心主手厥阴心包络①之脉，起于胸中，出属心包络，下膈，历络三焦②。其支者，循胸出胁，下腋三寸，上抵腋下，循臑内，行太阴、少阴之间，入肘中，下臂，行两筋③之间，入掌中，循中指，出其端。其支者，别掌中，循小指次指④出其端。

注释：①心包络：《甲乙经》无"心包络"三字。②历络三焦：指自胸至腹依次联络上、中、下三焦。③两筋：指掌长肌腱和桡侧腕屈肌腱。④小指次指：即无名指。

二、主要病候

心痛，胸闷，心悸，心烦，癫狂，腋肿，肘臂挛急，掌心发热等症。

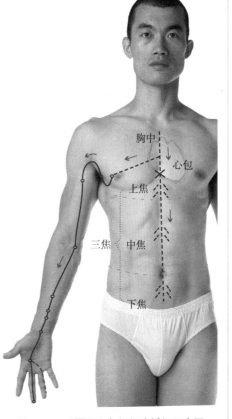

图 3-56 手厥阴心包经经脉循行示意图

三、主治概要

1. 心胸、神志病 心痛，心悸，心烦，胸闷，癫狂痫等。
2. 胃腑病证 胃痛，呕吐等。
3. 经脉循行部位的其他病证 上臂内侧痛，肘、臂、腕挛痛，掌中热等。

四、本经腧穴（9穴）

1. 天池 *（Tiānchí，PC 1）
【定位】在胸部，第4肋间隙，前正中线旁开5寸（图3-57）。
【解剖】浅部为乳腺组织（男性乳腺组织不明显），其下为胸大肌外下部，胸小肌下部起端，深部为第4肋间内、外肌；有胸腹壁静脉，胸外侧动、静脉分支；布有胸前神经肌支及第4肋间神经。
【主治】①咳嗽、痰多、胸闷、气喘、胸痛等心肺病证；②腋肿，乳痈，乳少；③瘰疬。
【操作】斜刺或平刺0.3～0.5寸，不可深刺，以免伤及心、肺。

2. 天泉（Tiānquán，PC 2）
【定位】在臂前区，腋前纹头下2寸，肱二头肌的长、短头之间（图3-58）。
【解剖】在肱二头肌的长、短头之间；有肱动、静脉肌支；布有臂内侧皮神经及肌皮神经。
【主治】①心痛、咳嗽、胸胁胀满等心肺病证；②胸背及上臂内侧痛。
【操作】直刺1～1.5寸。

3. 曲泽 *（Qūzé，PC 3） 合穴
【定位】在肘前区，肘横纹上，肱二头肌腱的尺侧缘凹陷中（图3-58）。
【解剖】在肱二头肌腱的尺侧，当肱动、静脉处；布有正中神经的主干。
【主治】①心痛、心悸、善惊等心系病证；②胃痛、呕血、呕吐等胃腑病证；③暑热病；④肘臂挛痛，上肢颤动。
【操作】直刺1～1.5寸；或点刺出血。

4. 郄门 *（Xìmén，PC 4） 郄穴
【定位】在前臂前区，腕掌侧远端横纹上5寸，掌长肌腱与桡侧腕屈肌腱之间（图3-59）。
【解剖】在桡侧腕屈肌腱与掌长肌腱之间，浅部有指浅屈肌，深部为指深屈肌；有前臂正中动、静脉，深部为前臂掌侧骨间动、静脉；布有前臂内侧皮神经，其下为正中神经，深层有前臂掌侧骨间神经。
【主治】①急性心痛、心悸、心烦、胸痛等心胸病证；②咯血、呕血、衄血等热性出血证；③疔疮；④癫痫。
【操作】直刺0.5～1寸。

5. 间使 *（Jiānshǐ，PC 5） 经穴
【定位】在前臂前区，腕掌侧远端横纹上3寸，掌长肌腱与桡侧腕屈肌腱之间（图3-59）。
【解剖】在桡侧腕屈肌腱与掌长肌腱之间，有指浅屈肌，深部为指深屈肌；有前臂正中动、静脉，深部为前臂掌侧骨间动、静脉；布有前臂内侧皮神经，其下为正中神经，深层有前臂掌侧骨间神经。
【主治】①心痛、心悸等心系病证；②胃痛、呕吐等胃腑病证；③热病，疟疾；④癫狂痫；⑤腋肿，肘、臂、腕挛痛。

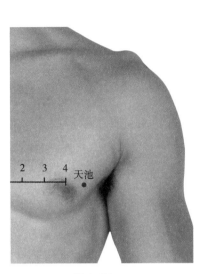

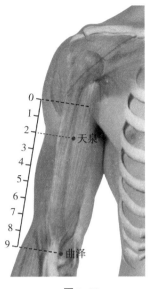

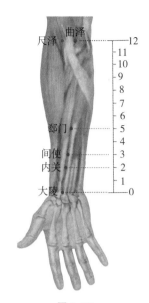

图 3-57　　　　　　　　　图 3-58　　　　　　　　　图 3-59

【操作】直刺 0.5 ～ 1 寸。

6. 内关 *（Nèiguān，PC 6）　络穴；八脉交会穴（通于阴维脉）

【定位】在前臂前区，腕掌侧远端横纹上 2 寸，掌长肌腱与桡侧腕屈肌腱之间（图 3-59）。

【解剖】在桡侧腕屈肌腱与掌长肌腱之间，浅部有指浅屈肌，深部为指深屈肌；有前臂正中动、静脉，深部为前臂掌侧骨间动、静脉；布有前臂内侧皮神经，其下为正中神经，深层有前臂掌侧骨间神经。

【主治】①心痛、胸闷、心动过速或过缓等心系病证；②胃痛、呕吐、呃逆等胃腑病证；③中风，偏瘫，眩晕，偏头痛；④失眠、郁证、癫狂痫等神志病证；⑤肘、臂、腕挛痛。

【操作】直刺 0.5 ～ 1 寸。

7. 大陵 *（Dàlíng，PC 7）　输穴；原穴

【定位】在腕前区，腕掌侧远端横纹中，掌长肌腱与桡侧腕屈肌腱之间（图 3-59）。

【解剖】在掌长肌腱与桡侧腕屈肌腱之间，有拇长屈肌和指深屈肌腱；有腕掌侧动、静脉网；布有前臂内侧皮神经、正中神经掌皮支，深层为正中神经本干。

【主治】①心痛，心悸，胸胁满痛；②胃痛、呕吐、口臭等胃腑病证；③喜笑悲恐、癫狂痫等神志疾患；④臂、手挛痛。

【操作】直刺 0.3 ～ 0.5 寸。

8. 劳宫 *（Láogōng，PC 8）　荥穴

【定位】在掌区，横平第 3 掌指关节近端，第 2、3 掌骨之间偏于第 3 掌骨（图 3-60）。

简便取穴法：握拳，中指尖下是穴。

【解剖】在第 2、3 掌骨间，下为掌腱膜，第 2 蚓状肌及指浅、深屈肌腱，深层为拇指内收肌横头的起点，有骨间肌；有指掌侧总动脉；布有正中神经的第 2 指掌侧总神经。

【主治】①中风昏迷、中暑等急症；②心痛、烦闷、癫狂痫等心与神志病证；③口疮，口臭；④鹅掌风。

【操作】直刺 0.3 ～ 0.5 寸。

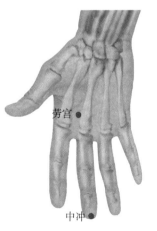

图 3-60

9. 中冲 *（Zhōngchōng，**PC 9**） 井穴

【定位】在手指，中指末端最高点（图 3-60）。

【解剖】有指掌侧固有动、静脉所形成的动、静脉网；有正中神经的指掌侧固有神经分布处。

【主治】①中风昏迷、舌强不语、中暑、昏厥、小儿惊风等急症；②热病，舌下肿痛；③小儿夜啼。

【操作】浅刺 0.1 寸；或点刺出血。

手厥阴心包经经穴歌

PC 心包手厥阴，起于天池中冲尽，心胸肺胃效皆好，神志血病亦可寻。

天池乳外旁一寸，天泉腋下二寸循，曲泽腱内横纹上，郄门去腕五寸寻，

间使腕后方三寸，内关掌后二寸停，掌后纹中大陵在，两条肌腱标准明，

劳宫屈指掌心取，中指末端是中冲。

第十节　手少阳三焦经及其腧穴

一、经脉循行

手少阳三焦经，起于无名指尺侧末端，向上经小指与无名指之间、手腕背侧，上达前臂外侧，沿桡骨和尺骨之间，过肘尖，沿上臂外侧上行至肩部，交出足少阳经之后，进入缺盆部，分布于胸中，散络于心包，向下通过横膈，从胸至腹，依次属上、中、下三焦。其支脉，从胸中分出，进入缺盆部，上行经颈项旁，经耳后直上出于耳上方，再下行至面颊部，到达眼眶下部。另一支脉，从耳后分出，进入耳中，再浅出到耳前，经上关、面颊到目外眦。（图 3-61）

《灵枢·经脉》：三焦手少阳之脉，起于小指次指之端，上出两指之间，循手表腕[1]，出臂外两骨之间[2]，上贯肘，循臑外上肩，而交出足少阳之后，入缺盆，布膻中[3]，散络心包，下膈，遍[4]属三焦。其支者，从膻中，上出缺盆，上项，系耳后，直上出耳上角，以屈下颊至𬱒。其支者，从耳后入耳中，出走耳前，过客主人前，交颊，至目锐眦。

注释：①手表腕：手背腕关节。②臂外两骨之间：前臂背侧，尺骨与桡骨之间。③膻中：此指胸中，不指穴名。④遍：《脉经》作"偏"，指自上而下依次联属三焦。

下载 医开讲APP
扫描图片体验AR

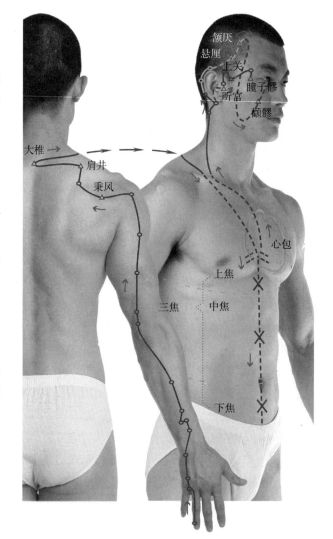

图 3-61　手少阳三焦经经脉循行示意图

二、主要病候

腹胀，水肿，遗尿，小便不利，耳聋，耳鸣，咽喉肿痛，目赤肿痛，颊肿，耳后、肩、臂、肘外侧疼痛等症。

三、主治概要

1. 头面五官病 头、目、耳、颊、咽喉病等。

2. 热病 热病汗出。

3. 经脉循行部位的其他病证 胸胁痛，肩臂外侧痛，上肢挛急、麻木、不遂等。

四、本经腧穴（23穴）

1. 关冲*（Guānchōng，TE 1）井穴

【定位】在手指，第4指末节尺侧，指甲根角侧上方0.1寸（指寸）（图3-62）。

【解剖】有指掌侧固有动、静脉所形成的动、静脉网；布有尺神经的指掌侧固有神经。

【主治】①头痛、目赤、耳鸣、耳聋、喉痹、舌强等头面五官病证；②热病，中暑。

【操作】浅刺0.1寸，或点刺出血。

2. 液门（Yèmén，TE 2）荥穴

【定位】在手背部，当第4、5指间，指蹼缘上方赤白肉际凹陷中（图3-62）。

【解剖】有尺动脉的指背动脉；布有尺神经的手背支。

【主治】①头痛、目赤、耳鸣、耳聋、喉痹等头面五官热性病证；②疟疾；③手臂痛。

【操作】直刺0.3～0.5寸。

3. 中渚*（Zhōngzhǔ，TE 3）输穴

【定位】在手背，第4、5掌骨间，第4掌指关节近端凹陷中（图3-62）。

【解剖】有第4骨间肌；皮下有手背静脉网及第4掌背动脉；布有尺神经的手背支。

【主治】①头痛、目赤、耳鸣、耳聋、喉痹等头面五官病证；②热病，疟疾；③肩背肘臂酸痛，手指不能屈伸。

【操作】直刺0.3～0.5寸。

4. 阳池*（Yángchí，TE 4）原穴

【定位】在腕后区，腕背侧远端横纹上，指伸肌腱的尺侧缘凹陷中（图3-62）。

【解剖】有皮下手背静脉网，第4掌背动脉；布有尺神经手背支及前臂背侧皮神经末支。

【主治】①目赤肿痛、耳聋、喉痹等五官病证；②消渴，口干；③腕痛，肩臂痛。

【操作】直刺0.3～0.5寸。

5. 外关*（Wàiguān，TE 5）络穴；八脉交会穴（通于阳维脉）

【定位】在前臂后区，腕背侧远端横纹上2寸，尺骨与桡骨间隙中

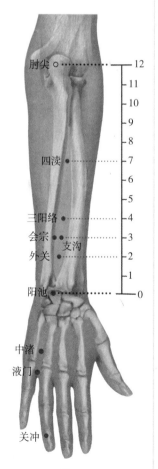

图3-62

点（图 3-62）。

【解剖】在桡骨与尺骨之间，指总伸肌与拇长伸肌之间；深层有前臂骨间背侧动脉和掌侧动、静脉；布有前臂背侧皮神经，深层有前臂骨间背侧神经及掌侧神经。

【主治】①热病；②头痛、目赤肿痛、耳鸣、耳聋等头面五官病证；③瘰疬；④胁肋痛；⑤上肢痿痹不遂。

【操作】直刺 0.5 ～ 1 寸。

6. 支沟 *（Zhīgōu，TE 6） 经穴

【定位】在前臂后区，腕背侧远端横纹上 3 寸，尺骨与桡骨间隙中点（图 3-62）。

【解剖】在桡骨与尺骨之间，指总伸肌与拇长伸肌之间；深层有前臂骨间背侧动脉和掌侧动、静脉；布有前臂背侧皮神经，深层有前臂骨间背侧神经及掌侧神经。

【主治】①耳聋，耳鸣，暴喑；②胁肋痛；③便秘；④瘰疬；⑤热病。

【操作】直刺 0.5 ～ 1 寸。

7. 会宗（Huìzōng，TE 7） 郄穴

【定位】在前臂后区，腕背侧远端横纹上 3 寸，尺骨的桡侧缘（图 3-62）。

【解剖】在尺骨桡侧缘，在小指固有伸肌和尺侧腕伸肌之间；深层有前臂骨间背侧动、静脉；布有前臂背侧皮神经，深层有前臂骨间背侧神经及骨间掌侧神经。

【主治】①耳鸣，耳聋；②手臂痛。

【操作】直刺 0.5 ～ 1 寸。

8. 三阳络（Sānyángluò，TE 8）

【定位】在前臂后区，腕背侧远端横纹上 4 寸，尺骨与桡骨间隙中点（图 3-62）。

【解剖】在指总伸肌与拇长展肌起端之间；有前臂骨间背侧动、静脉；布有前臂背侧皮神经，深层有前臂骨间背侧神经。

【主治】①耳聋、暴喑、齿痛等五官病证；②手臂痛。

【操作】直刺 0.5 ～ 1 寸。

9. 四渎（Sìdú，TE 9）

【定位】在前臂后区，肘尖下 5 寸，尺骨与桡骨间隙中点（图 3-62）。

【解剖】在指总伸肌与尺侧腕伸肌之间；深层有前臂骨间背侧动、静脉；布有前臂背侧皮神经，深层有前臂骨间背侧神经。

【主治】①耳聋、暴喑、齿痛、咽喉肿痛等五官病证；②手臂痛。

【操作】直刺 0.5 ～ 1 寸。

10. 天井（Tiānjǐng，TE 10） 合穴

【定位】在肘后区，肘尖上 1 寸凹陷中（图 3-63）。

【解剖】在肱骨下端鹰嘴窝中，有肱三头肌腱；有肘关节动、静脉网；布有前臂背侧皮神经和桡神经肌支。

【主治】①耳聋；②癫痫；③瘰疬，瘿气；④偏头痛，胁肋痛，颈项肩臂痛；⑤肘劳。

【操作】直刺 0.5 ～ 1 寸。

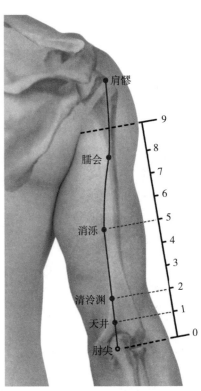

图 3-63

11. 清泠渊（Qīnglíngyuān，**TE 11**）

【定位】在臂后区，肘尖与肩峰角连线上，肘尖上 2 寸（图 3-63）。

【解剖】在肱三头肌下部；有中副动、静脉末支；布有前臂背侧皮神经和桡神经肌支。

【主治】头痛，目痛，胁痛，肩臂痛。

【操作】直刺 0.8 ～ 1.2 寸。

12. 消泺（Xiāoluò，**TE 12**）

【定位】在臂后区，肘尖与肩峰角连线上，肘尖上 5 寸（图 3-63）。

【解剖】在肱三头肌肌腹之间；有中副动、静脉末支；布有前臂背侧皮神经和桡神经肌支。

【主治】头痛，齿痛，项背痛。

【操作】直刺 1 ～ 1.5 寸。

13. 臑会（Nàohuì，**TE 13**）

【定位】在臂后区，肩峰角下 3 寸，三角肌的后下缘（图 3-63）。

【解剖】在肱三头肌长头与外侧头之间；有中副动、静脉末支；布有前臂背侧皮神经和桡神经肌支，深层为桡神经。

【主治】①瘰疬，瘿气；②上肢痹痛。

【操作】直刺 1 ～ 1.5 寸。

14. 肩髎 *（Jiānliáo，**TE 14**）

【定位】在三角肌区，肩峰角与肱骨大结节两骨间凹陷中（图 3-63）。

【解剖】在肩峰后下方，三角肌中；有旋肱后动脉；布有腋神经的肌支。

【主治】臂痛，肩重不能举。

【操作】向肩关节直刺 1 ～ 1.5 寸。

15. 天髎（Tiānliáo，**TE 15**）

【定位】在肩胛区，肩胛骨上角骨际凹陷中（图 3-64）。

【解剖】有斜方肌、冈上肌；有颈横动脉降支，深层为肩胛上动脉肌支；布有第 1 胸神经后支外侧皮支、副神经，深层为肩胛上神经肌支。

【主治】肩臂痛，颈项强急。

【操作】直刺 0.5 ～ 1 寸。

16. 天牖（Tiānyǒu，**TE 16**）

【定位】在颈部，横平下颌角，胸锁乳突肌的后缘凹陷中（图 3-65）。

【解剖】在胸锁乳突肌止部后缘；有枕动脉肌支，耳后动、静脉及颈后浅静脉；布有枕小神经本干，深层为副神经、颈神经。

【主治】①头痛、头眩、项强、视物不清、暴聋、鼻衄、喉痹等头面、五官病证；②瘰疬；③颈项强痛。

【操作】直刺 0.5 ～ 1 寸。

17. 翳风 *（Yìfēng，**TE 17**）

【定位】在颈部，耳垂后方，乳突下端前方凹陷中（图 3-65）。

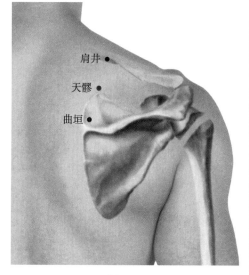

肩井 ●
天髎 ●
曲垣 ●

图 3-64

【解剖】有耳后动、静脉，颈外浅静脉；布有耳大神经，深层为面神经干从茎乳孔穿出处。

【主治】①耳鸣、耳聋等耳疾；②口眼歪斜、面痛、牙关紧闭、颊肿等面、口病证；③瘰疬。

【操作】直刺 0.5 ～ 1 寸。

18. 瘈脉（Chìmài，TE 18）

【定位】在头部，乳突中央，角孙与翳风沿耳轮弧形连线的上 2/3 与下 1/3 的交点处（图 3-65）。

【解剖】在耳后肌上；有耳后动、静脉；布有耳大神经耳后支。

【主治】①头痛；②耳鸣，耳聋；③小儿惊风。

【操作】平刺 0.3 ～ 0.5 寸；或点刺静脉出血。

19. 颅息（Lúxī，TE 19）

【定位】在头部，角孙与翳风沿耳轮弧形连线的上 1/3 与下 2/3 的交点处（图 3-65）。

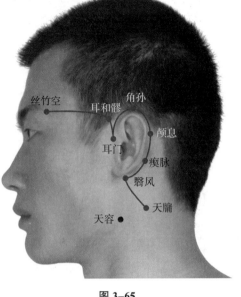

图 3-65

【解剖】有耳后动、静脉；布有耳大神经和枕小神经的吻合支。

【主治】①头痛；②耳鸣，耳聋；③小儿惊风。

【操作】平刺 0.3 ～ 0.5 寸。

20. 角孙 *（Jiǎosūn，TE 20）

【定位】在头部，耳尖正对发际处（图 3-65）。

【解剖】有耳上肌；颞浅动、静脉耳前支；布有耳颞神经分支。

【主治】①头痛，项强；②痄腮，齿痛；③目翳，目赤肿痛。

【操作】平刺 0.3 ～ 0.5 寸。

21. 耳门 *（Ěrmén，TE 21）

【定位】在耳区，耳屏上切迹与下颌骨髁突之间的凹陷中（图 3-65）。

【解剖】有颞浅动、静脉耳前支；布有耳颞神经，面神经分支。

【主治】①耳鸣、耳聋、聤耳等耳疾；②齿痛，颈颌痛。

【操作】微张口，直刺 0.5 ～ 1 寸。

22. 耳和髎（Ěrhéliáo，TE 22）

【定位】在头部，鬓发后缘，耳郭根的前方，颞浅动脉的后缘（图 3-65）。

【解剖】有颞肌和颞浅动、静脉；布有耳颞神经分支、面神经颞支。

【主治】①头痛，耳鸣；②牙关紧闭，口歪。

【操作】避开动脉，平刺 0.3 ～ 0.5 寸。

23. 丝竹空 *（Sīzhúkōng，TE 23）

【定位】在面部，眉梢凹陷中（图 3-65）。注：瞳子髎直上。

【解剖】有眼轮匝肌；有颞浅动、静脉额支；布有面神经颧眶支及耳颞神经分支。

【主治】①癫痫；②头痛、目眩、目赤肿痛、眼睑𥆧动等头目病证；③齿痛。

【操作】平刺 0.3 ～ 0.5 寸。

手少阳三焦经经穴歌

TE 二三三焦经，起关冲止丝竹空，头侧耳目热神志，腹胀水肿遗尿癃。

关冲无名尺侧角，液门握拳指缝寻，中渚关节后凹陷，阳池腕表有陷凹，
腕上二寸取外关，支沟腕上三寸安，会宗三寸尺骨缘，三阳络在四寸间，
肘下五寸寻四渎，肘上一寸天井见，肘上二寸清泠渊，消泺肘上五寸间，
臑会三角肌后下，肩髎肩峰后下陷，天髎肩胛骨上角，天牖平颌肌后缘，
乳突前下取翳风，下三分之一瘈脉，上三分之一颅息，角孙发际平耳尖，
耳门屏上切迹前，和髎耳根前指宽，丝竹空穴在何处？眼眶外缘眉梢陷。

第十一节　足少阳胆经及其腧穴

一、经脉循行

足少阳胆经，起于目外眦，上行额角部，下行至耳后，沿颈项部至肩上，下入缺盆。耳部分支，从耳后进入耳中，出走耳前到目外眦后方。外眦部支脉，从目外眦下走大迎，会合于手少阳经到达目眶下，行经颊车，由颈部下行，与前脉在缺盆部会合，再向下进入胸中，穿过横膈，络肝，属胆，再沿胁肋内下行至腹股沟动脉部，绕外阴部毛际横行入髋关节部。其直行经脉，从缺盆下行，经腋部、侧胸部、胁肋部，再下行与前脉会合于髋关节部，再向下沿着大腿外侧、膝外缘下行经腓骨之前，至外踝前，沿足背部，进入第4趾外侧。足背部分支，从足背上分出，沿第1、2跖骨间，出于大趾端，穿过趾甲，出趾背毫毛部。（图3-66）

《灵枢·经脉》：胆足少阳之脉，起于目锐眦，上抵头角[1]，下耳后，循颈，行手少阳之前，至肩上，却交出手少阳之后，入缺盆。其支者，从耳后入耳中，出走耳前，至目锐眦后。其支者，别锐眦，下大迎，合于手少阳，抵于顑[2]，下加颊车[3]，下颈，合缺盆，以下胸中，贯膈，络肝，属胆，循胁里，出气街[4]，绕毛际[5]，横入髀厌中。其直者，从缺盆下腋，循胸，过季胁，下合髀厌中。以下循髀阳[6]，出膝外廉，下外辅骨[7]之前，直下抵绝骨之端，下出外踝之前，循足跗上，入小指次指之间。其支者，别跗上，入大指之间，循大指歧骨[8]内，出其端，还贯爪甲，出三毛[9]。

注释：①头角：头顶两旁隆起之处，即顶

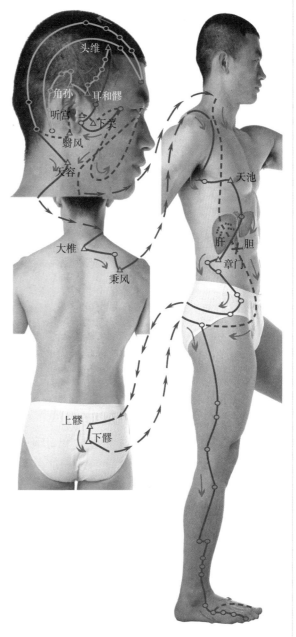

图 3-66　足少阳胆经经脉循行示意图

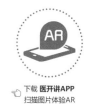

骨结节部位。②顿：目下颧骨部。③下加颊车：指经脉向下经过颊车部位。④气街：此指气冲穴部，在腹股沟动脉旁。⑤毛际：指耻骨阴毛部。⑥髀阳：指大腿外侧。⑦外辅骨：即腓骨。⑧大指歧骨：指第1、2跖骨结合部。⑨三毛：指足趾背短毛。

二、主要病候

口苦，目眩，疟疾，头痛，颔痛，目外眦痛，缺盆部肿痛，腋下肿，胸、胁、股及下肢外侧痛，足外侧痛，足外侧发热等症。

三、主治概要

1. 头面五官病　侧头、目、耳、咽喉病等。

2. 肝胆病　黄疸、口苦、胁痛等。

3. 热病、神志病　发热、癫狂等。

4. 经脉循行部位的其他病证　下肢痹痛、麻木、不遂等。

四、本经腧穴（44穴）

1. 瞳子髎*（Tóngzǐliáo，**GB 1**）

【定位】在面部，目外眦外侧0.5寸凹陷中（图3-67）。

【解剖】有眼轮匝肌，深层为颞肌；当颧眶动、静脉分布处；布有颧面神经和颧颞神经，面神经的颞支。

【主治】①头痛；②目赤肿痛、羞明流泪、目翳等目疾。

【操作】平刺0.3～0.5寸；或用三棱针点刺出血。

2. 听会*（Tīnghuì，**GB 2**）

【定位】在面部，耳屏间切迹与下颌骨髁突之间的凹陷中（图3-67）。

【解剖】有颞浅动脉耳前支，深部为颈外动脉及面后静脉；浅层布有耳大神经，皮下为面神经。

【主治】①耳鸣、耳聋、聤耳等耳疾；②齿痛、面痛、口眼歪斜等面口病证。

【操作】微张口，直刺0.5～0.8寸。

3. 上关（Shàngguān，**GB 3**）

【定位】在面部，颧弓上缘中央凹陷中（图3-67）。

【解剖】在颞肌中；有颧眶动、静脉；布有面神经的颧眶支及三叉神经小分支。

【主治】①耳鸣、耳聋、聤耳等耳疾；②齿痛、面痛、口眼歪斜、口噤等面口病证；③癫狂痫。

【操作】直刺0.3～0.5寸。

4. 颔厌（Hànyàn，**GB 4**）

【定位】在头部，从头维至曲鬓的弧形连

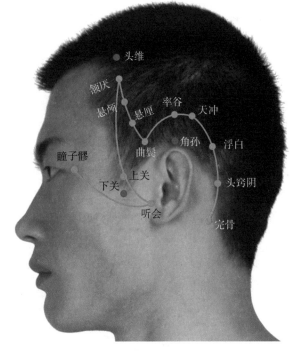

图3-67

线（其弧度与鬓发弧度相应）的上 1/4 与下 3/4 交点处（图 3-67）。

【解剖】在颞肌中；有颞浅动、静脉额支；布有耳颞神经颞支。

【主治】①偏头痛，眩晕；②惊痫；③耳鸣、目外眦痛、齿痛等五官病证。

【操作】平刺 0.5 ～ 0.8 寸。

5. 悬颅（Xuánlú，GB 5）

【定位】在头部，从头维至曲鬓的弧形连线（其弧度与鬓发弧度相应）的中点处（图 3-67）。

【解剖】在颞肌中；有颞浅动、静脉额支；布有耳颞神经颞支。

【主治】①偏头痛；②目赤肿痛，齿痛；③鼽衄。

【操作】平刺 0.5 ～ 0.8 寸。

6. 悬厘（Xuánlí，GB 6）

【定位】在头部，从头维至曲鬓的弧形连线（其弧度与鬓发弧度相应）的上 3/4 与下 1/4 交点处（图 3-67）。

【解剖】在颞肌中；有颞浅动、静脉额支；布有耳颞神经颞支。

【主治】①偏头痛；②目赤肿痛；③耳鸣。

【操作】向后平刺 0.5 ～ 0.8 寸。

7. 曲鬓（Qūbìn，GB 7）

【定位】在头部，耳前鬓角发际后缘与耳尖水平线交点处（图 3-67）。

【解剖】在颞肌中；有颞浅动、静脉额支；布有耳颞神经颞支。

【主治】头痛连齿、颊颌肿、口噤等头面病证。

【操作】平刺 0.5 ～ 0.8 寸。

8. 率谷 *（Shuàigǔ，GB 8）

【定位】在头部，耳尖直上入发际 1.5 寸（图 3-67）。

【解剖】在颞肌中；有颞动、静脉顶支；布有耳颞神经和枕大神经会合支。

【主治】①偏头痛，眩晕；②小儿急、慢惊风。

【操作】平刺 0.5 ～ 0.8 寸。

9. 天冲（Tiānchōng，GB 9）

【定位】在头部，耳根后缘直上，入发际 2 寸（图 3-67）。

【解剖】有耳后动、静脉；布有耳大神经分支。

【主治】①偏头痛；②癫痫；③齿龈肿痛。

【操作】平刺 0.5 ～ 0.8 寸。

10. 浮白（Fúbái，GB 10）

【定位】在头部，耳后乳突的后上方，从天冲至完骨的弧形连线（其弧度与耳郭弧度相应）的上 1/3 与下 2/3 交点处（图 3-67）。

【解剖】有耳后动、静脉；布有耳大神经分支。

【主治】①头痛、耳鸣、耳聋、齿痛等头面病证；②瘿气。

【操作】平刺 0.5 ～ 0.8 寸。

11. 头窍阴（Tóuqiàoyīn，GB 11）

【定位】在头部，耳后乳突的后上方，从天冲至完骨的弧形连线（其弧度与耳郭弧度相应）的上 2/3 与下 1/3 交点处（图 3-67）。

【解剖】有耳后动、静脉；布有枕大神经和枕小神经会合支。

【主治】①头痛，眩晕；②耳鸣，耳聋。

【操作】平刺 0.5 ～ 0.8 寸。

12. 完骨 *（Wángǔ，GB 12）

【定位】在头部，耳后乳突的后下方凹陷中（图 3-67）。

【解剖】在胸锁乳突肌附着部上方；有耳后动、静脉分支；布有枕小神经本干。

【主治】①癫痫；②头痛、颈项强痛、喉痹、颊肿、齿痛、口歪等头项五官病证；③中风。

【操作】直刺 0.5 ～ 0.8 寸。

13. 本神（Běnshén，GB 13）

【定位】在头部，前发际上 0.5 寸，头正中线旁开 3 寸（图 3-68）。

【解剖】在额肌中；有颞浅动、静脉额支和额动、静脉外侧支；布有额神经外侧支。

【主治】①癫痫，小儿惊风，中风；②头痛，目眩；③不寐。

【操作】平刺 0.5 ～ 0.8 寸。

14. 阳白 *（Yángbái，GB 14）

【定位】在头部，眉上 1 寸，瞳孔直上（图 3-68）。

【解剖】在额肌中；有额动、静脉外侧支；布有额神经外侧支。

【主治】①前头痛；②眼睑下垂、口眼歪斜；③目赤肿痛、视物模糊、眼睑瞤动等目疾。

【操作】平刺 0.5 ～ 0.8 寸。

15. 头临泣 *（Tóulínqì，GB 15）

【定位】在头部，前发际上 0.5 寸，瞳孔直上（图 3-68）。

【解剖】在额肌中；有额动、静脉；布有额神经内、外支会合支。

【主治】①头痛；②目痛、目眩、流泪、目翳等目疾；③鼻塞，鼻渊；④小儿惊痫。

【操作】平刺 0.5 ～ 0.8 寸。

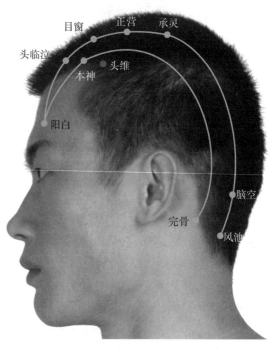

图 3-68

16. 目窗（Mùchuāng，GB 16）

【定位】在头部，前发际上 1.5 寸，瞳孔直上（图 3-68）。

【解剖】在帽状腱膜中；有颞浅动、静脉额支；布有额神经内、外侧支会合支。

【主治】①头痛；②目痛、目眩、远视、近视等目疾；③小儿惊痫。

【操作】平刺 0.5 ～ 0.8 寸。

17. 正营（Zhèngyíng，GB 17）

【定位】在头部，前发际上 2.5 寸，瞳孔直上（图 3-68）。

【解剖】在帽状腱膜中；有颞浅动、静脉顶支和枕动、静脉吻合网；布有额神经和枕大神经会合支。

【主治】①头痛、头晕、目眩等头目病证；②齿痛。

【操作】平刺 0.5 ～ 0.8 寸。

18. 承灵（Chénglíng，GB 18）

【定位】在头部，前发际上 4 寸，瞳孔直上（图 3-68）。

【解剖】在帽状腱膜中；有枕动、静脉分支；布有枕大神经分支。

【主治】①头痛，眩晕；②目痛；③鼻渊、鼻衄、鼻窒、多涕等鼻疾。

【操作】平刺 0.5 ～ 0.8 寸。

19. 脑空（Nǎokōng，GB 19）

【定位】在头部，横平枕外隆凸的上缘，风池直上（图 3-68）。

【解剖】在枕肌中；有枕动、静脉分支；布有枕大神经分支。

【主治】①热病；②头痛，颈项强痛；③目眩、目赤肿痛、鼻痛、耳聋等五官病证；④惊悸，癫痫。

【操作】平刺 0.5 ～ 0.8 寸。

20. 风池 *（Fēngchí，GB 20）

【定位】在颈后区，枕骨之下，胸锁乳突肌上端与斜方肌上端之间的凹陷中（图 3-68）。注：项部枕骨下两侧，横平风府，胸锁乳突肌与斜方肌之间凹陷中。

【解剖】在胸锁乳突肌与斜方肌上端附着部之间的凹陷中，深部为头夹肌；有枕动、静脉分支；布有枕小神经分支。

【主治】①中风、癫痫、头痛、眩晕、耳鸣、耳聋等内风所致的病证；②感冒、鼻塞、衄血、目赤肿痛、口眼歪斜等外风所致的病证；③颈项强痛。

【操作】针尖微下，向鼻尖斜刺 0.8 ～ 1.2 寸；或平刺透风府穴。深部中间为延髓，必须严格掌握针刺的角度与深度。

21. 肩井 *（Jiānjǐng，GB 21）

【定位】在肩胛区，第 7 颈椎棘突与肩峰最外侧点连线的中点（图 3-69）。

【解剖】有斜方肌，深部为肩胛提肌与冈上肌；有颈横动、静脉分支；布有腋神经及锁骨上神经分支。

【主治】①颈项强痛，肩背疼痛，上肢不遂；②滞产、乳痈、乳汁不下、乳癖等妇产科及乳房疾患；③瘰疬。

【操作】直刺 0.3 ～ 0.5 寸。内有肺尖，不可深刺；孕妇禁针。

22. 渊腋（Yuānyè，GB 22）

【定位】在胸外侧区，第 4 肋间隙中，在腋中线上（图 3-70）。

【解剖】有前锯肌和肋间内、外肌；有胸腹壁静脉，胸外侧动、静脉及第 4 肋间动、静脉；布有第 4 肋间神经外侧皮支，胸长神经分支。

【主治】①胸满，胁痛；②上肢痹痛，腋下肿。

【操作】斜刺或平刺 0.5 ～ 0.8 寸，不可深刺，以免伤及脏器。

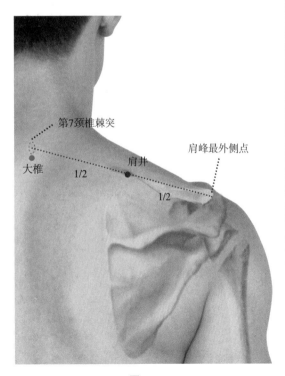

图 3-69

23. 辄筋（Zhéjīn，GB 23）

【定位】在胸外侧区，第4肋间隙中，腋中线前1寸（图3-70）。

【解剖】在胸大肌外缘，有前锯肌和肋间内、外肌；有胸外侧动、静脉；布有第4肋间神经外侧皮支。

【主治】①胸满，气喘；②呕吐，吞酸；③胁痛，腋肿，肩背痛。

【操作】斜刺或平刺0.5～0.8寸，不可深刺，以免伤及脏器。

24. 日月 *（Rìyuè，GB 24） 胆之募穴

【定位】在胸部，第7肋间隙中，前正中线旁开4寸（图3-70）。

【解剖】有肋间内、外肌，肋下缘有腹外斜肌腱膜、腹内斜肌、腹横肌；有第7肋间动、静脉；布有第7或第8肋间神经。

【主治】①黄疸、胁肋疼痛等肝胆病证；②呕吐、吞酸、呃逆等肝胆犯胃病证。

【操作】斜刺或平刺0.5～0.8寸，不可深刺，以免伤及脏器。

25. 京门（Jīngmén，GB 25） 肾之募穴

【定位】在上腹部，当第12肋骨游离端的下际（图3-70）。

【解剖】有腹内、外斜肌及腹横肌；有第11肋间动、静脉；布有第11肋间神经。

【主治】①小便不利、水肿等水液代谢失调病证；②腹胀、肠鸣、腹泻等胃肠病证；③腰痛，胁痛。

【操作】直刺0.5～1寸。

26. 带脉 *（Dàimài，GB 26）

【定位】在侧腹部，第11肋骨游离端垂线与脐水平线的交点上（图3-70）。

【解剖】有腹内、外斜肌及腹横肌；有第12肋间动、静脉；布有肋下神经。

【主治】①月经不调、闭经、赤白带下等妇科病；②疝气；③腰痛，胁痛。

【操作】直刺1～1.5寸。

27. 五枢（Wǔshū，GB 27）

【定位】在下腹部，横平脐下3寸，髂前上棘内侧（图3-71）。

【解剖】有腹内、外斜肌及腹横肌；有旋髂浅、深动、静脉；布有髂腹下神经。

【主治】①赤白带下、月经不调、阴挺、小腹痛等妇科病证；②疝气，少腹痛；③腰胯痛。

【操作】直刺1～1.5寸。

28. 维道（Wéidào，GB 28）

【定位】在下腹部，髂前上棘内下0.5寸（图3-71）。

【解剖】在髂前上棘前内方，有腹内、外斜肌及腹横肌；有旋髂浅、深动、静脉；布有髂腹股沟神经。

【主治】①阴挺、赤白带下、月经不调等妇科病证；②疝气，少腹痛；③腰胯痛。

【操作】直刺或向前下方斜刺1～1.5寸。

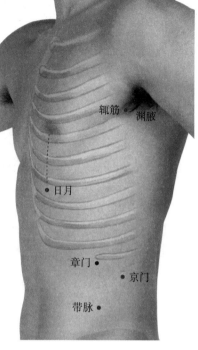

图3-70

29. 居髎（Jūliáo，**GB 29**）

【定位】在臀部，髂前上棘与股骨大转子最凸点连线的中点处（图 3-71）。

【解剖】浅层为阔筋膜张肌，深部为股外侧肌；有旋髂浅动、静脉分支及旋股外侧动、静脉升支；布有股外侧皮神经。

【主治】①腰腿痹痛，瘫痪；②疝气，少腹痛。

【操作】直刺 1 ～ 1.5 寸。

30. 环跳 *（Huántiào，**GB 30**）

【定位】在臀区，股骨大转子最凸点与骶管裂孔连线的外 1/3 与内 2/3 交点处（图 3-71）。

【解剖】在臀大肌、梨状肌下缘；内侧为臀下动、静脉；布有臀下皮神经、臀下神经，深部正当坐骨神经。

【主治】腰胯疼痛、下肢痿痹、半身不遂等腰腿疾患。

【操作】直刺 2 ～ 3 寸。

31. 风市 *（Fēngshì，**GB 31**）

【定位】在股部，髌底上 7 寸：直立垂手，掌心贴于大腿时，中指尖所指凹陷中，髂胫束后缘（图 3-72）。

【解剖】在阔筋膜下，股外侧肌中；有旋股外侧动、静脉肌支；布有股外侧皮神经，股神经肌支。

【主治】①下肢痿痹、麻木及半身不遂等下肢疾患；②遍身瘙痒，脚气。

【操作】直刺 1 ～ 1.5 寸。

32. 中渎（Zhōngdú，**GB 32**）

【定位】在股部，腘横纹上 7 寸，髂胫束后缘（图 3-72）。

【解剖】在阔筋膜下，股外侧肌中；有旋股外侧动、静脉肌支；布有股外侧皮神经，股神经肌支。

【主治】下肢痿痹、麻木及半身不遂等下肢疾患。

【操作】直刺 1 ～ 1.5 寸。

33. 膝阳关（Xīyángguān，**GB 33**）

【定位】在膝部，股骨外上髁后上缘，股二头肌腱与髂胫束之间的凹陷中（图 3-72）。

【解剖】在髂胫束后方，股二头肌腱前方；有膝上外侧动、静脉；布有股外侧皮神经末支。

【主治】①膝腘肿痛、挛急及小腿麻木等下肢、膝关节疾患；②脚气。

【操作】直刺 1 ～ 1.5 寸。

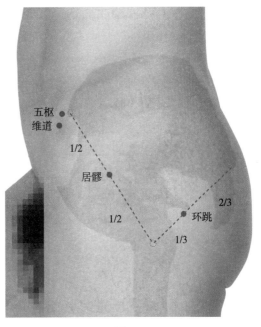

图 3-71

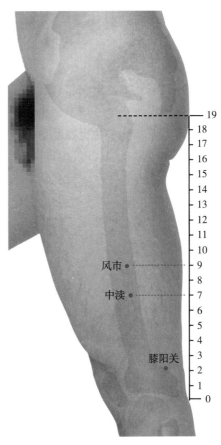

图 3-72

34. 阳陵泉 *（Yánglíngquán，**GB 34**） 合穴；胆之下合穴；八会穴之筋会

【定位】在小腿外侧，腓骨头前下方凹陷中（图 3-73）。

【解剖】在腓骨长、短肌中；有膝下外侧动、静脉；当腓总神经分为腓浅神经及腓深神经处。

【主治】①黄疸、胁痛、口苦、呕吐、吞酸等肝胆犯胃病证；②膝肿痛、下肢痿痹及麻木等下肢、膝关节疾患；③小儿惊风；④肩痛。

【操作】直刺 1～1.5 寸。

35. 阳交（Yángjiāo，**GB 35**） 阳维脉之郄穴

【定位】在小腿外侧，外踝尖上 7 寸，腓骨后缘（图 3-73）。

【解剖】在腓骨长肌附着部；有腓动、静脉分支；布有腓肠外侧皮神经。

【主治】①惊狂、癫痫等神志病证；②瘰疬；③胸胁满痛；④下肢痿痹。

【操作】直刺 1～1.5 寸。

36. 外丘（Wàiqiū，**GB 36**） 郄穴

【定位】在小腿外侧，外踝尖上 7 寸，腓骨前缘（图 3-73）。

【解剖】在腓骨长肌和趾总伸肌之间，深层为腓骨短肌；有胫前动、静脉肌支；布有腓浅神经。

【主治】①癫狂；②胸胁胀满；③下肢痿痹；④颈项强痛。

【操作】直刺 1～1.5 寸。

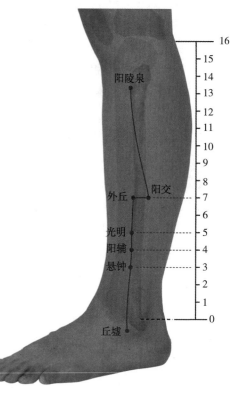

图 3-73

37. 光明 *（Guāngmíng，**GB 37**） 络穴

【定位】在小腿外侧，外踝尖上 5 寸，腓骨前缘（图 3-73）。

【解剖】在趾长伸肌和腓骨短肌之间；有胫前动、静脉分支；布有腓浅神经。

【主治】①目痛、夜盲、近视、目花等目疾；②胸乳胀痛，乳少；③下肢痿痹。

【操作】直刺 1～1.5 寸。

38. 阳辅（Yángfǔ，**GB 38**） 经穴

【定位】在小腿外侧，外踝尖上 4 寸，腓骨前缘（图 3-73）。

【解剖】在趾长伸肌和腓骨短肌之间；有胫前动、静脉分支；布有腓浅神经。

【主治】①偏头痛、目外眦痛、咽喉肿痛、腋下肿痛、胸胁满痛等头面躯体痛证；②瘰疬；③下肢痿痹。

【操作】直刺 0.8～1.2 寸。

39. 悬钟 *（Xuánzhōng，**GB 39**） 八会穴之髓会

【定位】在小腿外侧，外踝尖上 3 寸，腓骨前缘（图 3-73）。

【解剖】在腓骨短肌与趾长伸肌分歧处；有胫前动、静脉分支；布有腓浅神经。

【主治】①痴呆、中风等髓海不足疾患；②颈项强痛，胸胁满痛，下肢痿痹。

【操作】直刺 0.5～0.8 寸。

40. 丘墟 *（Qiūxū，GB 40）　原穴

【定位】在踝区，外踝的前下方，趾长伸肌腱的外侧凹陷中（图 3-73）。

【解剖】在趾短伸肌起点处；有外踝前动、静脉分支；布有足背外侧皮神经分支及腓浅神经分支。

【主治】①目赤肿痛、目翳等目疾；②颈项痛、腋下肿、胸胁痛、外踝肿痛等痛证；③足内翻，足下垂。

【操作】直刺 0.5～0.8 寸。

41. 足临泣 *（Zúlínqì，GB 41）　输穴；八脉交会穴（通于带脉）

【定位】在足背，第 4、5 跖骨底结合部的前方，第 5 趾长伸肌腱外侧凹陷中（图 3-74）。

【解剖】有足背静脉网，第 4 跖背侧动、静脉；布有足背中间皮神经。

【主治】①偏头痛、目赤肿痛、胁肋疼痛、足跗疼痛等痛证；②月经不调，乳少，乳痈；③疟疾；④瘰疬。

【操作】直刺 0.3～0.5 寸。

42. 地五会（Dìwǔhuì，GB 42）

【定位】在足背，第 4、5 跖骨间，第 4 跖趾关节近端凹陷中（图 3-74）。

【解剖】有足背静脉网，第 4 跖背侧动、静脉；布有足背中间皮神经。

【主治】①头痛、目赤肿痛、胁痛、足跗肿痛等痛证；②耳鸣，耳聋；③乳痈。

【操作】直刺 0.3～0.5 寸。

43. 侠溪 *（Xiáxī，GB 43）　荥穴

【定位】在足背，第 4、5 趾间，趾蹼缘后方赤白肉际处（图 3-74）。

【解剖】有趾背侧动、静脉；布有足背中间皮神经的趾背侧神经。

【主治】①惊悸；②头痛、眩晕、颊肿、耳鸣、耳聋、目赤肿痛等头面五官病证；③胁肋疼痛、膝股痛、足跗肿痛等痛证；④乳痈；⑤热病。

【操作】直刺 0.3～0.5 寸。

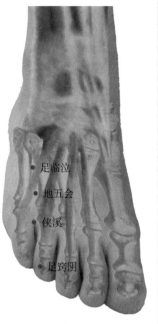

图 3-74

44. 足窍阴 *（Zúqiàoyīn，GB 44）　井穴

【定位】在足趾，第 4 趾末节外侧，趾甲根角侧后方 0.1 寸（指寸）（图 3-74）。

【解剖】有趾背侧动、静脉，趾跖侧动、静脉形成的动、静脉网；布有趾背侧神经。

【主治】①头痛、目赤肿痛、耳鸣、耳聋、喉痹等头面五官病证；②胸胁痛，足跗肿痛；③不寐；④热病。

【操作】浅刺 0.1～0.2 寸；或点刺出血。

足少阳胆经经穴歌

GB 四四足少阳，头侧耳目鼻喉恙，起瞳子髎止窍阴，身侧神志热妇良。

外眦五分瞳子髎，听会屏间前陷乡，上关颧弓上缘取，以下五穴细推商，
头维胃经连颔厌，悬颅悬厘在下方，曲鬓发际平角孙，头维曲鬓串一行，
五穴间隔均相等，率谷入发寸半量，天冲率后距五分，浮白耳尖后寸乡，
头窍阴穴乳突上，完骨乳突后下方，本神神庭三寸旁，阳白眉上一寸量，
入发五分头临泣，瞳孔直上取之良，目窗正营及承灵，相距寸寸寸半量，

脑空池上平脑户，粗隆上缘外两旁，风池耳后平风府，颅底筋外有陷凹，
肩井颈七肩峰间，渊腋腋下四肋现，辄筋腋前横一寸，日月乳下三肋现，
京门十二肋骨端，带脉章下平脐看，五枢髂前上棘前，略下五分维道见，
居髎髂前转子取，环跳髀枢陷中间，风市垂手中指尽，胭上七寸中渎陈，
阳关骨髁后上缘，小头前下阳陵泉，阳交外丘骨后前，外踝尖上七寸看，
光明踝五阳辅四，悬钟三寸骨前缘，外踝前下丘墟寻，临泣四趾本节扪，
侠溪穴与地五会，跖趾关节前后寻，四趾外端足窍阴，四十四穴仔细吟。

第十二节　足厥阴肝经及其腧穴

一、经脉循行

足厥阴肝经，起于足大趾背毫毛部，沿足背经内踝前上行，至内踝上 8 寸处交于足太阴经之后，上经腘窝内缘，沿大腿内侧，上入阴毛中，环绕阴器；再上行抵达小腹，夹胃，属于肝，络于胆；再上行通过横膈，分布于胁肋部；继续上行经喉咙的后面，上入鼻咽部，连目系，上出额部，与督脉在巅顶部交会。其支脉，从目系下循面颊，环绕唇内。另一支脉，从肝部分出，穿过横膈，注于肺。（图 3-75）

《灵枢·经脉》：肝足厥阴之脉，起于大指丛毛[①]之际，上循足跗上廉，去内踝一寸，上踝八寸，交出太阴之后，上腘内廉，循股阴[②]，入毛中，环阴器，抵小腹，夹胃，属肝，络胆，上贯膈，布胁肋，循喉咙之后，上入颃颡[③]，连目系，上出于额部，与督脉会于巅。其支者，从目系下颊里，环唇内。其支者，复从肝别贯膈，上注肺。

注释：①丛毛：指足大趾爪甲后方有毫毛处。②股阴：大腿内侧。③颃颡：同吭嗓，此指上腭与鼻相通的部位，相当于鼻咽部。

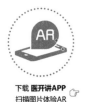

二、主要病候

腰痛，胸满，呃逆，遗尿，小便不利，疝气，少腹肿等症。

三、主治概要

1.肝胆病　黄疸，胸胁胀痛，呕逆及肝风内动所致的中风、头痛、眩晕、惊风等。

2.妇科病、前阴病　月经不调、痛经、崩漏、带下、遗尿、小便不利等。

3.经脉循行部位的其他病证　下肢痹痛、麻木、不遂等。

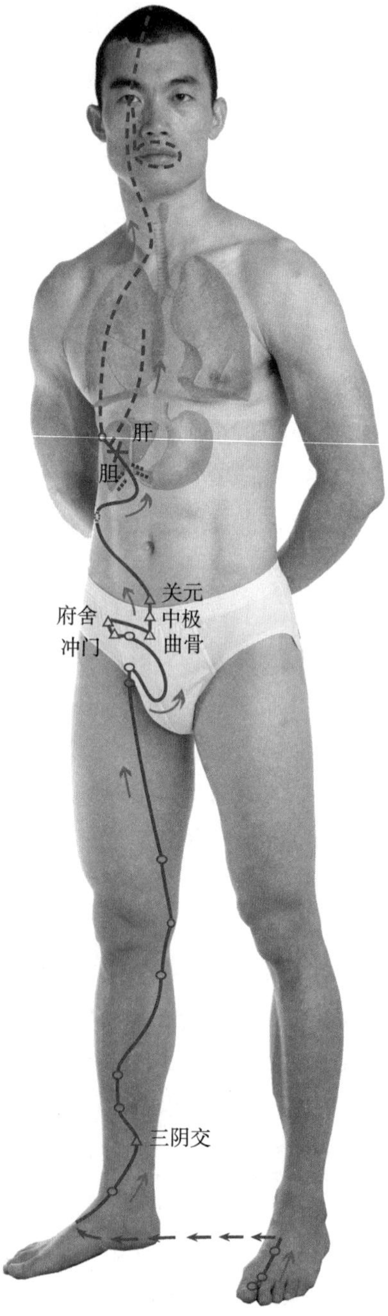

图 3-75　足厥阴肝经经脉循行示意图

四、本经腧穴（14穴）

1. 大敦 *（Dàdūn，LR 1）井穴

【定位】在足趾，大趾末节外侧，趾甲根角侧后方 0.1 寸（指寸）（图 3-76）。

【解剖】有趾背动、静脉；布有腓深神经的趾背神经。

【主治】①疝气，少腹痛；②遗尿、癃闭、五淋、尿血等前阴病；③月经不调、崩漏、阴挺等妇科病；④癫痫。

【操作】浅刺 0.1 ～ 0.2 寸；或点刺出血。

2. 行间 *（Xíngjiān，LR 2）荥穴

【定位】在足背，第 1、2 趾间，趾蹼缘后方赤白肉际处（图 3-76）。

【解剖】有足背静脉网；第 1 趾背动、静脉；正当腓深神经的跖背神经分为趾背神经的分歧处。

【主治】①中风、癫痫、头痛、目眩、目赤肿痛、青盲、口歪等肝经风热病证；②月经不调、痛经、闭经、崩漏、带下等妇科病；③阴中痛，疝气；④遗尿、癃闭、五淋等泌尿系病证；⑤胸胁满痛。

【操作】直刺 0.5 ～ 0.8 寸。

3. 太冲 *（Tàichōng，LR 3）输穴；原穴

【定位】在足背，第 1、2 跖骨间，跖骨底结合部前方凹陷中，或触及动脉搏动（图 3-76）。

【解剖】在𧿹长伸肌腱外缘；有足背静脉网、第 1 跖背动脉；布有腓深神经的跖背侧神经，深层为胫神经的足底内侧神经。

【主治】①中风、癫狂痫、小儿惊风、头痛、眩晕、耳鸣、目赤肿痛、口歪、咽痛等肝经风热病证；②月经不调、痛经、闭经、崩漏、带下、滞产等妇产科病证；③黄疸、胁痛、口苦、腹胀、呕逆等肝胃病证；④癃闭，遗尿；⑤下肢痿痹，足跗肿痛。

【操作】直刺 0.5 ～ 1 寸。

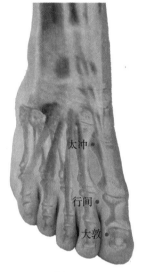

图 3-76

4. 中封（Zhōngfēng，LR 4）经穴

【定位】在踝区，内踝前，胫骨前肌肌腱的内侧缘凹陷中（图 3-77）。

【解剖】在胫骨前肌腱的内侧；有足背静脉网、内踝前动脉；布有足背内侧皮神经的分支及隐神经。

【主治】①疝气；②阴缩，阴茎痛，遗精；③小便不利；④腰痛、少腹痛、内踝肿痛等痛证。

【操作】直刺 0.5 ～ 0.8 寸。

5. 蠡沟 *（Lígōu，LR 5）络穴

【定位】在小腿内侧，内踝尖上 5 寸，胫骨内侧面的中央（图 3-78）。

【解剖】在胫骨内侧面下 1/3 处；其内后侧有大隐静脉；布有隐神经前支。

【主治】①月经不调、赤白带下、阴挺、阴痒等妇科病证；②小便不利；③疝气，睾丸肿痛；④足胫疼痛。

【操作】平刺 0.5 ～ 0.8 寸。

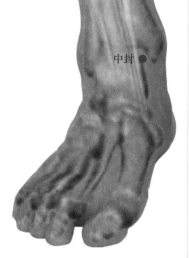

图 3-77

6. 中都（Zhōngdū，**LR 6**）郄穴

【定位】在小腿内侧，内踝尖上7寸，胫骨内侧面的中央（图3-78）。

【解剖】在胫骨内侧面中央；其内后侧有大隐静脉；布有隐神经中支。

【主治】①疝气，小腹痛；②崩漏，恶露不尽；③泄泻；④下肢痿痹。

【操作】平刺0.5～0.8寸。

7. 膝关（Xīguān，**LR 7**）

【定位】在膝部，胫骨内侧髁的下方，阴陵泉后1寸（图3-78）。

【解剖】在胫骨内侧面下方，腓肠肌内侧头的上部；深部有胫后动脉；布有腓肠内侧皮神经，深部为胫神经。

【主治】膝髌肿痛，下肢痿痹。

【操作】直刺1～1.5寸。

8. 曲泉*（Qūquán，**LR 8**）合穴

【定位】在膝部，腘横纹内侧端，半腱肌肌腱内缘凹陷中（图3-78）。

【解剖】在胫骨内侧髁后缘，半膜肌、半腱肌止点前上方，缝匠肌后缘；浅层有大隐静脉，深层有腘动、静脉；布有隐神经、闭孔神经，深向腘窝可及胫神经。

【主治】①月经不调、痛经、带下、阴挺、阴痒、产后腹痛、腹中包块等妇科病；②遗精，阳痿，疝气；③小便不利；④膝髌肿痛，下肢痿痹。

【操作】直刺1～1.5寸。

9. 阴包（Yīnbāo，**LR 9**）

【定位】在股前区，髌底上4寸，股薄肌与缝匠肌之间（图3-79）。

【解剖】在股薄肌与缝匠肌之间，长收肌中，深层为短收肌；有股动、静脉，旋股内侧动脉浅支；布有股前皮神经，闭孔神经浅、深支。

【主治】①月经不调；②小便不利，遗尿；③腰骶痛引少腹。

【操作】直刺0.8～1.5寸。

10. 足五里（Zúwǔlǐ，**LR 10**）

【定位】在股前区，气冲直下3寸，动脉搏动处（图3-79）。

【解剖】有长收肌、短收肌；有旋股内侧动脉浅支；布有闭孔神经浅、深支。

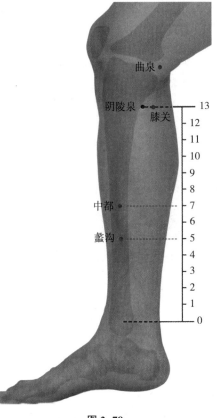

图 3-78

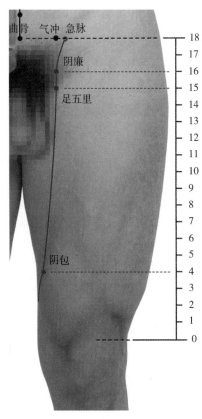

图 3-79

【主治】①少腹痛；②小便不利，阴挺，睾丸肿痛；③瘰疬。

【操作】直刺 0.8 ～ 1.5 寸。

11. 阴廉（Yīnlián，**LR 11**）

【定位】在股前区，气冲直下 2 寸（图 3–79）。

【解剖】有长收肌和短收肌；有旋股内侧动、静脉浅支；布有股神经的内侧皮支，深层为闭孔神经浅、深支。

【主治】①月经不调，带下；②少腹痛。

【操作】直刺 0.8 ～ 1.5 寸。

12. 急脉（Jímài，**LR 12**）

【定位】在腹股沟区，横平耻骨联合上缘，前正中线旁开 2.5 寸（图 3–79）。

【解剖】有阴部外动、静脉分支及腹壁下动、静脉的耻骨支，外侧有股静脉；布有髂腹股沟神经，深层为闭孔神经的分支。

【主治】①少腹痛，疝气；②阴挺，外阴肿痛。

【操作】避开动脉，直刺 0.5 ～ 1 寸。

13. 章门＊（Zhāngmén，**LR 13**） 脾之募穴；八会穴之脏会

【定位】在侧腹部，在第 11 肋游离端的下际（图 3–80）。

【解剖】有腹内、外斜肌及腹横肌；有第 10 肋间动脉末支；布有第 10、11 肋间神经；深部右侧当肝脏下缘，左侧当脾脏下缘。

【主治】①腹痛、腹胀、肠鸣、腹泻、呕吐等脾胃病证；②胁痛、黄疸、痞块等肝胆病证。

【操作】直刺 0.8 ～ 1 寸。

14. 期门＊（Qīmén，**LR 14**） 肝之募穴

【定位】在胸部，第 6 肋间隙，前正中线旁开 4 寸（图 3–80）。

【解剖】在腹内外斜肌腱膜中，有肋间肌；有肋间动、静脉；布有第 6、7 肋间神经。深部右侧当肝脏，左侧当脾脏。

【主治】①胸胁胀痛、呕吐、吞酸、呃逆、腹胀、腹泻等肝胃病证；②郁证，奔豚气；③乳痈。

【操作】斜刺或平刺 0.5 ～ 0.8 寸，不可深刺，以免伤及内脏。

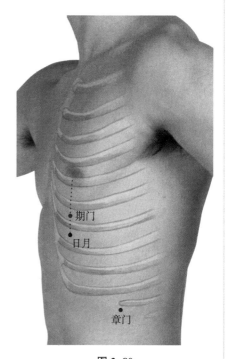

图 3–80

足厥阴肝经经穴歌

LR 十四是肝经，起于大敦期门终，肝胆脾胃前阴病，疝气妇科病亦灵。

大敦大趾外甲角，行间纹端趾缝寻，太冲关节后凹陷，踝前筋内取中封，

踝上五寸蠡沟穴，中都踝上七寸擒，膝关阴陵后一寸，曲泉屈膝横纹尽，

阴包膝上方四寸，五里气冲下三寸，阴廉气二动脉中，急脉阴旁二寸半，

十一肋端下章门，乳下二肋期门寻。

第十三节   奇经八脉及其相关腧穴

一、督脉及其腧穴

（一）经脉循行

督脉，起于小腹内，下行于会阴部，向后从尾骨端上行脊柱的内部，上达项后风府，进入脑内，上行至巅顶，沿前额下行鼻柱，止于上唇系带处（图3-81）。

《难经·二十八难》：督脉者，起于下极之输[①]，并于脊里，上至风府，入属于脑[②]。

注释：①下极之输：指脊柱下端的长强穴。②脑：此下《针灸甲乙经·奇经八脉第二》有"上巅，循额，至鼻柱"七字。

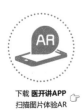

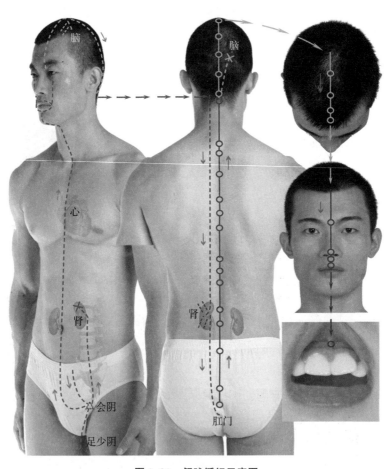

图3-81   督脉循行示意图

（二）主要病候

脊柱强痛，角弓反张等症。

（三）主治概要

1.脏腑病   五脏六腑相关病证。

2. 神志病，热病 失眠，健忘，癫痫，昏迷，发热，中暑，惊厥等。

3. 头面五官病 头痛，眩晕，口、齿、鼻、目等疾患。

4. 经脉循行部位的其他病证 头项、脊背、腰骶疼痛，下肢痿痹等。

（四）本经腧穴（29 穴）

1. 长强 *（Chángqiáng，GV 1）络穴

【定位】在会阴区，尾骨下方，尾骨端与肛门连线的中点处（图 3-82）。

【解剖】在肛尾韧带中；有肛门动、静脉分支，棘突间静脉丛的延续部；布有尾神经后支及肛门神经。

【主治】①腹泻、痢疾、便血、便秘、痔疮、脱肛等肠腑病证；②癫狂病；③腰脊和尾骶部疼痛。

【操作】紧靠尾骨前面斜刺 0.8 ～ 1 寸。不宜直刺，以免伤及直肠。

2. 腰俞（Yāoshū，GV 2）

【定位】在骶区，正对骶管裂孔，后正中线上（图 3-82）。

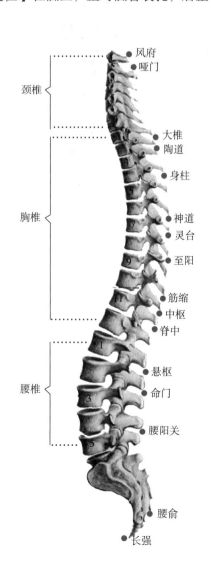
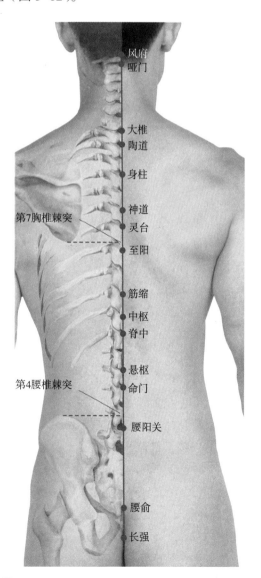

图 3-82

【解剖】在骶后韧带、腰背筋膜中；有骶中动、静脉后支，棘间静脉丛；布有尾神经分支。

【主治】①月经不调、闭经等月经病；②腰脊强痛，下肢痿痹；③痫证；④腹泻、痢疾、便血、便秘、痔疮、脱肛等肠腑病证。

【操作】向上斜刺 0.5～1 寸。

3. 腰阳关 *（Yāoyángguān，GV 3）

【定位】在脊柱区，第 4 腰椎棘突下凹陷中，后正中线上（图 3-82）。

【解剖】在腰背筋膜、棘上韧带及棘间韧带中；有腰动脉后支、棘间皮下静脉丛；布有腰神经后支的内侧支。

【主治】①腰骶疼痛，下肢痿痹；②月经不调、赤白带下等妇科病证；③遗精、阳痿等男科病证。

【操作】直刺或向上斜刺 0.5～1 寸。多用灸法。

4. 命门 *（Mìngmén，GV 4）

【定位】在脊柱区，第 2 腰椎棘突下凹陷中，后正中线上（图 3-82）。

【解剖】在腰背筋膜、棘上韧带及棘间韧带中；有腰动脉后支和棘间皮下静脉丛；布有腰神经后支的内侧支。

【主治】①腰脊强痛，下肢痿痹；②月经不调、赤白带下、痛经、闭经、不孕等妇科病证；③遗精、阳痿、精冷不育、小便频数等男子肾阳不足病证；④小腹冷痛，腹泻。

【操作】直刺或向上斜刺 0.5～1 寸。多用灸法。

5. 悬枢（Xuánshū，GV 5）

【定位】在脊柱区，第 1 腰椎棘突下凹陷中，后正中线上（图 3-82）。

【解剖】在腰背筋膜、棘上韧带及棘间韧带中；有腰动脉后支和棘间皮下静脉丛；布有腰神经后支的内侧支；深部为脊髓。

【主治】①腰脊强痛；②腹胀、腹痛、完谷不化、腹泻、痢疾等胃肠疾患。

【操作】直刺或向上斜刺 0.5～1 寸。

6. 脊中（Jǐzhōng，GV 6）

【定位】在脊柱区，第 11 胸椎棘突下凹陷中，后正中线上（图 3-82）。

【解剖】在腰背筋膜、棘上韧带及棘间韧带中；有第 11 肋间动脉后支和棘间皮下静脉丛；布有第 11 胸神经后支的内侧支；深部为脊髓。

【主治】①癫痫；②黄疸；③腹泻、痢疾、痔疮、脱肛、便血等肠腑病证；④腰脊强痛；⑤小儿疳积。

【操作】向上斜刺 0.5～1 寸。

7. 中枢（Zhōngshū，GV 7）

【定位】在脊柱区，第 10 胸椎棘突下凹陷中，后正中线上（图 3-82）。

【解剖】在腰背筋膜、棘上韧带及棘间韧带中；有第 10 肋间动脉后支和棘间皮下静脉丛；布有第 10 胸神经后支的内侧支；深部为脊髓。

【主治】①黄疸；②呕吐、腹满、胃痛、食欲不振等脾胃病证；③腰背疼痛。

【操作】向上斜刺 0.5～1 寸。

8. 筋缩（Jīnsuō，GV 8）

【定位】在脊柱区，第 9 胸椎棘突下凹陷中，后正中线上（图 3-82）。

【解剖】在腰背筋膜、棘上韧带及棘间韧带中；有第 9 肋间动脉后支和棘间皮下静脉丛；布有第 9 胸神经后支的内侧支；深部为脊髓。

【主治】①癫狂痫；②抽搐、脊强、四肢不收、筋挛拘急等筋病；③胃痛；④黄疸。

【操作】向上斜刺 0.5 ～ 1 寸。

9. 至阳 *（Zhìyáng，GV 9）

【定位】在脊柱区，第 7 胸椎棘突下凹陷中，后正中线上（图 3-82）。

【解剖】在腰背筋膜、棘上韧带及棘间韧带中；有第 7 肋间动脉后支和棘间皮下静脉丛；布有第 7 胸神经后支的内侧支；深部为脊髓。

【主治】①黄疸、胸胁胀满等肝胆病证；②咳嗽，气喘；③腰背疼痛，脊强。

【操作】向上斜刺 0.5 ～ 1 寸。

10. 灵台（Língtái，GV 10）

【定位】在脊柱区，第 6 胸椎棘突下凹陷中，后正中线上（图 3-82）。

【解剖】在腰背筋膜、棘上韧带及棘间韧带中；有第 6 肋间动脉后支和棘间皮下静脉丛；布有第 6 胸神经后支的内侧支；深部为脊髓。

【主治】①咳嗽，气喘；②脊痛，项强；③疔疮。

【操作】向上斜刺 0.5 ～ 1 寸。

11. 神道（Shéndào，GV 11）

【定位】在脊柱区，第 5 胸椎棘突下凹陷中，后正中线上（图 3-82）。

【解剖】在腰背筋膜、棘上韧带及棘间韧带中；有第 5 肋间动脉后支和棘间皮下静脉丛；布有第 5 胸神经后支的内侧支；深部为脊髓。

【主治】①心痛、心悸、怔忡等心疾；②失眠、健忘、中风不语、痫证等神志病；③咳嗽，气喘；④腰脊强，肩背痛。

【操作】向上斜刺 0.5 ～ 1 寸。

12. 身柱 *（Shēnzhù，GV 12）

【定位】在脊柱区，第 3 胸椎棘突下凹陷中，后正中线上（图 3-82）。

【解剖】在腰背筋膜、棘上韧带及棘间韧带中；有第 3 肋间动脉后支和棘间皮下静脉丛；布有第 3 胸神经后支的内侧支；深部为脊髓。

【主治】①身热、头痛、咳嗽、气喘等外感病证；②惊厥、癫狂痫等神志病；③腰脊强痛；④疔疮发背。

【操作】向上斜刺 0.5 ～ 1 寸。

13. 陶道（Táodào，GV 13）

【定位】在脊柱区，第 1 胸椎棘突下凹陷中，后正中线上（图 3-82）。

【解剖】在腰背筋膜、棘上韧带及棘间韧带中；有第 1 肋间动脉后支和棘间皮下静脉丛；布有第 1 胸神经后支的内侧支；深部为脊髓。

【主治】①热病、疟疾、恶寒发热、咳嗽、气喘等外感病证；②骨蒸潮热；③癫狂；④脊强。

【操作】向上斜刺 0.5 ～ 1 寸。

14. 大椎 *（Dàzhuī，GV 14）

【定位】在脊柱区，第 7 颈椎棘突下凹陷中，后正中线上（图 3-82）。

【解剖】在腰背筋膜、棘上韧带及棘间韧带中；有颈横动脉分支和棘间皮下静脉丛；布有第 8 颈神经后支的内侧支；深部为脊髓。

【主治】①热病、疟疾、恶寒发热、咳嗽、气喘等外感病证；②骨蒸潮热；③癫狂痫、小儿惊风等神志病；④项强，脊痛；⑤风疹，痤疮。

【操作】向上斜刺 0.5 ～ 1 寸。

15. 哑门 *（Yǎmén，GV 15）

【定位】在颈后区，第 2 颈椎棘突上际凹陷中，后正中线上（图 3-82）。

【解剖】在项韧带和项肌中，深部为弓间韧带和脊髓；有枕动、静脉分支及棘间静脉丛；布有第 3 颈神经和枕大神经支。

【主治】①暴喑，舌缓不语；②癫狂痫、癔症等神志病；③头痛，颈项强痛。

【操作】正坐位，头微前倾，项部放松，向下颌方向缓慢刺入 0.5 ～ 1 寸；不可向上深刺，以免刺入枕骨大孔，伤及延髓。

16. 风府 *（Fēngfǔ，GV 16）

【定位】在颈后区，枕外隆凸直下，两侧斜方肌之间凹陷中（图 3-82）。

【解剖】在项韧带和项肌中，深部为环枕后膜和小脑延髓池；有枕动、静脉分支及棘间静脉丛；布有第 3 颈神经和枕大神经分支。

【主治】①中风、癫狂痫、癔症等内风为患的神志病证；②头痛、眩晕、颈项强痛、咽喉肿痛、失音、目痛、鼻衄等头颈、五官病证。

【操作】正坐位，头微前倾，项部放松，向下颌方向缓慢刺入 0.5 ～ 1 寸；不可向上深刺，以免刺入枕骨大孔，伤及延髓。

17. 脑户（Nǎohù，GV 17）

【定位】在头部，枕外隆凸的上缘凹陷中（图 3-83）。

【解剖】在左右枕骨肌之间；有左右枕动、静脉分支；布有枕大神经分支。

【主治】①头晕，项强；②失音；③癫痫。

【操作】平刺 0.5 ～ 0.8 寸。

18. 强间（Qiángjiān，GV 18）

【定位】在头部，后发际正中直上 4 寸（图 3-83）。

【解剖】在浅筋膜、帽状腱膜中；有左右枕动、静脉吻合网；布有枕大神经分支。

【主治】①头痛，目眩，项强；②癫狂。

【操作】平刺 0.5 ～ 0.8 寸。

19. 后顶（Hòudǐng，GV 19）

【定位】在头部，后发际正中直上 5.5 寸（图 3-83）。

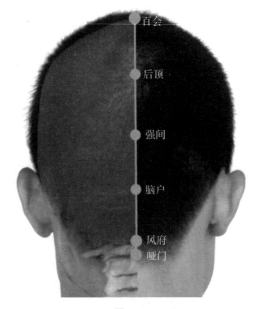

图 3-83

【解剖】在浅筋膜、帽状腱膜中；有左右枕动、静脉吻合网；布有枕大神经分支。

【主治】①头痛，眩晕；②癫狂痫。

【操作】平刺 0.5 ～ 0.8 寸。

20. 百会 *（Bǎihuì，GV 20）

【定位】在头部，前发际正中直上 5 寸（图 3-84）。

【解剖】在帽状腱膜中；有左右颞浅动、静脉及左右枕动、静脉吻合网；布有枕大神经及额神经分支。

【主治】①痴呆、中风、失语、癫疾、失眠、健忘、癫狂痫证、癔症等神志病；②头痛，眩晕，耳鸣；③脱肛、阴挺、胃下垂、肾下垂等气失固摄而致的下陷性病证。

【操作】平刺 0.5 ～ 0.8 寸；升阳举陷可用灸法。

21. 前顶（Qiándǐng，**GV 21**）

【定位】在头部，前发际正中直上 3.5 寸（图 3-84）。

【解剖】在帽状腱膜中；有左右颞浅动、静脉吻合网；布有额神经分支及枕大神经分支。

【主治】①头痛，眩晕；②鼻渊；③癫狂痫。

【操作】平刺 0.5 ～ 0.8 寸。

22. 囟会（Xìnhuì，**GV 22**）

【定位】在头部，前发际正中直上 2 寸（图 3-84）。

【解剖】在帽状腱膜中；有左右颞浅动、静脉吻合网；布有额神经分支。

【主治】①头痛，眩晕；②鼻渊；③癫狂痫。

【操作】平刺 0.5 ～ 0.8 寸。小儿前囟未闭者禁针。

23. 上星 *（Shàngxīng，**GV 23**）

【定位】在头部，前发际正中直上 1 寸（图 3-84）。

【解剖】在左右额肌交界处；有额动、静脉分支，颞浅动、静脉分支；布有额神经分支。

【主治】①鼻渊、鼻衄、头痛、目痛等头面部病；②热病，疟疾；③癫狂。

【操作】平刺 0.5 ～ 0.8 寸。

24. 神庭 *（Shéntíng，**GV 24**）

【定位】在头部，前发际正中直上 0.5 寸（图 3-84）。

【解剖】在左右额肌交界处；有额动、静脉分支；布有额神经分支。

【主治】①癫狂痫、失眠、惊悸等神志病；②头痛、目眩、目赤、目翳、鼻渊、鼻衄等头面五官病。

【操作】平刺 0.5 ～ 0.8 寸。

25. 素髎 *（Sùliáo，**GV 25**）

【定位】在面部，鼻尖的正中央（图 3-85）。

【解剖】在鼻尖软骨中；有面动、静脉鼻背支；布有筛前神经鼻外支（眼神经分支）。

【主治】①昏迷、惊厥、新生儿窒息、休克、呼吸衰竭等急危重症；②鼻渊、鼻衄等鼻病。

【操作】向上斜刺 0.3 ～ 0.5 寸；或点刺出血。

26. 水沟 *（Shuǐgōu，**GV 26**）

【定位】在面部，人中沟的上 1/3 与中 1/3 交点处

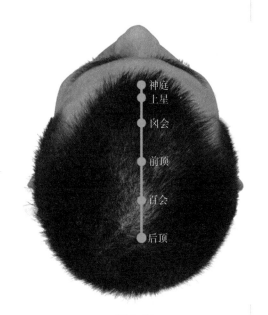

图 3-84

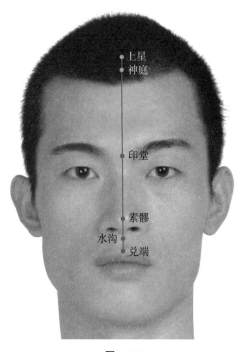

图 3-85

（图 3-85）。

【解剖】在口轮匝肌中；有上唇动、静脉；布有眶下神经的分支及面神经颊支。

【主治】①昏迷、晕厥、中风、中暑、休克、呼吸衰竭等急危重症，为急救要穴之一；②癔症、癫狂痫、急慢惊风等神志病；③鼻塞、鼻衄、面肿、口歪、齿痛、牙关紧闭等面鼻口部病证；④闪挫腰痛。

【操作】向上斜刺 0.3 ～ 0.5 寸，强刺激，或指甲掐按。

27. 兑端（Duìduān，**GV 27**）

【定位】在面部，上唇结节的中点（图 3-85）。

【解剖】在口轮匝肌中；有上唇动、静脉；布有眶下神经支及面神经颊支。

【主治】①昏迷、晕厥、癫狂、癔症等神志病；②口歪、口噤、口臭、齿痛等口部病证。

【操作】向上斜刺 0.2 ～ 0.3 寸。

28. 龈交（Yínjiāo，**GV 28**）

【定位】在上唇内，上唇系带与上牙龈的交点（图 3-86）。

【解剖】有上唇系带；有上唇动、静脉；布有上颌神经分支。

【主治】①口歪、口噤、口臭、齿衄、齿痛、鼻衄、面赤颊肿等面口部病证；②痔疮；③癫狂。

【操作】向上斜刺 0.2 ～ 0.3 寸；或用三棱针挑刺。

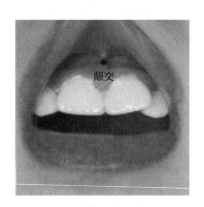

图 3-86

29. 印堂 *（Yìntáng，**GV 29**）

【定位】在头部，两眉毛内侧端中间的凹陷中（图 3-85）。

【解剖】在降眉间肌中，浅层有滑车上神经分布，深层有面神经颞支和内眦动脉分布。

【主治】①痴呆、痫证、失眠、健忘等神志病证；②头痛，眩晕；③鼻衄，鼻渊；④小儿惊风，产后血晕，子痫。

【操作】提捏局部皮肤，平刺 0.3 ～ 0.5 寸；或用三棱针点刺出血。

督脉穴歌

GV 督脉二九良，起长强止印堂上，脑病为主次分段，急救热病及肛肠。
尾骨之端是长强，骶管裂孔取腰俞，十六阳关平髋量，命门十四三悬枢，
十一椎下脊中藏，十椎中枢九筋缩，七椎之下乃至阳，六灵台五神道穴，
三椎之下身柱藏，陶道一椎之下取，大椎就在一椎上，哑门入发五分处，
风府枕下宛中当，粗隆上缘寻脑户，强间户上寸半量，后顶再上一寸半，
百会七寸宛中央，前顶囟会俱寸五，上星入发一寸量，神庭五分入发际，
素髎鼻尖准头乡，水沟人中沟上取，兑端唇上尖端取，龈交上唇系带藏，
眉头之间印堂穴，督脉背头正中行。

二、任脉及其腧穴

（一）经脉循行

任脉，起于小腹内，下出于会阴部，向前上行于阴毛部，循腹沿前正中线上行，经关元等穴至咽喉，再上行环绕口唇，经面部进入目眶下，联系于目（图 3-87）。

《素问·骨空论》：任脉者，起于中极之下，以上毛际，循腹里，上关元，至咽喉，上颐，循面，入目。

（二）主要病候

疝气、带下、腹中结块等症。

（三）主治概要

1.脏腑病　腹部、胸部相关内脏病。

2.妇科病、前阴病　月经不调，痛经，崩漏，带下，遗精，阳痿，小便不利，遗尿等。

3.颈及面口病　瘿气，梅核气，咽喉肿痛，暴喑，口歪，齿痛等。

4.神志病　癫痫，失眠等。

5.虚证　部分腧穴有强壮作用，主治虚劳、虚脱等证。

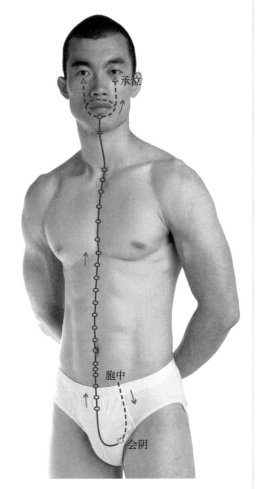

图 3-87　任脉循行示意图

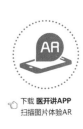

下载 医开讲APP
扫描图片体验AR

（四）本经腧穴（24穴）

1.会阴（Huìyīn，**CV 1**）

【定位】在会阴区，男性在阴囊根部与肛门连线的中点；女性在大阴唇后联合与肛门连线的中点（图3-88）。

【解剖】在海绵体的中央，有会阴浅、深横肌；有会阴动、静脉分支；布有会阴神经的分支。

【主治】①溺水窒息、昏迷、癫狂痫等急危症、神志病；②小便不利、遗尿、遗精、阴痛、阴痒、脱肛、阴挺、痔疮等前后二阴疾患。

【操作】直刺0.5～1寸；孕妇慎用。

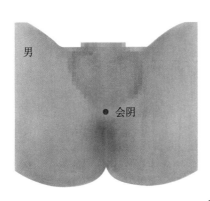

图 3-88

2.曲骨（Qūgǔ，**CV 2**）

【定位】在下腹部，耻骨联合上缘，前正中线上（图3-89）。

【解剖】在腹白线上，有腹壁下动脉及闭孔动脉的分支；布有髂腹下神经的分支。

【主治】①小便不利、遗尿等前阴病；②遗精、阳痿、阴囊湿痒等男科病；③月经不调、痛经、赤白带下等妇科病。

【操作】直刺 1 ～ 1.5 寸，需排尿后进行针刺；孕妇慎用。

3. 中极 *（Zhōngjí，CV 3） 膀胱之募穴

【定位】在下腹部，脐中下 4 寸，前正中线上（图 3-89）。

【解剖】在腹白线上，有腹壁浅动、静脉分支和腹壁下动、静脉分支；布有髂腹下神经的前皮支；深部为乙状结肠。

【主治】①遗尿、小便不利、癃闭等前阴病；②遗精、阳痿、不育等男科病证；③月经不调、崩漏、阴挺、阴痒、不孕、产后恶露不尽、带下等妇科病。

【操作】直刺 1 ～ 1.5 寸，需排尿后进行针刺；孕妇慎用。

4. 关元 *（Guānyuán，CV 4） 小肠之募穴

【定位】在下腹部，脐中下 3 寸，前正中线上（图 3-89）。

【解剖】在腹白线上，有腹壁浅动、静脉分支和腹壁下动、静脉分支；布有第 12 肋间神经前皮支的内侧支；深部为小肠。

【主治】①中风脱证、虚劳冷惫、羸瘦无力等元气虚损病证；②少腹疼痛，疝气；③腹泻、痢疾、脱肛、便血等肠腑病证；④五淋、尿血、尿闭、尿频等前阴

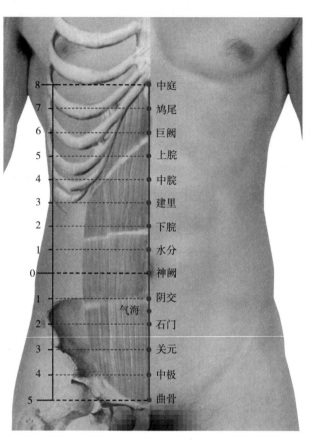

图 3-89

病；⑤遗精、阳痿、早泄、白浊等男科病；⑥月经不调、痛经、闭经、崩漏、带下、阴挺、恶露不尽、胞衣不下等妇科病；⑦保健灸常用穴。

【操作】直刺 1 ～ 1.5 寸，需排尿后进行针刺；多用灸法。孕妇慎用。

5. 石门（Shímén，CV 5） 三焦之募穴

【定位】在下腹部，脐中下 2 寸，前正中线上（图 3-89）。

【解剖】在腹白线上，有腹壁浅动、静脉分支和腹壁下动、静脉分支；布有第 11 肋间神经前皮支的内侧支；深部为小肠。

【主治】①腹胀、腹泻、痢疾、绕脐疼痛等肠腑病证；②奔豚气，疝气；③水肿，小便不利；④遗精、阳痿等男科病；⑤闭经、带下、崩漏、产后恶露不尽等妇科病证。

【操作】直刺 1 ～ 1.5 寸；孕妇慎用。

6. 气海 *（Qìhǎi，CV 6）

【定位】在下腹部，脐中下 1.5 寸，前正中线上（图 3-89）。

【解剖】在腹白线上，有腹壁浅动、静脉分支和腹壁下动、静脉分支；布有第 11 肋间神经前皮支的内侧支；深部为小肠。

【主治】①虚脱、形体羸瘦、脏气衰惫、乏力等气虚病证；②水谷不化、绕脐疼痛、腹泻、

痢疾、便秘等肠腑病证；③小便不利、遗尿等前阴病证；④遗精，阳痿；⑤疝气，少腹痛；⑥月经不调、痛经、闭经、崩漏、带下、阴挺、产后恶露不尽、胞衣不下等妇科病；⑦保健灸常用穴。

【操作】直刺 1 ～ 1.5 寸；多用灸法。孕妇慎用。

7. 阴交（Yīnjiāo，**CV 7**）

【定位】在下腹部，脐中下 1 寸，前正中线上（图 3-89）。

【解剖】在腹白线上，有腹壁浅动、静脉分支和腹壁下动、静脉分支；布有第 10 肋间神经前皮支的内侧支；深部为小肠。

【主治】①腹痛，疝气；②水肿，小便不利；③月经不调、崩漏、带下等妇科病证。

【操作】直刺 1 ～ 1.5 寸。孕妇慎用。

8. 神阙 *（Shénquè，**CV 8**）

【定位】在脐区，脐中央（图 3-89）。

【解剖】在脐窝正中；有腹壁下动、静脉；布有第 10 肋间神经前皮支的内侧支；深部为小肠。

【主治】①虚脱、中风脱证等元阳暴脱；②腹痛、腹胀、腹泻、痢疾、便秘、脱肛等肠腑病证；③水肿，小便不利；④保健灸常用穴。

【操作】一般不针，多用艾条灸或艾炷隔盐灸法。

9. 水分（Shuǐfēn，**CV 9**）

【定位】在上腹部，脐中上 1 寸，前正中线上（图 3-89）。

【解剖】在腹白线上，有腹壁下动、静脉；布有第 8、9 肋间神经前皮支的内侧支；深部为小肠。

【主治】①水肿、小便不利等水液输布失常病证；②腹痛、腹泻、反胃吐食等胃肠病证。

【操作】直刺 1 ～ 1.5 寸；水病多用灸法。

10. 下脘 *（Xiàwǎn，**CV 10**）

【定位】在上腹部，脐中上 2 寸，前正中线上（图 3-89）。

【解剖】在腹白线上，有腹壁上、下动、静脉的分支；布有第 8 肋间神经前皮支的内侧支；深部为横结肠。

【主治】①腹痛、腹胀、腹泻、呕吐、完谷不化、小儿疳积等脾胃病证；②痞块。

【操作】直刺 1 ～ 1.5 寸。

11. 建里 *（Jiànlǐ，**CV 11**）

【定位】在上腹部，脐中上 3 寸，前正中线上（图 3-89）。

【解剖】在腹白线上，有腹壁上、下动、静脉的分支；布有第 8 肋间神经前皮支的内侧支；深部为横结肠。

【主治】①胃痛、呕吐、食欲不振、腹胀、腹痛等脾胃病证；②水肿。

【操作】直刺 1 ～ 1.5 寸。

12. 中脘 *（Zhōngwǎn，**CV 12**）　胃之募穴；八会穴之腑会

【定位】在上腹部，脐中上 4 寸，前正中线上（图 3-89）。

【解剖】在腹白线上，有腹壁上动、静脉；布有第 7、8 肋间神经前皮支的内侧支；深部为胃幽门部。

【主治】①胃痛、腹胀、纳呆、呕吐、吞酸、呃逆、小儿疳积等脾胃病证；②黄疸；③癫狂，脏躁。

【操作】直刺 1 ～ 1.5 寸。

13. 上脘 *（Shàngwǎn，CV 13）

【定位】在上腹部，脐中上 5 寸，前正中线上（图 3–89）。

【解剖】在腹白线上，有腹壁上动、静脉分支；布有第 7 肋间神经前皮支的内侧支；深部为肝下缘及胃幽门部。

【主治】①胃痛、呕吐、呃逆、腹胀等胃腑病证；②癫痫。

【操作】直刺 1 ～ 1.5 寸。

14. 巨阙（Jùquè，CV 14） 心之募穴

【定位】在上腹部，脐中上 6 寸，前正中线上（图 3–89）。

【解剖】在腹白线上，有腹壁上动、静脉分支；布有第 7 肋间神经前皮支的内侧支；深部为肝脏。

【主治】①癫狂痫；②胸痛，心悸；③呕吐，吞酸。

【操作】向下斜刺 0.5 ～ 1 寸；不可深刺，以免伤及肝脏。

15. 鸠尾（Jiūwěi，CV 15） 络穴

【定位】在上腹部，剑胸结合下 1 寸，前正中线上（图 3–89）。

【解剖】在腹白线上，腹直肌起始部，有腹壁上动、静脉分支；布有第 6 肋间神经前皮支的内侧支；深部为肝脏。

【主治】①癫狂痫；②胸痛；③腹胀，呃逆。

【操作】向下斜刺 0.5 ～ 1 寸。

16. 中庭（Zhōngtíng，CV 16）

【定位】在上腹部，剑胸结合中点处，前正中线上（图 3–89）。

【解剖】在剑胸结合上；有胸廓内动、静脉的前穿支；布有第 5 肋间神经前皮支的内侧支。

【主治】①胸腹胀满、噎膈、呕吐等胃气上逆病证；②心痛；③梅核气。

【操作】平刺 0.3 ～ 0.5 寸。

17. 膻中 *（Dànzhōng，CV 17） 心包之募穴；八会穴之气会

【定位】在胸部，横平第 4 肋间隙，前正中线上（图 3–90）。

【解剖】在胸骨体上；有胸廓内动、静脉的前穿支；布有第 4 肋间神经前皮支的内侧支。

【主治】①咳嗽、气喘、胸闷、心痛、噎膈、呃逆等胸中气机不畅病证；②产后乳少、乳痈、乳癖等胸乳病证。

【操作】平刺 0.3 ～ 0.5 寸。

18. 玉堂（Yùtáng，CV 18）

【定位】在胸部，横平第 3 肋间隙，前正中线上（图 3–90）。

【解剖】在胸骨体中点；有胸廓内动、静脉的前穿支；布有第 3 肋间神经前皮支的内侧支。

【主治】咳嗽、气喘、胸闷、胸痛、乳房胀痛、呕吐等气机不畅病证。

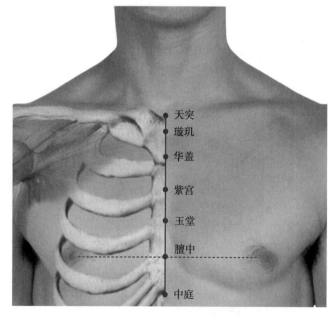

天突
璇玑
华盖
紫宫
玉堂
膻中
中庭

图 3–90

【操作】平刺 0.3 ～ 0.5 寸。

19. 紫宫（Zǐgōng，**CV 19**）

【定位】在胸部，横平第 2 肋间隙，前正中线上（图 3-90）。

【解剖】在胸骨体上；有胸廓内动、静脉的前穿支；布有第 2 肋间神经前皮支的内侧支。

【主治】咳嗽，气喘，胸痛。

【操作】平刺 0.3 ～ 0.5 寸。

20. 华盖（Huágài，**CV 20**）

【定位】在胸部，横平第 1 肋间隙，前正中线上（图 3-90）。

【解剖】在胸骨角上；有胸廓内动、静脉的前穿支；布有第 1 肋间神经前皮支的内侧支。

【主治】咳嗽，气喘，胸痛。

【操作】平刺 0.3 ～ 0.5 寸。

21. 璇玑（Xuánjī，**CV 21**）

【定位】在胸部，胸骨上窝下 1 寸，前正中线上（图 3-90）。

【解剖】在胸骨柄上；有胸廓内动、静脉的前穿支；布有胸锁上神经前支及第 1 肋间神经前皮支的内侧支。

【主治】①咳嗽，气喘，胸痛；②咽喉肿痛；③积食。

【操作】平刺 0.3 ～ 0.5 寸。

22. 天突 *（Tiāntū，**CV 22**）

【定位】在颈前区，胸骨上窝中央，前正中线上（图 3-90）。

【解剖】在胸骨切迹中央，左右胸锁乳突肌之间，深层为胸骨舌骨肌和胸骨甲状肌；皮下有颈静脉弓、甲状腺下动脉分支，深部为气管，向下胸骨柄后方为无名静脉及主动脉弓；布有锁骨上神经前支。

【主治】①咳嗽、哮喘、胸痛、咽喉肿痛、暴喑等肺系病证；②瘿气、梅核气、噎膈等气机不畅病证。

【操作】先直刺 0.2 ～ 0.3 寸，然后将针尖向下，紧靠胸骨柄后方刺入 1 ～ 1.5 寸。必须严格掌握针刺的角度和深度，以防刺伤肺和有关动、静脉。

23. 廉泉 *（Liánquán，**CV 23**）

【定位】在颈前区，喉结上方，舌骨上缘凹陷中，前正中线上（图 3-91）。

【解剖】在舌骨上方，左右颏舌骨肌之间，深部为会厌，下方为喉门，有甲状舌骨肌、舌肌；有颈前浅静脉，甲状腺上动、静脉；布有颈皮神经的分支，深层为舌根，有舌下神经及舌咽神经的分支。

【主治】中风失语、暴喑、吞咽困难、舌缓流涎、舌下肿痛、口舌生疮、喉痹等咽喉口舌病证。

【操作】向舌根斜刺 0.5 ～ 0.8 寸。

24. 承浆 *（Chéngjiāng，**CV 24**）

【定位】在面部，颏唇沟的正中凹陷处（图 3-91）。

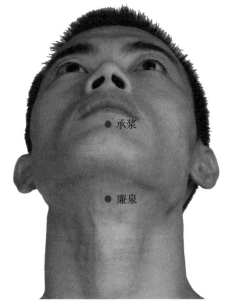

●承浆

●廉泉

图 3-91

【解剖】在口轮匝肌和颏肌之间；有下唇动、静脉分支；布有面神经的下颌支及颏神经分支。

【主治】①口歪、齿龈肿痛、流涎等口部病证；②暴喑；③癫狂。

【操作】斜刺 0.3 ～ 0.5 寸。

任脉穴歌

CV 任脉二四呈，起于会阴承浆停，强壮为主次分段，泌尿生殖作用宏。

会阴两阴中间取，曲骨耻骨联合上，中极关元石门穴，每穴相距一寸均，

气海脐下一寸半，脐下一寸阴交明，肚脐中央名神阙，脐上诸穴一寸匀，

水分下脘与建里，中脘上脘巨阙行，鸠尾歧骨下一寸，中庭剑胸结合中，

膻中正在两乳间，玉堂紫宫华盖重，再上一肋璇玑穴，胸骨上窝天突通，

廉泉颌下舌骨上，承浆唇下宛宛中。

三、冲脉及其交会腧穴

（一）经脉循行

冲脉，起于小腹内，下出于会阴部，向上行于脊柱内；其外行者经气冲与足少阴经交会，沿腹部两侧上行，至胸中而散，继而上达咽喉，环绕口唇（图 3-92）。

（二）主要病候

月经失调、不孕等妇科病证及腹痛里急、气逆上冲等。

（三）交会腧穴

会阴、阴交（任脉），气冲（足阳明胃经），横骨、大赫、气穴、四满、中注、肓俞、商曲、石关、阴都、腹通谷、幽门（足少阴肾经）。

四、带脉及其交会腧穴

（一）经脉循行

带脉，起于季胁部的下面，斜向下行至带脉、五枢、维道穴，横行绕身一周（图 3-93）。

（二）主要病候

月经不调、赤白带下等妇科经带病证，腹满、腹腰拘急疼痛、痿证等。

（三）交会腧穴

带脉、五枢、维道（足少阳胆经）。

下载 医开讲APP
扫描图片体验AR

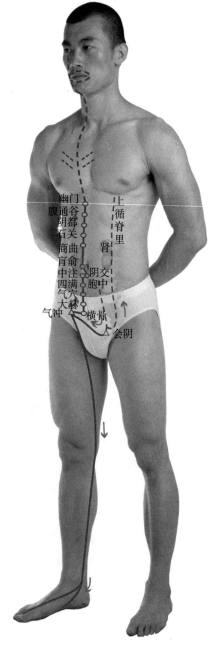

幽门
腹通谷
阴都
石关
商曲
肓俞
中注
四满
气穴
大赫
气冲
横骨
会阴

上循脊里
肾
阴交
胞中

图 3-92　冲脉循行示意图

五、阴维脉及其交会腧穴

（一）经脉循行

阴维脉，起于小腿内侧，沿大腿内侧上行至腹部，与足太阴经相合，过胸部，与任脉会于颈部（图 3-94）。

（二）主要病候

心痛，胃痛，胸腹痛，郁证，胁满等。

（三）交会腧穴

筑宾（足少阴肾经），府舍、大横、腹哀（足太阴脾经），期门（足厥阴肝经），天突、廉泉（任脉）。

六、阳维脉及其交会腧穴

（一）经脉循行

阳维脉，起于足跟外侧，向上经过外踝，沿足少阳经上行至髋关节部，经胁肋后侧，从腋后上肩，至前额，再到项后，合于督脉（图 3-95）。

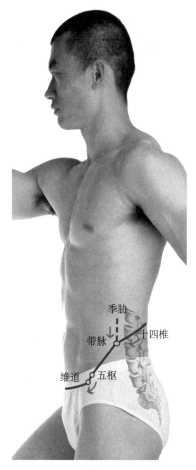

图 3-93 带脉循行示意图

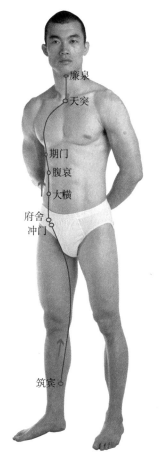

图 3-94 阴维脉循行示意图

下载 医开讲APP
扫描图片体验AR

（二）主要病候

恶寒发热等外感病，头痛、目眩、腰痛等。

（三）交会腧穴

金门（足太阳膀胱经），阳交（足少阳胆经），臑俞（手太阳小肠经），天髎（手少阳三焦经），肩井（足少阳胆经），头维（足阳明胃经），本神、阳白、头临泣、目窗、正营、承灵、脑空、风池（足少阳胆经），风府、哑门（督脉）。

七、阴跷脉及其交会腧穴

（一）经脉循行

阴跷脉，起于足舟骨的后方，上行内踝的上面，沿小腿、大腿的内侧直上，经过阴部，向上沿胸部内侧，进入锁骨上窝，上行人迎的上面，过颧部，至目内眦，与足太阳膀胱经和阳跷脉相会合（图3-96）。

（二）主要病候

多寐、癃闭及肢体筋脉出现阳缓阴急的病证。

（三）交会腧穴

照海、交信（足少阴肾经），睛明（足太阳膀胱经）。

八、阳跷脉及其交会腧穴

（一）经脉循行

阳跷脉，起于足跟外侧，经外踝上行腓骨后缘，沿股部外侧和胁后上肩，过颈部上夹口角，进入目内眦，与阴跷脉相会合，再沿足太阳膀胱经上额，与足少阳经合于风池（图3-97）。

（二）主要病候

目痛、不寐及肢体筋脉出现阴缓阳急的病证。

（三）交会腧穴

申脉、仆参、跗阳（足太阳膀胱经），居髎（足少阳胆经），臑俞（手太阳小肠经），肩髃、巨骨（手阳明大肠经），天髎（手少阳三焦经），地仓、巨髎、承泣（足阳明胃经），睛明（足太阳膀胱经）。

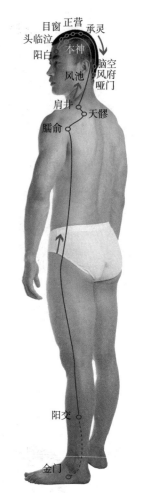

图3-95　阳维脉循行示意图

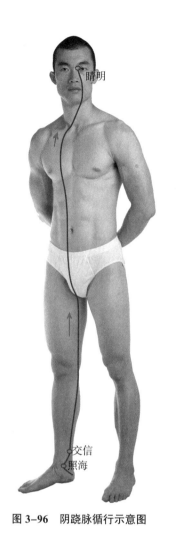

图 3-96　阴跷脉循行示意图

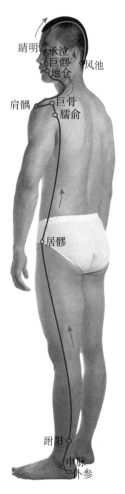

图 3-97　阳跷脉循行示意图

第十四节　十五络脉及其络穴

1. 手太阴络脉——列缺　手太阴肺经的别行络脉，名曰列缺，起于腕关节上方桡骨茎突后的分肉之间，与手太阴本经并行，直入手掌中，散布于大鱼际部。其病变，实证为手腕部桡侧锐骨和掌中发热，虚证为呵欠频作、小便失禁或频数，可取其络穴列缺治疗。穴在距腕 1.5 寸处，别行于手阳明大肠经。

2. 手阳明络脉——偏历　手阳明大肠经的别行络脉，名曰偏历，在腕关节后 3 寸偏历穴处分出，走向手太阴肺经；其支脉向上沿着臂膊，经肩髃穴上行至下颌角处，遍布于齿中；其支脉进入耳中，合于该部所聚的主脉。其病变，实证为龋齿、耳聋，虚证为齿冷、经气闭阻不通畅，可取其络穴偏历治疗。

3. 足阳明络脉——丰隆　足阳明胃经的别行络脉，名曰丰隆，在距离外踝上 8 寸处分出，走向足太阴脾经；其支脉沿着胫骨外缘上行联络头项部，与各经的经气相会合，再向下联络于咽喉部。其病变，气逆则发生喉痹、突然失音，实证为狂癫之疾，虚证为足缓不收、胫部肌肉萎缩，可取其络穴丰隆治疗。

4. 足太阴络脉——公孙　足太阴脾经的别行络脉，名曰公孙，在足大趾本节后 1 寸处分出，走向足阳明胃经；其支脉进入腹腔，联络于肠胃。其病变，气上逆则发生霍乱，实证为腹内绞痛，虚证为臌胀之疾，可取其络穴公孙治疗。

5. 手少阴络脉——通里 手少阴心经的别行络脉，名曰通里，在腕关节后 1 寸处分出上行，沿着手少阴本经入于心中，再向上联系舌根部，会属于目系。其病变，实证为胸中支满阻隔，虚证为不能言语，可取其络穴通里治疗。穴在腕关节后 1 寸，别行于手太阳小肠经。

6. 手太阳络脉——支正 手太阳小肠经的别行络脉，名曰支正，在腕关节后 5 寸处，向内侧注入手少阴心经；其支脉上行经肘部，上络于肩髃穴部。其病变，实证为关节弛缓、肘部痿废不用，虚证为皮肤赘生小疣，可取其络穴支正治疗。

7. 足太阳络脉——飞扬 足太阳膀胱经的别行络脉，名曰飞扬，在外踝上 7 寸处分出，走向足少阴肾经。其病变，实证为鼻塞流涕、头背部疼痛，虚证为鼻流清涕、鼻衄，可取其络穴飞扬治疗。

8. 足少阴络脉——大钟 足少阴肾经的别行络脉，名曰大钟，在内踝后绕行足跟部，走向足太阳膀胱经。其支脉与足少阴本经并行向上而至于心包下，再向外下贯穿腰脊。其病变，气上逆则发生心胸烦闷，实证为二便不通，虚证为腰痛，可取其络穴大钟治疗。

9. 手厥阴络脉——内关 手厥阴心包经的别行络脉，名曰内关，在腕关节后 2 寸处发出于两筋之间，走向手少阳三焦经。它沿着手厥阴本经向上联系于心包，散络于心系。其病变，实证为心痛，虚证为心中烦乱，可取其络穴内关治疗。

10. 手少阳络脉——外关 手少阳三焦经的别行络脉，名曰外关，在腕关节后 2 寸处分出，绕行于肩髃的外侧，上行进入胸中，会合于心包。其病变，实证为肘部拘挛，虚证为肘部弛缓不收，可取其络穴外关治疗。

11. 足少阳络脉——光明 足少阳胆经的别行络脉，名曰光明，在外踝上 5 寸处分出，走向足厥阴肝经，向下联络于足背部。其病变，实证为足胫部厥冷，虚证为足软无力，不能行走、坐而不能起立，可取其络穴光明治疗。

12. 足厥阴络脉——蠡沟 足厥阴肝经的别行络脉，名曰蠡沟，在内踝上 5 寸处分出，走向足少阳胆经；其支脉经过胫部上行至睾丸部，结于阴茎处。其病变，气逆则发生睾丸肿胀、突发疝气，实证为阴茎挺长，虚证为阴部暴痒，可取其络穴蠡沟治疗。

13. 督脉之络——长强 督脉的别行络脉，名曰长强，夹脊上行至项部，散布于头上；再向下到两肩胛之间，分左右别行于足太阳膀胱经，深入贯穿于脊膂中。其病变，实证为脊柱强直，虚证为头重、旋摇不定，此皆督脉的别络之过，可取其络穴长强治疗。

14. 任脉之络——鸠尾 任脉的别行络脉，名曰鸠尾，从鸠尾向下，散布于腹部。其病变，实证为腹部皮肤疼痛，虚证为腹部皮肤瘙痒，可取其络穴鸠尾治疗。

15. 脾之大络——大包 脾的大络，名曰大包，在渊腋下 3 寸处发出，散布于胸胁部。其病变，实证为一身尽痛，虚证为周身肌肉关节松弛无力，此络脉像网络一样包络周身，如现血瘀，可取其络穴大包治疗。

第十五节 常用经外奇穴

一、头颈部穴

1. 四神聪 *（Sìshéncōng，EX-HN1）
【定位】在头部，百会前后左右各旁开 1 寸，共 4 穴（图 3-98）。

【解剖】在帽状腱膜中；有枕动脉、颞浅动脉、额动脉的吻合网分布；有枕大神经、滑车上神经、耳颞神经分布。

【主治】①头痛，眩晕；②失眠、健忘、癫痫等神志病；③目疾。

【操作】平刺 0.5 ～ 0.8 寸。

2. 鱼腰（Yúyāo，**EX–HN4**）

【定位】在头部，瞳孔直上，眉毛中（图 3–99）。

【解剖】在眼轮匝肌中；浅层有眶上神经分布，深层有面神经颞支和额动脉分布。

【主治】眉棱骨痛、眼睑眴动、眼睑下垂、目赤肿痛、目翳、口眼歪斜等。

【操作】平刺 0.3 ～ 0.5 寸。

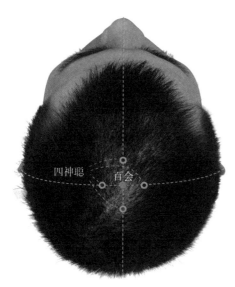

图 3–98

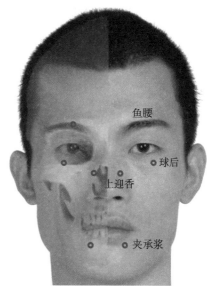

图 3–99

3. 太阳 *（Tàiyáng，**EX–HN5**）

【定位】在头部，当眉梢与目外眦之间，向后约一横指的凹陷中（图 3–100）。

【解剖】在颞筋膜及颞肌中；浅层有上颌神经颧颞支和颞浅动脉分布，深层有下颌神经肌支和颞浅动脉肌支分布。

【主治】①头痛；②目疾；③面瘫。

【操作】直刺或斜刺 0.3 ～ 0.5 寸；或点刺出血。

4. 耳尖（Ěrjiān，**EX–HN6**）

【定位】在耳区，在外耳轮的最高点（图 3–100）。

【解剖】在耳郭软骨部；浅层有颞浅动、静脉的耳前支，耳后动、静脉的耳后支，耳颞神经耳前支；深层有枕小神经后支和面神经耳支。

【主治】①目疾；②头痛；③咽喉肿痛。

【操作】直刺 0.1 ～ 0.2 寸。

5. 球后 *（Qiúhòu，**EX–HN7**）

【定位】在面部，眶下缘外 1/4 与内 3/4 交界处（图 3–99）。

【解剖】在眼轮匝肌中，深部为眼肌。浅层有上颌

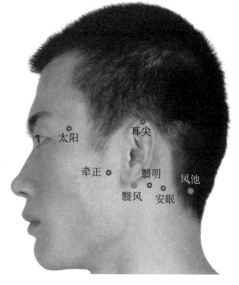

图 3–100

神经颧颞支和眶下神经分布；深层有面神经颧支和颞浅动脉肌支分布；进入眶内可刺及眶下神经干、下直肌、下斜肌和眶脂体，有眼神经和动眼神经分布。

【主治】目疾。

【操作】轻推眼球向上，向眶下缘缓慢直刺 0.5 ～ 1.5 寸，不提插。

6. 上迎香（Shàngyíngxiāng，**EX-HN8**）

【定位】在面部，鼻翼软骨与鼻甲的交界处，近鼻唇沟上端处（图 3-99）。

【解剖】在鼻肌、鼻翼软骨部。浅层有眶下神经和滑车下神经分布；深层有面神经颊支和面动脉分支分布。

【主治】鼻渊，鼻部疮疖。

【操作】向内上方平刺 0.3 ～ 0.5 寸。

7. 金津、玉液 *（Jīnjīn、Yùyè，**EX-HN12、EX-HN13**）

【定位】在口腔内，舌下系带的静脉上。左侧为金津，右侧为玉液（图 3-101）。

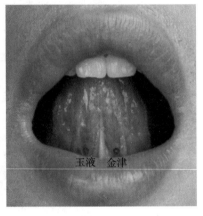

【解剖】布有下颌神经的颌神经，舌下神经和面神经鼓索的神经纤维及舌动脉的分支舌深动脉，舌静脉的属支舌深静脉。

【主治】①舌强，舌肿，口疮，喉痹，失语；②消渴，呕吐，腹泻。

【操作】点刺出血。

玉液　金津

图 3-101

8. 夹承浆 *（Jiáchéngjiāng）

【定位】在面部，承浆穴左右各旁开 1 寸（图 3-99）。

【解剖】在口轮匝肌中。浅层有颏神经分布；深层有面神经下颌缘支和下唇动脉分布。

【主治】口歪，齿龈肿痛。

【操作】斜刺或平刺 0.3 ～ 0.5 寸。

9. 牵正 *（Qiānzhèng）

【定位】在面部，耳垂前 0.5 ～ 1 寸的压痛处（图 3-100）。

【解剖】在咬肌中。浅层有耳大神经分布；深层有面神经颊支、下颌神经咬肌支和咬肌动脉分布。

【主治】口歪，口疮。

【操作】向前斜刺 0.5 ～ 0.8 寸。

10. 翳明 *（Yìmíng，**EX-HN14**）

【定位】在颈部，翳风后 1 寸（图 3-100）。

【解剖】在胸锁乳突肌上。穴区浅层有耳大神经和枕小神经分布；深层有副神经、颈神经后支和耳后动脉分布；再深层有迷走神经干、副神经干和颈内动、静脉经过。

【主治】①头痛，眩晕，失眠；②目疾，耳鸣。

【操作】直刺 0.5 ～ 1 寸；可灸。

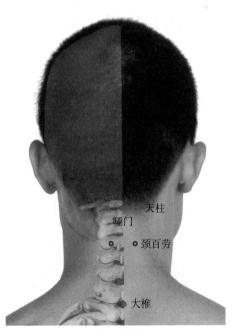

天柱
哑门
颈百劳
大椎

图 3-102

11. 颈百劳（Jǐngbǎiláo，EX-HN15）

【定位】在颈部，第 7 颈椎棘突直上 2 寸，后正中线旁开 1 寸（图 3-102）。

【解剖】浅层布有第 4、第 5 颈神经后支的皮支；深层有第 4、第 5 颈神经后支的分支。

【主治】① 颈项强痛；②咳嗽，气喘，骨蒸潮热，盗汗，自汗；③瘰疬。

【操作】直刺 0.5 ～ 1 寸。

12. 安眠 *（Ānmián）

【定位】在项部，在翳风穴与风池穴连线之中点处（图 3-100）。

【解剖】同翳明。

【主治】①失眠，头痛，眩晕；②心悸；③癫狂。

【操作】直刺 0.8 ～ 1.2 寸。

二、胸腹部穴

1. 子宫 *（Zǐgōng，EX-CA1）

【定位】在下腹部，脐中下 4 寸，前正中线旁开 3 寸（图 3-103）。

【解剖】在腹内、外斜肌中。穴区浅层有髂腹下神经和腹壁浅动脉分布；深层有髂腹股沟神经的肌支和腹壁下动脉分布；再深层可进入腹腔刺及小肠。

【主治】阴挺、月经不调、痛经、崩漏、不孕等妇科病。

【操作】直刺 0.8 ～ 1.2 寸。

2. 三角灸 *（Sānjiǎojiǔ）

【定位】在下腹部，以患者两口角之间的长度为一边，做等边三角形，将顶角置于患者脐心，底边呈水平线，两底角处取穴（图 3-103）。

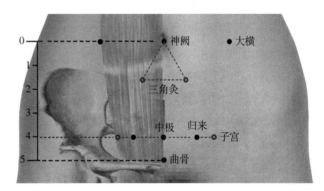

图 3-103

【解剖】在腹直肌中，穴区有腹壁下动、静脉和第 10、11 肋间神经分布。

【主治】疝气，腹痛。

【操作】艾炷灸 5 ～ 7 壮。

三、背部穴

1. 定喘 *（Dìngchuǎn，EX-B1）

【定位】在脊柱区，横平第 7 颈椎棘突下，后正中线旁开 0.5 寸（图 3-104）。

【解剖】在斜方肌、菱形肌、上后锯肌、头夹肌、头半棘肌中。穴区浅层有颈神经后支的皮支分布；深层有颈神经后支的肌支、副神经和颈横动脉、颈深动脉分布。

【主治】①哮喘，咳嗽；②肩背痛，落枕。

【操作】直刺 0.5 ～ 0.8 寸。

2. 夹脊 *（Jiájǐ，EX-B2）

【定位】在脊柱区，第 1 胸椎至第 5 腰椎棘突下两侧，后正中线旁开 0.5 寸，一侧 17 穴（图 3-104）。

【解剖】在背肌浅层（斜方肌、菱形肌、胸腰筋膜、后锯肌）及背肌深层（竖脊肌）中。穴区浅层有胸或腰神经后支的皮支分布；深层有胸或腰神经后支和肋间后动脉、腰动脉分布。

【主治】适应范围较广，其中上胸部的穴位治疗心肺、上肢疾病；下胸部的穴位治疗脾胃肝胆疾病；腰部的穴位治疗肾病、腰腹及下肢疾病。

【操作】根据部位的不同直刺 0.3～1 寸，或用梅花针叩刺。

3. 胃脘下俞 *（Wèiwǎnxiàshū，EX-B3）

【定位】在脊柱区，横平第 8 胸椎棘突下，后正中线旁开 1.5 寸（图 3-104）。

【解剖】在斜方肌、背阔肌中。穴区浅层有第 8 胸神经后支的皮支分布；深层有第 8 胸神经后支的肌支和肋间后动脉分布。

【主治】①胃痛，腹痛，胸胁痛；②消渴。

【操作】斜刺 0.3～0.8 寸。

4. 痞根（Pǐgēn，EX-B4）

【定位】在腰区，横平第 1 腰椎棘突下，后正中线旁开 3.5 寸（图 3-104）。

【解剖】浅层主要布有第 12 胸神经后支的外侧支和伴行的动、静脉；深层有第 12 胸神经后支的肌支。

【主治】痞块，癥瘕，疝气，腰痛。

【操作】直刺 0.5～1 寸。

5. 腰眼 *（Yāoyǎn，EX-B7）

【定位】在腰区，横平第 4 腰椎棘突下，后正中线旁开约 3.5 寸凹陷中（图 3-104）。

【解剖】在背阔肌、腰方肌中。穴区浅层有第 3 腰神经后支的皮支分布；深层有第 4 腰神经后支的肌支和腰动脉分布。

【主治】①腰痛；②月经不调，带下；③虚劳。

【操作】直刺 1～1.5 寸。

6. 十七椎（Shíqīzhuī，EX-B8）

【定位】在腰区，第 5 腰椎棘突下凹陷中（图 3-104）。

【解剖】在棘上韧带、棘间韧带中。穴区浅层有第 5 腰神经后支的皮支分布；深层有第 5 腰神经后支的肌支和腰动脉分布。

【主治】①腰腿痛，下肢痿痹；②崩漏，痛经，月经不调；③小便不利。

【操作】直刺 0.5～1 寸。

7. 腰奇（Yāoqí，EX-B9）

【定位】在骶区，尾骨端直上 2 寸，骶角之间凹陷中（图 3-104）。

【解剖】在棘上韧带中。穴区浅层有臀中皮神经分布；深层有骶神经后支和骶中动脉分布；再深可进入骶管裂孔。

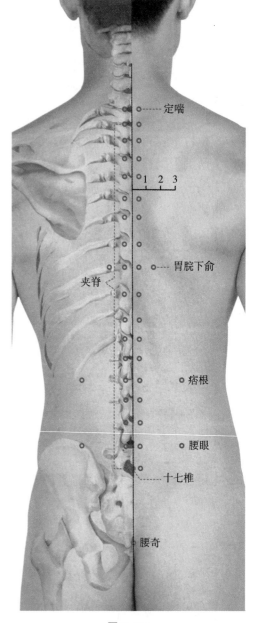

图 3-104

【主治】①癫痫；②头痛，失眠；③便秘。

【操作】向上平刺 1 ～ 1.5 寸。

四、上肢部穴

1. 肩前 *（Jiānqián）

【定位】在肩前区，正坐垂肩，腋前皱襞顶端与肩髃连线的中点（图 3-105）。

【解剖】在三角肌中。穴区浅层有锁骨上神经外侧支分布；深层有腋神经、肌皮神经和胸肩峰动脉分布。

【主治】肩臂痛，臂不能举。

【操作】直刺 1 ～ 1.5 寸。

2. 肘尖（Zhǒujiān，EX-UE1）

【定位】在肘后区，尺骨鹰嘴的尖端（图 3-106）。

【解剖】有前臂背侧皮神经和肘关节动脉网分布。

【主治】①瘰疬；②痈疽；③肠痈。

【操作】艾炷灸 7 ～ 15 壮。

3. 二白 *（Èrbái，EX-UE2）

【定位】在前臂前区，腕掌侧远端横纹上 4 寸，桡侧腕屈肌腱的两侧，一肢 2 穴（图 3-107）。

【解剖】在指浅屈肌、拇长屈肌（桡侧穴）和指深屈肌（尺侧穴）中。穴区浅层有前臂内、外侧皮神经分布；深层有桡动脉干、桡神经浅支（桡侧穴）和正中神经（尺侧穴）经过，并有正中神经肌支和骨间前动脉分布。

【主治】①痔疾，脱肛；②前臂痛，胸胁痛。

【操作】直刺 0.5 ～ 0.8 寸。

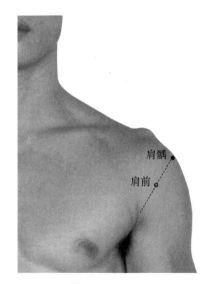

图 3-105

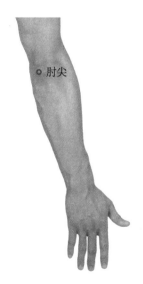

图 3-106

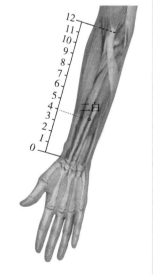

图 3-107

4. 中魁（Zhōngkuí，EX-UE4）

【定位】在手指，中指背面，近侧指间关节的中点处（图 3-108）。

【解剖】有桡、尺神经的指背神经和指背动脉分布。

【主治】噎膈、呕吐、食欲不振、呃逆等脾胃病证。

【操作】直刺 0.2 ～ 0.3 寸。

5. 大骨空（Dàgǔkōng，EX-UE5）

【定位】在手指，拇指背面，指间关节的中点处（图 3-108）。

【解剖】分布有桡神经的指背神经，指背动脉和指背静脉。

【主治】①目痛，迎风流泪，目翳；②吐泻；③衄血。

【操作】灸。

6. 小骨空（Xiǎogǔkōng，EX-UE6）

【定位】在手指，小指背面，近侧指间关节的中点处（图 3-108）。

【解剖】分布有指背动、静脉的分支及属支和尺神经的指背神经的分支。

【主治】①目痛，迎风流泪，目翳；②指关节痛。

【操作】灸。

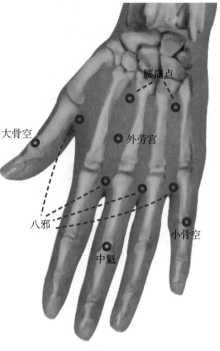

图 3-108

7. 腰痛点 *（Yāotòngdiǎn，EX-UE7）

【定位】在手背，第 2、3 掌骨及第 4、5 掌骨之间，腕背侧横纹远端与掌指关节中点处，手 2 穴（图 3-108）。

【解剖】在桡侧腕短伸肌腱（桡侧穴）和小指伸肌腱（尺侧穴）中。穴区浅层有桡神经浅支的手背支（桡侧穴）和尺神经手背支（尺侧穴）分布；深层有桡神经肌支和掌背动脉分布。

【主治】急性腰扭伤。

【操作】由两侧向掌中斜刺 0.5 ～ 0.8 寸。

8. 外劳宫 *（Wàiláogōng，EX-UE8）

【定位】在手背，第 2、3 掌骨间，掌指关节后 0.5 寸（指寸）凹陷中（图 3-108）。

【解剖】在第 2 骨间背侧肌中，穴区有桡神经浅支的指背神经、手背静脉网和掌背动脉。

【主治】①落枕；②手臂肿痛；③脐风。

【操作】直刺 0.5 ～ 0.8 寸。

9. 八邪 *（Bāxié，EX-UE9）

【定位】在手背，第 1 ～ 5 指间，指蹼缘后方赤白肉际处，左右共 8 穴（图 3-108）。

【解剖】在拇收肌（八邪 1）和骨间肌（八邪 2、3、4）中。穴区浅层有桡神经浅支的手背支、尺神经手背支和手背静脉网分布；深层有尺神经肌支和掌背动脉分布。

【主治】①手背肿痛，手指麻木；②烦热；③目痛；④毒蛇咬伤。

【操作】斜刺 0.5 ～ 0.8 寸；或点刺出血。

10. 四缝 *（Sìfèng，EX-UE10）

【定位】在手指，第 2 ～ 5 指掌面的近侧指间关节横纹的中央，一手 4 穴（图 3-109）。

【解剖】在指深屈肌腱中。穴区浅层有掌侧固有神经和指掌侧固有动脉分布；深层有正中神经肌支（桡侧两个半手指）和尺神经肌支（尺侧一个半手指）分布。

【主治】①小儿疳积；②百日咳。

【操作】点刺出血或挤出少许黄色透明黏液。

11. 十宣 *（Shíxuān，EX-UE11）

【定位】在手指，十指尖端，距指甲游离缘 0.1 寸（指寸），左右共 10 穴（图 3-109）。

【解剖】有指掌侧固有神经（桡侧 3 个半手指由正中神经发出，尺侧 1 个半手指由尺神经发出）和掌侧固有动脉分布。

【主治】①昏迷；②癫痫；③高热，咽喉肿痛；④手指麻木。

【操作】浅刺 0.1 ～ 0.2 寸；或点刺出血。

五、下肢部穴

1. 鹤顶 *（Hèdǐng，EX-LE2）

【定位】在膝前区，髌底中点的上方凹陷中（图 3-110）。

【解剖】在股四头肌腱中，穴区浅层有股神经前皮支分布；深层有股神经肌支和膝关节动脉网分布。

【主治】膝痛，足胫无力，下肢瘫痪。

【操作】直刺 0.8 ～ 1 寸。

2. 百虫窝 *（Bǎichóngwō，EX-LE3）

【定位】在股前区，髌底内侧端上 3 寸（图 3-110）。

【解剖】在股内侧肌中。穴区浅层有股神经前皮支分布；深层有股神经肌支和股动脉分布。

【主治】①虫积；②风湿痒疹，下部生疮。

【操作】直刺 1.5 ～ 2 寸。

3. 内膝眼 *（Nèixīyǎn，EX-LE4）

【定位】在膝部，髌韧带内侧凹陷处的中央（图 3-111）。

【解剖】浅层有隐神经和股神经前皮支分布；深层有股神经关节支和膝关节动脉网分布。

【主治】①膝痛，腿痛；②脚气。

【操作】向膝中斜刺 0.5 ～ 1 寸，或透刺犊鼻。

4. 胆囊 *（Dǎnnáng，EX-LE6）

【定位】在小腿外侧，腓骨小头直下 2 寸（图 3-112）。

【解剖】在腓骨长肌中。穴区浅层有腓肠外侧皮神经分布；深层有腓深神经干和胫前动、静脉经过，并有腓浅神经肌支和胫前动脉分布。

【主治】①胆囊炎，胆石症，胆道蛔虫症，胆绞痛；②下肢痿痹。

【操作】直刺 1 ～ 2 寸。

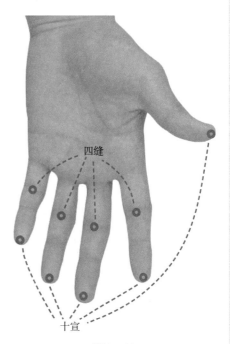

图 3-109

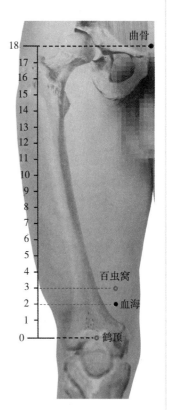

图 3-110

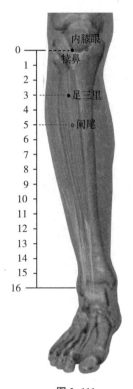

图 3-111

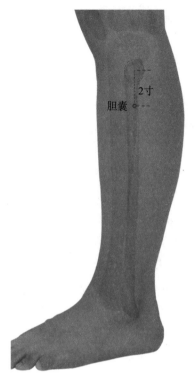

图 3-112

5. 阑尾 *（Lánwěi，EX-LE7）

【定位】在小腿外侧，髌韧带外侧凹陷下 5 寸，胫骨前嵴外一横指（中指）（图 3-111）。

【解剖】在胫骨前肌、小腿骨间膜、胫骨后肌中。穴区浅层有腓肠外侧皮神经分布；深层有腓深神经干和胫前动、静脉经过，并有腓深神经肌支、胫神经肌支和胫前动脉分布。

【主治】①阑尾炎，消化不良；②下肢痿痹。

【操作】直刺 1.5 ～ 2 寸。

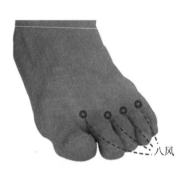

图 3-113

6. 八风 *（Bāfēng，EX-LE10）

【定位】在足背，第 1 ～ 5 趾间，趾蹼缘后方赤白肉际处，左右共 8 穴（图 3-113）。

【解剖】有趾背神经（八风 1 为腓深神经终末支，八风 2、3、4 为腓浅神经终末支）和趾背动脉分布。

【主治】①足跗肿痛，趾痛；②毒蛇咬伤；③脚气。

【操作】斜刺 0.5 ～ 0.8 寸；或点刺出血。

7. 独阴（Dúyīn，EX-LE11）

【定位】在足底，第 2 趾的跖侧远端趾间关节的中点（图 3-114）。

【解剖】布有趾足底固有神经，趾底固有动、静脉的分支或属支。

【主治】①胞衣不下，月经不调，疝气；②胸胁痛，卒心痛，呕吐。

【操作】直刺 0.1 ～ 0.2 寸。孕妇禁用。

图 3-114

中篇
刺灸方法

刺灸法包括刺法和灸法。刺法，古称"砭刺"，是由砭石刺病发展而来，后来又称"针法"，现代则指使用不同的针具，通过一定的手法或方式刺激机体的一定部位，以激发经络气血、调节脏腑功能从而防治疾病的方法。灸法，古称"灸焫"，又称"艾灸"，是指用采用艾绒等材料为主烧灼、熏熨人体体表一定部位或腧穴以防治疾病的方法。广义的灸法还包括药物穴位敷贴疗法。本章主要介绍常用的针灸器具、体位、治疗量与注意事项。

第一节　常用针灸器具

针灸器具是针灸临床必备的治疗工具。目前针灸临床使用的针灸器具品种较多、类型不一，大体上可分为传统针灸器具和现代针灸仪器两大类。传统针灸器具是针灸临床最基本的治疗工具，历史悠久，运用广泛，作用独特，疗效显著。现代针灸仪器是传统针灸与现代科技相结合的产物，设计合理，操作规范，定性定量，安全有效。传统针灸器具和现代针灸仪器在针灸临床上常配合使用，充分发挥各自的优势。

一、传统针灸器具

1. 针刺用具　简称"针具"。《灵枢·九针十二原》记载了九种不同形状和用途的金属针具，包括镵针、圆针、𬭤针、锋针、铍针、圆利针、毫针、长针、大针，称为"九针"（图4-1）。现代针灸临床常用针具由古代九针发展而来，品种多样，规格齐全，以满足临床需要。现代常用针具多采用不锈钢制作而成，光滑亮洁，坚韧耐用，不仅可减轻针刺时患者的疼痛感，而且安全可靠，便于手法操作，有利于提高疗效。

毫针是针灸临床最常用的针具。现代制作的毫针细长尖锐，规格多样，适用于全身各部腧穴，其针刺手法丰富精巧，作用广泛，可用于治疗内、外、妇、儿等各科病证。芒针由九针中"长针"发展而来，针身长度在5寸以上，可用于深刺或透刺，善治深邪远痹。三棱针由九针中"锋针"改制而来，因其针身较粗、针尖锋利，常作为刺络放血的工具。火针由九针中"大针"衍化而来，有单头火针和三头火针之分，烧针加热后点刺，适用于寒痹、虚寒性胃肠病证和某些外科、皮肤科病证。铍针如刀，可用于切割皮肤肌肉，多用于排脓以治疗痈肿。在九针基础上，后人又发明了皮肤针、皮内针、针刀等针具，丰富了针刺方法。在临床实践中，可根据不同病证和刺法的需要，选择使用不同针具。

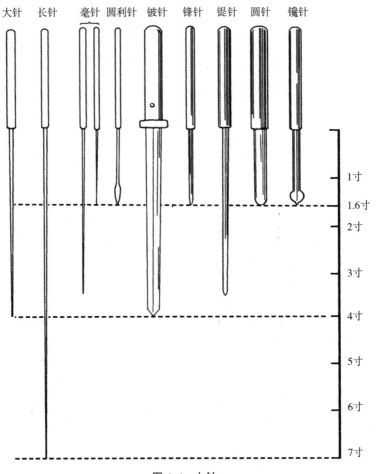

大针　长针　毫针　圆利针　铍针　锋针　锃针　圆针　镵针

1寸
1.6寸
2寸
3寸
4寸
5寸
6寸
7寸

图 4-1　九针

2. 灸材与灸具　施灸材料较多，以艾叶制成的艾绒最为常用。艾为多年生草本植物，以叶入药，全国均有生长，以湖北蕲州产者为佳，故有"蕲艾"之称。《名医别录》载："艾叶味苦，微温，无毒，主灸百病。"将干燥的艾叶捣制后除去杂质，制成纯净细软的艾绒，晒干贮藏备用，以陈久者为好。艾绒具有易于燃烧、热力温和持久、穿透力强等特点，其温通散寒作用明显。

临床使用最广泛的施灸用具是艾炷和艾条（又称艾卷）。艾炷和艾条均由艾绒制作而成。在传统灸法中，还有一些材料常用于施灸，如用于灯火灸的灯心草，用于天灸的白芥子、细辛、大蒜、斑蝥等具有刺激性的药物。古代还制作了灸罩、灸盏等施灸工具，后世改进为温灸筒、温灸盒、熏灸器等。这些灸具具有灸火集中、温热持久、较少烟尘、舒适安全、节省人力的优点，故为针灸临床所常用。

3. 拔罐用具　拔罐是针灸临床常用治疗方法之一。传统罐具选材不一，有陶罐、竹罐、金属罐、玻璃罐等。目前临床上使用最广泛的罐具是竹罐和玻璃罐。

二、现代针灸仪器

1. 电针仪　一般将可输出脉冲电流并能满足针刺治疗要求的电子仪器，称为电针仪。电针仪由主机、电极线、电源适配器等部分组成。电针仪的种类很多，主要有交流、直流可调电针仪，脉动感应电针仪，音频振荡电针仪，晶体管电针仪等。目前临床上使用的电针仪大多为集成电路仪器，并引入单片机等微计算机技术，交、直流电两用，具有安全、省电、耐震、体积小、便携、无噪声、易调节、性能稳定、刺激量大等特点。电针仪是在针刺基础上使用，可发挥针刺和电刺激双重作用，有较好治疗效果，故为现代针灸临床所常用。

2. 灸疗仪　临床常用的灸疗仪有电热艾灸仪、电热温灸仪、光灸仪等。电热艾灸仪大多采用电加热艾绒等灸材的方式，温熨熏灼经络腧穴以治疗疾病。电热艾灸仪中有一种电热喷灸仪，利用加热特制的艾药饼所产生的热气流，作用于一定的腧穴部位，以达到治疗目的。电热温灸仪大多采用稀土等电发热材料，通电后产生可控的温度，通过电热灸头给予一定的温热刺激，作用于经络腧穴以治疗疾病。光灸仪是利用红外线、远红外线或激光产生的热量照射经络腧穴，形成温热或光电效应以起到治疗疾病的作用。

3. 拔罐仪　利用现代科技研制的拔罐仪大体可分为两类：一类是单纯的抽气罐，另一类是多功能拔罐仪。抽气罐是通过一定的抽气技术，在罐与人体体表部位形成一定负压的罐具。抽气罐的优点是负压可控，使用安全。多功能拔罐仪是一类同时具有负压和磁、热等物理刺激作用的拔罐仪器。这类拔罐仪利用电动机真空泵抽吸罐内空气，可准确调控罐内负压，且罐底装置有稀土发热材料，通电后可产生一定强度的磁场和温热刺激，以发挥综合性治疗作用。

此外，临床上较为常用的现代针灸仪器还有特定波谱治疗仪（TDP）、电磁疗机、激光针灸仪、微波针灸仪、导平仪等。

第二节　常用针灸体位

针灸施术时，需要患者采取一定的受术体位。医者需了解针灸体位的意义，熟悉针灸体位的选择，并要求患者积极配合，按规定程序完成施术治疗。

一、针灸体位的意义

适宜体位的选用，对于正确定位取穴、方便针灸施术、持久留针以及防止晕针、滞针、弯针、折针等意外情况的发生，都具有重要的意义。诚如《备急千金要方·灸例》所言："凡点灸法，皆须平直，四肢无使倾侧，灸时孔穴不正，无益于事，徒破好肉耳。若坐点则坐灸之，卧点则卧灸之，立点则立灸之，反此亦不得其穴矣。"体位选择不当，不仅难以确定腧穴的准确位置，而且使患者难以较长时间保持原位，若移动体位易致弯针、滞针、折针、灼伤等针灸意外的发生。

二、针灸体位的选择

患者体位的选择，应以既有利于腧穴的正确定位，又便于针灸操作和较长时间留针而患者不致疲劳为原则。临床上针灸的常用体位主要有以下 6 种，当正确选用。

1. 仰卧位　平躺在治疗床上，头、面、胸、腹朝上，四肢自然伸直平放。适宜于取头、面、胸、腹部腧穴和四肢部分腧穴时选用。

2. 侧卧位　侧卧于治疗床上，四肢可自然屈曲。适宜于取身体侧面少阳经腧穴和上、下肢部分腧穴时选用。

3. 俯卧位　俯卧于治疗床上，头、面、胸、腹朝下，上肢可做环抱状置于下颌或额头下，下肢自然平伸。适宜于取头、项、脊背、腰骶部腧穴和下肢后侧及上肢部分腧穴时选用。

4. 仰靠坐位　背靠坐在治疗椅上，头仰起靠于椅背。适宜于取前头、颜面和颈前等部位腧穴时选用。

5. 俯伏坐位　伏坐在治疗椅上，头自然俯伏于椅背。适宜于取后头和项、背部的腧穴时选用。

6. 侧伏坐位 坐在治疗椅上，头侧伏于治疗床或椅背上，同侧上肢当放在头部下。适宜于取侧头部、面颊及耳前后部位腧穴时选用。

除上述常用体位外，临床上也可根据某些腧穴的取穴及特殊针刺要求而选取其他的体位。同一患者同次治疗，应尽可能选用一种体位。如因治疗要求和某些腧穴定位的特点而必须采用不同体位时，可根据患者的体质、病情等具体情况灵活掌握。对初诊、精神紧张或年老、体弱、病重的患者，宜采取卧位，以防患者感到疲劳甚至发生晕针现象。

第三节 常规针灸治疗量

针灸治疗量概指治疗过程中针灸作用量的总合。适度的针灸治疗量是提高针灸疗效、保证针灸安全的关键因素。古代医家通过长期的医疗实践，总结出大量与针灸治疗量有关的知识和经验，对针灸临床具有重要指导意义。现代针灸研究表明，针灸量效之间存在一定相关性。针灸治疗量涉及的学术领域宽泛，临床上需考虑的因素较为复杂。本节主要介绍针灸治疗量的形成要素及其与疗效的关系、常规针灸治疗量的确定等基本知识。

一、针刺治疗量的形成要素

针刺治疗量的形成由针刺技术和腧穴的共同作用所决定。针刺刺激是针刺取得疗效的前提。针刺刺激量与疗效关系密切，是针刺治疗量的主要部分。腧穴是针刺发挥治疗作用的关键。只有针刺腧穴，才能形成针刺治疗量。研究针刺治疗量，既要重点探讨针刺刺激量与疗效的关系，也要全面考虑形成针刺治疗量的综合因素。针刺治疗量的形成要素主要有：

1. 取穴多少 在处方配穴正确的前提下，取穴越多，针刺刺激就越大，针刺作用量相应越大；反之，取穴越少，针刺刺激就越小，针刺作用量相应越小。一般而言，对慢性疾病、复杂性疾病、全身性疾病等，取穴较多；对急性病证、单纯性病证、局部病证等，取穴较少。临床上，取穴多少依病情和患者耐受程度而定，一般要求取穴少而精。如《针灸大成》强调取穴须得要领，"故不得其要，虽取穴之多，亦无以济人"。

2. 针具粗细 针具直径的大小与针刺刺激量相关，不同粗细的针具对不同的病证有不同的治疗效果。古代医家创制"九针"，就已考虑到这一因素。《灵枢·九针十二原》指出："针各有所宜，各不同形，各任其所为。""圆利针者，大如氂，且圆且锐，中身微大，以取暴气。毫针者，尖如蚊虻喙，静以徐往，微以久留之而养，以取痛痹。"一般而言，粗针刺激量大，泻邪作用较强；细针刺激量小，补虚较为适宜。

3. 针刺深浅 针刺深度是针灸临床关注的重要因素，除从安全角度考虑外，这一因素亦与疗效相关。临床实践表明，治疗不同病证需针刺不同深度。《素问·刺要论》指出："病有浮沉，刺有浅深，各至其理，无过其道。"一般而言，深刺刺激强度大，适用于筋骨深部病证；浅刺刺激强度小，适用于皮脉浅表病证。

4. 手法轻重 针刺手法是提高针刺疗效的重要因素。在实际运用时，针刺手法有补泻之分，也有轻重之分。针刺手法的轻重，主要是针对刺激强度而言。临床实践中，可通过针感的强弱来判断轻、中、重三种强度不同的刺激量。轻者，针下感应柔和；中者，针下感应明显；重者，针下感应强烈。医者往往以捻转、提插针体的频率、幅度和角度，来调节刺激量的大小，以决定手法的轻重。捻转角度及提插幅度小、频率慢、运针时间较短者则刺激量小，为轻手法；反之则刺激量大，为重手法。临床上，轻手法多用于体质较弱或慢性病患者，重手法多用于体质较强或急性病患者。补泻手法与强弱刺激之间既有联系，又有区别。一般应在掌握强弱刺激的基础上施以补泻手法。

5. 留针时间长短　在针刺治疗中，为了获得更好的疗效，常根据病情需要而留针。留针的过程是保持和增加刺激量的过程。留针时间长短与疗效有密切关系。留针时间越长，刺激量相对越大；留针时间越短，刺激量相对越小。《灵枢·邪气脏腑病形》曰："是故刺急者，深内而久留之。刺缓者，浅内而疾发针，以去其热。"一般而言，体质较强的患者可多留针，治疗寒性病证、慢性病证，留针时间较长；体质较弱的患者可少留针，治疗热性病证、急性病证，留针时间较短。

此外，针刺治疗量的形成还与疗程、针刺用具等因素有关。

二、艾灸治疗量的形成要素

艾灸治疗量的大小由艾绒的药力、灸火的热力所决定。艾灸的作用是综合因素产生的。因艾的药力因素相对确定，故重点探讨艾火的热力与疗效的关系。艾火热力所起的温热刺激作用是艾灸疗法取得疗效的关键。艾灸作用量与艾灸治疗量直接相关。艾灸治疗量的形成要素主要有以下内容：

1. 艾炷大小　艾炷大小不同，其作用量亦不一样。艾炷的大小常分为3种规格，小炷如麦粒大，中炷如苍耳子大，大炷如莲子大。一般而言，艾炷越大，艾火就越强，作用量也就越大；艾炷越小，艾火就越弱，作用量也就越小。《扁鹊心书·窦材灸法》载："凡灸大人，艾炷须如莲子，底阔三分……若灸四肢及小儿，艾炷如苍耳子大；灸头面，艾炷如麦粒子大。"

2. 壮数多少　古代医家将用于灸法的艾炷数量的计数单位定为"壮"，即灸时每燃尽一个艾炷称为"一壮"。壮数越多，作用量就越大；壮数越少，作用量就越小。壮数多少的确定，与艾炷大小、患者状况、施灸部位等因素有关。《备急千金要方·灸例》云："凡言壮数者，若丁壮遇病，病根深笃者，可倍多于方数，其人老少羸弱者，可复减半。"

3. 灸火强弱　灸火强弱主要与艾炷大小、艾条施灸距离远近、艾绒燃烧程度等因素有关。艾炷越大、艾条燃端离施灸部位越近、艾绒燃烧越充分，灸火就越强；艾炷越小、艾条燃端离施灸部位越远、艾绒燃烧越不充分，灸火就越弱。临床上，艾条燃端离施灸部位一般为2～3cm。施灸时，医者用口对着艾炷或艾条燃端适度吹气，可使艾绒充分燃烧。灸火强弱以施灸部位有温热感又不引起灼痛为度。强灸火，多用于实证、急性病、体质壮的患者；弱灸火，多用于虚证、慢性病、体质弱的患者。

4. 施灸时间长短　施灸时间一般为每穴10～15分钟，时间越长，作用量越大；时间越短，作用量越小。一般初灸时，每日1次，3次后可改为2～3天1次。急性病可每日灸2～3次。《医宗金鉴·刺灸心法要诀》载："凡灸诸病，必火足气到，始能求愈，然头与四肢皮肉浅薄，若并灸之，恐肌骨气血难堪，必分日灸之，或隔日灸之，其炷宜小，壮数宜少。"

艾灸治疗量的形成还与疗程、艾绒的质量等因素有关。

三、常规针灸治疗量的确定

针灸治病，应综合考虑针灸治疗量的形成要素，正确掌握针灸治疗量。临床上，一般要求掌握常规针灸治疗量。常规针灸治疗量是指既能达到治疗效果，又能保证治疗安全的针灸治疗量。确定常规针灸治疗量，需遵循一定的原则，并结合现代临床治疗常规。

1. 基本原则　常规针刺治疗量的确定应当遵循两个基本原则：一是得气，二是适度。针刺治疗强调"得气"的重要性，得气是针刺取得良好疗效的前提。无论是针刺还是艾灸治疗，均需遵循"适度"的原则。针灸运用得当，可以治病；运用不当，可能损伤正气。

2. 综合因素　针灸治疗量由较为复杂的综合因素所决定。确定常规针灸治疗量，除需明确针灸治疗量的形成要素外，患者的具体情况是医者必须考虑的主要因素。不仅要考虑患者的禀赋、体质、年龄、性别等基本情况，还要考虑患者的病性、病位、病程等病情状况。

3. 治疗常规　针灸临床治疗常规，是针灸临床实践经验的总结。目前针灸临床治疗常规包括：①治疗次数：针灸治疗常规为一日治疗一次；根据病情和实际情况，也可一日两次或两日一次。②留针时间：每次治疗，一般留针 15 ～ 30 分钟，留针期间，常运用一定针刺手法以守气，每 5 ～ 10 分钟行针一次，以保持得气感而提高疗效。③疗程：一般针灸治疗 1 ～ 2 周为一个疗程。至于需要治疗多少疗程，视患者体质、病情等具体情况而定。

第四节　针灸施术的注意事项

一、施术前的消毒

针灸治病一定要有严格的无菌观念，切实做好消毒工作，避免发生感染事故。针灸前的消毒范围包括：针具器械、医者的双手、针刺部位、治疗室等。条件许可的情况下，宜选用一次性无菌针具。

（一）针具器械消毒

为了避免针灸临床上的交叉感染，提倡使用一次性针灸器具，它是在普通毫针的基础上，由塑料或铂金等材料加封、灭菌而制成。其包装分单针密封和多针密封，使用前检查密封包装是否有破损，若有破损漏气则不能使用。对于单针包装使用时从针具包装的针尾端开启，露出针尾和部分针柄，用消毒过刺手的拇、食指持捏针柄，取出针具，直接使用；对多针包装使用时从针尾端撕开包装，用消毒过刺手的拇、食指持捏针柄，逐一取出使用，若一次使用不完而剩余的针具因暴露空气之中，下次使用时，一定要用 75% 的乙醇棉球或棉签对针具进行消毒后才可使用。应注意在包装盒上注明的保质期内使用。用过的针具不能随便丢弃，应放在专用的容器内，等待专门部门收回处理。

（二）医者双手消毒

在针刺施术前，医者应先用肥皂水将手洗净，待干后再用 75% 乙醇棉球擦拭后，方可持针操作。持针施术时，医者应尽量避免手指直接接触针身，如某些手法需要触及针身时，应以无菌干棉球作隔物，以确保针身无菌。

（三）针刺部位消毒

用 75% 乙醇棉球擦拭需要针刺的部位皮肤，或用 1.5% 碘伏擦拭。擦拭时应从中心点向外绕圈消毒。皮肤消毒后，切忌再接触污物，以防止重新污染。

（四）治疗室内的消毒

治疗室应卫生洁净，定期消毒净化，有良好的换气装置以保持空气流通。治疗台上的床垫、枕巾、毛毯、垫席等物品，要按时换洗晾晒，如采用一人一用的无菌垫布、垫纸、枕巾则更好。

二、刺灸法的宜忌

（一）施术部位的宜忌

刺灸施术时，应避开人体要害和特殊部位，以免发生不良后果。

1. 避开重要脏器 《素问·刺禁论》说："脏有要害，不可不察。"对胸、胁、腰、背、缺盆等部位的腧穴，一般不宜直刺、深刺，以免伤及脏腑，肝、脾大者，肺气肿患者尤应注意。针刺小腹部穴位前，应先令患者排尿；针刺尿潴留患者小腹部腧穴时，应掌握适当的针刺方向、角度、深度等，以免误伤膀胱等器官。

2. 避开重要器官组织 眼区穴位，针刺不宜大幅度提插、捻转；项部深层为延髓，脊柱的深层为脊髓，均不可深刺。如《素问·刺禁论》指出："刺头中脑户，入脑立死。"

3. 避开某些特殊部位 大血管附近的腧穴，如人迎、委中、箕门、气冲、曲泽、经渠、冲阳等，应避开血管针刺；乳中、脐中一般不刺；小儿囟门部位、头缝尚未骨化部位则禁针；皮肤有感染、溃疡、创伤、瘢痕或肿瘤的部位，不宜针灸。

（二）患者状态的宜忌

患者体质和机能状态不同，针灸时应区别对待。

1. 体质状态 应根据患者的体质状态，确定针灸治疗量。一般来讲，凡是初病、体质强壮者，针灸治疗量宜大；久病、体质虚弱者和老人、儿童，针灸治疗量宜小，宜选用卧位。

2. 机能状态 刺灸前，还应注意患者的机能状态。对于大醉、大怒、饥饿、疲劳、精神过度紧张的患者，不宜立即针灸。对于首次接受针灸治疗的患者，医生应在针刺前做好解释工作，以帮助患者克服恐惧心理，避免针刺异常情况的发生。妇女行经时，若非为了调经，亦慎用针刺。孕妇尤其有习惯性流产史者，应慎用针灸治疗。孕妇下腹、腰骶部及三阴交、合谷、昆仑、至阴等具有通经活血功能的腧穴，应禁行针刺。

（三）病情性质的宜忌

患者病情程度与疾病性质不同，宜采用不同的针灸方法。

1. 病情程度 气血严重亏虚者（如大出血、大吐、大泄、大汗的患者），不宜针刺；形体极度消瘦者（如癌症、慢性肝炎晚期等患者），不宜针刺；传染性强的疾病和凝血机制障碍患者，一般不宜针刺治疗。

2. 疾病性质 一般表证宜浅刺，表寒者应久留针，表热者应疾出针；里证宜深刺，里寒者可用补法、灸法，里热者应行泻法；虚证宜用补法，虚寒者宜少针多灸，虚热者宜多针慎灸；实证宜用泻法，表实者宜浅刺，里实者可深刺；寒证宜深刺，久留针；热证宜浅刺，疾出针，或刺络出血。

刺灸法内容丰富,可操作性强。不同针灸器具和手段的治疗作用不同,操作方法和技术要求各异,当熟练掌握。本章主要介绍临床常用的刺灸方法。

第一节 毫针刺法

毫针刺法是指运用不同的毫针针具,通过一定的手法,刺激人体特定部位(腧穴),以防治疾病的方法。毫针刺法是古今针灸临床中运用最多、手法最丰富、应用最广泛的针灸治疗方法。

一、毫针的构造、规格、检查和保养

(一)毫针的构造

毫针是针灸临床最常用的一种针具,由针尖、针身、针根、针柄、针尾5部分构成(图5-1)。针尖指针身的尖端部分,是毫针刺入腧穴的关键部位;针身亦称针体,指针尖至针根的部分,是毫针刺入腧穴内相应深度的主要部分;针根指针身与针柄的连接处,是观察针身刺入腧穴深度和提插幅度的外部标志;针柄指从针根到针尾的部分,常用金属丝缠绕呈螺旋状,是医者持针、运针的主要部位,也是温针灸装置艾绒之处;针尾是针柄的末端部分,多为缠柄金属丝的延续。

毫针多以不锈钢制作而成,因其强度高、韧性好,具有耐高温、防锈、不易被腐蚀等优点,且所制针身挺直滑利,故为制作毫针的最常用材料。也有以金、银材质制作的毫针,虽传热、导电性能优于不锈钢针,但针身较粗,强度、韧性不及不锈钢针适中,加之价格昂贵,临床一般很少使用。

根据针柄与针尾的构成和形状不同,毫针可分为:①环柄针,又称圈柄针,即针柄用镀银或经氧化处理的金属丝缠绕成环形者;②花柄针,又称盘龙针,即针柄中间用两根金属丝交叉缠绕呈盘龙形者;③平柄针,又称平头针,即针柄用金属丝缠绕,其尾部平针柄者;④管柄针,即针柄用金属薄片制成管状者。其中,平柄针和管柄针主要在进针器和进针管的辅助下使用(图5-2)。

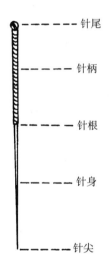

针尾 —
针柄 —
针根 —
针身 —
针尖 —

图5-1 毫针的构造

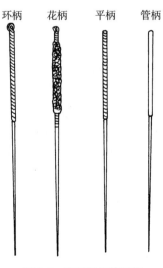

环柄 花柄 平柄 管柄

图5-2 毫针针柄的形状

（二）毫针的规格

毫针的规格，以针体的直径和长度予以区分（表5-1、表5-2）。

表5-1　毫针直径规格表

规格（号数）	26	27	28	29	30	31	32	33	34	35	36
直径（mm）	0.45	0.42	0.38	0.34	0.32	0.30	0.28	0.26	0.24	0.22	0.20

表5-2　毫针长度规格表

规格（寸）	0.5	1	1.5	2	2.5	3	4	5
长度（mm）	13	25	40	50	60	75	100	125

临床上使用的毫针，以直径为28～30号（0.32～0.38mm）和长度为1～3寸（25～75mm）者最为常用。短毫针主要用于皮肉浅薄部位的腧穴或耳穴，作浅刺之用；长毫针多用于肌肉丰厚部位的针刺，作深刺、透刺之用。

（三）毫针的检查

为确保针刺操作顺利进行，针刺前，应对拟选用的毫针进行检查。检查时主要注意：针尖应端正不偏，形如"松针"，尖而不锐，圆而不钝，无毛钩；针身应光滑挺直，圆正匀称，富有弹性，无弯曲、折痕、斑剥、锈痕；针根应牢固，无剥蚀、损伤及毛刺；针柄的金属丝应缠绕均匀、牢固而无松动或断丝。

（四）毫针的保养

除了一次性使用的毫针外，需反复使用的毫针都应注意保养，以防止针尖受损、针身弯曲或锈蚀、污染等。存放毫针的器具有针盒、针管和针夹等。存放时的基本要求是用纱布、干棉球等柔软之物，将毫针与存放器具的四壁分隔开，以防针尖受损。已经消毒备用的毫针，存放时应避免受到污染。

二、毫针刺法的练习

针刺练习，包括对指力和手法的锻炼。良好的指力是施行针刺手法的基础，熟练的手法是针刺治病获效的保证。通过经常练习，使指力充足、手法熟练后，则在针刺时可以做到进针时快而不痛，行针时各种手法运用自如。反之，若指力不足，手法生疏，则在施术时难以控制针体，进针困难，患者痛感明显，行针时动作不协调，影响针刺治疗效果。因此，初学者必须勤练指力和手法。针刺的练习，一般分指力练习、手法练习和手感练习。

（一）指力练习

指力练习主要在纸垫上进行。用松软的纸张，折叠成长约8cm，宽约5cm，厚2～3cm的纸垫，用线呈"井"字形扎紧，做成纸垫。练习时，押手平执纸垫，刺手拇、食指或拇、食、中三指持针柄，使针身垂直于纸垫，然后捻动针柄，并逐渐加力，将针刺入纸垫内。待针穿透纸垫后，再捻转退针，另换一处，反复练习（图 5-3）。练习初期，可选用 1 ～ 1.5 寸、24 ～ 30 号的毫针，待有了一定指力后，可再改用其他型号的毫针。

（二）手法练习

手法练习主要在棉团上进行。将棉花塞入白色布袋，或用棉线或毛线缠绕后外包白布，做成直径 6 ～ 7cm 的圆球，即可练习。因棉团松软，可以练习提插、捻转、进针、出针等各种毫针操作手法。持针方法同指力练习。做提插练习时，将针刺入棉团，在原处做上提下插的动作，要求深浅适宜，幅度均匀，针身垂直，动作连贯。在此基础上，可将提插与捻转动作配合练习，要求提插幅度上下一致、捻转角度来回一致、操作频率快慢一致，逐步达到动作协调、运用自如的程度（图 5-4）。

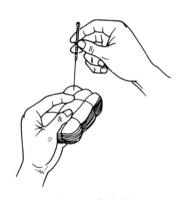

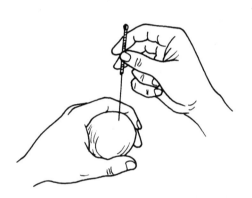

图 5-3　指力练习　　　　　　　　　　　　图 5- 4　手法练习

（三）手感练习

将瓦楞纸剪制成 10cm×10cm 大小，厚 2 ～ 3cm，松紧适度的纸垫，押手平执纸垫，刺手持针，持针方法同指力练习。进针时，应聚精会神，仔细体会针下感觉。由于瓦楞纸厚薄不匀，故每针下去，针下或感觉空松无物，或感觉紧涩坚韧。练习日久，不仅可增强指力，更可以提高对针下感觉的敏锐觉察能力。在此基础上，可在自身或他人穴位上试针，并体会手感。

三、毫针的选择

临床实践中，应根据患者的性别、年龄、胖瘦、体质强弱、病情虚实、病变部位深浅，以及拟选腧穴所在部位，选择长短、粗细适宜的毫针。如男性患者、体壮、形胖、病变部位较深者，可选较粗、稍长的毫针；反之，若女性患者、体弱、形瘦，且病变部位较浅者，就应选用稍短、较细的毫针。此外，若拟选腧穴的所在部位皮薄肉少，针刺宜浅，宜选短而细的毫针；若所选腧穴处于皮厚肉多的部位，针刺较深，则宜选用针身稍长、稍粗的毫针。所选毫针的针身应稍长于腧穴应该针至的深度，且有部分露于皮肤之外。如应刺入 1 寸时，可选用 1.5 ～ 2 寸的毫针。总之，选择毫针应适宜，否则，难以取得满意的治疗效果。

四、毫针基本操作技术

（一）进针法

进针法指将毫针刺入腧穴的操作方法。在进行针刺操作时，一般是双手协同，紧密配合。

《灵枢·九针十二原》云："右主推之，左持而御之。"临床上一般以右手持针操作，以拇、食、中指夹持针柄，其状如持毛笔（图5-5），将针刺入穴位，故称右手为"刺手"；左手爪切按压所刺部位或辅助固定针身，故称为"押手"。

临床常用进针方法有以下几种：

1.单手进针法　指仅运用刺手将针刺入穴位的方法，多用于较短毫针的进针。用刺手拇、食指持针，中指指端紧靠穴位，指腹抵住针身中部，当拇、食指向下用力时，中指也随之屈曲，将针刺入，直至所需的深度（图5-6）。此外，还有用拇、食指夹持针身，中指指端抵触穴位，拇、食指所夹持的毫针沿中指尖端迅速刺入。

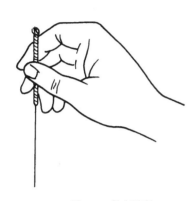

图5-5　持针姿势

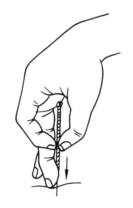

图5-6　单手进针法

2.双手进针法　指刺手与押手相互配合，将针刺入穴位的方法。常用的双手进针法有以下几种：

（1）指切进针法　又称爪切进针法。用押手拇指或食指指端切按在腧穴皮肤上，刺手持针，紧靠押手切按腧穴的手指指甲面将针刺入腧穴（图5-7）。此法适用于短针的进针。

（2）夹持进针法　又称骈指进针法。即用押手拇、食二指持捏无菌干棉球夹住针身下端，将针尖固定在拟刺腧穴的皮肤表面，刺手向下捻动针柄，押手同时向下用力，将针刺入腧穴（图5-8）。此法适用于长针的进针。

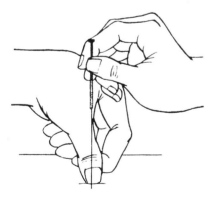

图5-7　指切进针法

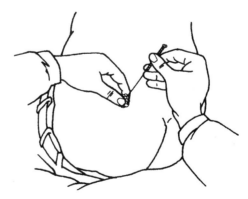

图5-8　夹持进针法

（3）舒张进针法　用押手食、中二指或拇、食二指将拟刺腧穴处的皮肤向两侧撑开，使皮肤绷紧，刺手持针，使针从押手食、中二指或拇、食二指的中间刺入（图5-9）。此法主要用于皮肤松弛部位的腧穴。

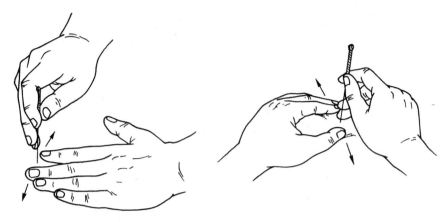

图 5-9　舒张进针法

（4）提捏进针法　用押手拇、食二指将拟刺腧穴部位的皮肤提起，刺手持针，从捏起皮肤的上端将针刺入（图 5-10）。此法主要用于印堂穴等皮肉浅薄部位的腧穴。

临床上应根据腧穴所在部位的解剖特点、针刺深浅和手法要求，灵活选用以上各种进针法，使进针顺利并减轻患者的疼痛。

3. 针管进针法　指利用针管将针刺入穴位的方法。针管多用玻璃、塑料或金属制成，长度应比毫针短 3 分左右。针管的直径，以不阻碍针尾顺利通过为宜。使用时，先将针插入针管内，针尖与针管下端平齐，置于拟刺腧穴上，针管上端露出针柄 3 分左右。押手持针管，用刺手食指叩打或用中指弹击针尾，即可使针刺入皮肤，然后退出针管，再将针刺入穴内（图 5-11）。也可用安装弹簧的特制进针器进针。此法进针不痛，多用于儿童和惧针者。

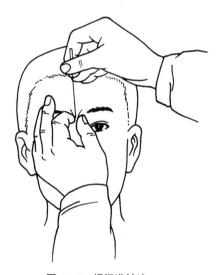

图 5-10　提捏进针法

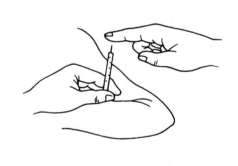

图 5-11　针管进针法

（二）针刺的方向、角度和深度

在针刺操作过程中，掌握正确的针刺方向、角度和深度，既是确保腧穴深层次定位正确性的基础，也是增强针感、提高疗效、防止意外的关键。同一腧穴，由于针刺的方向、角度、深度的不同，所产生针感的强弱、感传方向和治疗效果常有明显差异。针刺的方向、角度和深度，应根据针刺腧穴所在位置、患者体质、病情需要和针刺手法等实际，灵活运用。

1. 方向　指进针时针尖的朝向，一般依经脉循行的方向、腧穴部位的特点和治疗的需要而确定。

（1）依经脉循行定方向　根据经脉循行走向，或顺经而刺，或逆经而刺，以达到疏通经气、提高疗效的目的。

（2）依腧穴部位特点定方向　根据腧穴部位的特点，针刺某些腧穴时必须朝向某一特定方向，方能保证治疗效果和针刺安全。如针刺哑门时，针尖应朝向下颌方向；针刺某些背部腧穴时，针尖应朝向脊柱方向。

（3）依治疗需要定方向　根据治疗需要，针刺时针尖朝向病所，促使针刺感应达到病变部位，通过气至病所以提高治疗效果。

2. 角度　指进针时针身与皮肤表面所形成的夹角（图 5-12）。它是根据腧穴所在的位置和医者针刺时所要达到的目的而确定的。一般分为以下 3 种角度：

（1）直刺　指针身与皮肤表面成 90°垂直刺入体内。此法适用于人体大部分腧穴。

（2）斜刺　指针身与皮肤表面成 45°左右刺入体内。此法适用于肌肉浅薄处或内有重要脏器，或不宜直刺、深刺的腧穴。

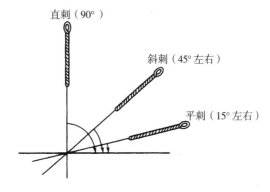

图 5-12　针刺的角度

（3）平刺　又称横刺、沿皮刺，指针身与皮肤表面成 15°左右或以更小的角度刺入体内。此法适用于皮薄肉少部位的腧穴，如头部、胸胁部的腧穴等。

3. 深度　指针身刺入腧穴内的深浅度。针刺深度的确定以安全且取得针感为原则。各腧穴的针刺深度，在经络腧穴各论中已有详述，临床上还需结合患者的体质、年龄、病情、部位等情况来调整。

（1）年龄　气血虚衰，年老体弱者，稚嫩小儿，均不宜深刺；中青年身强体壮者，可适当深刺。

（2）体质　形瘦体弱者，宜浅刺；形胖体强者，宜深刺。

（3）病情　阳证、新病者，宜浅刺；阴证、久病者，宜深刺。

（4）部位　头面、胸背、四肢末端及皮薄肉少处腧穴，宜浅刺；四肢、臀、腹及肌肉丰厚处腧穴，宜深刺。

此外，不同季节对针刺深浅的要求也不同，一般"春夏宜刺浅，秋冬宜刺深"。

透穴刺法是一种将针刺方向、角度和深度有机结合，从一个穴位刺向另一个穴位的特殊针刺方法。腧穴确定后，将针尖朝向欲透刺的腧穴方向，针身与皮肤成一定角度，将针刺入腧穴，针下得气后，再将针刺向并抵达另一个腧穴。透刺形式可分为直透、横透和斜透；根据透刺穴位，又可分为本经穴透刺、表里经穴透刺、相邻经穴透刺等。

针刺的角度和深度关系极为密切。一般来说，深刺多用直刺，浅刺多用斜刺、平刺。

五、行针手法

行针亦称运针，是指毫针刺入穴位后，为使患者产生针刺感应，或进一步调整针感的强弱，以及使针感向某一方向扩散、传导而采取的操作方法。行针手法包括基本手法和辅助手法两类。

（一）基本手法

行针的基本手法包括提插法和捻转法。临床施术时这两者既可单独应用，又可配合使用。

1. 提插法 是指将毫针刺入腧穴一定深度后，施以上提下插的操作手法。将针向上引退为提，将针向下刺入为插。如此反复运针做上下纵向运动，就构成了提插法（图 5-13）。

提插幅度的大小、层次的变化、频率的快慢和操作时间的长短，应根据患者的体质、病情、腧穴部位和针刺目的等灵活掌握。使用提插法时的指力一定要均匀一致，幅度不宜过大，一般以 3～5 分为宜，频率不宜过快，每分钟 60 次左右，保持针身垂直，不改变针刺方向、角度。

2. 捻转法 是指将毫针刺入腧穴一定深度后，施以向前向后捻转动作，使针在腧穴内反复来回旋转的行针手法（图 5-14）。捻转角度的大小、频率的快慢、时间的长短等，需根据患者的体质、病情、腧穴部位和针刺目的等灵活掌握。使用捻转法时，指力要均匀，角度要适当，捻转角度一般在 180°～360°，不能单向捻针，以免针体被肌纤维缠绕，引起局部疼痛或滞针而使出针困难。

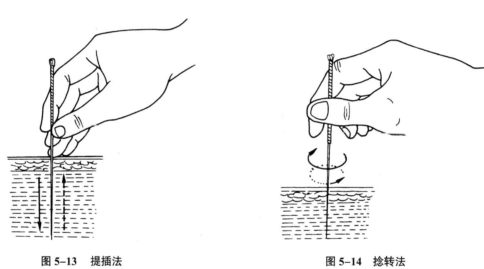

图 5-13 提插法   图 5-14 捻转法

（二）辅助手法

行针的辅助手法是行针基本手法的补充，是以促使得气和加强针刺感应为目的的操作手法。临床常用的行针辅助手法有以下 6 种：

1. 循法 是指针刺后在留针过程中，医者用手指顺着经脉的循行路径，在针刺腧穴的上下部位轻柔循按的方法。此法能推动气血运行，激发经气，促使针后得气。

2. 弹法 是指针刺后在留针过程中，医者以手指轻弹针尾或针柄，使针体微微振动的方法（图 5-15）。此法有催气、行气、加强针感的作用。

3. 刮法 是指毫针刺入一定深度后，以拇指或食指的指腹抵住针尾，用食指或中指或拇指指甲，由下而上或由上而下频频刮动针柄的方法（图 5-16）。本法在针刺不得气时用之可激发经气，如已得气者可以加强针感的传导和扩散。

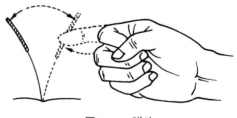

图 5-15 弹法

4. 摇法 是指毫针刺入一定深度后，医者手持针柄，将针轻轻摇动的方法。其法有二：一是直立针身而摇，以加强得气的感应；二是卧倒针身而摇，使经气向一定方向传导。

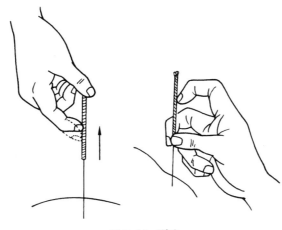

图 5-16　刮法

5. 飞法　毫针刺入一定深度后，医者用刺手拇、食指执持针柄，细细捻搓数次，然后张开两指，一搓一放，反复数次，状如飞鸟展翅，故称飞法（图 5-17）。本法具有催气、行气、增强针感的作用。

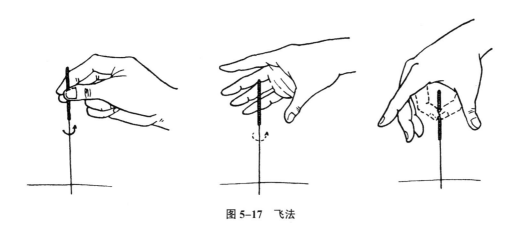

图 5-17　飞法

6. 震颤法　是指毫针刺入一定深度后，医者刺手持针柄，用小幅度、快频率的提插、捻转手法，使针身轻微震颤的方法。本法可促使针下得气，增强针刺感应。

毫针行针手法以提插、捻转为基本操作方法，根据临证情况，选用相应的辅助手法。刮法、弹法可应用于不宜施行大角度捻转的腧穴；飞法可应用于某些肌肉丰厚部位的腧穴；摇法、震颤法可用于部位较为浅表的腧穴。通过各种行针手法的运用，促使针后气至或加强针刺感应，以起到疏通经络、调和气血、防治疾病的作用。

六、得气

（一）得气的概念

得气，古称"气至"，近又称"针感"，是指毫针刺入腧穴一定深度后，施以一定的行针手法，使针刺部位获得经气感应。针下是否得气，可以从患者对针刺的感觉和医者刺手指下的感觉两个方面分析判断。当针刺得气时，患者自觉针刺部位有酸、麻、胀、重等反应，有时出现热、凉、痒、痛、抽搐、蚁行等反应，有时出现沿着一定的方向和部位传导、扩散等现象。医者的刺手则能体会到针下沉紧、涩滞或针体颤动等反应。若针刺后未得气，患者则无任何特殊感觉或反应，医者刺手亦感觉到针下空松、虚滑。《标幽赋》中所说的"轻滑慢而未来，沉涩紧而已至……气之至也，如鱼吞钩饵之浮沉；气未至也，如闲处幽堂之深邃"，是对得气与否的形象描述。

（二）得气的意义

得气与否以及得气迟速，是能否获得针刺疗效的关键。《灵枢·九针十二原》说："刺之要，气至而有效。"临床上一般是得气迅速时，起效较快；得气迟缓时，起效较慢；若不得气时，则疗效较差。诚如《金针赋》所言："气速效速，气迟效迟。"

得气是施行补泻手法的基础和前提。只有在得气的基础上施行补泻手法，才可能取得预期的效果。得气与否以及得气迟速，还可协助判断病情轻重和预后。除去人体禀赋因素，一般来说，得气速者，病情较为轻浅，预后较佳；得气慢甚至久久不能得气者，病情较重，预后欠佳。

（三）影响得气的因素

影响得气的因素主要包括医者、患者和环境因素三个方面。腧穴定位不准，针刺角度有误、深浅失度，或手法运用不当等，均可影响得气的产生。患者体质虚弱、病久体虚、正气虚惫，以致经气不足，或因其他病因，感觉迟钝、丧失，则不易得气。气候寒冷、阴雨潮湿，不易得气；气候温暖、天气晴朗，较易得气。

七、毫针补泻手法

施行一定的针刺手法，可以达到补虚泻实的目的。针刺补泻是通过针刺腧穴，运用一定的手法激发经气以鼓舞正气、疏泄病邪而防治疾病的方法。所谓针刺补泻，是针对患者不同的机能状态和疾病性质而言的：针刺补法鼓舞人体正气，使低下的机能恢复旺盛；针刺泻法可疏泄病邪，使亢进的机能恢复正常。毫针补泻手法是实现针刺补泻最主要的手段和方法，可分为单式补泻手法和复式补泻手法。

（一）单式补泻手法

1. 捻转补泻   针下得气后，拇指向前用力重，向后用力轻者为补法；拇指向后用力重，向前用力轻者为泻法。

2. 提插补泻   针下得气后，先浅后深，重插轻提，以下插用力为主者为补法；先深后浅，轻插重提，以上提用力为主者为泻法。

3. 徐疾补泻   进针时徐徐刺入，疾速出针者为补法；进针时疾速刺入，徐徐出针者为泻法。

4. 迎随补泻   此处指针向补泻。进针时针尖随着经脉循行去的方向刺入为补法，针尖迎着经脉循行来的方向刺入为泻法。

5. 呼吸补泻   在患者呼气时进针，吸气时出针为补法；在患者吸气时进针，呼气时出针为泻法。

6. 开阖补泻   出针后迅速按闭针孔为补法；出针时摇大针孔而不按为泻法。

7. 平补平泻   进针得气后均匀地提插、捻转，即为平补平泻。

在上述单式补泻手法中，捻转补泻和提插补泻是基本的补泻手法。

（二）复式补泻手法

1.烧山火　将穴位的可刺深度分为浅、中、深三层（天、人、地三部），先浅后深，每层各做紧按慢提（或用捻转补法）九数，然后退回至浅层，称为一度。如此反复操作数度，再将针按至深层留针。在操作过程中，可配合呼吸补泻中的补法，出针时按压针孔。多用于治疗顽麻冷痹、虚寒性疾病等。

2.透天凉　针刺入后直插深层，按深、中、浅的顺序，在每一层中紧提慢按（或用捻转泻法）六数，称为一度。如此反复操作数度，将针紧提至浅层留针。在操作过程中，可配合呼吸补泻中的泻法，出针时摇大针孔而不按压。多用于治疗热痹、急性痈肿等实热性疾病。

（三）影响针刺补泻效应的因素

1.患者的机能状态　患者的病理状态不同，针刺产生的调整作用（即补泻效果）也不同。当患者处于正虚状态时，针刺可以起到扶正补虚作用，若患者处于虚脱状态时，针刺还可以起到回阳固脱作用；当患者处于邪盛状态时，针刺可以起到祛邪泻实作用。如针刺足三里可以缓解胃痛，对于实证患者，可以发挥消积导滞、行气止痛的作用；对于虚证患者，可以达到补中益气、养胃止痛的效果。临床实践和实验研究表明，针刺时的机体功能状态，是影响针刺补泻效果的主要因素。

2.腧穴作用的相对特异性　腧穴的主治功用，不仅具有普遍性，而且具有相对特异性。人体不少腧穴，如关元、气海、命门、膏肓等穴，能鼓舞人体正气，促使功能旺盛，具有强壮作用，适宜于补虚；也有很多腧穴，如人中、委中、十宣等穴，能疏泄病邪，抑制人体功能亢进，具有祛邪作用，适宜于泻实。当施行针刺补泻时，应结合腧穴作用的相对特异性，以便取得较好的针刺补泻效果。

3.针刺手法的选择和运用　针刺补泻手法是促使机体虚实状态转化的主要手段。针对患者虚实的性质和程度，选择适宜的补泻手法，并恰当运用，才能达到预期的补泻效应。若针刺补泻手法选择或运用不当，将会影响针刺治疗效果，甚或产生不良后果，如《灵枢·邪气脏腑病形》指出："补泻反，则病益笃。"

八、留针与出针

（一）留针

毫针刺入腧穴并施行手法后，将针留置于腧穴内，称为留针。留针的目的是加强针刺的作用和便于继续行针施术。一般留针时间为 15 ～ 30 分钟。留针期间若不再施行任何手法，称为静留针；若施行一定的行气和补泻手法，称为动留针。在临床实践中，留针与否及留针时间长短应根据患者具体病情而定，不可一概而论。

（二）出针

出针又称起针、退针。在施行针刺手法或留针达到针刺治疗目的后，即可出针。出针的方法，一般是以押手持无菌干棉球轻轻按压于针刺部位，刺手持针做小幅度捻转，并随势将针缓慢提至皮下（不可用力过猛），静留片刻，然后出针。

出针后，除特殊需要外，都要用无菌干棉球轻压针孔片刻，以防出血，也可减轻疼痛。当针退出后，要仔细查看针孔是否出血，询问针刺部位有无不适感，核对针数有无遗漏，还应注意患者有无晕针延迟现象。

九、针刺异常情况的处理和预防

毫针刺法虽然比较安全，但如操作疏忽大意，或犯刺禁，或针刺手法不当，或对针刺部位解剖结构缺乏全面了解，有时也会出现一些异常情况。常见者有以下几种：

（一）晕针

晕针是指在针刺过程中患者发生的晕厥现象。

原因　患者体质虚弱，精神紧张，或疲劳、饥饿、大汗、大泻、大出血之后，或体位不当，或医者在针刺时手法过重，均可能引起晕针。

表现　患者突然出现精神疲倦，头晕目眩，面色苍白，恶心欲吐，多汗，心慌，四肢发冷，血压下降等现象，重者神志不清，仆倒在地，唇甲青紫，二便失禁，脉细微欲绝，甚至晕厥。

处理　立即停止针刺，将针全部起出。让患者平卧，松开衣带，注意保暖。轻者仰卧片刻，给饮温开水或糖水；重者可选人中、内关、足三里等穴针刺或指压，或灸百会、关元、气海等穴；若仍不省人事，可考虑配合其他治疗或采用急救措施。

预防　对初次接受针刺治疗，或精神过度紧张、身体虚弱者，应先做好解释，消除其对针刺的顾虑。同时选择舒适持久的体位，初次接受针刺者最好采用卧位。选穴宜少，手法要轻。饥饿、疲劳、大渴的患者，应令进食、休息、饮水后少时再予针刺。医者在针刺治疗过程中，精神要专一，随时注意观察患者的神色，询问患者的感觉，一旦患者有身心不适等晕针先兆，应及早采取处理措施，防患于未然。

（二）滞针

滞针是指在行针时或留针过程中，医者感觉针下涩滞，捻转、提插、出针均感困难，而患者感觉疼痛的现象。

原因　患者精神紧张，当针刺入腧穴后，患者局部肌肉强烈收缩；或行针手法不当，向单一方向捻针太过，以致肌肉组织缠绕针体而成滞针。患者体位改变，留针时间过长，也可导致滞针。

表现　针在体内难以捻转、提插、出针均感困难，若勉强捻转、提插时，则患者痛不可忍。

处理　若患者精神紧张，局部肌肉过度收缩时，可稍延长留针时间，或循按滞针腧穴附近，或叩弹针柄，或在附近再刺一针，以宣散气血，缓解肌肉的紧张；若行针不当，或单向捻针而致者，可向相反方向将针捻回，并用刮法、弹法，使缠绕的肌纤维回缩，即可消除滞针。

预防　对精神紧张者，应先做好解释工作，消除其顾虑，选择合适的体位，确定合理的留针时间；行针时应避免单向捻转，以防肌纤维缠绕针身而发生滞针现象。

（三）弯针

弯针是指将针刺入腧穴后，针身在体内弯曲的现象，轻者形成钝角弯曲，重者形成直角弯曲。

原因　医者进针手法不熟练，用力过猛、过速，以致针尖碰到坚硬的组织器官，或患者在针刺或留针时移动体位，或因针柄受到某种外力压迫、碰击等，均可造成弯针。

表现　针柄改变了进针或留针时的方向和角度，提插、捻转及出针均感困难，甚至无法出针，而患者感到疼痛。

处理　出现弯针后，不得再行提插、捻转等手法。如属轻微弯曲，应慢慢将针起出；若弯曲角度过大，应顺着弯曲方向将针起出；如弯曲不止一处，应视针柄扭转倾斜的方向，逐步分段退出；若由患者移动体位所致，应使患者慢慢恢复原来体位，局部肌肉放松后，再将针缓缓起出。切忌强行拔针，以免将针身折断，留在体内。

预防　医者进针手法要熟练，指力要均匀，并要避免进针过速、过猛。体位选择要适当，在留针过程中，嘱患者不要随意变动体位，注意保护针刺部位，针柄不得受外物硬碰和压迫。

（四）断针

断针又称折针，是指针身折断在体内。

原因　针具质量欠佳，针身或针根有损伤剥蚀，进针前失于检查；针刺时将针身全部刺入腧穴，行针时强力提插、捻转，肌肉猛烈收缩；或弯针、滞针未能及时正确处理等。

表现　行针时或出针后发现针身折断，其断端部分针身浮露于皮外，或断端全部没于皮下。

处理　医者应沉着冷静，安抚患者。嘱患者切勿变更原有体位，以防断针向肌肉深部陷入。若断端针身显露于皮外，可用手指或镊子将针起出；若断端与皮肤相平，可用押手拇、食二指垂直向下挤压针孔两旁，使断针暴露于皮外，刺手持镊子将针取出；若断针完全没入皮下，应采用外科手术方法取出。

预防　针刺前应认真检查针具，尤其是针根，对不符合质量要求的针具应剔出不用；凡接过脉冲电针仪的毫针，应定期更换淘汰；避免过猛、过强地行针。在行针或留针时，应嘱患者不要随意更换体位；针刺时不宜将针身全部刺入穴内，应留部分针身在体外，以便于针根折断时取针；在进针、行针过程中，如发现弯针时，应立即出针，切不可强行刺入或行针；对于滞针、弯针等异常情况应及时正确地处理，不可强行出针。

（五）血肿

血肿是指针刺部位皮下出血引起的肿痛。

原因　刺伤血管。

表现　出针后，针刺部位肿胀疼痛，继则皮肤呈现青紫色。

处理　若微量的皮下出血而呈现局部小块青紫时，一般不必处理，可以自行消退。若局部肿胀疼痛较剧，青紫面积大而且影响到活动功能时，可先做冷敷止血，24小时后再做热敷或在局部轻轻揉按，以促使瘀血消散吸收。

预防　仔细检查针具，熟悉人体解剖部位，避开血管针刺，出针后立即用无菌干棉球按压针孔，切勿揉动。

（六）刺伤内脏

刺伤内脏指由于针刺的角度和深度不当，造成内脏损伤。

1.气胸

原因　由于针刺胸、背、腋、胁、缺盆等部位腧穴时，刺入过深，伤及肺脏，引起创伤性气胸。

表现　轻者出现胸闷、心慌、呼吸不畅，严重者可见呼吸困难、唇甲发绀、出汗、血压下降等症状。体检时，可见患侧胸肋部间隙饱满，胸部叩诊呈鼓音，气管向健侧移位，听诊时呼吸音明显减弱或消失。有部分病例针刺当时并无明显异常现象，隔数小时后才逐渐出现胸闷、呼吸困难等症状。

处理 一旦发生气胸，应立即起针，并让患者采取半卧位休息，切勿翻转体位，并安慰患者以消除其紧张恐惧心理。漏气量少者，可自行吸收。医者要密切观察，随时对症处理，一般首先给患者吸氧，并根据气胸的严重程度，给予休养观察或胸腔穿刺抽气及其他治疗。对严重病例，如出现张力性气胸者，需及时组织抢救。

预防 为患者选择合适体位；在针刺过程中，医者精神必须高度集中，严格掌握进针的角度、深度，避免伤及肺脏。

2. 刺伤其他内脏

原因 施术者对腧穴和脏器的部位不熟悉，因针刺过深，或提插幅度过大，造成相应的内脏损伤。

表现 疼痛和出血。刺伤肝、脾，可引起内出血，肝区或脾区疼痛，有的可向背部放射；若出血量过大，会出现腹痛、腹肌紧张，并有压痛及反跳痛等急腹症体征。刺伤心脏时，轻者可出现强烈刺痛，重者有剧烈撕裂痛，引起心外射血，导致休克等危重情况。刺伤肾脏，可出现腰痛、血尿，严重时血压下降、休克。刺伤胆囊、膀胱、胃、肠等空腔脏器时，可引起疼痛，甚至急腹症等症状。

处理 轻者，卧床休息一段时间后，一般即可自愈。如损伤较重，或有继续出血倾向者，应用止血药等对症处理，密切观察病情及血压变化。若损伤严重，出血较多，出现失血性休克时，则必须迅速进行输血等急救或外科手术治疗。

预防 熟悉人体解剖部位，明确腧穴下的脏器组织。针刺胸腹、腰背部的腧穴时，掌握好针刺方向、角度、深度，行针幅度不宜过大。

（七）刺伤脑脊髓

刺伤脑脊髓是指由于针刺过深造成脑及脊髓的损伤。

原因 针刺项部穴时，若针刺的方向及深度不当，容易伤及延髓，造成脑组织损伤，严重者出现脑疝等严重后果；针刺胸腰段以及棘突间腧穴时，若针刺过深，或手法太强，或角度不当，可误伤脊髓。

表现 误伤延髓时，可出现头痛、恶心、呕吐、呼吸困难、休克和神志不清等。如刺伤脊髓，可出现触电样感觉向肢端放射，甚至引起暂时性肢体瘫痪，有时可危及生命。

处理 及时出针。轻者需安静休息，经过一段时间后，可自行恢复。重者请神经外科及时抢救。

预防 针刺头项及背腰部腧穴时，注意掌握正确的针刺角度和方向，不宜大幅度提插，禁深刺。

（八）外周神经损伤

外周神经损伤是指针刺操作不当造成相应的外周神经功能受损。

原因 针刺或使用粗针强刺激出现触电感后仍然大幅度提插。

表现 当神经受损后，多出现麻木、灼痛等症状，甚至出现神经分布区域及所支配脏器的功能障碍或末梢神经炎等症状。

处理　勿继续提插捻转，应缓慢出针，做相应处理。可应用 B 族维生素类等药物治疗。如在相应经络腧穴上用 B 族维生素类药物穴位注射，严重者可根据病情需要进行临床救治。

预防　针刺神经干附近穴位时，手法宜轻；出现触电感时，不可再使用强刺激手法。

第二节　灸　法

灸，灼烧的意思。灸法主要是指借灸火的热力和药物的作用，对腧穴或病变部位进行烧灼、温熨，达到防治疾病目的的一种方法。《医学入门·针灸》指出："药之不及，针之不到，必须灸之。"说明灸法在临床上具有重要作用，常与针刺合用，相互补充，相辅相成。

一、灸法的作用

（一）温经散寒

灸火的温和热力具有温通经络、祛散寒邪的功用。《素问·异法方宜论》说："脏寒生满病，其治宜灸焫。"说明灸法更适合治疗寒性病证。临床上常用于治疗寒凝血滞、经络痹阻所引起的寒湿痹痛、痛经、闭经、胃脘痛、腹痛、泄泻、痢疾等病证。

（二）扶阳固脱

灸法具有扶助阳气、举陷固脱的功能。《扁鹊心书·须识扶阳》记载："真阳元气虚则人病，真阳元气脱则人死，保命之法，灼艾第一。"说明阳气下陷或欲脱之危证，可用灸法。临床上多用于治疗脱证和中气不足、阳气下陷而引起的遗尿、脱肛、阴挺、崩漏、带下、久泻等病证。

（三）消瘀散结

灸法具有行气活血、消瘀散结的作用。《灵枢·刺节真邪》说："脉中之血，凝而留止，弗之火调，弗能取之。"气为血帅，血随气行，气得温则行，气行则血亦行。灸能使气机通调，营卫和畅，故瘀结自散。所以，临床常用于治疗气血凝滞之疾，如乳痈初起、瘰疬、瘿瘤等病证。

（四）防病保健

灸法可以激发人体正气，增强抗病能力。未病施灸有防病保健、益寿延年的作用，古人称之为"逆灸"，今人称之为"保健灸"。《备急千金要方·灸例》也记载："凡入吴蜀地游宦，体上常须三两处灸之，勿令疮暂瘥，则瘴疠瘟疟毒气不能着人也。"《医说·针灸》提出的"若要安，三里莫要干"，更说明常灸强壮要穴能够强身健体，抵御外邪。

（五）引热外行

艾火的温热能使皮肤腠理开放，毛窍通畅，使热有去路，从而引热外行。《医学入门·针灸》说："热者灸之，引郁热之气外发。"故临床上可用灸法治疗疖肿、带状疱疹、丹毒、甲沟炎等某些实热病证。对阴虚发热，也可使用灸法，但要注意施灸量不宜过大。如选用膏肓、四花穴等治疗骨蒸潮热、虚痨咳喘。

二、灸法的种类及其应用

灸法种类很多，常用灸法见表5-3。

（一）艾灸法

1.艾炷灸　用手工或器具将艾绒制成的圆锥状物，称为艾炷（图5-18）。将艾炷置于穴位或病变部位上，点燃施灸的方法称为艾炷灸。每燃1个艾炷，称为灸1壮。艾炷灸又分直接灸与间接灸两类。

（1）**直接灸**　又称为着肤灸，是将艾炷直接置于皮肤上施灸的方法。施灸时如将皮肤烧伤化脓，愈后留有瘢痕者，称为瘢痕灸，又称化脓灸；施灸时不使皮肤烧伤化脓，不留瘢痕者，称为无瘢痕灸，又称非化脓灸。

①瘢痕灸：施灸前可先将拟灸腧穴部位涂以少量大蒜汁，以增强黏附和刺激作用。然后将大小适宜的艾炷置于腧穴上，从上端点燃施灸。每壮艾炷必须燃尽，除去灰烬后，方可继续易炷再灸，直至拟灸壮数灸完为止。施灸时，由于艾火烧灼皮肤，因此可能产生剧痛，此时可用手在施灸腧穴周围轻轻拍打，以缓解疼痛。正常情况下，灸后1周左右，施灸部位无菌性化脓（脓液色白清稀）形成灸疮，经5～6周，灸疮自行痊愈，结痂脱落后留下瘢痕。瘢痕灸会损伤皮肤，施灸前必须征求患者同意方可使用。在灸疮化脓期间，需注意局部清洁，避免继发感染。临床上常用于治疗哮喘、风湿顽痹、瘰疬等慢性顽疾。

表5-3　灸法的种类

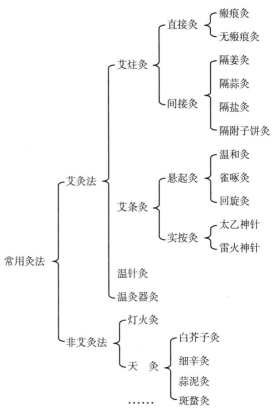

图5-18　艾炷

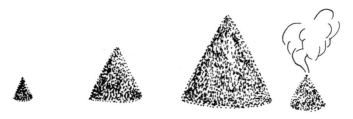

②无瘢痕灸：施灸前可先在拟灸腧穴部位涂以少量凡士林，便于艾炷黏附。然后将大小适宜的艾炷置于腧穴上，从上端点燃施灸，当艾炷燃剩1/3左右而患者感到微有灼痛时，即用镊子将艾炷夹去，易炷再灸，直至拟灸壮数灸完为止。一般应灸至局部皮肤出现红晕而不起疱为度。因皮肤无灼伤，故灸后不化脓，不留瘢痕。一般虚寒性疾患均可采用此法。

（2）**间接灸**　是指用药物或其他材料将艾炷与施灸腧穴皮肤之间隔开而施灸的方法，故又称隔物灸、间隔灸。间隔所用药物或其他材料因病证而异。现将临床常用的几种间接灸法介绍如下：

①隔姜灸：将鲜姜切成直径 2 ～ 3cm，厚约 0.3cm 的薄片，中间以针刺数孔，置于腧穴或患处，再将艾炷放在姜片上点燃施灸。若患者有灼痛感可将姜片提起，使之离开皮肤片刻，再行灸治。艾炷燃尽，易炷再灸，直至灸完应灸壮数。一般应以局部皮肤出现红晕而不起疱为度。此法有温胃止呕、散寒止痛的作用，常用于因寒而致的呕吐、腹痛以及风寒痹痛等。

②隔蒜灸：将鲜大蒜头切成厚约 0.3cm 的薄片，中间以针刺数孔，置于腧穴或患处，再将艾炷放在蒜片上点燃施灸。操作方法与隔姜灸相同。此法有清热解毒、杀虫等作用，多用于治疗瘰疬、肺结核及肿疡初起等。

③隔盐灸：用干燥的食盐填敷于脐部，或于盐上再置一薄姜片，上置大艾炷施灸。此法有回阳、救逆、固脱之功，多用于治疗伤寒阴证或吐泻并作、中风脱证等。注意要连续施灸，不拘壮数，以期脉起、肢温、证候改善。

④隔附子饼灸：将附子研成粉末，用酒调和做成直径约 3cm，厚约 0.8cm 的药饼，中间以针刺数孔，放在应灸腧穴或患处，上置艾炷，点燃施灸，直至灸完应灸壮数为止。此法有温补肾阳等作用，多用于治疗命门火衰而致的阳痿、早泄、宫寒不孕或疮疡久溃不敛等。

2. 艾条灸　以艾绒为主要成分卷成的圆柱形长条称为艾条。点燃艾条施灸的方法称为艾条灸。艾条灸可分为悬起灸和实按灸两种方式。

（1）悬起灸　将艾条的一端点燃，悬于腧穴或患处一定高度之上，使热力较为温和地作用于施灸部位，称为悬起灸。根据操作方法的不同，可分为温和灸、雀啄灸和回旋灸。

①温和灸：施灸时，将艾条点燃的一端对准应灸部位，距皮肤 2 ～ 3cm，使患者局部有温热感而无灼痛为宜（图 5-19）。一般每处灸 10 ～ 15 分钟，至皮肤红晕为度。对于昏厥、局部知觉迟钝的患者，医者可将食、中两指分开置于施灸部位两侧，以医者手指感知患者局部受热程度，以便及时调节艾条高度，防止烫伤。

②雀啄灸：施灸时，艾条点燃的一端与施灸部位皮肤的距离并不固定，而是如鸟雀啄食一样上下活动（图 5-20），至皮肤红晕为度。

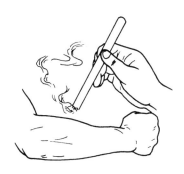
图 5-19　温和灸

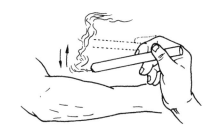
图 5-20　雀啄灸

③回旋灸：施灸时，艾条点燃的一端与施灸部位皮肤虽然保持一定距离，但艾条并不固定，而是左右移动或反复旋转施灸（图 5-21）。

悬起灸适用于多种可灸病证，其中温和灸多用于灸治慢性病，雀啄灸、回旋灸多用于灸治急性病。

（2）实按灸　将点燃的艾条隔数层布或棉纸实按在穴位上，使热力透达深部，火灭热减后重新点火按灸，称为实按灸（图 5-22）。若患者感到按灸局部灼烫、疼痛，即移开艾条，并增加隔层。灸量以反复灸熨 7 ～ 10 次为度。若在艾绒内另加特定药物后，用纸卷成艾卷施灸，名为"太乙神针"和"雷火神针"。

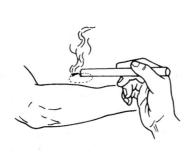

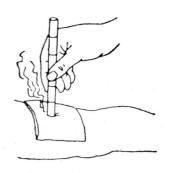

图 5-21　回旋灸　　　　　　　　　　　　　图 5-22　实按灸

①太乙神针：历代医家之药物配方记载有所不同，一般处方为：人参 250g，参三七 250g，山羊血 62.5g，千年健 500g，钻地风 500g，肉桂 500g，川椒 500g，乳香 500g，没药 500g，炮甲 250g，小茴香 500g，蕲艾 2000g，甘草 1000g，防风 2000g，人工麝香少许。加工炮制后，共研为末，每支艾条加药末 25g。此法治疗风寒湿痹、肢体顽麻、痿弱无力、半身不遂等均有效。

②雷火神针：历代医家之药物配方记载有所不同，一般处方为：沉香、木香、乳香、茵陈、羌活、干姜、炮甲各 9g，人工麝香少许。加工炮制后共研为细末，将药末混入 94g 艾绒，用棉皮纸卷成圆柱形长条，外用鸡蛋清涂抹，再糊上桑皮纸 6～7 层，阴干待用。临床主治急性扭挫伤及寒湿气痛，其他大体与"太乙神针"主治相同。

3. 温针灸　　指毫针留针时在针柄上置以艾绒（或艾条段）施灸的方法。操作时，先将毫针刺入腧穴，得气并施行适当的补泻手法后，将针留在适当的深度，再将纯净细软的艾绒包裹于针尾，或将 2～3cm 长的艾条段直接插在针柄上，点燃施灸（图 5-23），待艾绒或艾条燃尽后除去灰烬，将针取出。应用时须注意防止艾火脱落烧伤皮肤。此法将针刺与艾灸结合应用，适用于既需要留针而又适宜用艾灸的病证。

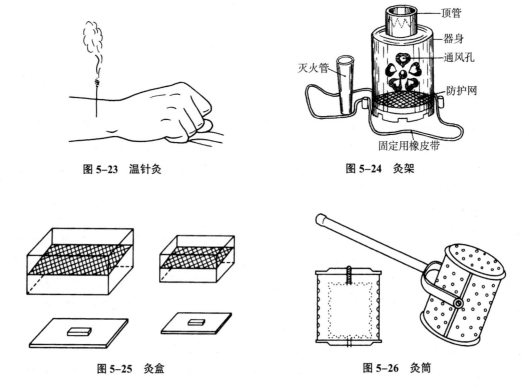

图 5-23　温针灸　　　　　　　　　　　　　图 5-24　灸架

顶管
器身
通风孔
灭火管
防护网
固定用橡皮带

图 5-25　灸盒　　　　　　　　　　　　　图 5-26　灸筒

4. 温灸器灸　　温灸器又称灸疗器，指专门用于施灸的器具。临床常用的温灸器有灸架（图

5-24）、灸盒（图 5-25）和灸筒（图 5-26）。用温灸器施灸的方法称为温灸器灸。施灸时，将艾绒或艾条装入温灸器，点燃后置于腧穴或应灸部位进行熨灸，以所灸部位的皮肤红晕为度。具有调和气血、温中散寒的作用，临床需要灸治者，一般均可应用，对小儿、妇女及畏灸者尤为适宜。

（二）非艾灸法

1. 灯火灸　又称灯草灸、油捻灸，是民间沿用已久的简便灸法。用灯心草一根，以麻油浸之，燃着后对准穴位或患处，迅速点灸皮肤，一触即起，接触皮肤时会伴有"叭"的爆焠声，如无爆焠声可重复一次。注意燃火前用软棉纸吸去灯心草上的浮油，以防止点火后油滴烫伤皮肤。灸后皮肤出现黄褐色斑点或斑块，偶尔会起小疱。此法主要用于治疗小儿痄腮、乳蛾、吐泻、麻疹、惊风等病证。

2. 天灸　是将一些具有刺激性的药物涂敷于穴位或患处，使局部充血、起疱，犹如灸疮，故名天灸，又称药物灸、发疱灸。常用中药有白芥子、细辛、大蒜、斑蝥等。

（1）白芥子灸　将白芥子适量，研为细末，用水调成糊状，敷贴于穴位或患处，以活血止痛膏固定。敷贴 1 ～ 3 小时，以局部皮肤灼热疼痛为度。一般可用于治疗咳喘、关节痹痛、口眼歪斜等症。

（2）细辛灸　取细辛适量，研为细末，加醋少许，调成糊状，敷于穴位或患处，以活血止痛膏固定。敷贴 1 ～ 3 小时，以局部皮肤灼热疼痛为度。可敷涌泉或神阙穴治小儿口腔炎等。

（3）蒜泥灸　将大蒜捣烂如泥，取 3 ～ 5g 敷贴于穴位或患处，以活血止痛膏固定。敷贴 1 ～ 3 小时，以局部皮肤灼热疼痛为度。如敷涌泉穴治疗咯血、鼻衄，敷合谷穴治疗乳蛾，敷鱼际穴治疗喉痹等。

（4）斑蝥灸　将芫青科昆虫南方大斑蝥或黄黑小斑蝥的干燥全虫研末，用醋或甘油、乙醇等调和。使用时先取胶布一块，中间剪一小孔（如黄豆大），对准应灸部位粘贴，将斑蝥粉少许置于孔中，上面再贴一层胶布固定，以局部起疱为度。可治疗癣痒等症。

三、灸感及灸法补泻

（一）灸感

灸感是指施灸时患者的自我感觉。由于灸法主要是靠灸火直接或间接地在体表施以适当的温热刺激来达到治病和保健的作用，除瘢痕灸外，一般以患者感觉灸处局部皮肤及皮下温热或有灼痛为主，温热刺激可直达深部，经久不消，或可出现循经感传现象。

（二）灸法补泻

艾灸的补泻，始载于《内经》。《灵枢·背腧》说："气盛则泻之，虚则补之。以火补者，毋吹其火，须自灭也。以火泻者，疾吹其火，传其艾，须其火灭也。"灸法的补泻亦需根据辨证施治的原则，虚证用补法，实证用泻法。艾灸补法，无须以口吹艾火，让其自然缓缓燃尽为止，以补其虚；艾灸泻法，应当快速吹艾火至燃尽，使艾火的热力迅速透达穴位深层，以泻邪气。

四、施灸的先后顺序

对于施灸的先后顺序古人有明确的论述，如《备急千金要方·灸例第六》说："凡灸，当先阳后阴……先上后下。"《明堂灸经》也指出："先灸上，后灸下；先灸少，后灸多。"就是说应先灸阳经，后灸阴经；先灸上部，再灸下部；就壮数而言，先灸少而后灸多；就大小而言，先灸艾炷小者而后灸大者。上述施灸的顺序是指一般的规律，不能拘泥不变。如脱肛的灸治，则应先灸长强以收肛，后灸百会以举陷，便是先灸下而后灸上。此外，施灸应注意在通风环境中进行。

五、施灸的注意事项

1. 面部穴位、乳头、大血管等处均不宜使用直接灸，以免烫伤形成瘢痕。关节活动部位亦不适宜用化脓灸，以免化脓溃破，不易愈合，甚至影响功能活动。

2. 一般空腹、过饱、极度疲劳和对灸法恐惧者，应慎施灸。

3. 孕妇的腹部和腰骶部不宜施灸。

4. 施灸过程要防止燃烧的艾绒脱落烧伤皮肤和衣物。

5. 灸后的处理：施灸过量，时间过长，局部会出现水疱，只要不擦破，可任其自然吸收，如水疱较大，可用消毒毫针刺破，放出水液，再涂以烫伤油或消炎药膏等。瘢痕灸者，在灸疮化脓期间，要保持局部清洁，并用敷料保护灸疮，以防感染；若灸疮脓液呈黄绿色或有渗血现象者，可用消炎药膏或玉红膏涂敷。

第三节 拔罐法

拔罐法也称吸筒疗法，古称角法，是一种以罐为工具，利用加热、抽吸等方法，造成罐内负压，使罐吸附于腧穴或体表的一定部位，使局部皮肤充血甚至瘀血，以调整机体功能，达到防治疾病目的的方法。最早以兽角为罐具，现已逐步发展为竹罐、金属罐、陶瓷罐、玻璃罐、抽气罐、多功能罐等多种材质的罐具（图5-27），操作方法也有改进和发展，治疗范围逐渐扩大，成为针灸临床常用治疗手段之一。

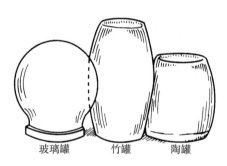

图5-27 常用罐具

一、罐的吸附方法

（一）火罐法

火罐法是指通过燃烧加热罐内空气，利用罐内空气冷却时形成的负压，将罐吸附于体表的方法。临床常用以下3种方法。

1. 闪火法 用止血钳或镊子夹住95%乙醇棉球，点燃后在火罐内旋绕数圈后抽出，迅速将罐扣于应拔部位（图5-28）。此法较安全，不受体位限制，是最常用的拔罐方法。注意操作时不要烧灼罐口，以免烫伤皮肤。

2. 投火法 将易燃纸片或95%乙醇棉球点燃后投入罐内，迅速将罐扣于应拔部位（图5-29）。此法由于罐内有燃烧物，容易落下烫伤皮肤，故适宜于侧面横拔。

3. 贴棉法 用直径1～2cm的95%乙醇棉片贴于

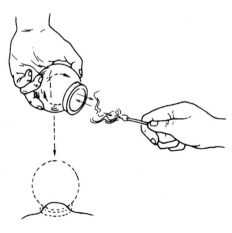

图5-28 闪火法

罐内壁，点燃后迅速将罐扣于应拔部位。此法也多用于侧面横拔，注意避免乙醇过多，滴下烫伤皮肤（图5-30）。

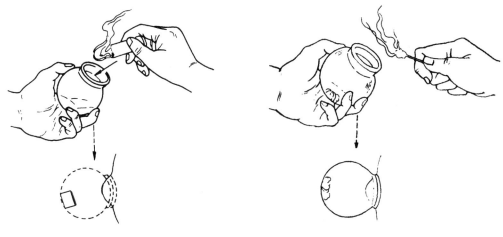

图5-29　投火法　　　　　　　　　　　　图5-30　贴棉法

（二）水罐法

水罐法是指通过蒸汽、水煮等方法加热罐内空气，利用罐内空气冷却时形成的负压，使罐吸附于体表的方法。此法多选用竹罐，将罐放在水中煮沸2分钟左右，然后用镊子将罐口朝下夹出，迅速用折叠干毛巾捂紧罐口，以吸去罐内的水液，降低罐口温度。同时保持罐内空气温度，待罐口冷却至人体能接受的程度后，将罐拔于应拔部位并固定数分钟，吸牢即可。水罐法有较强的温热刺激，还可根据病情需要在水中放入适量的祛风活血等药物，以增强疗效。

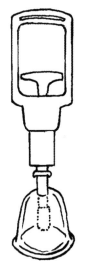

（三）抽气罐法

抽气罐法是通过机械装置抽出罐内部分空气，形成罐内负压，使罐吸附于体表的方法（图5-31）。操作时，先将抽气罐紧扣在应拔部位，用抽气筒从罐内抽气，使罐吸附于皮肤上。

图5-31　抽气罐法

二、拔罐的操作方法

临床上，可根据病情和病变部位选择不同的方法。常用的有以下5种。

（一）留罐法

留罐法又称坐罐法，是指将罐具吸拔在皮肤上留置5～15分钟，然后将罐起下。此法是最常用的拔罐方法，一般疾病均可应用。

（二）走罐法

走罐法又名推罐法，即先在拟操作部位涂上凡士林等润滑剂，再用上述方法将罐吸住，然后医生手握罐体，均匀用力，将罐沿着一定路线往返推动（图5-32），直至走罐部位皮肤红润、充血甚至瘀血时，将罐起下。此法适宜于脊背、腰臀、大腿等面积较大、肌肉丰厚的部位。

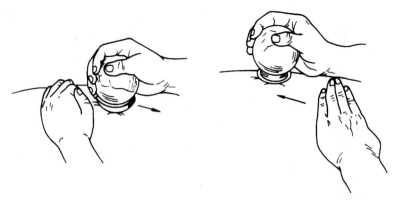

图 5-32　走罐法

（三）闪罐法

闪罐法是将罐吸拔于所选部位，立即取下，再迅速吸拔、取下，如此反复，直至皮肤潮红。闪罐动作要迅速、准确，手法要轻巧，吸附力适中，多用于局部皮肤麻木、疼痛或功能减退等疾患，尤其适用于不宜留罐的部位及儿童患者。需注意一罐多次闪罐后，罐口温度升高，应及时换罐，以免烫伤。

（四）刺络拔罐法

刺络拔罐法是指在局部消毒，并用三棱针、粗毫针等点刺或皮肤针叩刺出血后，再在出血部位拔罐、留罐，以加强刺血治疗效果的方法。留罐时间一般在 5 ～ 15 分钟。此法多用于治疗各种急慢性软组织损伤、神经性皮炎、痤疮、皮肤瘙痒、丹毒、坐骨神经痛等。

（五）留针拔罐法

留针拔罐法是指在毫针留针过程中，在留针部位加用拔罐的方法。操作时，先以毫针针刺得气后留针，再以毫针为中心，加用拔罐并留置 10 ～ 15 分钟，然后起罐、起针（图 5-33）。

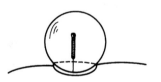

图 5-33　留针拔罐法

三、起罐的方法

起罐时，一手握住罐体中下部，另一手拇指或食指按压罐口边缘的皮肤，使罐口与皮肤之间产生空隙，空气进入罐内，即可将罐取下（图 5-34）。抽气罐则提起其上方的阀门使空气进入罐内，罐具即自行脱落。

四、拔罐的作用和适用范围

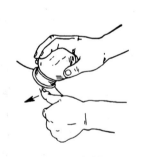

图 5-34　起罐法

（一）拔罐的作用

拔罐法具有开泄腠理、祛风散寒、通经活络、行气活血、祛瘀生新、消肿止痛等作用。拔罐产生的真空负压有较强的吸拔之力，其吸拔力作用在经络穴位上，使体内的病理产物通过皮肤毛孔而排出体外，从而使经络气血得以疏通，脏腑功能得以调整，达到防治疾病的目的。

（二）拔罐的适用范围

拔罐的适用范围较广，常用于腹痛、颈肩腰腿痛、关节痛、软组织闪挫扭伤等局部病证，也可用于伤风感冒、头痛、面瘫、咳嗽、哮喘、消化不良、泄泻、月经不调、痛经等病证，以及目赤肿痛、麦粒肿、丹毒、疮疡初起未溃等外科病证。随着现代多种罐具的问世，以及对拔罐法作用机制研究的不断深入，临床中拔罐法与其他多种疗法结合使用，使得拔罐法的适用范围越来越广，也成为常用的保健疗法。

五、拔罐的注意事项

除遵循针灸施术的注意事项外，运用拔罐法还应注意：

1. 拔罐时，要选择适当体位和肌肉相对丰满的部位。若体位不当、移动，骨骼凹凸不平，毛发较多者，罐体容易脱落，均不适用。

2. 拔罐手法要熟练，动作要轻、快、稳、准。用于燃火的乙醇棉球，不可吸含过量乙醇，以免拔罐时乙醇滴落到患者皮肤上形成烫伤。留罐过程中如出现拔罐局部疼痛，可减压放气或立即起罐。起罐时不可硬拉或旋转罐具，以免引起疼痛，甚至损伤皮肤。

3. 带有心脏起搏器等金属物体的患者，禁用电磁拔罐器具。

4. 留针拔罐，选择罐具宜大，毫针针柄宜短，以免吸拔时罐具碰触针柄而致损伤。

附：刮痧法

刮痧法是以中医经络皮部理论为基础，运用刮痧器具在体表的一定部位刮拭以防治疾病的方法。其机理在于通过对十二皮部的良性刺激，达到疏通经络、行气活血、调整脏腑机能的作用。

刮痧器具主要是刮痧板，一般用水牛角或玉石材料制作而成。此外，也可使用边缘光滑、洁净、易于手持、不易损伤皮肤的日常用具，如铜钱、汤勺、瓷片、苎麻等。为了润滑皮肤，使得刮痧板能在皮肤上顺畅移动而不致损伤皮肤，刮痧时常以刮痧乳或刮痧油为介质，也可选用石蜡油、红花油、麻油等为介质。

刮痧时，一般按先头面后手足、先腰背后胸腹、先上肢后下肢的顺序，逐步操作。刮痧方向一般按由上而下、由内而外单方向刮拭，并尽可能拉长距离。对于下肢静脉曲张或下肢肿胀者，可采用由下向上的逆刮法。通常每个患者每次选 3 ~ 5 个部位，每个部位刮拭 20 ~ 30 次，以皮肤出现潮红、紫红色等颜色变化，或出现丘疹样斑点、条索状斑块等形态变化，并伴有局部热感或轻微疼痛为度。两次刮痧之间宜间隔 3 ~ 6 天。若病情需要缩短刮拭间隔时间，亦不宜在原部位进行刮拭，而应另选其他相关部位进行操作。

刮痧时用力要均匀，力度由轻到重，以患者能够承受为度。根据患者体质和刮拭部位，应选择不同的刮拭力量。其中，小儿、年老体弱患者，以及面部刮拭，用力宜轻；体质强健患者，或脊柱两侧、下肢等肌肉较为丰满部位的刮拭，用力偏重。

刮痧疗法可用于内、外、妇、儿、五官等各科疾病，如感冒、气管炎、呃逆、呕吐、便秘、腹泻、泌尿系统感染、眩晕、失眠、头痛、落枕、急性腰扭伤、痛经、经期发热、急性乳腺炎、中暑等。此外，刮痧还可用于预防疾病和保健强身。

对于有严重心脑血管疾病、肝肾功能不全、全身浮肿、极度虚弱或消瘦者，以及血小板减少性疾病、过敏性紫癜、白血病等有出血倾向者，应禁用本法。

急性骨髓炎、结核性关节炎、传染性皮肤病、烧伤、体表肿瘤、皮肤溃烂，或急性外伤、创伤部位、新近手术疤痕部位、骨折未愈合处等，不宜直接在病灶部位刮拭。

第四节　特殊针具刺法

一、三棱针法

三棱针法是用三棱针刺破血络或腧穴，放出适量血液，或挤出少量液体，或挑断皮下纤维组织，以治疗疾病的方法。《灵枢·官针》称之为"络刺""赞刺""豹纹刺"等，现代称之为"放血疗法"。

三棱针古称"锋针"，是一种"泻热出血"的常用工具。现用的三棱针多由不锈钢材料制成，针长约6cm，针柄稍粗呈圆柱体，针身呈三棱状，尖端三面有刃，针尖锋利（图5-35）。

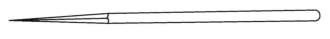

图5-35　三棱针

（一）操作方法

1. 持针方法　一般医者右手持针，用拇、食二指捏住针柄、中指指腹紧靠针身下端，针尖露出3～5mm。

2. 针刺方法　一般分为点刺法、散刺法、刺络法、挑刺法四种。

（1）点刺法　是用三棱针快速刺入腧穴放出少量血液或挤出少量黏液的方法（图5-36）。点刺前，可在拟刺部位或其周围用推、揉、挤、捋等方法，使局部充血，再常规消毒。点刺时，押手固定点刺部位，刺手持针，对准所刺部位快速刺入退出，然后轻轻挤压针孔周围，使出血少许，再以无菌干棉球按压针孔。此法多用于指、趾末端和头面、耳部，如十宣、十二井穴、印堂、攒竹、耳尖等穴。

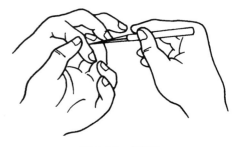

图5-36　点刺法

（2）散刺法　又称豹纹刺，是在病变局部及其周围进行连续点刺以治疗疾病的方法（图5-37）。操作时，根据病变部位大小的不同，可刺10～20针，由病变外缘呈环形向中心点刺，点刺后可配合挤压或拔罐等方法，以促使瘀血或水肿的排除，达到祛瘀生新、通经活络的目的。此法多用于局部瘀血、血肿或水肿、顽癣等。

（3）刺络法　是刺入浅表血络或静脉放出适量血液的方法（图5-38）。操作时，先用松紧带或橡皮带结扎在针刺部位上端（近心端），然后常规消毒，针刺时，左手拇指压在被针刺部位下端，右手持三棱针对准针刺部位的静脉，斜向上刺入脉中2～3mm，立即出针，使其流出一定量的血液，待出血停止后，再用无菌干棉球按压针孔。当出血时，也可轻轻按压静脉上端，以助瘀血排出、毒邪得泻。此法多用于曲泽、委中等肘膝关节附近等有较明显浅表血络或静脉的部位。治疗急性吐泻、中暑、发热等。

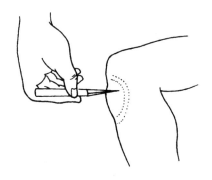

图 5-37 散刺法

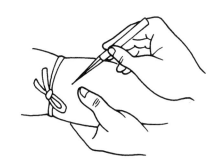

图 5-38 刺络法

（4）挑刺法　是用三棱针挑断穴位皮下纤维样组织以治疗疾病的方法。操作时，医者用左手按压施术部位两侧，或捏起皮肤，使皮肤固定，右手持针速刺入皮肤 1 ～ 2mm，随即将针身倾斜挑破表皮，再刺入 5mm 左右深，将针身倾斜并使针尖轻轻挑起，挑断皮下白色纤维样组织，尽量将施术部位的纤维样组织挑尽，然后出针，覆盖无菌敷料。由于挑提牵拉伴有疼痛，可根据情况配合局部表浅麻醉。此法常用于比较平坦的利于挑提牵拉的部位，如背俞穴。该法多用于治疗肩周炎、胃病、颈椎病、失眠、支气管哮喘、血管神经性头痛等较顽固的反复发作性疾病。

3. 出血量及疗程　每日或隔日治疗 1 次，1 ～ 3 次为 1 个疗程，出血量多者，每周 1 ～ 2 次。一般每次出血量以数滴至 3 ～ 5mL 为宜。

（二）适应范围

三棱针法具有通经活络、开窍泻热、调和气血、消肿止痛作用。临床上适应范围广泛，多用于实证、热证、瘀血、疼痛等，如高热、中暑、中风闭证、咽喉肿痛、目赤肿痛、顽癣、痈疖初起、扭挫伤、疳证、痔疮、顽痹、头痛、丹毒、指（趾）麻木等。

（三）注意事项

除遵循针灸施术的注意事项外，运用三棱针法还应注意：

1. 施术前，应做好必要的解释工作，以消除患者疑虑。

2. 出血量较大时，可用敞口器皿盛接，所出血液应做无害化处理，患者宜适当休息后才可离开。

3. 医者须避免直接接触患者血液。

4. 血管瘤部位、不明原因的肿块部位禁刺。

5. 应注意避免伤及大动脉。

6. 凝血功能障碍的患者禁用。

二、皮肤针法

运用皮肤针叩刺人体腧穴或一定部位，使叩刺部位皮肤充血红晕或渗出微量血液，以防治疾病的方法，称皮肤针法。皮肤针法的形成与《内经》中的"半刺""毛刺""扬刺"等浅刺皮肤的刺法有关，其作用机理源于《素问·皮部论》之"凡十二经脉者，皮之部也，是故百病之始生也，必先于皮毛"等论述。

皮肤针一般由针头和针柄两部分组成。针头端形似莲蓬状，上缀有数枚不锈钢短针；针柄分为硬柄和软柄两种，一般用树脂材料制成，长 15 ～ 19cm。根据针头所附针的数目不同，又可称为梅花针（5 支针）、七星针（7 支针）和罗汉针（18 支针）等。

（一）操作方法

1. 持针方法 持针方式可分为硬柄持针法和软柄持针法两种（图5-39）。硬柄持针法是以刺手拇指、中指夹持针柄，食指伸直按压在针柄中段上面，无名指和小指将针柄末端固定于小鱼际处握牢；软柄持针法则是采用拇指在上、食指在下的方法夹住针柄，其余手指呈握拳状将其固定于掌心。

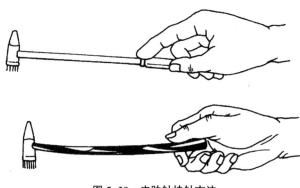

图5-39　皮肤针持针方法

2. 叩刺方法 施术部位常规消毒后，医者按上述方法持针，将针头平对叩刺部位，借用腕力叩打皮肤，并迅即弹起，反复进行，至皮肤充血红晕为度。操作要点：用力均匀、速度均匀；借用腕力，即叩即起；针尖起落垂直于叩刺部位。

3. 刺激强度 刺激强度分为以下3种，可根据患者体质、病情、年龄、叩打部位灵活选用。

（1）弱刺激　叩刺力度小，针尖接触皮肤时间较短；施术部位皮肤微潮红，无明显出血点或渗出；患者略有痛感。适用于老年人、久病体弱者、孕妇、儿童，以及头面五官等肌肉浅薄部位。

（2）强刺激　叩刺力度大，针尖接触皮肤时间略长；施术部位皮肤明显潮红、湿润，有较明显的出血点或渗出；患者有较明显的痛感。适用于年壮体强者，以及肩、背、腰、臀、四肢等肌肉丰厚部位。

（3）中刺激　叩刺的力度介于弱、强刺激之间；施术部位皮肤潮红，有少量出血点或渗出；患者稍感疼痛。适用于大多数患者和身体各个部位。

每日或隔日1次，10次为1个疗程，疗程间隔3～5日。

（二）叩刺部位

1. 循经叩刺 是指沿着经脉循行路线进行叩刺的方法。常用于项、背、腰、骶等部位，以督脉、足太阳膀胱经为主；其次是四肢肘、膝以下部位，以足三阴、足三阳经特定穴所在的循行部位为主。

2. 穴位叩刺 是指选取与所治病证相关的穴位进行叩刺的方法。常用于特定穴、华佗夹脊穴、阿是穴等。

3. 局部叩刺 是指针对病变局部进行叩刺的方法。常用于头面五官疾病、关节扭伤、局部肿胀、肌肤麻木不仁等病证。

（三）适用范围

皮肤针疗法具有通经活络、消肿止痛、祛风除湿、开窍泻热、调和气血等作用，广泛应用于临床各科，以功能失调性疾病疗效更佳，对器质性病变也有一定疗效，如近视、视神经萎缩、感冒、咳喘、喉蛾、慢性肠胃病、便秘、头痛、眩晕、失眠、腰痛、肌肤麻木不仁、痹证、痛经、皮神经炎、斑秃、小儿弱智等。

（四）注意事项

除遵循针灸施术的注意事项外，运用皮肤针法还应注意：

1. 针具要经常检查，注意针尖有无毛钩，针面是否整齐。

2. 叩刺后皮肤如有出血点或渗出，需用无菌干棉球擦拭干净；并嘱患者保持针刺部位清洁，以防感染。

3. 叩刺时要保持针尖的平正，避免针尖斜向刺入和向后拖拉起针，以减轻疼痛。

4. 皮肤创伤、溃疡、瘢痕、不明肿物等部位，不宜使用本法。

5. 凝血功能障碍、急重病证、传染性疾病等，不宜使用本法。

三、皮内针法

皮内针法是将特制的小型针具刺入并固定于腧穴部位的皮下组织中，并较长时间留针，产生持续刺激作用以治疗疾病的方法，又称"埋针法"。其特点是可以长时间刺激，同时患者还可根据病情需要自行按压以强化刺激。

皮内针是用不锈钢特制的小针，分为颗粒型（麦粒型）和揿钉型两种。其中颗粒型的针身长约1cm，针柄形似麦粒或呈环形，针身与针柄成一直线；揿钉型（图钉型）的针身长 0.2 ～ 0.3cm，针柄呈环形，针身与针柄呈垂直状（图5-40）。

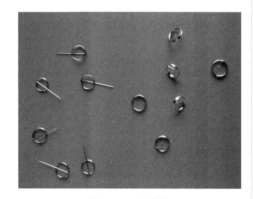

图 5-40　皮内针

（一）操作方法

皮内针、镊子和埋针部位皮肤经严格消毒后，进行针刺。宜使用一次性皮内针。

1. 颗粒型皮内针　医者用押手将腧穴部位皮肤向两侧撑开，刺手持镊子夹持针柄将针平刺入腧穴皮下 0.5 ～ 0.8cm，然后用医用胶布粘贴固定针具。

2. 揿钉型皮内针　医者用押手固定腧穴部位皮肤，刺手持镊子夹持针柄垂直刺入，再用医用胶布覆盖针柄，固定针具。也可将针柄贴在小块胶布上，手持胶布直压刺入拟刺部位。

针刺部位以不妨碍肢体正常活动、较易固定的腧穴为主，一般多选用背俞穴、四肢穴和耳穴等。留针时间应根据病情而定，一般为 3 ～ 5 天，最长可达 1 周。炎热天气，留针时间以 1 ～ 2 日为宜，以防感染。留针期间，每隔 4 小时左右可按压埋针处 1 ～ 2 分钟，以加强刺激，提高疗效。

（二）适用范围

本法常用于慢性顽固性疾病，以及反复发作的疼痛性疾病，如高血压、神经衰弱、三叉神经痛、偏头痛、面肌痉挛、眼睑瞤动、哮喘、胃脘痛、胆绞痛、关节痛、扭挫伤、月经不调、痛经、遗尿等病证。

（三）注意事项

除遵循针灸施术的注意事项外，运用皮内针法还应注意：

1. 关节、胸腹、颜面及体表大血管部位均不宜埋针。

2.埋针部位持续疼痛时，应调整埋针深度和方向。调整后仍感疼痛，应予出针。

3.埋针期间，针处不可着水，以防感染。若局部感染，应即出针，并做相应处理。

4.对金属过敏者禁止埋针。

四、火针法

将特制针具的针身用火烧红后，迅速刺入一定部位，给身体局部以灼热性刺激，以治疗疾病的方法，称为火针法。火针法古称"焠刺"。《灵枢·官针》曰："焠刺者，刺燔针则取痹也。"

火针古称"燔针"，以耐受高温且高温下不易折、硬度高、对人体无害的金属为材料。常用火针有单头火针、平头火针、三头火针、三棱火针（图5-41）等。其中，单头火针外观形似毫针但比毫针粗，根据粗细不同，又可分为细火针（针身直径约0.5mm）、中火针（针身直径约0.75mm）和粗火针（针身直径约1.2mm）三种规格。

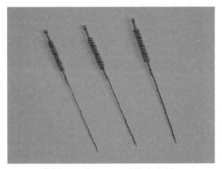

（1）细、中、粗三种单头火针

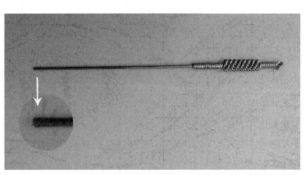

（2）平头火针

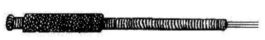

（3）三头火针

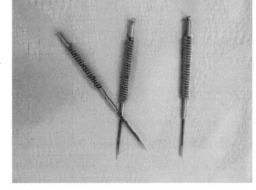

（4）三棱火针

图5-41　火针针具

（一）操作方法

1.烧针　一手持点燃的酒精灯，另一手持针烧灼。烧针时应靠近施治部位，一般先烧针身，后烧针尖。火针烧灼的程度，可根据针刺深浅来把握：若针刺较深，需烧至白亮；若针刺较浅，可烧至通红；若仅使针身在表皮部位轻而稍慢地烙熨，则烧至微红即可。

2.针刺方法　烧针完毕后，应立即垂直点刺已消毒的腧穴，疾进疾退，也可刺入后留针5～15分钟再出针。出针后用无菌干棉球按压针孔，以减少疼痛并防止出血。根据治疗需要，又可分为以下5种刺法：

（1）**点刺法**　在腧穴上施以单针点刺。

（2）密刺法　在体表病灶上施以多针密集刺激，每针间隔不超过 1cm。

（3）散刺法　在体表病灶上施以多针疏散刺激，每针间隔 2cm 左右。

（4）围刺法　围绕体表病灶周围施以多针刺激，针刺点在病灶与正常组织的交界处。

（5）刺络法　用火针刺入体表瘀滞的血络，放出适量的血液。

3. 针刺深度　应根据病情、体质和针刺部位等情况而定。一般而言，四肢、腰腹部针刺稍深，可刺入 5 ～ 12mm；胸背部针刺宜浅，可刺入 1.5 ～ 5mm；痣、疣的针刺深度应以达其基底的深度为宜。

（二）适用范围

本法具有温经散寒、活血化瘀、软坚散结、祛腐生肌等作用。主要用于痹证、网球肘、颈椎病、漏肩风、肉刺、腱鞘囊肿、慢性结肠炎、癫痫、阳痿、淋证、痛经、痈疽、痔疮、瘰疬、蛇串疮、浸淫疮、腋臭、丹毒、牛皮癣、象皮腿、静脉曲张、历节风、疣、瘊和痣等。

（三）注意事项

除遵循针灸施术的注意事项外，运用火针法还应注意：

1. 施术时应注意安全，防止烧伤或火灾等事故的发生。

2. 医者应向患者说明术后针刺部位的护理事项，针孔局部若出现微红、灼热、轻度疼痛、瘙痒等症状属正常现象，可不做处理；应注意针孔局部清洁，忌用手搔抓，不宜用油、膏类药物涂抹；当天避免针孔着水。

3. 糖尿病患者、瘢痕体质或过敏体质者慎用。大失血、凝血机制障碍的患者，以及不明原因的肿块部位禁用。

五、芒针法

芒针法是用芒针针刺一定的经络或腧穴以治疗疾病的方法。芒针是在古代九针之一的"长针"基础上发展演变而来，《灵枢·九针论》曰："八曰长针，取法于綦针，长七寸，主取深邪远痹者也。"因针体细长，形似麦芒，故称为芒针。

芒针的结构与毫针相同，现代一般用银质、铜质或不锈钢丝制成，临床中以弹性、韧性较好的细不锈钢丝制成的芒针为常用。芒针有不同的型号规格，一般需根据病情需要和操作部位进行选择，要求针体光滑无锈蚀，针尖端正不偏，尖中带圆，光洁度高，常用长度 100 ～ 200mm（图 5-42）。

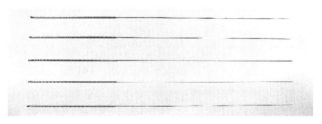

图 5-42　芒针针具

（一）操作方法

芒针因针体细长，操作上要注意进针、行针和出针三个重要环节，尤其应注意双手的协同配合。

1. 进针 首先要求刺手和押手密切配合。根据病情选取适当的施术部位，常规消毒后，可采用夹持进针法进针，或者刺手执针，使针尖抵近穴区皮肤，再放上押手。两手同时用力，刺捻结合，迅速进针，透过表皮，然后两手继续配合，轻捻缓进，送针至所需的深度和部位，一般针体保留在皮肤外 2cm 以上。进针过程中尽量避免或减少患者的疼痛，得气后可施以捻转、提插、捻转提插相结合等补泻手法。刺法上，除了直刺、斜刺和平刺等常规刺法外，还包括芒针特有刺法——弯刺法，用于直刺或斜刺等均难以达到深度要求的穴位。弯刺法又称弯相刺法，是根据穴位所在部位的不同解剖特点而灵活掌握的，即进针到一定深度后，利用针体的自然弹性，通过按压针柄，改变针尖方向，使针体自然弯曲，缓慢捻推，刺入相应部位，达到要求的麻胀针感后立即出针。由于弯刺法是针体在穴位组织结构内暂时弯曲，故须选用新的质量好而富有弹性的针具，一般不留针，如需留针，则严格要求患者保持原有体位。

2. 行针 芒针刺到一定深度后，为了加强得气感应，应予以行针。运针时采取押手与刺手灵巧配合；刺手以拇指与食、中指夹持针柄，前后小幅度快速捻转，而押手食指轻轻向下循按针身，如雀啄之状。为扩大感应，提插捻转范围可略大，动作宜配合默契，频而细，轻而柔，避免损伤脏器或引起患者不适感。

3. 出针 芒针多不留针。透穴操作时可适当留针 3 ~ 15 分钟。出针时，亦需刺手和押手配合，提捻结合，沿刺入之方向反向轻柔、缓慢退出，用无菌干棉球按压针孔片刻。起针后，宜令患者在诊室内休息数分钟后离开，以防不测。

（二）适用范围

芒针法具有疏通经络，调节人体脏腑阴阳的功能，适用范围基本和毫针刺法相似，又因芒针多采用深刺和沿皮下横刺法，针体长、刺入深，临床所治更广，尤适用于普通毫针难以取得显著疗效、须用长针深刺的病证。如用于治疗神经系统疾病中的神经根炎、多发性神经炎、血管性头痛、三叉神经痛等，内科疾病中的急慢性胃炎、支气管哮喘、溃疡病等，泌尿生殖系统诸多疾病。

（三）注意事项

除遵循毫针施术的注意事项外，运用芒针法还应注意：

1. 对初次接受芒针治疗的患者，要耐心对其介绍芒针的一般情况，劝其不要恐惧，不可随意移动体位。并注意针刺前务必检查针具，取穴宜少、手法宜轻。

2. 对肌肉过于紧张坚韧不易进针，刺下每感疼痛，或皮肤十分松弛者，进针时必须格外小心，可以适当转移患者注意力以辅助进针。

3. 芒针捻转施术时，角度一般在 180°~ 360°，不宜过大，行针不可单向捻转，避免针体缠绕肌纤维和皮肤，产生滞针和疼痛。

4. 诊断未明的急性疾病，切勿滥用芒针治疗，以免延误病情。

5. 过饥、过饱、醉酒、过度疲劳、年老体弱、孕妇、儿童、自发性出血者与不合作患者，不可施以芒针刺法。有晕针史者慎用。

6. 禁刺部位：颅腔、胸腔、椎管（延髓）、囟门、眼球、鼓膜、喉头、生殖器、肛门、动脉。

六、针刀疗法

应用针刀以治疗疾病的方法和技术，称为针刀疗法。针刀疗法是在古代"九针"基础上发展而成的，具有针刺和局部微创手术的双重治疗作用。

常用针刀刀具因针刀柄形状、针刀身直径不同分为Ⅰ型和Ⅱ型针刀。Ⅰ型针刀，刀柄为扁平葫芦形，刀身直径 1mm；Ⅱ型针刀，刀柄为梯形葫芦状，刀身直径 3mm。两者刀身均为圆柱形，刀头为楔形，末端扁平带刃，刀口为齐平口，刀口线和刀柄在同一平面内（图 5-43）。Ⅰ型针刀主要适用于治疗各种软组织损伤、骨关节损伤等病证；Ⅱ型针刀主要适用于深层大范围软组织松解、骨折固定及骨折畸形愈合的折骨术。

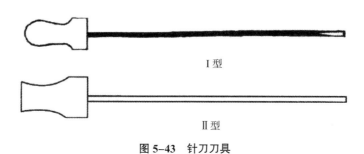

Ⅰ型

Ⅱ型

图 5-43　针刀刀具

（一）操作方法

1. 针刀的持针方法　以术者的刺手食指和拇指捏住刀柄，以中指托住针体，置于针体的中上部，无名指和小指置于施术部位的皮肤上作为刀身在刺入时的一个支撑点。另一种持针方法是在刺入较深部位时使用长型号针刀，其基本持针方法和前者相同，但要用押手拇、食指捏紧刀身下部，从而起控制作用，防止针刀刺入时，由于针身过长而引起刺入方向偏离。

2. 针刀进针的四步规程　所谓四步规程，就是针刀刺入时，必须遵循的 4 个步骤。具体如下（图 5-44）：

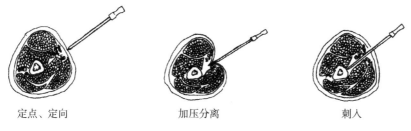

定点、定向　　　　　　加压分离　　　　　　刺入

图 5-44　针刀进针法

（1）定点　在确定病变部位和掌握该处的解剖结构后，在进针部位用甲紫溶液或用记号笔做一记号，局部碘伏消毒后，覆盖上无菌小洞巾。

（2）定向　使刀口线和大血管、神经及肌肉纤维走向平行，将刀口压在进针点上。

（3）加压分离　刺手拇、食指捏住针柄，中指托住针体，稍加压力不使刺破皮肤，使进针点处形成一个长形凹陷，刀口线与重要血管、神经以及肌肉纤维走向平行。

（4）刺入　当继续加压，感到一种坚硬感时，说明刀口下皮肤已被推挤到接近骨质，稍一加压，即可穿过皮肤。穿过皮肤后，进针点处凹陷基本消失，此时可根据需要施行手术进行治疗。

3. 针刀手术入路的定位标志

（1）按骨性标志定位　骨性标志是在人体体表可以触知的骨性突起，是针刀手术体表定位的重要标志。

（2）按肌性标志定位　肌性标志是在人体体表可以看到和触知的肌肉轮廓和行经路线，是针刀手术体表定位的常用标志之一。

（3）按局部的条索硬节定位　病变局部的条索、硬节、压痛点是针刀手术体表定位的参考标志。

4. 常用针刀刀法

（1）纵行疏通法　针刀刀口线与重要神经、血管走行一致，刀身以皮肤为圆心，刀刃端在体内做纵向的弧形运动。主要以刀刃及接近刀锋的部分刀身为作用部位。其运动距离以厘米为单位，范围根据病情而定，进针至剥离处组织，实际上已经做了粘连等病变组织的切开，如果疏通阻力过大，可以沿着肌或腱等病变组织的纤维走行方向再予切开，然后可顺利进行纵行疏通。

（2）横行剥离法　是在纵行疏通法的基础上进行的，针刀刀口线与重要神经、血管走行一致，刀身以皮肤为圆心，刀刃端在体内做横向的弧形运动。横行剥离使粘连、瘢痕等组织在纵向松解的基础上进一步加大其松解度，其运动距离以厘米为单位，范围根据病情而定。

纵行疏通法与横行剥离法是针刀手术操作的最基本和最常用的刀法。临床上常将纵行疏通法与横行剥离法相结合使用，简称纵疏横剥法，纵疏横剥1次为1刀。

（3）提插切开剥离法　用一只针刀，刀口线与重要神经、血管走行一致，刀刃到达病变部位以后，切开第1刀，然后当针刀提至病变组织外，再向下插入，切开第2刀，一般提插3～5刀为宜。适用于粘连面大、粘连重的病变，如韧带粘连、肌腱挛缩、关节囊病变等。

（4）骨面铲剥法　指针刀到达骨面，刀刃沿骨面或骨嵴切开与骨面连接的软组织的方法。铲剥法适用于骨质表面或骨质边缘的软组织（肌肉起止点、韧带及筋膜的骨附着点）病变，如肩周炎、肱骨外上髁炎、第3腰椎横突综合征等。

（5）通透剥离法　指将刀锋及刀身深入至粘连组织的两层之间，在两层组织之间（有大片粘连病变时）以扇形的轨迹予以剥离的方法。适用于腱鞘囊肿、滑囊积液、肩峰下滑囊炎、髌下脂肪垫损伤等疾病。

（二）适用范围

针刀疗法的适用范围比较广泛，主要用于各种慢性软组织损伤疾病、部分骨质增生性疾病与骨关节病、常见脊柱疾病、神经卡压综合征、某些脊柱相关性内脏疾病、部分关节内骨折和骨折畸形愈合、瘢痕挛缩等。

（三）注意事项

除遵循针灸施术的注意事项外，运用针刀疗法还应注意：

1. 针刀操作时，要严格执行无菌操作，防止晕针和断针，准确选择适应证，严格掌握禁忌证。

2. 对于凝血机制异常者，施术部位有皮肤感染、深部有脓肿及全身急性感染性疾病者，一切严重内脏病的发作期，施术部位有重要神经、血管或重要脏器而施术时无法避开者，血压较高且情绪紧张者，以及恶性肿瘤患者均禁用本法。

3. 体质极度虚弱者，在身体有所恢复后再施行针刀手术。

4. 注意术后出血的处理。

第五节 穴位特种疗法

一、穴位注射法

穴位注射法，又称"水针"，是以中西医理论为指导，依据穴位作用和药物性能，在穴位内注入相应药物以防治疾病的方法。该方法将针刺和药物的双重刺激作用有机结合起来，具有操作简便、用药量小、适应证广、作用迅速等特点。

（一）操作方法

1. 针具选择 多使用一次性注射器。根据使用药物剂量大小以及针刺深浅，选用不同规格的注射器和针头，一般可使用 1mL、2mL、5mL 注射器，若肌肉肥厚部位可使用 5mL 或 10mL 注射器。针头可选用 5 ~ 7 号普通注射针头、牙科用 5 号长针头等。

2. 选穴处方 一般根据针灸治疗的选穴原则辨证选穴，亦可选取阳性反应点，如在背俞穴、募穴和四肢部特定穴出现的条索、结节、压痛点，以及皮肤凹陷、隆起、色泽变异等，软组织损伤可选取最明显的压痛点。在阳性反应点进行穴位注射，效果更好。选穴以精为要，一般每次 2 ~ 4 穴。

3. 药物剂量 药物剂量取决于药物种类、浓度和注射部位。根据药物说明书规定的肌肉注射剂量，不得过量。刺激性较大的药物和特异性药物（如激素、阿托品等）只宜小剂量注射，每次用量多为常规的 1/10 ~ 1/3。中药注射液的穴位注射常规剂量为 0.5 ~ 2mL。依穴位部位来分，耳穴每穴注射 0.1mL，头面部每穴 0.3 ~ 0.5mL，四肢部每穴 1 ~ 2mL，胸背部每穴 0.5 ~ 1mL，腰臀部用药量较大，每穴 2 ~ 5mL。

4. 操作程序 患者取舒适体位。根据所选穴位、用药剂量选择合适的注射器及针头。局部皮肤常规消毒，快速将注射针头刺入腧穴或阳性反应点，然后慢慢推进或上下提插，针下得气后回抽，若无回血，即可将药液注入（图 5-45）。

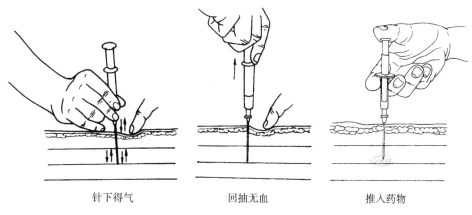

| 针下得气 | 回抽无血 | 推入药物 |

图 5-45 穴位注射程序

根据穴位所在部位及病变组织确定针刺深度，一般轻压即痛、病变在浅表的注射宜浅；用力按压出现疼痛、病变在深层的注射宜深。通常使用中等速度推入药物；慢性病、体弱者用轻刺激，将药物缓慢推入；急性病、体壮者用强刺激，将药物快速推入。如果注射药量较多，可由深至浅，边退针边推药，或将注射器变换不同的方向进行注射。

5.治疗周期　急症患者每日 1 ～ 2 次，慢性病一般每日或隔日 1 次，6 ～ 10 次为 1 疗程。同一穴位两次注射宜间隔 1 ～ 3 天。每个疗程间可休息 3 ～ 5 天。

（二）适用范围

穴位注射法的适用范围很广泛，针灸疗法的适应证大部分可用本法治疗。

（三）常用药物

常用中药注射剂包括复方当归注射液、丹参注射液、川芎嗪注射液、银黄注射液、柴胡注射液等；常用西药注射剂包括维生素 B_1、维生素 B_6、维生素 B_{12} 等维生素类制剂，以及三磷酸腺苷、辅酶 A、神经生长因子、胎盘组织液、硫酸阿托品、山莨菪碱、加兰他敏、强的松龙、盐酸普鲁卡因、利多卡因、氯丙嗪等。

（四）注意事项

除遵循针灸施术的注意事项外，运用穴位注射法还应注意：

1. 治疗前应对患者说明治疗的特点和可能出现的反应。如注射后局部可能有酸胀感，4 ～ 8 小时内局部有轻度不适，有时持续时间较长，但一般不超过 2 日。

2. 注意药物的性能、药理作用、剂量、配伍禁忌、不良反应及过敏反应，并检查药物的有效期、药液有无沉淀变质等情况。凡能引起过敏反应的药物，如青霉素、链霉素、普鲁卡因等，均应在药敏试验结束并合格的前提下方可使用。不良反应较强的药物，亦当慎用。

3. 初次治疗及小儿、老人、体弱者，药物剂量应酌减。既往有药物过敏史、敏感体质、体质过分虚弱或有晕针史的患者不宜采用本法。

4. 严格消毒，防止感染，如注射后局部红肿、发热等，应及时处理。

5. 禁止将药物注射入血管内，一般也不宜注射入关节腔或脊髓腔，以免产生不良后果。此外，应注意避开神经干，以免损伤神经。

6. 回抽针芯见血或积液时应立即出针，用无菌棉签或干棉球按压针孔 0.5 ～ 2 分钟，更换注射器和药液后重新注射。

7. 耳穴注射宜选用易于吸收、无刺激性的药物。注射深度以达皮下为宜，不可过深，以免注入软骨膜内。

二、穴位埋线法

穴位埋线法是将可吸收性外科缝线置入穴位内，利用线对穴位产生的持续刺激作用防治疾病的方法。本法具有操作简便、作用持久、适应证广等特点，可广泛应用于临床各科病证。

（一）操作方法

1.埋线用品　包括皮肤消毒用品、洞巾、止血钳、镊子、各种可吸收性外科缝线（羊肠线）、一次性埋线针、无菌纱布及敷料等。

一次性埋线针是内有针芯的管型埋线针具，由针管、衬芯、针座、衬芯座、保护套组成，针尖锋利，斜面刃口好（图 5-46）。

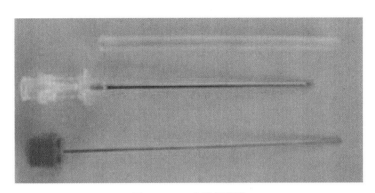

图 5-46　一次性埋线针

2. 埋线方法　局部皮肤消毒后，取一段适当长度已消毒的可吸收性外科缝线，从针尖处放入针管内，用押手拇指和食指固定穴位，刺手捏住埋线针针座两侧，按无菌操作要求刺入穴位。针刺时注意埋线针的刻度线，达到所需的深度，施以适当的提插捻转手法，当出现针感后，按下衬芯座将可吸收线注入穴位内。确认线体注入后，将埋线针拔出。拔针后用无菌干棉球按压针孔片刻。

3. 选穴与疗程　一般根据针灸治疗的处方原则辨证选穴，取穴宜少而精，每次埋线 1 ～ 6 穴为宜，多取四肢、背、腰及腹等肌肉比较丰厚部位的穴位。每 2 周埋线 1 次，3 ～ 5 次为 1 个疗程。

4. 术后反应及处理

（1）正常反应　无菌性炎症反应，一般无需处理。少数反应较重的病例，埋线处有少量渗出液，亦属正常，可不做处理。若渗液较多，可用 75% 乙醇棉球擦拭，覆盖无菌纱布。少数患者可于埋线后 4 ～ 24 小时内体温轻度上升（38℃左右），但无感染征象，一般无需处理，持续 2 ～ 4 日后可恢复正常。

（2）异常反应　治疗时无菌操作不严，或治疗后埋线施术部位保护不好，易致感染。一般在治疗后 3 ～ 4 日出现埋线局部红肿、疼痛加剧，并可伴有发热，应予局部热敷或抗感染处理。个别患者对外科缝线过敏，出现局部红肿、瘙痒、发热，甚至出现脂肪液化、外科缝线溢出等反应，应予抗过敏处理。埋线过程中若损伤神经，可出现神经所支配的肌肉群瘫痪或感觉异常，应及时抽出外科缝线，并予适当处理。

（二）适用范围

穴位埋线法主要用于慢性病证，如哮喘、萎缩性胃炎、腹泻、便秘、面神经麻痹、腰腿痛、颈椎病、单纯性肥胖症、眩晕、癫痫、阳痿、月经不调、小儿遗尿、神经性皮炎、视神经萎缩等。

（三）注意事项

除遵循针灸施术的注意事项外，运用穴位埋线法还应注意：

1. 操作过程中应保持无菌操作，埋线后创面应保持干燥、清洁，防止感染。

2. 埋线宜埋在皮下组织与肌肉之间，不能埋在脂肪层或过浅，肌肉丰满的部位可埋入肌层，以防不易吸收、溢出或感染，避免伤及内脏、大血管和神经干，不应埋入关节腔内。埋线后线头不可暴露在皮肤外面。

3. 患者精神紧张、大汗、劳累后或饥饿时慎用埋线疗法。肺结核活动期、骨结核、严重心脏病或妊娠期等均不宜使用本法。

4. 埋线后应定期随访，注意术后反应，有异常现象应及时处理。

三、穴位敷贴法

穴位敷贴法是指在穴位上敷贴药物，通过药物和腧穴的共同作用以防治疾病的方法。若使用某些带有刺激性的药物敷贴穴位，引起局部发疱化脓如"灸疮"，则又称为"天灸"或"自灸"，现代也称发疱疗法。

历代文献对穴位敷贴的记载十分丰富。如《太平圣惠方》记载："治疗腰脚风痹冷痛有风，川乌头三个去皮脐，为散，涂帛贴，须臾即止。"《本草纲目》亦载："以赤根捣烂，入元寸，贴于脐心，以帛束定，得小便利则肿消。"穴位敷贴的机理，与西医学的透皮给药技术颇有相似之处。通过穴位敷贴，可使药物经皮肤吸收，极少通过肝脏代谢，也不经过消化道，避免了肝脏及消化液、消化酶对药物成分的分解破坏，因而保持了更多有效成分，同时也减少了一些不良反应的发生，可更好地发挥治疗作用。本法一般无危险性和毒副作用，使用安全、方便，对于衰老、稚弱、药入即吐患者尤为适宜。

（一）敷贴药物

1. 药物的选择　临床上有效的汤剂、丸剂，一般都可以熬膏或研末用作穴位敷贴。因给药途径不同，与内服药物相比，敷贴用药又具有以下特点：

（1）常用通经走窜、开窍活络之品，以引领诸药开结行滞，直达病所，祛邪外出。常用的药物有冰片、麝香、丁香、花椒、白芥子、乳香、没药、肉桂、细辛、白芷、姜、葱、蒜等。

（2）可选用气味醇厚、力猛有毒之品，如生南星、生半夏、生川乌、生草乌、巴豆、斑蝥、蓖麻子、大戟等。亦可选用鲜品，如旱莲草、透骨草等。

（3）选择适当溶剂，调和药性或熬膏使用。如：以醋调和，能起到解毒、化瘀、敛疮等作用，虽用药猛，可缓其性；以酒调和，则有行气、活血、通络、消肿、止痛作用，虽用药缓，可激其性；以油调和，可润肤生肌。常用的溶剂有水、白酒或黄酒、醋、姜汁、蜂蜜、蛋清、凡士林等。此外，还可针对病情，选用药物的浸剂作溶剂。

2. 药物剂型　根据病情及药物性能，临床中有多种剂型可供穴位敷贴使用。如膏剂、丸剂、散剂、糊剂、泥剂、膜剂、饼剂、熨贴剂等，其中膏剂又分为软膏剂、硬膏剂。

（二）操作方法

1. 选穴处方　以辨证选穴为主，用穴力求少而精。也可选择病变局部或阿是穴、经验穴敷贴药物，如吴茱萸敷贴涌泉治疗小儿流涎等。

2. 敷贴方法　敷贴药物之前，先对腧穴局部皮肤进行常规消毒。

（1）贴法　将已制备好的药物直接贴压于穴位上，然后外用医用无菌敷贴固定；或先将药物置于医用无菌敷贴正中，再对准穴位粘贴。硬膏剂可直接或温化后将其中心对准穴位贴牢。

（2）敷法　将已制备好的药物直接涂搽于穴位上，外覆医用无菌敷贴固定。

（3）填法　将药膏或药粉填于脐中，外覆医用无菌敷贴固定。

（4）熨贴法　将熨贴剂加热，趁热外敷于穴位。或先将熨贴剂敷贴于穴位上，再以艾火或其他热源温熨药物。

敷贴穴位皮肤出现色素沉着、潮红、微痒、烧灼感、疼痛、轻微红肿、轻度水疱，皆属于正常反应。

3. 敷贴时间　刺激性小的药物，每隔 1 ～ 2 天换药 1 次；刺激性大的药物，应视患者的反应和发疱程度确定敷贴时间，数分钟至数小时不等。换药重新敷贴时，可用无菌干棉球或棉签蘸温水清洁皮肤上的药物，擦干后即可再敷贴。若敷贴部位已起水疱或破溃者，应待皮肤愈后再敷贴。小的水疱一般不必特殊处理，让其自然吸收。大的水疱应以无菌针具挑破其底部，排尽液体，消毒以防感染。破溃的水疱做消毒处理后，外用无菌纱布包扎，以防感染。

（三）适用范围

本法适用范围较为广泛，主要用于慢性病的治疗，也可治疗某些急性病，如哮喘、咳嗽、腹痛、面瘫、便秘、小儿咳嗽、小儿哮喘、小儿泄泻、腰腿痛、乳癖、鼻渊、口疮、遗精、阳痿、经行腹痛、月经不调、蛇串疮等。此外，还常用于治未病。

（四）注意事项

除遵循针灸施术注意事项外，运用穴位敷贴法还应注意：

1. 久病、体弱、消瘦及有严重心、肝、肾功能障碍者以及孕妇、幼儿慎用毒性药物。

2. 颜面部、糖尿病、发热患者慎用发疱药物。

3. 若用膏剂敷贴，膏剂温度不应超过 45℃，以免烫伤。

4. 注意敷贴时间的长短。时间过短，药物未能充分起效，影响疗效；时间过长，则易出现疼痛、水疱、溃烂等现象，应立即停药，进行对症处理。出现全身性皮肤过敏症状者，应及时到医院就诊。

5. 残留在皮肤上的药膏，不宜用刺激性物质擦洗。

四、穴位激光照射法

穴位激光照射法是利用低功率激光束直接照射腧穴以治疗疾病的方法，又称"激光针法""激光针灸""光针"等。20 世纪 60 年代中期前联邦德国学者将激光引入针灸领域，该疗法 70 年代在我国开始推广应用。激光束照射治疗具有无痛、无菌、简便、安全、强度可调和适应范围广等特点。

目前医学上激光治疗仪有氦 – 氖（He-Ne）激光腧穴治疗仪、二氧化碳（CO_2）激光腧穴治疗仪、氮分子激光针疗仪、氩离子激光针疗仪、体内照射激光针灸仪、YAG 激光腧穴治疗仪等，以氦 – 氖（He-Ne）激光腧穴治疗仪的应用最为广泛。

氦 – 氖（He-Ne）激光腧穴治疗仪一般用连续型氦 – 氖激光器作为激光针的光源，发射波长 6328A，功率从一到几十毫瓦，光斑直径为 1 ～ 2mm，这种小功率的 He-Ne 激光束能穿透 10 ～ 15mm 深的组织，可代替毫针来刺激穴位而达到治病的目的，有消炎、抗感染、镇痛、促进组织生长修复、刺激与调节生理功能作用等，是针灸最常用的激光器。

激光腧穴治疗仪输出的波长，可以是连续或脉冲的，脉冲激光可起到类似捻针的作用。

（一）操作方法

照射之前先确定好患者要照射的部位，按治疗要求选用激光器，接通电源，点燃激光管后，调整电流使激光管达到最佳工作电流量，激光管发光稳定后，将激光束的光斑对准需要照射的穴位垂直照射，光源至皮肤的距离为 8 ～ 100cm，每次每穴照射 5 ～ 10 分钟，共计照射时间一般不超过 20 分钟，每日照射 1 次，10 次为 1 个疗程。

（二）适用范围

穴位激光照射法的临床适应证较广，如急慢性咽炎、扁桃体炎、鼻炎、副鼻窦炎、头痛、支气管炎、支气管哮喘、皮肤和黏膜的慢性溃疡、口腔黏膜病、皮肤血管瘤、湿疹、冻疮、白癜风、胃和十二指肠溃疡、高血压、慢性结肠炎、面神经麻痹、神经衰弱、关节炎、慢性盆腔炎、肩周炎、网球肘、周围神经损伤、前列腺炎、前列腺肥大、小儿腹泻、小儿遗尿等。

（三）注意事项

除遵循针灸施术的注意事项外，运用穴位激光照射法还应注意：

1. 使用穴位激光照射时，应注意避免直视激光束，以免损伤眼睛。工作人员及面部照射的患者，应佩戴防护眼镜。操作人员还应做定期检查，特别是眼底视网膜检查。

2. 照射部位的准确与否与疗效关系密切，照射时光束一定要对准需要照射的患处或穴位，嘱咐患者勿移动体位，以免照射部位出现偏差。

3. 若照射治疗中出现头晕、恶心、心悸等类似晕针的现象，或出现轻度的腹胀、腹泻、月经周期紊乱等不良反应，应增加照射距离，缩短照射时间、减少照射次数，或停止治疗。

第六节　电针法

电针法是在毫针针刺得气的基础上，应用电针仪输出接近人体生物电的微量电流，通过毫针作用于人体一定部位，以防治疾病的一种疗法。该疗法于 20 世纪 50 年代开始在我国推广和普及。电针法将毫针与电刺激有机结合，既能减少行针工作量，又能提高毫针治疗效果，扩大毫针治疗范围，并能准确控制刺激量。

一、操作方法

（一）选穴处方

电针法的处方配穴与毫针刺法相同。按电流回路要求，选穴宜成对，一般选用同侧肢体的 1 ～ 3 对穴位为宜，当选择单个腧穴进行治疗时，应加用无关电极。

（二）电针方法

毫针刺入穴位得气后，将输出电位器调至"0"位，两根导线分别接在两个针柄上。打开电源开关，选好波型，慢慢调高至所需输出电流量。根据病情决定电针治疗时间，一般为 5 ～ 20 分钟，用于镇痛则一般在 15 ～ 45 分钟之间。如感觉减弱，可适当加大输出电流量，或暂断电 1 ～ 2 分钟后再行通电。当达到预定时间后，先将输出电位器退至"0"位，然后关闭电源开关，取下导线，最后按毫针起针常规将针取出。

（三）电流刺激强度

当电流达到一定强度时，患者有麻、刺感觉，这时的电流强度称为"感觉阈"；如电流强度再稍增加，患者会突然产生刺痛感，这时的电流强度称为"痛阈"。感觉阈和痛阈因人而异，在不同病理状态下其差异也较大。一般情况下，在感觉阈和痛阈之间的电流强度，是最适宜的刺激强度，但此范围较小，需仔细调节。超过痛阈的电流强度，患者不易接受，应以患者能接受的强度为宜。当患者对电流刺激量产生耐受时，需及时调整电流刺激量。

二、刺激参数

电针刺激参数包括波型、波幅、波宽、频率和持续时间等，综合体现为刺激量。电针的刺激量就像针刺手法和药物剂量一样，对临床疗效有着重要影响。

（一）波型

临床常用的电针输出波型为连续波、疏密波和断续波等。

1. 连续波　由基本脉冲波简单重复，中间没有停顿，频率连续可调，每分钟几十次至每秒钟几百次不等。一般频率低于30Hz的连续波叫疏波，频率高于30Hz的叫密波，可用频率旋钮选择疏波或密波。密波易抑制感觉神经和运动神经，常用于止痛、镇静、缓解肌肉和血管痉挛等；疏波短时兴奋肌肉，提高肌肉韧带的张力，调节血管的舒缩功能，改善血液循环，促进神经肌肉功能的恢复，长时间使用则抑制感觉神经和运动神经，常用于治疗瘫痪、慢性疼痛以及各种肌肉、关节、韧带、肌腱的损伤等。

2. 疏密波　是疏波、密波交替出现的一种波型，疏、密波交替持续的时间各约1.5秒。疏密波能克服单一波型易产生耐受现象的缺点，刺激作用较大，治疗时兴奋效应占优势，能引起肌肉有节奏的舒缩，刺激各类镇痛介质的释放，促进血液循环和淋巴循环，增强组织的营养代谢，消除炎性水肿等，常用于各种痛症、软组织损伤、关节周围炎、腰背筋膜劳损、面瘫、肌无力、针刺麻醉、局部冻伤等。

3. 断续波　是节律性时断时续的一种波型。断时，在1.5秒时间内无脉冲电输出；续时，密波连续工作1.5秒。该波型不易使机体产生耐受，对神经肌肉的兴奋作用较疏密波和连续波更强，对横纹肌有良好的刺激收缩作用，常用于治疗痿证、瘫痪等。

（二）波幅

波幅一般指脉冲电压或电流的最大值与最小值之差，也指它们从一种状态变化到另一种状态的跳变幅度值。电针的刺激强度主要取决于波幅的高低。波幅的计量单位是伏特（V）。

（三）波宽

波宽指脉冲的持续时间，脉冲宽度与刺激强度亦相关，宽度越大意味着给患者的刺激量越大。临床使用的电针仪波宽大都固定不可调节，一般采用适合人体的输出脉冲宽度，为0.4毫秒左右。

（四）频率

频率是指每秒钟内出现的脉冲个数，其单位是赫兹（Hz）。通过频率的调节可组合成不同的刺激波组。脉冲的频率不同，其治疗作用也不同，临床使用时应根据不同病情来选用。不同频率的电刺激能促进不同中枢神经递质的释放。2Hz电刺激使脑脊液中脑啡肽和内啡肽的含量增高；100Hz电刺激使强啡肽含量增高；2/100Hz交替进行的疏密波可使内啡肽和强啡肽同时释放，二者协同发挥镇痛作用。

三、适用范围

电针法有止痛、镇静、改善血液循环、调整肌张力等作用，适用范围基本和毫针刺法相同。临床常用于治疗各种痛证、痹证和心、胃、肠、胆、膀胱、子宫等器官的功能失调，以及癫狂和肌肉、韧带、关节的损伤性疾病等，并可用于针刺麻醉。

四、注意事项

除遵循针灸施术的注意事项外，运用电针法还应注意：

1. 电针仪在首次使用前应仔细阅读产品使用说明书，掌握电针仪的性能、参数、使用方法、注意事项及禁忌等内容。

2. 使用电针仪前，需检查其性能是否正常。如果电流输出时断时续，需检查导线接触是否良好。干电池使用一段时间后输出电流微弱，应及时更换。

3. 毫针的针柄经过温针灸火烧之后，表面氧化不导电；有的毫针针柄是用铝丝烧制而成的，并经氧化处理成金黄色，导电性差，均不宜使用。若使用，输出导线应夹持针身。

4. 电针仪最大输出电压在 40V 以上者，最大输出电流应限制在 1mA 以内，以防止触电。

5. 靠近延髓、脊髓等部位使用电针时，电流量宜小，并注意电流的回路不要横跨中枢神经系统，不可刺激过强。禁止电流回路通过心脏，例如左右上肢的两个穴位不可连接于同一对电极。

6. 电针刺激量较大，要防止晕针。体质虚弱、精神紧张者，尤应注意电流不宜过大。

7. 调节电流时，不可突然增强，以防引起肌肉强烈收缩，造成弯针或折针。

8. 要注意"电针耐受"现象的发生。"电针耐受"是长期多次应用电针，使机体对电针刺激产生耐受，从而降低电针疗效的现象。

9. 心脏附近、安装心脏起搏器者、颈动脉窦附近禁用电针。

第七节　头针法

头针法，又称头皮针法，是指采用毫针或其他针具刺激头部特定部位，以防治疾病的方法。其理论依据有二：一是中医脏腑经络理论，二是大脑皮质功能定位。

头针法是在传统针灸理论基础上发展而来的。《素问·脉要精微论》指出："头者，精明之府。"头为诸阳之会，手足六阳经皆上循于头面，所有阴经经别和阳经相合后亦上达于头面。头针治疗疾病的记载始于《内经》，后世《针灸甲乙经》《针灸大成》等文献记载头部腧穴治疗全身疾病的内容则更加丰富。随着医学理论的发展和临床实践的积累，头针的穴线定位、适用范围和刺激方法渐成体系，头针已成为世界范围针灸临床常用的治疗方法之一。

为促进头针应用的发展与研究，1984 年世界卫生组织西太区会议通过了中国针灸学会依照"分区定经，经上选穴，结合传统穴位透刺方法"的原则拟定的《头皮针穴名标准化国际方案》，2008 年国家质量监督检验检疫总局和标准化管理委员会再次颁布和实施了国家标准《针灸技术操作规范第 2 部分：头针》。

一、标准头穴线的定位和主治

标准头穴线均位于头皮部位，按颅骨的解剖分额区、顶区、颞区、枕区 4 个区，共 14 条标准穴线（表 5-4、表 5-5、表 5-6、表 5-7）。

表 5-4 额区

穴名	定位	主治
额中线（MS1）	在额部正中，从督脉神庭穴向前引一条长 1 寸的线（图 5-47）	头痛、强笑、自哭、失眠、健忘、多梦、癫狂痫、鼻病等
额旁 1 线（MS2）	在额部，从膀胱经眉冲穴向前引一条长 1 寸的线（图 5-47）	冠心病、心绞痛、支气管哮喘、支气管炎、失眠等上焦病证
额旁 2 线（MS3）	在额部，从胆经头临泣穴向前引一条长 1 寸的线（图 5-47）	急慢性胃炎、胃十二指肠溃疡、肝胆疾病等中焦病证
额旁 3 线（MS4）	在额部，从胃经头维穴内侧 0.75 寸起向下引一条长 1 寸的线（图 5-47）	功能失调性子宫出血、阳痿、遗精、子宫脱垂、尿频、尿急等下焦病证

表 5-5 顶区

穴名	定位	主治
顶中线（MS5）	在头顶部，督脉百会穴至前顶穴之间的连线（图 5-48）	腰腿足病证如瘫痪、麻木、疼痛、皮质性多尿、小儿夜尿、脱肛、胃下垂、子宫脱垂、高血压、头顶痛等
顶颞前斜线（MS6）	在头部侧面，从督脉前顶至胆经悬厘穴的连线（图 5-49）	对侧肢体中枢性运动功能障碍。将全线分 5 等分，上 1/5 治疗对侧下肢中枢性瘫痪，中 2/5 治疗对侧上肢中枢性瘫痪，下 2/5 治疗对侧中枢性面瘫、运动性失语、流涎、脑动脉硬化等
顶颞后斜线（MS7）	在头部侧面，从督脉百会穴至胆经曲鬓穴的连线（图 5-49）	对侧肢体中枢性感觉障碍。将全线分为 5 等分，上 1/5 治疗对侧下肢感觉异常，中 2/5 治疗对侧上肢感觉异常，下 2/5 治疗对侧头面部感觉异常
顶旁 1 线（MS8）	在头顶部，督脉旁 1.5 寸，从膀胱经承光穴向后引一条长 1.5 寸的线（图 5-48、图 5-49）	腰腿足病证，如瘫痪、麻木、疼痛等
顶旁 2 线（MS9）	在头顶部，督脉旁开 2.25 寸，从胆经正营穴向后引一条长 1.5 寸的线到承灵穴（图 5-48、图 5-49）	肩、臂、手病证，如瘫痪、麻木、疼痛等

表 5-6 颞区

穴名	定位	主治
颞前线（MS10）	在头部侧面，颞部两鬓内，胆经颔厌穴与悬厘穴的连线（图 5-49）	偏头痛、运动性失语、周围性面神经麻痹及口腔疾病等
颞后线（MS11）	在头部侧面，颞部耳上方，胆经率谷穴与曲鬓穴的连线（图 5-49）	偏头痛、眩晕、耳聋、耳鸣等

表 5-7 枕区

穴名	定位	主治
枕上正中线（MS12）	在枕部，即督脉强间穴至脑户穴之间的一条长 1.5 寸的线（图 5-50）	眼病

续表

穴名	定位	主治
枕上旁线（MS13）	在枕部，由枕外粗隆督脉脑户穴旁开0.5寸起，向上引一条长1.5寸的线（图5-50）	皮质性视力障碍、白内障、近视眼、目赤肿痛等眼病
枕下旁线（MS14）	在枕部，从膀胱经玉枕穴向下引一条长2寸的线（图5-50）	小脑疾病引起的平衡障碍、后头痛、腰背两侧痛

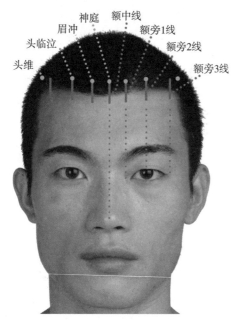

图 5-47　额区

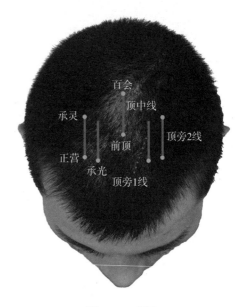

图 5-48　顶区

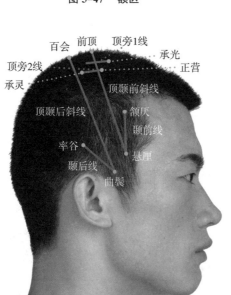

图 5-49　顶区与颞区

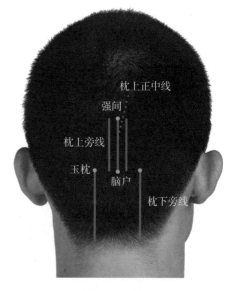

图 5-50　枕区

二、适用范围

头针法临床适应证较广泛，尤以脑源性疾病为主（以神经、精神科疾病为主）。

1.中枢神经系统疾患　如脑血管病引起的偏瘫、失语、假性球麻痹，小儿神经发育不全和脑性瘫痪，颅脑外伤后遗症，脑炎后遗症，癫痫，舞蹈病，震颤麻痹等。

2.精神疾病　如精神分裂症、紧张综合征、围绝经期精神紊乱、抑郁症、癔症、失眠等。

3.疼痛和感觉异常　如头痛、三叉神经痛、肩周炎、腰腿痛等各种急、慢性疼痛病证，亦可用于多发性神经炎引起的肢体远端麻木，以及皮肤瘙痒症、荨麻疹、皮炎等。

4.皮质内脏功能失调　如高血压、冠心病、溃疡病、男子性功能障碍、妇女功能性月经不调，以及神经性呕吐、功能性腹泻、脱发、眩晕、耳鸣等。

三、操作方法

（一）施术前准备

明确诊断后，选定头穴线，并取得患者合作。取坐位或卧位，局部常规消毒。

（二）施术方法

1.进针　一般根据操作部位选择不同型号的毫针，针体与头皮成15°～30°夹角，针尖向穴线方向，快速将针刺入头皮下。当针尖到达帽状腱膜下层时，针下阻力减小，再将针体沿帽状腱膜下层按穴线方向进针。根据不同穴线长度，刺入不同深度。

2.行针

（1）捻转　施术时，医者押手按压进针点以固定头皮，刺手肩、肘、腕和拇指固定不动，以保持毫针相对稳定，用拇指掌侧面和食指桡侧面夹持针柄，以食指的掌指关节快速连续屈伸，使针体左右旋转，捻转速度可达每分钟200次左右，持续捻转2～3分钟。

（2）提插　医者押手按压进针点以固定头皮，刺手拇、食指紧捏针柄，针身平卧进行提插，注意指力应均匀一致，幅度不宜过大，可持续提插3～5分钟，提插的幅度与频率视患者的病情、体质与针感而定。

3.留针　得气后留针15～30分钟。留针期间宜间歇行针2～3次，每次2分钟左右。按病情需要可适当延长留针时间，增加行针次数。偏瘫患者行针或留针期间可嘱其活动肢体（重症患者可做被动运动），有助于提高疗效。

4.出针　押手固定穴线周围头皮，刺手夹持针柄轻轻捻转以松动针身，如针下无紧涩感，即可出针。出针后应用无菌干棉球按压针孔，以防出血。

四、注意事项

除遵循针灸施术的注意事项外，运用头针法还应注意：

1.头皮有毛发，必须严格消毒，以防感染。

2.中风患者急性期，如因脑出血引起昏迷、血压过高时，暂不宜用头针治疗，须待血压和病情稳定后方可选用头针。

3.患有严重心脏病、重度糖尿病、重度贫血、高热、急性炎症或心力衰竭者，禁用头针治疗。

4.头部颅骨有缺损处、开放性脑损伤部位、头部严重感染、溃疡、瘢痕部位及小儿囟门未闭合者，禁用头针。

5.由于头皮血管丰富，容易出血，故出针时必须用无菌干棉球按压针孔1～2分钟。头发较密部位易遗忘所刺毫针，故起针时需反复检查。

6. 头针除选用毫针刺激外，尚可配合电针、艾灸、按压等法施治。

第八节　耳针法

耳针法是指采用针刺或其他方法刺激耳穴，以诊断防治疾病的一类方法。耳针法以耳穴为刺激部位，耳穴是指分布在耳郭上的一些特定区域。耳针法治疗范围较广，操作方便，对疾病诊断也有一定的参考价值。

运用耳穴治疗疾病的历史很悠久，《灵枢·五邪》记载："邪在肝，则两胁中痛……取耳间青脉以去其掣。"《灵枢·厥病》称："耳聋无闻，取耳中。"唐代《备急千金要方》中有取耳穴治疗黄疸、寒暑疫毒等病的记载。后世文献常见用针、灸、熨、按摩、耳道塞药等方法刺激耳郭，以防治疾病的记载，亦有以望、触耳郭的方法以诊断疾病的论述。

为了便于交流和研究，我国制定了中华人民共和国国家标准 GB/T 13724—2008《耳穴名称与定位》。

一、耳与经络脏腑的关系

1. 耳与经络的联系　耳与经络联系密切。《阴阳十一脉灸经》记述了"耳脉"，《内经》对耳与经络的关系做了较详细的阐述，如《灵枢·口问》所言："耳者，宗脉之所聚也。"手太阳、手足少阳、手阳明等经脉、络脉都入耳中，足阳明、足太阳的经脉则分别上耳前、至耳上角。六阴经虽不直接入耳，但都通过经别与阳经相合，而与耳相联系。因此，十二经脉都直接或间接上达于耳。奇经八脉中阴跷、阳跷脉并入耳后，阳维脉循头入耳。

2. 耳与脏腑的联系　耳与脏腑的生理功能、病理变化也密切相关。《内经》《难经》记载了耳与五脏之间生理功能上的联系。如《灵枢·脉度》言："肾气通于耳，肾和则耳能闻五音矣。"《难经·四十难》说："肺主声，故令耳闻声。"后世医家更为详细地论述了耳与脏腑的关系，如《证治准绳》说："肾为耳窍之主，心为耳窍之客。"《厘正按摩要术》将耳郭分属五脏："耳珠属肾，耳轮属脾，耳上轮属心，耳皮肉属肺，耳背玉楼属肝。"人体脏腑或躯体有病变时，往往在耳郭的相应部位出现压痛敏感、变形、变色和皮肤电阻特异性改变等反应，临床中可参考这些现象来诊断疾病，并通过刺激这些部位防治疾病。

二、耳郭表面解剖

耳郭可分为耳郭正面、耳郭背面和耳根 3 部分，与耳穴相关的耳郭表面解剖见图 5-51。

（一）耳郭正面

耳垂　耳郭下部无软骨的部分。

耳轮　耳郭外侧边缘的卷曲部分。

耳轮脚　耳轮深入耳甲的部分。

耳轮脚棘　耳轮脚和耳轮之间的隆起。

耳轮脚切迹　耳轮脚棘前方的凹陷处。

耳轮结节　耳轮外上方的膨大部分。

轮垂切迹　耳轮和耳垂后缘之间的凹陷处。

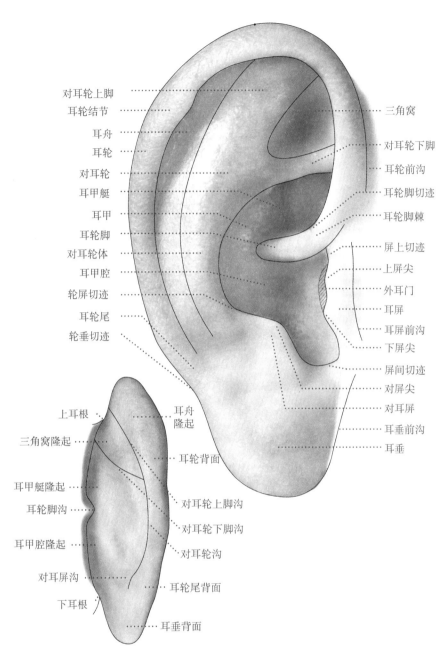

图 5-51　耳郭表面解剖

对耳轮　与耳轮相对呈"Y"字形的隆起部，由对耳轮体、对耳轮上脚和对耳轮下脚 3 部分组成。

对耳轮体　对耳轮下部呈上下走向的主体部分。

对耳轮上脚　对耳轮向上分支的部分。

对耳轮下脚　对耳轮向前分支的部分。

轮屏切迹　对耳轮与对耳屏之间的凹陷处。

耳舟　耳轮与对耳轮之间的凹沟。

三角窝　对耳轮上、下脚与相应耳轮之间的三角形凹窝。

耳甲　部分耳轮和对耳轮、对耳屏、耳屏及外耳门之间的凹窝。由耳甲艇、耳甲腔两部分组成。

耳甲艇　耳轮脚以上的耳甲部。

耳甲腔　耳轮脚以下的耳甲部。

耳屏　耳郭前方呈瓣状的隆起。

屏上切迹　耳屏与耳轮之间的凹陷处。

对耳屏　耳垂上方、与耳屏相对的瓣状隆起。

对屏尖　对耳屏游离缘隆起的顶端。

屏间切迹　耳屏和对耳屏之间的凹陷处。

外耳门　耳甲腔前方的孔窍。

（二）耳郭背面

耳轮背面　耳轮背部的平坦部分。

耳轮尾背面　耳轮尾背部的平坦部分。

耳垂背面　耳垂背部的平坦部分。

耳舟隆起　耳舟在耳背呈现的隆起。

三角窝隆起　三角窝在耳背呈现的隆起。

耳甲艇隆起　耳甲艇在耳背呈现的隆起。

耳甲腔隆起　耳甲腔在耳背呈现的隆起。

对耳轮上脚沟　对耳轮上脚在耳背呈现的凹沟。

对耳轮下脚沟　对耳轮下脚在耳背呈现的凹沟。

对耳轮沟　对耳轮体在耳背呈现的凹沟。

耳轮脚沟　耳轮脚在耳背呈现的凹沟。

对耳屏沟　对耳屏在耳背呈现的凹沟。

（三）耳根

上耳根　耳郭与头部相连的最上处。

下耳根　耳郭与头部相连的最下处。

三、耳穴的分布

耳穴在耳郭的分布犹如一个倒置在子宫内的胎儿（图 5-52），其分布规律是：与面颊相应的穴位在耳垂，与上肢相应的穴位在耳舟，与躯干和下肢相应的穴位在对耳轮体部和对耳轮上、下脚，与内脏相应的穴位集中在耳甲，其中与消化道相应的耳穴弧形排列在耳轮脚周围。

四、耳穴的部位和主治

耳穴共 93 个，耳郭分区及耳穴定位见图 5-53、图 5-54。

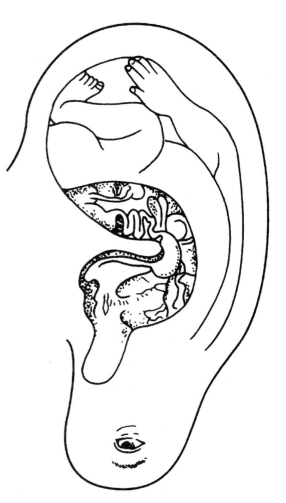

图 5-52　耳穴分布规律图

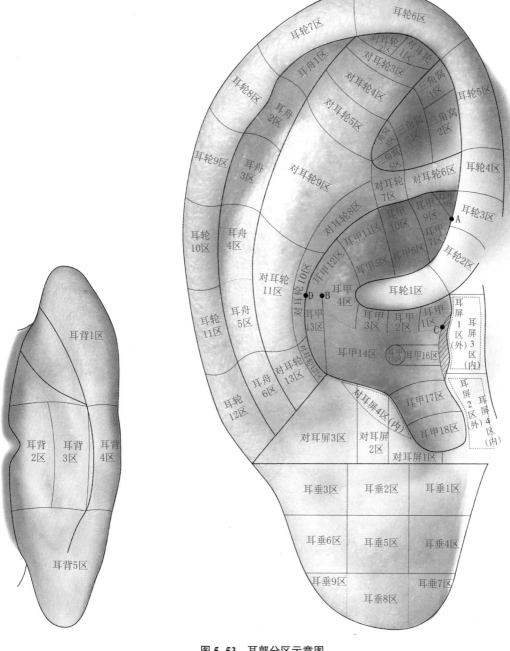

图 5-53　耳郭分区示意图

（一）耳轮穴位

耳轮分为 12 个区。耳轮脚为耳轮 1 区；耳轮脚切迹到对耳轮下脚上缘之间的耳轮分为 3 等分，自下而上依次为耳轮 2 区、3 区、4 区；对耳轮下脚上缘到对耳轮上脚前缘之间的耳轮为耳轮 5 区；对耳轮上脚前缘到耳尖之间的耳轮为耳轮 6 区；耳尖到耳轮结节上缘为耳轮 7 区；耳轮结节上缘到耳轮结节下缘为耳轮 8 区；耳轮结节下缘到轮垂切迹之间的耳轮分为 4 等分，自上而下依次为耳轮 9 区、10 区、11 区、12 区。

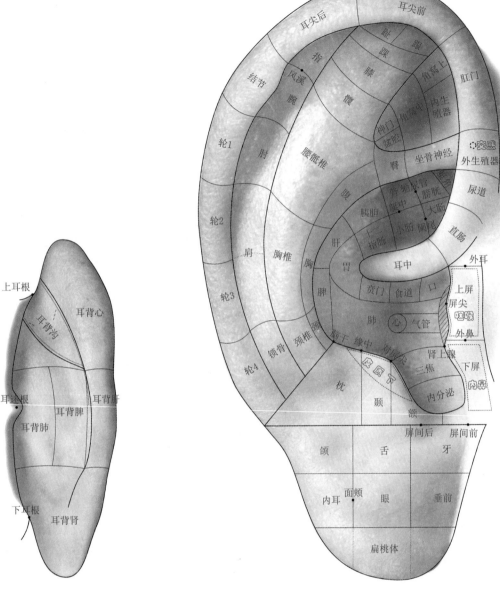

图 5-54　耳穴定位示意图

耳轮的穴位名称、部位及主治见表 5-8。

表 5-8　耳轮的穴位名称、部位及主治

穴位名称	部位	主治
耳中	在耳轮脚处，即耳轮 1 区	呃逆、荨麻疹、皮肤瘙痒症、小儿遗尿、咯血、出血性疾病
直肠	在耳轮脚棘前上方的耳轮处，即耳轮 2 区	便秘、腹泻、脱肛、痔疮
尿道	在直肠上方的耳轮处，即耳轮 3 区	尿频、尿急、尿痛、尿潴留
外生殖器	在对耳轮下脚前方的耳轮处，即耳轮 4 区	睾丸炎、附睾炎、外阴瘙痒症
肛门	在三角窝前方的耳轮处，即耳轮 5 区	痔疮、肛裂

续表

穴位名称	部位	主治
耳尖前	在耳郭向前对折上部尖端的前部，即耳轮 6 区	发热、感冒、头痛、痔疮、肛裂、急性结膜炎、麦粒肿
耳尖	在耳郭向前对折的上部尖端处，即耳轮 6 区、7 区交界处	发热、高血压、急性结膜炎、麦粒肿、牙痛、失眠、睑腺炎
耳尖后	在耳郭向前对折上部尖端的后部，即耳轮 7 区	发热、扁桃体炎、高血压、急性结膜炎、上呼吸道感染
结节	在耳轮结节处，即耳轮 8 区	头晕、头痛、高血压
轮 1	在耳轮结节下方的耳轮处，即耳轮 9 区	发热、扁桃体炎、上呼吸道感染
轮 2	在轮 1 下方的耳轮处，即耳轮 10 区	发热、扁桃体炎、上呼吸道感染
轮 3	在轮 2 下方的耳轮处，即耳轮 11 区	发热、扁桃体炎、上呼吸道感染
轮 4	在轮 3 下方的耳轮处，即耳轮 12 区	发热、扁桃体炎、上呼吸道感染

（二）耳舟穴位

耳舟分为 6 个区。将耳舟分为 6 等分，自上而下依次为耳舟 1 区、2 区、3 区、4 区、5 区、6 区。耳舟的穴位名称、部位及主治见表 5-9。

表 5-9　耳舟的穴位名称、部位及主治

穴位名称	部位	主治
指	在耳舟上方处，即耳舟 1 区	甲沟炎、手指麻木和疼痛
腕	在指区的下方处，即耳舟 2 区	腕部疼痛
风溪	在耳轮结节前方，指区与腕区之间，即耳舟 1、2 区交界处	荨麻疹、皮肤瘙痒症、过敏性鼻炎、哮喘
肘	在腕区的下方处，即耳舟 3 区	肱骨外上髁炎、肘部疼痛
肩	在肘区的下方处，即耳舟 4、5 区	肩关节周围炎、肩部疼痛
锁骨	在肩区的下方处，即耳舟 6 区	肩关节周围炎

（三）对耳轮穴位

对耳轮分为 13 个区。对耳轮上脚分为上、中、下 3 等分，下 1/3 为对耳轮 5 区，中 1/3 为对耳轮 4 区；上 1/3 又分为上、下 2 等分，下 1/2 为对耳轮 3 区；再将上 1/2 分为前后 2 等分，后 1/2 为对耳轮 2 区，前 1/2 为对耳轮 1 区。

对耳轮下脚分为前、中、后 3 等分，中、前 2/3 为对耳轮 6 区，后 1/3 为对耳轮 7 区。

对耳轮体从对耳轮上、下脚分叉处至轮屏切迹分为 5 等分，再沿对耳轮耳甲缘将对耳轮体分为前 1/4 和后 3/4 两部分，前上 2/5 为对耳轮 8 区，后上 2/5 为对耳轮 9 区，前中 2/5 为对耳轮 10 区，后中 2/5 为对耳轮 11 区，前下 1/5 为对耳轮 12 区，后下 1/5 为对耳轮 13 区。

对耳轮的穴位名称、部位及主治见表5-10。

表5-10　对耳轮的穴位名称、部位及主治

穴位名称	部位	主治
跟	在对耳轮上脚前上部，即对耳轮1区	足跟痛
趾	在耳尖下方的对耳轮上脚后上部，即对耳轮2区	甲沟炎、趾部疼痛
踝	在趾、跟区下方处，即对耳轮3区	踝关节扭伤
膝	在对耳轮上脚中1/3处，即对耳轮4区	膝关节疼痛、坐骨神经痛
髋	在对耳轮上脚的下1/3处，即对耳轮5区	髋关节疼痛、坐骨神经痛、腰骶部疼痛
坐骨神经	在对耳轮下脚的前2/3处，即对耳轮6区	坐骨神经痛、下肢瘫痪
交感	在对耳轮下脚前端与耳轮内缘交界处，即对耳轮6区前端	胃肠痉挛、心绞痛、胆绞痛、输尿管结石、自主神经功能紊乱
臀	在对耳轮下脚的后1/3处，即对耳轮7区	坐骨神经痛、臀筋膜炎
腹	在对耳轮体前部上2/5处，即对耳轮8区	腹痛、腹胀、腹泻、急性腰扭伤、痛经、产后宫缩痛
腰骶椎	在腹区后方，即对耳轮9区	腰骶部疼痛
胸	在对耳轮体前部中2/5处，即对耳轮10区	胸胁疼痛、肋间神经痛、胸闷、乳腺炎
胸椎	在胸区后方，即对耳轮11区	胸痛、经前乳房胀痛、乳腺炎、产后泌乳不足
颈	在对耳轮体前部下1/5处，即对耳轮12区	落枕、颈部疼痛
颈椎	在颈区后方，即对耳轮13区	落枕、颈椎综合征

（四）三角窝穴位

三角窝分为5个区。将三角窝由耳轮内缘至对耳轮上、下脚分叉处分为前、中、后3等分，中1/3为三角窝3区；再将前1/3分为上、中、下3等分，上1/3为三角窝1区，中、下2/3为三角窝2区；再将后1/3分为上、下2等分，上1/2为三角窝4区，下1/2为三角窝5区。

三角窝的穴位名称、部位及主治见表5-11。

表5-11　三角窝的穴位名称、部位及主治

穴位名称	部位	主治
角窝上	在三角窝前1/3的上部，即三角窝1区	高血压
内生殖器	在三角窝前1/3的下部，即三角窝2区	痛经、月经不调、白带过多、功能失调性子宫出血、阳痿、遗精、早泄
角窝中	在三角窝中1/3处，即三角窝3区	哮喘
神门	在三角窝后1/3的上部，即三角窝4区	失眠、多梦、戒断综合征、癫痫、高血压、神经衰弱
盆腔	在三角窝后1/3的下部，即三角窝5区	盆腔炎、附件炎

（五）耳屏穴位

耳屏分为 4 个区。耳屏外侧面分为上、下 2 等分，上部为耳屏 1 区，下部为耳屏 2 区；将耳屏内侧面分为上、下 2 等分，上部为耳屏 3 区，下部为耳屏 4 区。

耳屏的穴位名称、部位及主治见表 5-12。

表 5-12 耳屏的穴位名称、部位及主治

穴位名称	部位	主治
上屏	在耳屏外侧面上 1/2 处，即耳屏 1 区	咽炎、鼻炎
下屏	在耳屏外侧面下 1/2 处，即耳屏 2 区	鼻炎、鼻塞
外耳	在屏上切迹前方近耳轮部，即耳屏 1 区上缘处	外耳道炎、中耳炎、耳鸣
屏尖	在耳屏游离缘上部尖端，即耳屏 1 区后缘处	发热、牙痛、斜视
外鼻	在耳屏外侧面中部，即耳屏 1、2 区之间	鼻前庭炎、鼻炎
肾上腺	在耳屏游离缘下部尖端，即耳屏 2 区后缘处	低血压、风湿性关节炎、腮腺炎、链霉素中毒、眩晕、哮喘、休克
咽喉	在耳屏内侧面上 1/2 处，即耳屏 3 区	声音嘶哑、咽炎、扁桃体炎、失语、哮喘
内鼻	在耳屏内侧面下 1/2 处，即耳屏 4 区	鼻炎、上颌窦炎、鼻衄
屏间前	在屏间切迹前方耳屏最下部，即耳屏 2 区下缘处	咽炎、口腔炎

（六）对耳屏穴位

对耳屏分为 4 个区。由对屏尖及对屏尖至轮屏切迹连线之中点，分别向耳垂上线作两条垂线，将对耳屏外侧面及其后部分成前、中、后 3 区，前为对耳屏 1 区，中为对耳屏 2 区，后为对耳屏 3 区。对耳屏内侧面为对耳屏 4 区。

对耳屏的穴位名称、部位及主治见表 5-13。

表 5-13 对耳屏的穴位名称、部位及主治

穴位名称	部位	主治
额	在对耳屏外侧面的前部，即对耳屏 1 区	前额痛、偏头痛、头晕、失眠、多梦
屏间后	在屏间切迹后方对耳屏前下部，即对耳屏 1 区下缘处	额窦炎
颞	在对耳屏外侧面的中部，即对耳屏 2 区	偏头痛、头晕
枕	在对耳屏外侧面的后部，即对耳屏 3 区	头晕、头痛、癫痫、哮喘、神经衰弱
皮质下	在对耳屏内侧面，即对耳屏 4 区	痛证、间日疟、神经衰弱、假性近视、失眠
对屏尖	在对耳屏游离缘的尖端，即对耳屏 1、2、4 区交点处	哮喘、腮腺炎、睾丸炎、附睾炎、神经性皮炎
缘中	在对耳屏游离缘上，对屏尖与轮屏切迹之中点处，即对耳屏 2、3、4 区交点处	遗尿、内耳性眩晕、尿崩症、功能失调性子宫出血
脑干	在轮屏切迹处，即对耳屏 3、4 区之间	眩晕、后头痛、假性近视

（七）耳甲穴位

将耳甲用标志点、线分为 18 个区。在耳轮的内缘上，设耳轮脚切迹至对耳轮下脚间中、上 1/3 交界处为 A 点；在耳甲内，由耳轮脚消失处向后作一水平线与对耳轮耳甲缘相交，设交点为 D 点；设耳轮脚消失处至 D 点连线的中、后 1/3 交界处为 B 点；设外耳道口后缘上 1/4 与下 3/4 交界处为 C 点。从 A 点向 B 点作一条与对耳轮耳甲艇缘弧度大体相仿的曲线；从 B 点向 C 点作一条与耳轮脚下缘弧度大体相仿的曲线。

将 BC 线前段与耳轮脚下缘间分成 3 等分，前 1/3 为耳甲 1 区，中 1/3 为耳甲 2 区，后 1/3 为耳甲 3 区。ABC 线前方，耳轮脚消失处为耳甲 4 区。将 AB 线前段与耳轮脚上缘及部分耳轮内缘间分成 3 等分，后 1/3 为 5 区，中 1/3 为 6 区，前 1/3 为 7 区。将对耳轮下脚下缘前、中 1/3 交界处与 A 点连线，该线前方的耳甲艇部为耳甲 8 区。将 AB 线前段与对耳轮下脚下缘间耳甲 8 区以后的部分，分为前、后 2 等分，前 1/2 为耳甲 9 区，后 1/2 为耳甲 10 区。在 AB 线后段上方的耳甲艇部，将耳甲 10 区后缘与 BD 线之间分成上、下 2 等分，上 1/2 为耳甲 11 区，下 1/2 为耳甲 12 区。由轮屏切迹至 B 点作连线，该线后方、BD 线下方的耳甲腔部为耳甲 13 区。以耳甲腔中央为圆心，圆心与 BC 线间距离的 1/2 为半径作圆，该圆形区域为耳甲 15 区。过 15 区最高点及最低点分别向外耳门后壁作两条切线，切线间为耳甲 16 区。15、16 区周围为耳甲 14 区。将外耳门的最低点与对耳屏耳甲缘中点相连，再将该线以下的耳甲腔部分为上、下 2 等分，上 1/2 为耳甲 17 区，下 1/2 为耳甲 18 区。

耳甲的穴位名称、部位及主治见表 5-14。

表 5-14　耳甲的穴位名称、部位及主治

穴位名称	部位	主治
口	在耳轮脚下方前 1/3 处，即耳甲 1 区	面瘫、口腔炎、胆囊炎、胆石症、戒断综合征、牙周炎、舌炎
食道	在耳轮脚下方中 1/3 处，即耳甲 2 区	食管炎、食管痉挛
贲门	在耳轮脚下方后 1/3 处，即耳甲 3 区	贲门痉挛、神经性呕吐
胃	在耳轮脚消失处，即耳甲 4 区	胃痉挛、胃炎、胃溃疡、消化不良、恶心呕吐、前额痛、牙痛、失眠
十二指肠	在耳轮脚及部分耳轮与 AB 线之间的后 1/3 处，即耳甲 5 区	十二指肠溃疡、胆囊炎、胆石症、幽门痉挛、腹胀、腹泻、腹痛
小肠	在耳轮脚及部分耳轮与 AB 线之间的中 1/3 处，即耳甲 6 区	消化不良、腹痛、腹胀、心动过速
大肠	在耳轮脚及部分耳轮与 AB 线之间的前 1/3 处，即耳甲 7 区	腹泻、便秘、咳嗽、牙痛、痤疮
阑尾	在小肠区与大肠区之间，即耳甲 6、7 区交界处	单纯性阑尾炎、腹泻
艇角	在对耳轮下脚下方前部，即耳甲 8 区	前列腺炎、尿道炎
膀胱	在对耳轮下脚下方中部，即耳甲 9 区	膀胱炎、遗尿、尿潴留、腰痛、坐骨神经痛、后头痛
肾	在对耳轮下脚下方后部，即耳甲 10 区	腰痛、耳鸣、神经衰弱、肾盂肾炎、遗尿、遗精、阳痿、早泄、哮喘、月经不调

续表

穴位名称	部位	主治
输尿管	在肾区与膀胱区之间，即耳甲 9、10 区交界处	输尿管结石绞痛
胰胆	在耳甲艇的后上部，即耳甲 11 区	胆囊炎、胆石症、胆道蛔虫症、偏头痛、带状疱疹、中耳炎、耳鸣、急性胰腺炎
肝	在耳甲艇的后下部，即耳甲 12 区	胁痛、眩晕、经前期紧张症、月经不调、围绝经期综合征、高血压、近视、单纯性青光眼
艇中	在小肠区与肾区之间，即耳甲 6、10 区交界处	腹痛、腹胀、胆道蛔虫症
脾	在 BD 线下方，耳甲腔的后上部，即耳甲 13 区	腹胀、腹泻、便秘、食欲不振、功能失调性子宫出血、白带过多、内耳性眩晕
心	在耳甲腔正中凹陷处，即耳甲 15 区	心动过速、心律不齐、心绞痛、无脉症、神经衰弱、癔症、口舌生疮
气管	在心区与外耳门之间，即耳甲 16 区	哮喘、支气管炎
肺	在心、气管区周围处，即耳甲 14 区	咳嗽、胸闷、声音嘶哑、皮肤瘙痒症、荨麻疹、便秘、戒断综合征
三焦	在外耳门后下，肺与内分泌区之间，即耳甲 17 区	便秘、腹胀、上肢外侧疼痛、水肿、耳鸣、耳聋、糖尿病
内分泌	在屏间切迹内，耳甲腔的底部，即耳甲 18 区	痛经、月经不调、围绝经期综合征、痤疮、间日疟、甲状腺功能减退或亢进症

（八）耳垂穴位

耳垂分为 9 个区。在耳垂上线（经屏间切迹与轮垂切迹所作的直线）至耳垂下缘最低点之间作两条等距离平行线，于上平行线上引两条垂直等分线，将耳垂分为 9 个区。上部由前到后依次为耳垂 1 区、2 区、3 区；中部由前到后依次为耳垂 4 区、5 区、6 区；下部由前到后依次为耳垂 7 区、8 区、9 区。

耳垂的穴位名称、部位及主治见表 5-15。

表 5-15 耳垂的穴位名称、部位及主治

穴位名称	部位	主治
牙	在耳垂正面前上部，即耳垂 1 区	牙痛、牙周炎、低血压
舌	在耳垂正面中上部，即耳垂 2 区	舌炎、口腔炎
颌	在耳垂正面后上部，即耳垂 3 区	牙痛、颞颌关节功能紊乱症
垂前	在耳垂正面前中部，即耳垂 4 区	神经衰弱、牙痛
眼	在耳垂正面中央部，即耳垂 5 区	急性结膜炎、电光性眼炎、麦粒肿、假性近视、睑腺炎
内耳	在耳垂正面后中部，即耳垂 6 区	内耳性眩晕症、耳鸣、听力减退、中耳炎

穴位名称	部位	主治
面颊	在耳垂正面眼区与内耳区之间，即耳垂 5、6 区交界处	周围性面瘫、三叉神经痛、痤疮、扁平疣、面肌痉挛、腮腺炎
扁桃体	在耳垂正面下部，即耳垂 7、8、9 区	扁桃体炎、咽炎

（九）耳背穴位

耳背分为个 5 区。分别过对耳轮上、下脚分叉处耳背对应点和轮屏切迹耳背对应点作两条水平线，将耳背分为上、中、下 3 部，上部为耳背 1 区，下部为耳背 5 区，再将中部分为内、中、外 3 等分，内 1/3 为耳背 2 区，中 1/3 为耳背 3 区，外 1/3 为耳背 4 区。

耳背的穴位名称、部位及主治见表 5-16。

表 5-16　耳背的穴位名称、部位及主治

穴位名称	部位	主治
耳背心	在耳背上部，即耳背 1 区	心悸、失眠、多梦
耳背肺	在耳背中内部，即耳背 2 区	哮喘、皮肤瘙痒症
耳背脾	在耳背中央部，即耳背 3 区	胃痛、消化不良、食欲不振
耳背肝	在耳背中外部，即耳背 4 区	胆囊炎、胆石症、胁痛
耳背肾	在耳背下部，即耳背 5 区	头痛、头晕、神经衰弱
耳背沟	在对耳轮沟和对耳轮上、下脚沟处	高血压、皮肤瘙痒症

（十）耳根穴位

耳根的穴位名称、部位及主治见表 5-17。

表 5-17　耳根的穴位名称、部位及主治

穴位名称	部位	主治
上耳根	在耳郭与头部相连的最上处	鼻衄
耳迷根	在耳轮脚沟的耳根处	胆囊炎、胆石症、胆道蛔虫症、腹痛、腹泻、鼻塞、心动过速
下耳根	在耳郭与头部相连的最下处	低血压、下肢瘫痪、小儿麻痹后遗症

五、耳针法的临床应用

（一）耳穴的诊查

疾病发生时往往会在耳郭的相应区域出现不同的病理反应（阳性反应），如皮肤色泽、形态改变，局部压痛明显，耳穴电阻下降等。对这些病理反应点进行诊查，既可以结合临床症状辅助诊断，又可以为拟定耳穴处方提供依据。常用的耳穴诊查方法有以下 3 种：

1. 望诊法　在自然光线下，用肉眼或放大镜直接观察耳郭有无变形或变色等征象，如脱屑、丘疹、硬结、水疱、充血、色素沉着以及血管的形状、颜色变异等。

2. 压痛法　用弹簧探棒、毫针针柄或火柴棒等，以均匀的压力，在与疾病相应的耳郭部位，从周围逐渐向中心探压；或自上而下、自外而内对整个耳郭进行普查。当探查至痛点时，患者会出现皱眉、眨眼、呼痛或躲闪等反应。

3. 皮肤电阻测定法　用耳穴探测仪测定耳郭皮肤电阻、电位等变化。如电阻值降低，形成良导点者，一般即为病理反应点。

（二）适用范围

1. 疼痛性疾病　如各种扭挫伤等外伤性疼痛，头痛、肋间神经痛等神经性疼痛，手术后伤口痛及胃痛、胆绞痛等内脏痛。

2. 炎性疾病及传染病　如急慢性结肠炎、牙周炎、咽喉炎、扁桃体炎、胆囊炎、流感、百日咳、菌痢、腮腺炎等。

3. 功能紊乱性疾病　如胃肠神经官能症、心脏神经官能症、心律不齐、高血压、眩晕症、多汗症、月经不调、遗尿、神经衰弱、癔症等。

4. 过敏及变态反应性疾病　如荨麻疹、哮喘、过敏性鼻炎、过敏性结肠炎、过敏性紫癜等。

5. 内分泌代谢紊乱性疾病　如甲状腺功能亢进或低下、糖尿病、肥胖症、围绝经期综合征等。

6. 其他　耳针可用于催乳、催产，预防和治疗输血、输液反应，还可用于美容、戒烟、戒毒、延缓衰老、防病保健等。

（三）选穴原则

1. 按相应部位选穴　即选用与病变部位相对应的耳穴。如胃病取胃穴，痤疮取面颊穴等。

2. 按脏腑辨证选穴　根据脏腑理论，按各脏腑的生理功能和病理反应辨证取穴。如脱发取肾穴，皮肤病取肺、大肠穴等。

3. 按经络辨证选穴　根据十二经脉循行和其病候取穴。如坐骨神经痛，取膀胱或胰胆穴，牙痛取大肠穴等。

4. 按西医理论选穴　耳穴中一些穴名是根据西医理论命名的，如交感、肾上腺、内分泌等。这些穴位的功能基本与西医理论一致，选穴时应予以考虑。如炎性疾病取肾上腺穴。

5. 按临床经验选穴　临床实践发现有些耳穴具有治疗本部位以外疾病的作用，如外生殖器穴可以治疗腰腿痛。

（四）操作方法

耳针所使用的刺激方法较多，目前临床常用的方法主要有以下几种：

1. 毫针法

（1）选穴和消毒　根据病情选择拟针刺耳穴（包括用探棒或耳穴探测仪所测得的敏感点）。针刺前必须以 0.5% ～ 1% 碘伏严格消毒耳穴。

（2）进针和行针　患者一般采用坐位，如年老体弱、病重或精神紧张者宜采用卧位。针具选用 26 ～ 30 号 0.3 ～ 0.5 寸的不锈钢毫针。进针时，医者押手固定耳郭，刺手拇、食二指持针，用快速插入的速刺法或慢慢捻入的慢刺法进针。针刺深度以 0.1 ～ 0.3cm 为宜，可刺入皮下或软骨浅层。进针后，如局部感应强烈，患者症状往往有即刻减轻感；如局部无针感，应调整针刺的方向、深度和角度，或以捻转法行针，刺激强度和手法依患者病情、体质、证型、耐受度等综合考虑。

（3）留针和出针　得气后留针一段时间，慢性病、疼痛性疾病留针时间适当延长。留针期间，可间隔 10 ～ 15 分钟行针 1 次。出针时，医者一手固定耳郭，另一手将针拔出，再用无菌干棉球或棉签按压针孔，以免出血。

2.电针法　毫针针刺获得针感后，连接电针仪进行治疗，具体操作参照电针法。通电时间一般以 10 ～ 20 分钟为宜。电针法适用于神经系统疾患、内脏痉挛、哮喘等症的治疗。

3.埋针法　是将揿钉型皮内针埋入耳穴以防治疾病的方法，主要用于慢性疾病和疼痛性疾病，其刺激持续时间长，有巩固疗效和防止复发的作用。

操作时，耳穴常规消毒后，医者押手固定耳郭，刺手用镊子或止血钳夹住揿钉型皮内针针柄，轻轻将其刺入所选耳穴，再用医用胶布固定并适度按压。一般选用患侧耳郭，必要时双耳同时埋针。每次留针 1 ～ 3 日，留针期间嘱患者每日自行按压 3 次。起针时应再次消毒埋针部位。

4.压丸法　是使用丸状物贴压耳穴以防治疾病的方法。此法能持续刺激穴位，疼痛轻微，无不良反应，是目前最常用的方法。操作时，耳郭常规消毒，医者一手固定耳郭，另一手用镊子夹取耳穴压丸贴片，贴压耳穴并适度按揉。宜留置 3 ～ 5 天，根据病情嘱患者定时按揉。

压丸材料多为王不留行籽、油菜籽、小米、莱菔子等表面光滑、大小和硬度适宜、易于获取的丸状物。目前，临床上广泛使用的是王不留行籽和磁珠。应用时，将压丸贴附在 0.6cm×0.6cm 大小医用胶布中央，用镊子夹住胶布，敷贴在选用的耳穴上。刺激强度视患者情况而定，一般儿童、孕妇、年老体弱、神经衰弱者用轻刺激，急性疼痛性病证宜用强刺激。

5.刺血法　是用针具点刺耳穴出血以防治疾病的方法。常用于头面部炎性疾病和疼痛性疾病，有清热解毒、行气活血的作用。

刺血前应按摩耳郭使针刺部位充血，常规消毒。操作时医者押手固定耳郭，刺手持针点刺耳穴，挤压使之适量出血。施术后用无菌干棉球或棉签压迫止血，止血后再次消毒刺血处。

6.穴位注射法　是将微量药物注入耳穴的治疗方法。一般使用 1mL 注射器和 26 号注射针头，依病情选用相应的药物和耳穴。操作时，押手固定耳郭，刺手持注射器刺入已消毒的耳穴皮内或皮下，缓缓推入 0.1 ～ 0.3mL 药物，耳郭可有痛、胀、红、热等反应。注射完毕后，用无菌干棉球轻轻按压针孔。

（五）注意事项

除遵循针灸施术的注意事项外，运用耳针法还应注意：

1.针刺后如果针孔发红、肿胀，应及时涂碘伏消毒，防止化脓性软骨膜炎的发生。

2.湿热天气，耳穴压丸、埋针留置时间不宜过长，耳穴压丸宜 3 ～ 5 日，耳穴埋针宜 1 ～ 3 日。对普通胶布过敏者宜改用脱敏胶布。

3.耳穴刺血施术时，医者应避免接触患者血液。

4.对扭伤和运动障碍的患者，进针后嘱其适当活动患部，有助于提高疗效。

下篇
针灸治疗

第一节　针灸治疗作用

针灸治疗作用是指针灸在治疗疾病过程中所起到的作用。针灸治疗作用是多方面且复杂的，从总体上可概括为疏通经络、调和阴阳和扶正祛邪三个方面。

一、疏通经络

疏通经络是指针灸具有祛除经络瘀阻而使其恢复通畅的作用，是针灸最基本和最直接的治疗作用。运行气血是经脉的主要生理功能之一。经络功能正常时，气血运行通畅，人体通过经络"内属于腑脏，外络于肢节"的联系，使脏腑器官、体表肌肤及四肢百骸得以濡养，从而发挥其正常的生理功能。若经络功能失常，气血运行受阻，或气血瘀滞，阻遏经络，均会导致经络的病理变化而引起疾病的发生。因此，各种内外因素引起的经络瘀阻不通是疾病发生的重要病机之一，在临床上常表现为疼痛、麻木、肿胀、青紫等症状，尤其是在体表络脉出现瘀斑、充血、结节、条索状等阳性反应物等。《灵枢·刺节真邪》曰："用针者，必先察其经络之实虚……一经上实下虚而不通者，此必有横络盛加于大经，令之不通，视而泻之，此所谓解结也。"针灸疏通经络主要是根据病变部位及经络循行与联系，选择相应的部位和腧穴，采用毫针泻法、三棱针点刺出血、皮肤针叩刺、拔罐或灸法等方法，使经络通畅，气血运行正常，达到治疗疾病的目的。正如《千金翼方》所说："凡病皆由血气壅滞，不得宣通。针以开导之，灸以温暖之。"

二、调和阴阳

调和阴阳是指针灸具有使患者机体从阴阳失衡状态向平衡状态转化的作用，这是针灸治疗最终要达到的根本目的。疾病的发生机理是极其复杂的，但从总体上可归纳为阴阳失调。六淫、七情、饮食、劳倦等内外因素导致人体阴阳及脏腑功能的偏盛偏衰，失去相对平衡，从而引起疾病的发生，即"阴胜则阳病，阳胜则阴病"。运用针灸方法调节阴阳的偏盛偏衰，可以使机体恢复"阴平阳秘"的状态，从而达到治愈疾病的目的。正如《灵枢·根结》所说："用针之要，在于知调阴与阳，调阴与阳，精气乃光，合形与气，使神内藏。"针灸调和阴阳的作用，主要是通过经络阴阳属性、腧穴配伍和针刺手法完成的。如中风后出现的足内翻，从经络辨证上可确定为阳（经）缓而阴（经）急，治疗时采用补阳经而泻阴经的针刺方法，平衡阴阳；阳气盛则失眠，阴气盛则多寐，根据阳跷、阴跷主眼睑开合的作用，取与阴跷相通的照海和与阳跷相通的申脉进行治疗，失眠应补阴跷（照海）泻阳跷（申脉），多寐则应补阳跷（申脉）泻阴跷（照海），使阴阳平衡。

三、扶正祛邪

扶正祛邪是指针灸具有扶助机体正气及祛除病邪的作用。疾病的发生、发展及其转归的过程，实质上是正邪相争的过程。《素问·刺法论》曰："正气存内，邪不可干。"《素问·评热病论》曰："邪之所凑，其气必虚。"说明疾病的发生，是由于正气相对不足，邪气相对强盛所致。正胜邪退则病情缓解，正不胜邪则病情加重。因此，扶正祛邪既是使疾病向良性方向转归的基本保证，又是针灸治疗疾病的作用过程。

总之，疏通经络是调和阴阳和扶正祛邪的基础，即经络畅通有利于调和阴阳和扶正祛邪作用的发挥；扶正祛邪是治疗疾病的作用过程，其目的是要达到阴阳平衡，而调和阴阳又常常依赖于扶正祛邪作用。因此，尽管针灸的治疗作用表现为以上三个方面，但并不是完全割裂的，而是相互关联、密不可分的，只是在具体的疾病治疗过程中，以某一作用表现为主和更为明显而已。

第二节　针灸治疗原则

针灸治疗原则是运用针灸治疗疾病必须遵循的基本法则，也是确立治疗方法的基础。在应用针灸治疗疾病时，具体的治疗方法多种多样，从总体上把握针灸的治疗原则具有执简驭繁的重要指导意义。针灸的治疗原则可概括为治神守气、补虚泻实、清热温寒、治病求本和三因制宜。

一、治神守气

治神守气是充分调动医者、患者双方积极性的关键措施。医者端正医疗作风，认真操作，潜心尽意，正神守气；患者正确对待疾病，配合治疗，安神定志，意守感传。治神守气既能更好地发挥针灸疗法的作用，提高治疗效果，又能有效地防止针灸意外事故的发生。

1. 治神　神，是机体生命活动的外在表现和心、脑的内在功能。治神贯穿于针灸治病的全过程，主要包括两方面：一是指在针灸操作过程中，医者专一其神，意守神气，患者神情安定，意守感传；二是指在施治前后注重调治患者的精神状态。

《素问·诊要经终论》强调"刺针必肃"，要求医者在患者面前要严肃、认真，切忌冷漠粗暴。施术时注意力集中，取穴准确，操作谨慎。特别是在行针过程中要专心致志，做到"神在秋毫，属意病者"（《灵枢·九针十二原》），"必一其神，令志在针"（《灵枢·终始》）。唐·孙思邈《备急千金要方·大医精诚》也说："凡大医治病，必当安神定志。"意即医者在施术前应与患者充分沟通，以使其稳定情绪，消除紧张心理，并树立战胜疾病的信心，积极配合治疗，促使疾病康复。对于个别精神高度紧张、情绪波动不定以及大惊、大恐、大悲之人，应暂时避免针刺，以防神气散亡，造成不良后果。

2. 守气　气，主要指经气。《灵枢·刺节真邪》说："用针之类，在于调气。"经气的虚实是脏腑、经络功能盛衰的标志，其在针灸疗法中的体现有得气、气行、气至病所等形式。而得气的快慢、气行的长短、气至病所的效应，常常又与患者的体质、对针刺的敏感度以及医者取穴的准确性，针刺的方向、角度、深度、强度及补泻手法等因素密切相关。

在这些因素中，医者的治神守气，往往对诱发经气、加速气至、促进气行和气至病所起到决定性的作用。患者的意守感传，亦能为守气打下良好的基础。如能在医者进针、行针过程中配合做呼吸运动，其意守感传的效果会更好。

《灵枢·九针十二原》说："粗守形，上守神。"守神即守气，守气的过程也含有治神的内容，守气必先治神。如气不至，则可恰当运用切、扪、循、按等行气辅助手法，或巧妙配合语言暗示，以诱发经气的出现。一旦针下气至，就要"密意守气"，做到"经气已至，慎守勿失……如临深渊，手如握虎，神无营于众物"（《素问·宝命全形论》）。

二、补虚泻实

补虚泻实就是扶助正气，祛除邪气。《素问·通评虚实论》曰："邪气盛则实，精气夺则虚。"因此，"虚"指正气不足，"实"指邪气盛。虚则补，实则泻，属于正治法。《灵枢·经脉》曰："盛则泻之，虚则补之……陷下则灸之，不盛不虚，以经取之。"在针灸临床上补虚泻实原则有其特殊的含义。

1. 虚则补之，陷下则灸之 "虚则补之"就是虚证采用补法治疗。针刺补虚主要是通过针刺手法的补法、穴位的选择和配伍等而实现的。如在有关脏腑经脉的背俞穴、原穴施行补法，可改善脏腑功能，补益阴阳、气血等的不足；选用偏补性能的腧穴如关元、气海、命门、肾俞等穴，也可起到补益正气的作用。"陷下则灸之"，属于虚则补之的范畴，即气虚下陷的治疗原则是以灸治为主。当气虚出现陷下证候时，应用温灸方法可较好地起到温补阳气、升提举陷的作用，如子宫脱垂灸百会、气海、关元等。

2. 实则泻之，菀陈则除之 "实则泻之"就是实证采用泻法治疗。针刺泻实主要是通过针刺手法的泻法、穴位的选择和配伍等而实现的。如在穴位上施行捻转、提插、开阖等泻法，可以起到祛除人体病邪的作用；选用偏泻性能的腧穴如十宣、水沟、素髎、丰隆等，也可达到祛邪的目的。"菀陈则除之"，"菀"同瘀，有瘀结、瘀滞之义。"陈"即陈旧，引申为时间长久。"菀陈"泛指络脉瘀阻之类的病证；"除"即清除，指清除瘀血的刺血疗法等。即对于络脉瘀阻不通引起的病证，宜采用三棱针点刺出血，达到活血化瘀的目的。如闪挫扭伤、丹毒、红丝疔等引起的肌肤红肿热痛、青紫肿胀、体表红丝窜行等，可在局部络脉或瘀血部位施行三棱针点刺出血法，以活血化瘀、解毒泻火、消肿止痛。如病情较重者，可点刺出血后加拔火罐，利于排出更多恶血，促进病愈。另外，腱鞘囊肿、小儿疳证分别在局部阿是穴、四缝穴点刺放液治疗也属此范畴。

3. 不盛不虚，以经取之 "不盛不虚"，并非病证本身无虚实可言，而是脏腑、经络的虚实表现不甚明显。主要是由于病变脏腑、经脉本身的病变，而不涉及其他脏腑、经脉，属本经自病。治疗应按本经循经取穴，在针刺时，多采用平补平泻的针刺手法。

三、清热温寒

"清热"就是热性病证治疗用"清"法；"温寒"就是寒性病证治疗用"温"法。《灵枢·经脉》曰："热则疾之，寒则留之。"即针对热性病证和寒性病证运用清热、温寒的治疗原则。

1. 热则疾之 即热性病证的治疗原则是浅刺疾出或点刺出血，手法宜轻而快，可以不留针或针用泻法，以清泻热毒。例如，风热感冒者，当取大椎、曲池、合谷、外关等穴浅刺疾出，即可达到清热解表的目的；若伴有咽喉肿痛者，可用三棱针在少商穴点刺出血，以加强泻热、消肿、止痛的作用。

2. 寒则留之 即寒性病证的治疗原则是深刺而久留针，以达温经散寒的目的。因寒性凝滞而主收引，针刺时不易得气，故应留针候气；加艾灸更能助阳散寒，使阳气得复，寒邪乃散。如寒邪在表，留于经络者，艾灸法较为相宜；若寒邪在里，凝滞脏腑，则针刺应深而久留，或配合"烧山火"针刺手法，或加用艾灸，以温针法较为适宜。

四、治病求本

治病求本就是在治疗疾病时要抓住其发生的根本原因，采取针对性的治疗方法。"标""本"是一个相对的概念，在中医学中具有丰富的内涵，可用以说明病变过程中各种矛盾的主次关系。如从正邪双方而言，正气为本，邪气为标；从病因与症状而论，病因为本，症状为标；从疾病的先后来看，旧病、原发病为本，新病、继发病为标。治病求本是一个基本法则。临床上常常会遇到疾病的标本缓急等特殊情况，这时就要灵活掌握，处理好治标与治本的关系。

1. 急则治标　即当标病处于紧急的情况下，首先要治疗标病。这是在特殊情况下采取的一种权宜之法，目的在于抢救生命或缓解患者的急迫症状，为治疗本病创造有利条件。例如，不论任何原因引起的高热抽搐，应当首先针刺大椎、水沟、合谷、太冲等穴，以泻热、开窍、息风止痉；任何原因引起的昏迷，都应先针刺水沟以醒脑开窍；当患者出现小便潴留时，应首先针刺中极、水道、秩边，急利小便，然后再根据疾病的发生原因从本论治。

2. 缓则治本　即在通常情况下，应针对导致疾病发生的根本原因予以治疗。治疗疾病要坚持"治病求本"的原则，尤其对于慢性病和急性病的恢复期有重要的指导意义，正如《素问·阴阳应象大论》所说："治病必求于本。"正虚者固其本，邪盛者祛其邪；治其病因，症状可除；治其先病，后病可解。这就是"伏其所主，先其所因"的深刻含义。如肾阳虚引起的五更泄，泄泻是其症状，为标，肾阳不足为本，治宜灸气海、关元、命门、肾俞。

3. 标本同治　即在标病和本病并重的情况下，应当采取标本同治的方法。如体虚感冒，应当益气解表，益气为治本，解表为治标，宜补足三里、关元，泻合谷、风池、列缺等。

五、三因制宜

"三因制宜"是指因时、因地、因人制宜，即根据患者所处的季节（包括时辰）、地理环境和个人的具体情况，而制订适宜的治疗方案。

1. 因时制宜　四时气候的变化对人体的生理功能和病理变化有一定的影响。在应用针灸治疗疾病时，要考虑季节气候和时辰因素。春夏之季，阳气升发，人体气血趋向体表，病邪伤人多在浅表；秋冬之季，人体气血潜藏于内，病邪伤人多在深部。故治疗上春夏宜浅刺，秋冬宜深刺。古代医家还根据人体气血流注盛衰与一日不同时辰的相应变化规律，创立了子午流注针法等。另外，因时制宜还包括针对某些疾病的发作或加重规律而选择有效的治疗时机。如精神疾患多在春季发作，故应在春季之前进行治疗；乳腺增生症患者常在经前乳房胀痛较重，治疗也应在经前1周开始。

2. 因地制宜　由于地理环境、气候条件不同，人体的生理功能、病理变化也有所区别，治疗应有差异。如在寒冷地区，治疗多用温灸，而且应用壮数较多；在温暖地区，多用针刺少用灸法。正如《素问·异法方宜论》指出："北方者……其地高陵居，风寒冰冽，其民乐野处而乳食，脏寒生满病，其治宜灸焫。南方者……其地下，水土弱，雾露之所聚也，其民嗜酸而食胕，故其民皆致理而赤色，其病挛痹，其治宜微针。"

3. 因人制宜　根据患者性别、年龄、体质等的不同特点而选择适宜的治疗方法。由于男女在生理上有不同的特点，如女子以血为用，在治疗妇科病时要多考虑调理冲脉、任脉等。年龄、体质不同，针刺方法也有差别。《灵枢·逆顺肥瘦》曰："年质壮大，血气充盈，肤革坚固，因加以邪，刺此者，深而留之……婴儿者，其肉脆血少气弱，刺此者，以毫针，浅刺而疾发针，日再可也。"

第三节　针灸临床诊治特点

针灸临床诊治与中医学的其他学科相似，包括辨证与施治两个重要环节。在针灸临床诊治过程中，又具有辨证与辨经结合、辨证与辨病结合、调神与调气并重的诊治特点。

一、辨证与辨经结合

辨证，即运用中医理论，将四诊所搜集到的有关疾病的各种症状和体征，加以分析、综合判断为某种性质的"证候"，亦即"证"。辨经，即运用经络理论，根据患者的各种症状和体征辨别其病变经络脏腑归属，从而选择相应的经络腧穴进行治疗。辨证与辨经都是针灸临床辨证论治的核心。《灵枢·卫气》曰："能别阴阳十二经者，知病之所生，候虚实之所在者，能得病之高下。"《灵枢·官能》曰："察其所痛，左右上下，知其寒温，何经所在。"《灵枢·经脉》将不同的病候按十二经脉系统予以分类，成为历代针灸临床辨证归经的依据。窦汉卿《针经指南·标幽赋》曰："论脏腑虚实，须向经寻。"明代张三锡《经络考》载："脏腑阴阳各有其经，四肢筋骨各有其主，明其部以定经。"围绕脏腑经络进行辨证，复杂的证候即有所归属，可以有的放矢地指导循经取穴，大大提高治病效果。如肝气郁结型的乳痛，因厥阴之脉布于胸胁，达于乳部，肝郁化火，循经上乳，结聚成痛，故可取肝经行间、期门等穴进行治疗。

临床应用上，辨证与辨经并不矛盾。辨证本身就涵盖了经络辨证，在明确辨证的基础上，结合经络的循行部位及所联系的脏腑而进行辨证归经，然后根据辨证与辨经的结果，进行相应的配穴处方，依方施术。在针灸临床，针对不同的疾病，如内脏疾病或运动系统病患，可分别采用以辨证为主或辨经为主的诊治方法。

二、辨证与辨病结合

辨病在这里指的是西医学对疾病的诊断及其相应鉴别诊断。在中西医结合工作深入开展的同时，针灸临床在辨证和辨经的基础上，逐步将辨病结合应用于疾病的诊治过程中，既有利于选择更适宜的治疗方案，又有助于判断治疗效果和预后。如临床常见的腰痛，中医辨证可分寒湿腰痛、瘀血腰痛和肾虚腰痛，目前西医已能明确诊断有数十种病可引起腰痛，如腰椎退行性改变、腰椎间盘突出症、腰肌劳损、肾脏病变、腰椎结核、肿瘤等。在中医辨证的大原则下，不同疾病引发腰痛的治疗方案和医嘱有很大不同，既应考虑用温阳散寒、活血化瘀、补肾强腰的针灸治法，也应该考虑加减不同穴位，施以不同的操作方法和其他针灸疗法，更应该结合必要的现代医学治疗手段。在临床应用上，不但在神经系统和运动系统疾病的诊治中可采用此方法，而且在许多内脏病变中往往也需要辨证与辨病的结合。

三、调神与调气并重

调神又称治神、守神。《素问·宝命全形论》曰："凡刺之真，必先治神。"所谓调神，一是指在针灸施治前注重调治患者的精神状态；二是指在针灸操作过程中，医者专一其神，意守神气，患者神情安定，意守感传。调神贯穿于针灸治病的全过程。所谓调气就是采用补虚泻实等针刺手法使经气调和。《灵枢·刺节真邪》曰："用针之类，在于调气。"《灵枢·终始》曰："凡刺之道，气调而止。补阴泻阳，音气益彰，耳目聪明，反此者，血气不行。"针灸治病就是通过采用各种刺灸方法，刺激一定的腧穴以激发经气，疏通全身气血，从而使偏盛偏衰的脏腑功能趋于平衡，这就是"调气"。

《素问·针解》说："制其神，令气易行。"《灵枢·官能》指出："工之用针也……明于调气。"又说："用针之要，无忘其神。"说明调气和调神是密不可分、相互促进的。气的活动以神为主导，神守则气行，患者神志专一，精神内守，医者也要神志专一，以助针灸得气和气至病所。而调气又是调神的重要环节或具体手段，通过调气，有助于"神守志一"，从而进一步改善患者的功能状态。调神和调气是针灸作用的关键，也是有别于中医其他学科的诊治特色，针灸的治疗作用都是建立在调神调气基础上的。

第四节　针灸治病特点

针灸治疗疾病的特点是由其自身的作用性质所决定的，了解其治病特点对于临床正确选择针灸疗法具有重要的指导意义。

一、激发正气，自身调节

针灸是通过刺激腧穴，疏通经络，以调节机体阴阳气血、脏腑功能及筋肉活动等，达到治疗疾病的目的。《灵枢·九针十二原》曰："所言节者，神气之所游行出入也。"《灵枢·刺节真邪》曰："用针之类，在于调气。"针灸对机体的调节作用是通过调节经气，激发正气，提高自身抗病能力和自我康复能力，使机体从病理状态向生理状态转归，而不是外源性物质的补充，这是针灸与药物治病的根本区别。

针灸激发正气，发挥自身调节作用具有双向、良性、整体性调节的特点，即适宜的针灸刺激作用于机体产生兴奋或抑制的双向效应，在不同水平上同时对多个器官功能产生影响，并综合调节全身各系统的功能，从而使机体趋向正常生理状态。

二、起效快捷，适应证广

针刺治病起效所需的时程短，正如《灵枢·九针十二原》所说："效之信，若风之吹云，明乎若见苍天。""夫善用针者，取其疾也，犹拔刺也，犹雪污也，犹解结也，犹决闭也。"均描述了针刺治病起效快捷的特点。如临床上失眠的患者常感到头目胀而昏沉，椎动脉型颈椎病患者出现眩晕等，针刺风池穴持续行针 1 ～ 3 分钟，患者常有头目清爽或眩晕即刻减轻的感觉；功能性单纯性胃肠痉挛出现的胃痛、腹痛，针刺足三里常可立即止痛等。

随着针灸临床实践的不断深化，针灸治疗的病种在不断扩大。总体而言，凡是依靠促进机体自身调节机能可以实现良性转归的疾病，都是针灸的适应证。临床上针灸治疗疾病的效应情况是有差别的，某些疾病单用针灸治疗就可取得良好疗效；部分疾病针灸可作为主要治疗方法，但为了提高疗效有必要结合药物或其他疗法；还有一类疾病针灸只能作为辅助治疗手段。这些都是针灸的适应证，熟悉针灸适应证的具体情况对于指导针灸临床具有重要意义。

三、无毒性，作用安全

作为外源性物质，药物的不良反应是难以避免的。而针灸则通过激发机体自身的调节机能，促进机体释放一些内源性物质，以发挥防治疾病的效应，因此，不会产生毒性损害，这正是针灸被称为"绿色疗法"的原因所在。针灸作用安全，引起的不良反应极小，如进针时引起的疼痛、偶尔出现的晕针现象等。至于针灸过程中出现的意外主要由操作不当引起，是可以避免的。

总之，针灸的疗效是建立在发挥机体自我调节作用的基础上的。因此，要掌握疾病发生发展的过程和阶段，科学而灵活地运用针灸治疗疾病。当针灸激发或促进机体自身调节功能难以实现疾病的良性转归时，应辅以药物或其他疗法，以提高临床疗效。

第五节　针灸处方

针灸处方是在中医理论尤其是经络学说的指导下，选取腧穴并进行配伍，进而确立刺灸法而形成的治疗方案。

一、腧穴的选择

腧穴的选择是针灸处方的第一组成要素。腧穴选择是否精当直接关系着针灸的治疗效果。在确定处方穴位时，我们应该遵循基本的选穴原则和配穴方法。

（一）选穴原则

选穴原则是指临证选取穴位应该遵循的基本法则，包括近部选穴、远部选穴和辨证、对症选穴。近部选穴和远部选穴是针对病变部位较为明确的疾病而确定的选穴原则；辨证选穴和对症选穴则是针对疾病表现出的证候或某些主要症状而确定的选穴原则。

1. 近部选穴　是在病变局部或临近的范围内选取相关穴位。这是根据腧穴所普遍共有的近治作用特点而选穴，是"腧穴所在，主治所在"规律的体现。如眼部疾病取睛明，耳疾选听宫、听会，鼻病选迎香，巅顶痛取百会，胃痛选中脘等。《素问·调经论》中"病在筋，调之筋；病在骨，调之骨"的论述，也体现了近部选穴的原则。当病变局部出现痛点、压痛点时，在局部选阿是穴也是临床上常用的近部选穴方法。

2. 远部选穴　是在病变部位所属和相关的经络上，距病位较远的部位选取穴位。这是根据经穴所具有的远治作用特点而选穴，是"经脉所过，主治所及"规律的体现。如目疾选足少阳胆经的光明，上牙痛选足阳明胃经的内庭，下牙痛选手阳明大肠经的合谷，耳部疾患选手少阳三焦经的中渚等。远部选穴是经络辨证在处方中运用的重要表现形式之一，临床应用十分广泛，尤其是运用四肢肘膝关节以下的穴位治疗头面、五官、躯干、脏腑病证最为常用。《灵枢·终始》中"病在上者下取之，病在下者高取之，病在头者取之足，病在足者取之腘"的论述正是体现了远部选穴的原则。临床上常将近部与远部选穴配合应用，如治疗面瘫，局部选颊车、地仓、颧髎，临近部选翳风、风池，远部选合谷等。

3. 辨证选穴　是根据疾病的证候特点，分析病因病机而辨证选取穴位。临床上有些病证，如发热、多汗或盗汗、虚脱、昏迷、抽搐、惊厥、疲乏无力等均无明确病变部位，而呈现全身症状，应采用辨证选穴。如肾阴不足导致的虚热盗汗、五心烦热等，选肾俞、太溪；肝阳化风导致的抽搐，选太冲、风池、行间等。对于病变部位明确的疾病，根据其病因病机而选取穴位亦是辨证选穴原则的体现。如牙痛根据病因病机可分为风火牙痛、胃火牙痛和肾虚牙痛，风火牙痛选风池、外关，胃火牙痛选内庭、二间，肾虚牙痛选太溪、行间。

4. 对症选穴　是根据疾病的特殊或主要症状而选取穴位，这是腧穴特殊治疗作用及临床经验在针灸处方中的具体运用。如汗证选合谷、复溜。根据奇穴的主治特点，在对症选穴时经常选用奇穴。如小儿疳积选四缝，虫证选四白、百虫窝，腰痛选腰痛点，落枕出现的颈项强痛选外劳宫，哮喘选定喘穴，胆囊结石出现的胆绞痛选胆囊穴等。

（二）配穴方法

配穴方法是指在选穴原则的指导下，针对疾病的病位、病因、病机等，选取主治作用相同或相近，或对于治疗疾病具有协同作用的腧穴进行配伍应用的方法。临床上穴位配伍的方法多种多样，但总体可归纳为两大类，即按经脉配穴法和按部位配穴法。

1. 按经脉配穴法　是以经脉或经脉相互联系为基础而进行穴位配伍的方法，主要包括本经配穴法、表里经配穴法、同名经配穴法。

（1）本经配穴法　是当某一脏腑、经脉发生病变时，即选该脏腑、经脉的腧穴配成处方的配穴方法。如胆经郁热导致的少阳头痛，可近取胆经的率谷、风池，远取本经的荥穴侠溪；胃火循经上扰导致的牙痛，可在足阳明胃经上近取颊车，远取该经的荥穴内庭。

（2）表里经配穴法　是以脏腑、经脉的阴阳表里配合关系为依据的配穴方法。当某一脏腑、经脉发生疾病时，取该经和与其相表里的经脉腧穴配成处方。如风热袭肺导致的感冒咳嗽，可选肺经的尺泽和大肠经的曲池、合谷。《灵枢·五邪》载："邪在肾，则病骨痛，阴痹……取之涌泉、昆仑。"另外，原络配穴法是表里经配穴法中的特殊实例，在特定穴的临床应用中将详细论述。

（3）同名经配穴法　是将手足同名经的腧穴相互组合的配穴方法。如前额疼痛取手阳明经的合谷配足阳明经的内庭，落枕取手太阳经的后溪配足太阳经的昆仑。

2. 按部位配穴法　是结合腧穴分布部位进行穴位配伍的方法，主要包括上下配穴法、前后配穴法、左右配穴法。

（1）上下配穴法　是指将腰部以上或上肢腧穴和腰部以下或下肢腧穴配合应用的方法，在临床上应用较为广泛。如胃脘痛可上取内关，下取足三里；阴挺可上取百会，下取三阴交；肾阴不足导致的咽喉肿痛，可上取曲池或鱼际，下取太溪或照海。八脉交会穴的配对应用也属本配穴法，具体配伍应用将在特定穴的临床应用中介绍。

（2）前后配穴法　是指将人体前部和后部的腧穴配合应用的方法，主要指将胸腹部和背腰部的腧穴配合应用，在《内经》中称"偶刺"。本配穴方法常用于治疗脏腑疾患，如膀胱疾患，前取水道或中极，后取膀胱俞或秩边；肺病可前取华盖、中府，后取肺俞。临床上常见的俞、募穴配合应用就是本配穴法的典型实例。

（3）左右配穴法　是指将人体左侧和右侧的腧穴配合应用的方法。本方法是基于人体十二经脉左右对称分布和部分经脉左右交叉的特点总结而成的。在临床上常选择左右同一腧穴配合运用，是为了加强腧穴的协同作用，如胃痛可选双侧足三里、梁丘等。左右配穴法并不局限于选双侧同一腧穴，如左侧偏头痛，可选同侧的太阳、头维和对侧的外关、足临泣；左侧面瘫可选同侧的颊车、地仓和对侧的合谷。

以上介绍的选穴原则和常见的几种配穴方法，在临床应用时要灵活掌握。一个针灸处方常是几种选穴原则和多种配穴方法的综合运用，如上述的左侧偏头痛，选同侧的太阳、头维和对侧的外关、足临泣，既包含了左右配穴法，又包含了上下配穴法。因此，选穴原则和配穴方法从理论上提供了针灸处方选穴的基本思路。

二、刺灸法的选择

刺灸法的选择是针灸处方的第二组成要素，包括治疗方法、操作方法和治疗时机的选择。刺灸法是针灸疗法的技术范畴，是影响针灸疗效的关键环节之一，相同的选穴可因刺灸法的不同而出现不同的治疗效果。因此，在针灸处方中必须重视刺灸法的说明和标识。

1. 治疗方法的选择　要针对患者病情和具体情况而确立针灸治疗方法，在处方中必须说明治疗采用针灸疗法中的何种具体方法，如是用毫针刺法、灸法、火针法，还是用拔罐法、皮肤针法等，均应注明。

2. 操作方法的选择　当治疗方法确立后，要对其具体操作进行说明，如毫针刺法用补法还是泻法，艾灸用温和灸还是瘢痕灸等。对于处方中的部分穴位，当针刺操作的深度、方向等不同于常规的方法时，尤其是某些穴位要求特殊的针感或经气传导方向，均要特别强调。

3. 治疗时机的选择　治疗时机是提高针灸疗效的重要方面。一般来说，针灸治疗疾病没有特殊严格的时间要求。但是，当某些疾病的发作或加重呈现明显的时间规律性时，临床上治疗时机的选择在这类疾病的治疗上有极其重要的意义，在发作或加重前进行针灸治疗可提高疗效。如痛经在月经来潮前几天开始针灸，直到月经结束为止；女性不孕症，在排卵期前后几天连续针灸等，也应在处方中说明。

针灸临床处方有规定性的符号（表 6-1）。

表 6-1　针灸处方常用符号

方法	符号	方法	符号
针刺平补平泻法	|	针刺补法	T
三棱针点刺出血	↓	针刺泻法	⊥
皮肤针	※	艾条灸	×
艾炷灸	△	温针灸	⏁
拔罐法	○	穴位注射	IM
皮内针	⊶	电针	IN

第六节　特定穴的临床应用

特定穴的概念和分类在第二章中已有详细论述，本节主要讨论特定穴在临床上的具体运用。

一、五输穴的临床应用

五输穴在临床上的应用非常广泛，是远部选穴的主要穴位。十二经脉中每条经有 5 个穴位属于五输穴，故人体共有 60 个五输穴。五输穴不仅有经脉归属，而且具有自身的五行属性，按照"阴井木""阳井金"和五行生克规律进行配属。十二经脉五输穴穴名及其五行属性见表 6-2 及表6-3 所示。

表 6-2　阴经五输穴

经脉名称	井（木）	荥（火）	输（土）	经（金）	合（水）
手太阴肺经	少商	鱼际	太渊	经渠	尺泽
手厥阴心包经	中冲	劳宫	大陵	间使	曲泽
手少阴心经	少冲	少府	神门	灵道	少海

续表

经脉名称	井（木）	荥（火）	输（土）	经（金）	合（水）
足太阴脾经	隐白	大都	太白	商丘	阴陵泉
足少阴肾经	涌泉	然谷	太溪	复溜	阴谷
足厥阴肝经	大敦	行间	太冲	中封	曲泉

表 6-3　阳经五输穴

经脉名称	井（金）	荥（水）	输（木）	经（火）	合（土）
手阳明大肠经	商阳	二间	三间	阳溪	曲池
手少阳三焦经	关冲	液门	中渚	支沟	天井
手太阳小肠经	少泽	前谷	后溪	阳谷	小海
足阳明胃经	厉兑	内庭	陷谷	解溪	足三里
足少阳胆经	足窍阴	侠溪	足临泣	阳辅	阳陵泉
足太阳膀胱经	至阴	足通谷	束骨	昆仑	委中

［附］井荥输（原）经合穴歌

少商鱼际与太渊，经渠尺泽肺相连，商阳二三间合谷，阳溪曲池大肠牵。

隐白大都太白脾，商丘阴陵泉要知，厉兑内庭陷谷胃，冲阳解溪三里随。

少冲少府属于心，神门灵道少海寻，少泽前谷后溪腕，阳谷小海小肠经。

涌泉然谷与太溪，复溜阴谷肾所宜，至阴通谷束京骨，昆仑委中膀胱知。

中冲劳宫心包络，大陵间使传曲泽，关冲液门中渚焦，阳池支沟天井索。

大敦行间太冲看，中封曲泉属于肝，窍阴侠溪临泣胆，丘墟阳辅阳陵泉。

根据古代文献和现代临床实际应用情况，五输穴的选用可归纳为以下几个方面：

1. 按五输穴主病特点选用　《灵枢·邪气脏腑病形》云：“荥输治外经，合治内腑。”指出了荥穴和输穴主要治疗经脉循行所过部位的病证，合穴主要治疗内腑病证。《灵枢·顺气一日分为四时》云：“病在脏者，取之井；病变于色者，取之荥；病时间时甚者，取之输；病变于音者，取之经；经满而血者，病在胃及以饮食不节得病者，取之于合。”其后，《难经·六十八难》又做了补充：“井主心下满，荥主身热，输主体重节痛，经主喘咳寒热，合主逆气而泄。”综合现代临床的应用情况，井穴多用于急救，荥穴主要用于治疗热证，输穴多主身体重着、骨节疼痛的病证，经穴多主经脉循行部位痛证，合穴多主腑病。

2. 按五行生克关系选用　《难经·六十九难》提出“虚者补其母，实者泻其子”的思想，将五输穴配属五行，然后按“生我者为母，我生者为子”的原则，虚证用母穴，实证用子穴。这一取穴法亦称子母补泻取穴法。在具体运用时，分本经子母补泻和他经子母补泻两种方法。例如，肺经的实证应“泻其子”，肺在五行中属“金”，因“金生水”，“水”为“金”之子，故可选本经五输穴中属“水”的合穴尺泽；肺经的虚证应“补其母”，肺属“金”，“土生金”，“土”为“金”之母，因此，应选本经属“土”的五输穴，即输穴太渊。此为本经子母补泻取穴法。同样以肺经实证为例，在五行配属中肺属“金”，肾属“水”，肾经为肺经的“子经”，根据“实则泻其子”的原则，应在其子经（肾经）上选取“金”之“子”即属“水”的五输穴，为肾经合穴阴谷。此为他经子母补泻取穴法。各经五输穴子母补泻取穴详见表6-4。

表 6-4　五输穴子母补泻取穴

		脏						腑					
		金	水	木	火	相火	土	金	水	木	火	相火	土
本经子母穴	经脉	肺经	肾经	肝经	心经	心包经	脾经	大肠经	膀胱经	胆经	小肠经	三焦经	胃经
	母穴	太渊	复溜	曲泉	少冲	中冲	大都	曲池	至阴	侠溪	后溪	中渚	解溪
	子穴	尺泽	涌泉	行间	神门	大陵	商丘	二间	束骨	阳辅	小海	天井	厉兑
他经子母穴	母经	脾经	肺经	肾经	肝经	肝经	心经	胃经	大肠经	膀胱经	胆经	胆经	小肠经
	母穴	太白	经渠	阴谷	大敦	大敦	少府	足三里	商阳	足通谷	足临泣	足临泣	阳谷
	子经	肾经	肝经	心经	脾经	脾经	肺经	膀胱经	胆经	小肠经	胃经	胃经	大肠经
	子穴	阴谷	大敦	少府	太白	太白	经渠	足通谷	足临泣	阳谷	足三里	足三里	商阳

简言之，本经子母补泻法，"实则泻本子，虚则补本母"。为便于记忆，编歌诀如下：

　　　　肺泻尺泽补太渊，大肠二间曲池间；
　　　　胃泻厉兑解溪补，脾在商丘大都边；
　　　　心先神门后少冲，小肠小海后溪连；
　　　　膀胱束骨补至阴，肾泻涌泉复溜焉；
　　　　包泻大陵中冲补，三焦天井中渚痊；
　　　　胆泻阳辅补侠溪，肝泻行间补曲泉。

子母经补泻法，"实则泻子本，虚则补母本"。

3. 按时选用　天人相应是中医整体观念的重要内容，经脉的气血运行和流注也与季节和每日时辰的不同有密切的关系。《难经·七十四难》云："春刺井，夏刺荥，季夏刺输，秋刺经，冬刺合。"这实质上是根据手足三阴经的五输穴均以井木为始，与一年的季节顺序相应而提出的季节选穴法。另外，子午流注针法则是根据一日之中十二经脉气血盛衰开阖的时间不同而选用不同的五输穴，本针法将在附篇中介绍。

二、原穴、络穴的临床应用

原穴是脏腑原气经过和留止的部位。《难经·六十六难》说："三焦者，原气之别使也，主通行三气，经历于五脏六腑。"意即原气源于肾间动气，以三焦为别使，输布全身，调和内外，宣导上下，关系着脏腑气化功能，而原穴正是其所流注的部位。《难经·六十六难》指出："五脏六腑之有病者，皆取其原也。"因此，原穴主要用于治疗相关脏腑的疾病，也可协助诊断。

络穴是络脉从本经别出的部位。络穴除可治疗其络脉的病证外，由于十二经之络脉具有加强表里两经联系的作用，因此，络穴又可治疗表里两经的病证，正如《针经指南》所说："络穴正在两经中间……若刺络穴，表里皆治。"如脾经络穴公孙，既可治疗脾经病证，又可治疗胃经病证；胆经络穴光明，既可治疗胆经病证，又可治疗肝经病证。络穴的作用主要是扩大了经脉的主治范围。临床上常把先病脏腑的原穴和后病的相表里经脉的络穴相配合，称为原络配穴法或主客原络配穴法，是表里经配穴法的典型实例。如肺经先病，先取其原穴太渊，大肠后病，再取该经络穴偏历。反之，大肠先病，先取其原穴合谷，肺经后病，后取该经络穴列缺。十二经脉原穴、络穴见表6-5。

表6-5　十二经脉原穴与络穴

经脉	原穴	络穴	经脉	原穴	络穴
手太阴肺经	太渊	列缺	手阳明大肠经	合谷	偏历
手厥阴心包经	大陵	内关	手少阳三焦经	阳池	外关
手少阴心经	神门	通里	手太阳小肠经	腕骨	支正
足太阴脾经	太白	公孙	足阳明胃经	冲阳	丰隆
足厥阴肝经	太冲	蠡沟	足少阳胆经	丘墟	光明
足少阴肾经	太溪	大钟	足太阳膀胱经	京骨	飞扬

三、郄穴的临床应用

郄穴是治疗本经和相应脏腑病证的重要穴位，尤其在治疗急症方面有独特的疗效。如肺病咯血，取肺经郄穴孔最；心脏急性病证选心经郄穴阴郄或心包经郄穴郄门；急性胃脘痛，取胃经郄穴梁丘等。脏腑疾患也可在相应的郄穴上出现疼痛或压痛，可协助诊断。各经郄穴见表6-6。

表6-6　十六经脉郄穴

经脉	郄穴	经脉	郄穴
手太阴肺经	孔最	手阳明大肠经	温溜
手厥阴心包经	郄门	手少阳三焦经	会宗
手少阴心经	阴郄	手太阳小肠经	养老
足太阴脾经	地机	足阳明胃经	梁丘
足厥阴肝经	中都	足少阳胆经	外丘
足少阴肾经	水泉	足太阳膀胱经	金门
阴维脉	筑宾	阳维脉	阳交
阴跷脉	交信	阳跷脉	跗阳

［附］十六郄穴歌

郄义即孔隙，本属气血集；肺向孔最取，大肠温溜别；
胃经是梁丘，脾属地机穴；心则取阴郄，小肠养老列，
膀胱金门守，肾向水泉施；心包郄门刺，三焦会宗持；
胆郄在外丘，肝经中都是；阳跷跗阳走，阴跷交信期。
阳维阳交穴，阴维筑宾居。

四、背俞穴、募穴的临床应用

背俞穴位于背腰部的膀胱经第 1 侧线上，募穴则位于胸腹部，故又称为"腹募穴"。由于背俞穴和募穴都是脏腑之气输注和会聚的部位，在分布上大体与对应的脏腑所在部位的上下排列相接近，因此，主要用于治疗相关脏腑的病证。如膀胱气化功能失常出现的尿潴留，可选膀胱俞；胆石症出现的胁痛，可选胆俞；寒邪犯胃出现的胃痛，可灸胃之募穴中脘。另外，背俞穴和募穴还可用于治疗与对应脏腑经络相联属的组织器官疾患，如肾开窍于耳，耳疾可选肾俞；肝开窍于目，又主筋，目疾、筋病可选肝俞。根据《难经·六十七难》"阴病行阳，阳病行阴。故令募在阴，俞在阳"，及《素问·阴阳应象大论》"从阴引阳，从阳引阴"等论述，脏病（阴病）多与背俞穴（阳部）相关，腑病（阳病）多与募穴（阴部）联系。临床上腑病多选其募穴，脏病多选其背俞穴。《灵枢·卫气》云："气在胸者，止之膺与背俞。气在腹者，止之背俞……"说明了脏腑之气可通过气街与其俞、募穴相联系。由于俞、募穴均与脏腑之气密切联系，因此，临床上常常将病变脏腑的俞、募穴配合运用，以发挥其协同作用，此为俞募配穴法。《素问·奇病论》载："口苦者……此人者，数谋虑不决，故胆虚，气上溢而口为之苦，治之以胆募、俞。"即是最早记载的俞募配穴法的具体运用。脏腑背俞穴与募穴见表 6-7。

表 6-7　脏腑背俞穴与募穴

六脏	背俞穴	募穴	六腑	背俞穴	募穴
肺	肺俞	中府	大肠	大肠俞	天枢
心包	厥阴俞	膻中	三焦	三焦俞	石门
心	心俞	巨阙	小肠	小肠俞	关元
脾	脾俞	章门	胃	胃俞	中脘
肝	肝俞	期门	胆	胆俞	日月
肾	肾俞	京门	膀胱	膀胱俞	中极

五、下合穴的临床应用

下合穴主要用于治疗六腑疾病。《灵枢·邪气脏腑病形》指出"合治内腑"，概括了下合穴的主治特点。六腑胃、大肠、小肠、胆、膀胱、三焦的下合穴分别为足三里、上巨虚、下巨虚、阳陵泉、委中、委阳。临床上六腑相关的疾病常选其相应的下合穴治疗，如胃痛选足三里、肠痈取上巨虚、胆绞痛选阳陵泉等。另外，下合穴也可协助诊断。

六、八会穴的临床应用

八会穴，即脏会章门、腑会中脘、气会膻中、血会膈俞、筋会阳陵泉、脉会太渊、骨会大杼、髓会悬钟。这 8 个穴位虽属于不同经脉，但对于各自所会的脏、腑、气、血、筋、脉、骨、髓相关的病证有特殊的治疗作用，临床上常把其作为治疗这些病证的主要穴位。如六腑之病，可选腑会中脘，血瘀证可选血会膈俞，髓海不足导致的眩晕选髓会悬钟等。

七、八脉交会穴的临床应用

八脉交会穴是古人在临床实践中总结出的可治疗奇经八脉病证的 8 个腧穴，这 8 个腧穴分别与相应的奇经八脉经气相通。《医学入门》说："周身三百六十穴统于手足六十六穴，六十六穴又统于八穴。"这里的"八穴"就是指八脉交会穴。在临床上当奇经八脉出现相关的疾病时，可取对应的八脉交会穴来治疗。如阳跷脉病变导致的失眠，可选申脉；督脉病变出现的腰脊强痛，可选后溪；冲脉病变出现的胸腹气逆、呕吐等可选公孙。另外，临床上也可把公孙和内关、后溪和申脉、足临泣和外关、列缺和照海相配，治疗有关部位的疾病。古人还以八脉交会穴为基础，创立按时取穴的灵龟八法和飞腾八法。现将八脉交会穴配伍及主治病证列表 6-8 如下：

表 6-8　八脉交会穴及主治

穴名	主治	相配合主治
公孙	冲脉病证	心、胸、胃疾病
内关	阴维脉病证	
后溪	督脉病证	目内眦、颈项、耳、肩部疾病
申脉	阳跷脉病证	
足临泣	带脉病证	目锐眦、耳后、颊、颈、肩部疾病
外关	阳维脉病证	
列缺	任脉病证	肺系、咽喉、胸膈疾病
照海	阴跷脉病证	

［附］八脉交会八穴歌

公孙冲脉胃心胸，内关阴维下总同。临泣胆经连带脉，阳维目锐外关逢。
后溪督脉内眦颈，申脉阳跷络亦通。列缺任脉行肺系，阴跷照海膈喉咙。

八、交会穴的临床应用

交会穴具有治疗交会经脉疾病的作用。如三阴交本属足太阴脾经腧穴，又是足三阴经的交会穴，因此，不仅治疗脾经病证，也可治疗足少阴肾经和足厥阴肝经的病证。

历代文献对交会穴的记载略有不同，但绝大部分内容出自《针灸甲乙经》，表 6-9 主要根据该书所载列出经脉交会穴，少数参照《铜人腧穴针灸图经》《素问》《针灸大成》《奇经八脉考》。

表 6-9　经脉交会穴　　　　　○所属经　　　√交会经

	足太阴经	手太阴经	足厥阴经	手厥阴经	足少阴经	手少阴经	足太阳经	手太阳经	足少阳经	手少阳经	足阳明经	手阳明经	任脉	冲脉	督脉	带脉	阴维脉	阳维脉	阴跷脉	阳跷脉	备注
承浆											√	√	○		√						《针灸大成》
廉泉													○				√				
天突													○				√				
上脘								√			√		○								
中脘								√		√	√		○								手太阳，手少阳，足阳明所生

续表

	足太阴经	手太阴经	足厥阴经	手厥阴经	足少阴经	手少阴经	足太阳经	手太阳经	足少阳经	手少阳经	足阳明经	手阳明经	任脉	冲脉	督脉	带脉	阴维脉	阳维脉	阴跷脉	阳跷脉	备注
下脘	√												○								
阴交													○	√							
关元	√		√		√								○								
中极	√		√		√								○								
曲骨			√										○								
会阴													○	√	√						
三阴交	○		√		√																
冲门	○		√																		
府舍	○		√														√				
大横	○																√				
腹哀	○																√				
中府	√	○																			
章门			○						√												
期门	√		○														√				
天池				○					√												
横骨					○									√							
大赫					○									√							
气穴					○									√							
四满					○									√							
中注					○									√							
肓俞					○									√							
商曲					○									√							
石关					○									√							
阴都					○									√							
腹通谷					○									√							
幽门					○									√							
照海					○														√		
交信					○														√		
筑宾					○												√				
神庭							√				√				○						
水沟											√	√			○						

续表

	足太阴经	手太阴经	足厥阴经	手厥阴经	足少阴经	手少阴经	足太阳经	手太阳经	足少阳经	手少阳经	足阳明经	手阳明经	任脉	冲脉	督脉	带脉	阴维脉	阳维脉	阴跷脉	阳跷脉	备注
百会							√								○						
脑户							√								○						
风府															○			√			
哑门															○			√			
大椎							√		√		√				○						
陶道							√								○						《铜人》
长强					√				√						○						《铜人》
睛明							○	√			√								√	√	《素问》
大杼							○	√													
风门							○									√					
附分							○	√													
跗阳							○													√	
申脉							○													√	
仆参							○													√	
金门							○											√			
臑俞								○										√		√	
秉风								○	√	√		√									
颧髎								○	√												
听宫								○	√	√											
瞳子髎								√	○	√											
上关									○	√	√										
颔厌									○	√	√										
悬厘									○	√	√										
曲鬓							√		○												
率谷							√		○												
浮白							√		○												
头窍阴							√		○							√					
完骨							√		○							√					
本神									○									√			
阳白									○									√			
头临泣							√		○									√			

续表

	足太阴经	手太阴经	足厥阴经	手厥阴经	足少阴经	手少阴经	足太阳经	手太阳经	足少阳经	手少阳经	足阳明经	手阳明经	任脉	冲脉	督脉	带脉	阴维脉	阳维脉	阴跷脉	阳跷脉	备注
目窗									○									√			
正营									○									√			
承灵									○									√			
脑空									○									√			
风池									○									√			
肩井									○	√								√			
日月	√								○									√			
环跳							√		○												
带脉									○							√					
五枢									○							√					
维道									○							√					
居髎									○											√	
阳交									○									√			
天髎										○								√			
翳风									√	○											
角孙									√	○		√									
耳和髎								√	√	○											《铜人》
承泣											○		√							√	
巨髎											○									√	
地仓											○	√								√	
下关									√		○										
头维									√		○							√			
气冲											○			√							冲脉所起
肩髃												○								√	
巨骨												○								√	
迎香											√	○									

扫一扫，查阅本
章数字资源，含
PPT、音视频、
图片等

第一节 内科病证

中 风

中风是以突然晕倒、不省人事，伴口角歪斜、语言不利、半身不遂，或不经昏仆仅以口歪、半身不遂为主症的病证。其发生与饮食不节、五志过极、年老体衰等因素有关，风、火、痰、瘀为主要病因。本病病位在脑，病变涉及心、肝、脾、肾等脏。基本病机是脏腑阴阳失调，气血逆乱，上扰清窍，窍闭神匿，神不导气。

中风多见于西医学的急性脑血管病，包括出血性（脑出血、蛛网膜下腔出血）和缺血性（脑血栓形成、脑栓塞）脑血管意外等。

【辨证】

1. 中经络

主症 半身不遂，肌肤不仁，舌强言謇，口角歪斜。

兼见面红目赤，眩晕头痛，心烦易怒，口苦咽干，便秘尿黄，舌红或绛，苔黄或燥，脉弦有力，为肝阳暴亢；肢体麻木或手足拘急，头晕目眩，苔白腻或黄腻，脉弦滑，为风痰阻络；口黏痰多，腹胀便秘，舌红，苔黄腻或灰黑，脉弦滑大，为痰热腑实；肢体软弱，偏身麻木，手足肿胀，面色淡白，气短乏力，心悸自汗，舌暗，苔白腻，脉细涩，为气虚血瘀；肢体麻木，心烦失眠，眩晕耳鸣，手足拘挛或蠕动，舌红，苔少，脉细数，为阴虚风动。

2. 中脏腑

主症 突然昏仆，神志恍惚，嗜睡，或昏迷，并见半身不遂、舌强语謇、口角歪斜等。

兼见神志迷蒙，牙关紧闭，两手握固，面赤气粗，喉中痰鸣，二便不通，脉弦滑而数为闭证；目合口张，手撒尿遗，鼻鼾息微，二便失禁，四肢逆冷，脉细弱等为脱证。

【治疗】

1. 基本治疗

（1）中经络

治法 调神导气，疏通经络。以督脉、手厥阴及足太阴经穴为主。

主穴 水沟　内关　三阴交　极泉　尺泽　委中

配穴 肝阳暴亢配太冲、太溪；风痰阻络配丰隆、风池；痰热腑实配曲池、内庭、丰隆；气虚血瘀配足三里、气海；阴虚风动配太溪、风池。口角歪斜配颊车、地仓；上肢不遂配肩髃、手三里、合谷；下肢不遂配环跳、阳陵泉、阴陵泉、风市、足三里、解溪；头晕配风池、完骨、天柱；足内翻配丘墟透照海；便秘配天枢、丰隆、支沟；复视配风池、天柱、睛明、球后；尿失禁、尿潴留，配中极、曲骨、关元。

方义 脑为元神之府，督脉入络脑，水沟为督脉穴，可醒脑开窍、调神导气；心主血脉藏神，内关为心包经络穴，可调理心神，疏通气血；三阴交为足三阴经交会穴，可滋补肝肾；极泉、尺泽、委中，疏通肢体经络。

操作 水沟用雀啄法，以眼球湿润为佳；刺三阴交时，沿胫骨内侧缘与皮肤成45°角，使针尖刺到三阴交穴，用提插补法；刺极泉时，在该穴位置下1寸心经上取穴，避开腋动脉，直刺进针，用提插泻法，以患者上肢有麻胀和抽动感为度；尺泽、委中直刺，用提插泻法使肢体有抽动感。可在患侧上、下肢各选2个穴位，采用电针治疗。

（2）中脏腑

治法 醒脑开窍，启闭固脱。以督脉穴和手厥阴经穴为主。

主穴 水沟 百会 内关

配穴 闭证配十二井穴、合谷、太冲；脱证配关元、气海、神阙等。

方义 脑为元神之府，督脉入络脑，水沟、百会为督脉穴，可醒脑开窍；内关为心包经络穴，可调理心神、疏通气血。

操作 内关用泻法，水沟用强刺激，以眼球湿润为度。十二井穴用三棱针点刺出血。关元、气海用大艾炷灸，神阙用隔盐灸，不计壮数，以汗止、脉起、肢温为度。

2. 其他治疗

（1）头针法 顶颞前斜线、顶旁1线及顶旁2线。用1.5～2寸毫针平刺入头皮下，快速捻转2～3分钟，留针30分钟，留针期间反复行针。行针时和留针后嘱患者活动患侧肢体，此法在半身不遂早期应用疗效更好，留针时间可延长至数小时。

（2）穴位注射法 选上述四肢穴位2～4个。丹参注射液或复方当归注射液，每穴注射1mL，隔日1次。适用于半身不遂。

（3）电针法 在患侧上、下肢各选一组穴位，采用断续波或疏密波，以肌肉微颤为度，每次通电20～30分钟。此法适用于半身不遂患者。

【按语】

1. 针灸治疗中风疗效满意，尤其对肢体运动、语言、吞咽等功能的康复具有明显促进作用。

2. 中风的治疗应注重针灸的早期干预，开始越早效果越好。针灸领域对缺血性中风急性期治疗的研究显示，在缺血后立即给予针刺治疗，能使局部脑血流显著增加，使缺血组织局部维持有效的血供，对抗缺血引起的损伤；在缺血后再灌注期针刺治疗，可以增加局部组织供血，使脑梗死面积显著减小，神经功能得到有效的保护。

3. 要积极预防中风，控制高血压，采取低盐、低脂饮食。若经常出现头晕头痛、肢体麻木，偶有发作性语言不利、肢体痿软无力者，多为中风先兆，可针刺足三里、风市，以加强防治。

4. 针刺能改善脑动脉的弹性和紧张度，扩张血管，改善脑部血液循环，提高脑组织的氧分压，增加病灶周围脑细胞的营养，促进脑组织的修复。针刺还可清除自由基、调节钙稳定、纠正中枢单胺类神经递质的代谢紊乱、降低中枢兴奋性氨基酸及一氧化氮的含量，从而保护缺血性脑损伤。

［附］假性延髓麻痹

假性延髓麻痹又称假性球麻痹，临床表现为因两侧皮质延髓束损害所产生的一系列症状，即延髓神经所支配的肌肉呈上运动神经元性瘫痪或不完全性瘫痪，出现软腭、咽喉、舌肌运动障碍，吞咽、发音、讲话困难，无舌肌萎缩及纤维性震颤，咽反射存在，下颌反射增强，常出现强哭强笑。常见于脑血管意外、肌萎缩性侧索硬化、梅毒性脑动脉炎等病。

本病归属中医学噎膈、喑痱等范畴。本病病位在脑，累及舌咽。基本病机是风痰、瘀浊阻滞脑络、舌窍。

【治疗】

治法　祛痰化浊，通关利窍。以督脉穴及局部选穴为主。

主穴　水沟　廉泉　金津　玉液　咽后壁　风池　翳风

方义　水沟导气通关；廉泉、金津、玉液、咽后壁为局部选穴，可疏导气血，通利舌窍；风池、翳风为近部选穴，可祛风痰，通脑络，利舌咽。

操作　水沟、廉泉用泻法；金津、玉液用三棱针点刺出血；用3寸以上长针在咽后壁点刺3～5次；风池、翳风针向喉结，震颤徐入2～2.5寸，施小幅度捻转平补平泻法，以咽喉部麻胀为佳，应持续捻转1～3分钟。

【按语】

针灸治疗本病效果较好，但应注意针刺深度和刺激量，如果针刺深度不够或刺激量不足，疗效差。应注意对原发病进行治疗，导致皮质延髓束损伤的原发病稳定并逐渐恢复时，预后良好，原发病加重和反复发作，预后不佳。

眩　晕

眩晕是以自觉头晕眼花或视物旋转动摇为主症的病证。轻者发作短暂，平卧或闭目片刻即安；重者如乘舟车，旋转起伏不定，以致难于站立，或伴恶心、呕吐、自汗，甚至昏倒。其发生常与忧郁恼怒、饮食不节、肾精不足、气血虚弱等因素有关。本病病位在脑，与肝、脾、肾相关。基本病机是风、火、痰、瘀扰乱清窍，或气血虚弱、髓海不足，清窍失养。

眩晕常见于西医学的脑血管疾病、高血压、贫血、耳源性眩晕、颈椎病等疾病中。

【辨证】

主症　头晕目眩，泛泛欲吐，甚则昏眩欲仆。

兼见急躁易怒，头目胀痛，耳鸣，口苦，舌红苔黄，脉弦，为肝阳上亢；头蒙如裹，胸闷呕恶，神疲困倦，舌胖苔白腻，脉濡滑，为痰湿中阻；耳鸣，腰膝酸软，遗精，舌淡，脉沉细，为肾精亏虚；神疲乏力，心悸少寐，腹胀纳呆，面色淡白或萎黄，舌淡苔薄白，脉细，为气血不足。

【治疗】

1. 基本治疗

（1）实证

治法　平肝潜阳，化痰定眩。以督脉及手足厥阴经穴为主。

主穴　百会　风池　内关　太冲

配穴　肝阳上亢配行间、侠溪、太溪；痰湿中阻配中脘、丰隆、阴陵泉。

方义　百会位于巅顶，可清利脑窍而定眩；风池位于头部，局部取穴，疏调头部气机；太冲为肝之原穴，可平肝潜阳；内关为八脉交会穴，通阴维脉，可宽胸理气，和中化痰止呕，与太冲配伍，属同名经配穴，加强平肝之力。

操作　毫针泻法。眩晕重症可每日治疗2次。

（2）虚证

治法　益气养血，补肾益精。以督脉穴及肝、肾之背俞穴为主。

主穴　百会　风池　肝俞　肾俞　足三里

配穴　肾精亏虚配志室、悬钟、三阴交；气血不足配气海、脾俞、胃俞。

方义　百会用补法可升提气血，风池为近部选穴，可疏调头部气血，二穴配合以充养脑髓而缓急治标；肝俞、肾俞滋补肝肾、养血益精、培元固本以治本；足三里补益气血。

操作　风池用平补平泻法，肝俞、肾俞、足三里等穴用补法。

2. 其他治疗

（1）头针法　顶中线、枕下旁线。中等刺激，留针30分钟。

（2）耳针法　肾上腺、皮质下、交感、神门、额、内耳。每次选3～4穴，毫针刺或压丸法。

（3）三棱针法　取印堂、太阳、头维、百会等穴，用三棱针点刺出血数滴。适用于眩晕实证者。

【按语】

1. 针灸治疗眩晕具有较好的临床疗效，应查明原因，明确诊断，注意原发病的治疗。眩晕发作时，嘱患者闭目或平卧，保持安静，如伴呕吐应防止呕吐物误入气管。

2. 痰湿较重者，应以清淡食物为主，少食肥腻之品。

3. 针刺可以缓解长期劳损所致的肌肉紧张，减轻各种因素对交感神经的刺激，改善椎动脉的血流，从而改善脑干网状结构、前庭神经核区和内耳缺血，达到平眩止晕的目的。

［附］高血压

高血压是一种常见慢性疾病，以安静状态下体循环动脉血压持续增高（Bp：140/90mmHg或18.6/12kpa以上）为主要表现。其临床表现轻重程度相差很大，早期约半数患者无明显症状，常在体检时偶然发现。如血压波动幅度大可有较多症状，眩晕是本病主症之一，此外尚有头痛、头胀、眼花、耳鸣、心悸、失眠、健忘等。随着病情的发展，血压明显而持续性升高，可出现心、脑、肾、眼底等器质性损害和功能障碍，并出现相应症状。临床分为原发性高血压和继发性高血压。

中医学认为本病的发生常与情志失调、饮食失节、内伤虚损等因素有关。其病变与肝、肾关系密切，基本病机是肾阴不足、肝阳偏亢。病之本为阴阳失调，病之标为风、痰、瘀血内生。

【治疗】

1. 基本治疗

治法　平肝潜阳，调和气血。以足厥阴、足少阳经穴为主。

主穴　百会　风池　太冲　合谷　曲池　三阴交

配穴　肝火亢盛配行间、侠溪；阴虚阳亢配肾俞、肝俞；痰湿壅盛配丰隆、中脘；气虚血瘀配足三里、膈俞；阴阳两虚配关元、肾俞。头晕头重配太阳、头维；心悸失眠配内关、神门。

方义　百会居于巅顶，为诸阳之会，针之可泻诸阳之气；风池疏调头部气机，还可平肝潜阳；太冲为肝之原穴，可疏肝理气，平降肝阳；合谷、曲池清泻阳明，理气降压；三阴交为足三阴经交会穴，可调补肝脾肾，配伍应用以治其本。

操作　太冲可向涌泉透刺，以增滋阴潜阳之力；其他腧穴常规针刺；痰湿壅盛、气虚血瘀、阴阳两虚者，百会可加灸。

2. 其他治疗

（1）皮肤针法　沿督脉及膀胱经第1侧线，从项后向背部、腰骶部叩刺，力度依病情虚实和患者体质强弱而定。每日或隔日1次。

（2）三棱针法　耳尖、百会、大椎、印堂、曲池、太冲。每次选2～3穴，点刺出血2～3滴，2～3天1次。

（3）耳针法　降压沟、肾上腺、耳尖、交感、神门、心。每次选3～4穴，毫针刺，血压过高者可在降压沟和耳尖点刺出血。

【按语】

1.针灸对Ⅰ、Ⅱ期高血压病有较好的效果，对Ⅲ期高血压可改善症状，应配合中西降压药物治疗。高血压脑病、高血压危象应采取综合治疗措施，慎用针灸。

2.针灸治疗期间应嘱患者不要突然停药，治疗一段时间，待血压降至正常或接近正常，自觉症状明显好转或基本消失后，逐渐减少药量。切不可骤然停药或减药太快，以免出现意外。

3.针灸治疗高血压的作用机制与改善微循环，改善血液的浓、黏、聚状态，使外周阻力减少、血流动力平衡恢复正常有关。

头　痛

头痛是以患者自觉头部疼痛为主症的病证，可见于临床各科急慢性疾病。头痛的发生常与外感风邪，以及情志、饮食、体虚久病等因素有关。本病病位在头，与手、足三阳经和足厥阴肝经、督脉相关。基本病机是气血失和、经络不通或脑窍失养。

西医学认为，头痛分为原发性和继发性两大类，原发性头痛包括偏头痛、紧张性头痛和丛集性头痛等，又称功能性头痛；继发性头痛是由于其他疾病所引起的，如感染、高血压病或颅内肿瘤导致的颅内压升高。头部外伤等所致的头痛，又称症状性头痛。

【辨证】

主症　头部疼痛。

1.辨经络　临床常根据头痛的部位进行辨证归经。

（1）阳明头痛　疼痛部位以前额、眉棱骨、鼻根部为主。

（2）少阳头痛　疼痛部位在侧头部，多见于单侧。

（3）太阳头痛　疼痛部位在后枕部，或下连于项部。

（4）厥阴头痛　疼痛部位在巅顶部，或连于目系。

2.辨外感内伤

（1）外感头痛　发病较急，头痛连及项背，痛无休止，外感表证明显，为外感头痛。兼见恶风畏寒，口不渴，苔薄白，脉浮紧，为风寒头痛；头痛而胀，发热，口渴欲饮，小便黄，苔黄，脉浮数，为风热头痛；头痛如裹，肢体困重，苔白腻，脉濡，为风湿头痛。

（2）内伤头痛　头痛发病较缓，多伴头晕，痛势绵绵，时止时休，遇劳或情志刺激而发作、加重，为内伤头痛。兼见头胀痛，目眩，心烦易怒，面赤口苦，舌红，苔黄，脉弦数，为肝阳上亢；头痛兼头晕耳鸣，腰膝酸软，神疲乏力，遗精，舌红，苔少，脉细无力，为肾精不足；头部空痛兼头晕，神疲无力，面色不华，劳则加重，舌淡，脉细弱，为气血亏虚；头痛昏蒙，脘腹痞满，呕吐痰涎，苔白腻，脉滑，为痰浊上扰；头痛迁延日久，或头部有外伤史，痛处固定不移，痛如锥刺，舌暗，脉细涩，为瘀阻脑络。

【治疗】

1.基本治疗

治法　疏调经脉，通络止痛。按部位局部选穴和远端循经选穴。

主穴 阳明头痛：头维　印堂　阳白　阿是穴　合谷　内庭

少阳头痛：风池　太阳　率谷　阿是穴　外关　足临泣

太阳头痛：天柱　后顶　阿是穴　后溪　申脉

厥阴头痛：百会　四神聪　阿是穴　内关　太冲

全 头 痛：风池　百会　头维　率谷　太阳　合谷

配穴 外感头痛：风寒头痛配风门、列缺；风热头痛配大椎、曲池；风湿头痛配偏历、阴陵泉。内伤头痛：肝阳上亢配太冲、侠溪、三阴交；肾精不足配肾俞、太溪、三阴交；气血亏虚配气海、足三里；痰浊上扰配中脘、丰隆；瘀阻脑络配血海、膈俞。

方义 头部穴位为局部选穴，可调和气血，通络止痛；远端选穴均为同名经穴配合，一上一下，同气相求，疏导阳明、少阳、太阳、厥阴经气血。

操作 风门拔罐或艾灸；大椎点刺出血。瘀血头痛可在局部及膈俞行点刺放血并加拔火罐。头痛急性发作时可每日治疗 2 次，每次留针时间宜长。

2. 其他治疗

（1）耳针法　枕、颞、额、脑。毫针刺，或用埋针法、压丸法。对于顽固性头痛可在耳背静脉点刺出血。

（2）皮肤针法　太阳、印堂、阿是穴。皮肤针叩刺出血，适用于外感头痛和瘀阻脑络所致头痛。

（3）穴位注射法　阿是穴、风池。维生素 B_{12} 注射液，每穴 0.5 ～ 1.0mL，隔日 1 次。适用于顽固性头痛。

【按语】

1. 针灸对功能性头痛有显著疗效，对继发性头痛可改善症状。头痛原因复杂，要明确诊断，对于多次治疗无效，或头痛继续加重者，要考虑某些颅脑病变，查明原因，采取综合措施。

2. 患者在治疗期间，应禁烟酒，适当参加体育锻炼，避免过劳和精神刺激，注意休息。

3. 针刺可以调节神经系统的功能，激活体内内源性镇痛调制系统，起到镇痛作用。针刺也可以使迷走神经兴奋性提高，血液中乙酰胆碱含量增多，儿茶酚胺含量减少，使血管扩张，从而降低血压，缓解因血压偏高而诱发的头痛。

［附］偏头痛

偏头痛是以周期性发作的单侧头痛(双侧少见)为主症的病证，常局限于额部、颞部和枕部，疼痛开始时为剧烈的搏动性疼痛，后转为持续性钝痛。任何时间皆可发作，但以早晨起床时多发，症状可持续数小时到数天。典型的偏头痛有先兆症状，如眼前闪烁暗点、视野缺损、单盲或同侧偏盲，常伴有恶心、呕吐，具有对光及声音过敏等特点。本病与遗传有关，其发生常与恼怒、紧张及风火痰浊之邪导致侧头部经络功能失调，脉络不通而发病。本病病位在头，与肝、胆关系密切。

西医学认为，偏头痛分为无先兆和有先兆偏头痛。另外，根据偏头痛的发作持续时间等可分为慢性偏头痛和偏头痛持续状态。

【治疗】

1. 基本治疗

治法 疏肝泻胆，通经止痛。以手足少阳经、足厥阴经穴及局部阿是穴为主。

主穴 率谷　阿是穴　风池　外关　足临泣　太冲

配穴　肝阳上亢配百会、行间；痰湿偏盛配中脘、丰隆；瘀血阻络配血海、膈俞。

方义　头部腧穴可疏导局部经气，调和气血；远端穴均为同名经穴相配，一上一下，同气相求，加强疏导经气作用。

操作　毫针刺，按虚补实泻操作。当发作时以远端为主先刺，行较强刺激的泻法。

2. 其他治疗

耳针法　取皮质下、内分泌、内生殖器、肾、神门、交感。每次选 2 ～ 3 穴，毫针刺用中等刺激，也可用压丸法或埋针法。

【按语】

1. 本病通过针灸治疗可明显减轻症状和减少发作频率，治疗的时机应选在发作前进行，部分偏头痛发作与月经周期有关，应在经前进行治疗。

2. 患者治疗期间，应保证充足的睡眠，保持情绪稳定。

面　瘫

面瘫是以口角向一侧歪斜、眼睑闭合不全为主症的病证，又称为"口眼歪斜"。本病可发生于任何年龄，无明显的季节性，发病急，多见一侧面部发病。其发生常与劳作过度、正气不足、风寒或风热乘虚而入等因素有关。本病病位在面部，与少阳、阳明经筋相关。基本病机是经气痹阻，经筋功能失调。

本病多指西医学的周围性面神经麻痹，最常见于贝尔麻痹。

【辨证】

主症　本病常急性发作，多在睡眠醒来时，出现一侧面部肌肉板滞、麻木、瘫痪，额纹消失，眼裂变大，露睛流泪，鼻唇沟变浅，口角下垂歪向健侧，病侧不能皱眉、蹙额、闭目、露齿、鼓颊；部分患者初起时有耳后疼痛，还可出现患侧舌前 2/3 味觉减退或消失、听觉过敏等症。

兼见发病时面部有受凉史，舌淡，苔薄白，为风寒证；继发于感冒发热，舌红，苔薄黄，为风热证；病程较长，可伴肢体倦怠无力、面色淡白、头晕等，为气血不足。

【治疗】

1. 基本治疗

治法　祛风通络，疏调经筋。以局部穴和手足阳明经穴为主。

主穴　阳白　颧髎　颊车　地仓　翳风　合谷

配穴　风寒证配风池、列缺；风热证配外关、曲池；气血不足配足三里、气海。人中沟歪斜配水沟；鼻唇沟浅配迎香；颏唇沟歪斜配承浆；舌麻、味觉减退配廉泉；目合困难配攒竹、昆仑；流泪配承泣；听觉过敏配听宫、中渚。

方义　阳白、颧髎、地仓、颊车、翳风可疏调面部经筋，活血通络；合谷为循经远部选穴。

操作　在急性期面部穴位手法宜轻，针刺宜浅，取穴宜少，肢体远端的腧穴手法宜重。

2. 其他治疗

（1）皮肤针法　阳白、颧髎、地仓、颊车。皮肤针叩刺，以局部潮红为度，每日或隔日 1 次，适用于恢复期。

（2）刺络拔罐法　阳白、颧髎、地仓、颊车。三棱针点刺，拔罐，每周 2 次。

（3）穴位敷贴法　太阳、阳白、颧髎、地仓、颊车，将马钱子锉成粉末 0.3 ～ 0.6g，撒于医用无菌敷贴上，然后贴于穴位处，5 ～ 7 日换药 1 次。或用蓖麻仁捣烂加少许麝香，取绿豆大一粒，敷贴穴位上，每隔 3 ～ 5 日更换 1 次。或用白附子研细末，加少许冰片做面饼，穴位敷贴，每日一次。

【按语】

1. 针灸治疗周围性面瘫有很好的疗效，可作为首选方法。部分患者病程迁延日久，可因瘫痪肌肉出现挛缩，口角反牵向患侧，甚则出现面肌痉挛，形成"倒错"现象，为面神经麻痹后遗症，疗效较差。

2. 周围性面瘫的预后与面神经的损伤程度密切相关，肌电图可作为判断面神经损伤程度的辅助检查。一般而言由无菌性炎症导致的面瘫预后较好，而由病毒等感染所致的面瘫（如亨特面瘫）预后较差。如果3个月至半年内不能恢复，多留有后遗症。临床注意与中枢性面瘫相鉴别。

3. 治疗期间面部应避免受寒，眼睑闭合不全者可戴眼罩防护，或点眼药水，以防感染。

痹　证

痹证是以肢体关节及肌肉酸痛、麻木、重着、屈伸不利，甚或关节肿大灼热等为主症的病证。其发生与外感风、寒、湿、热等邪气及人体正气不足有关。外邪侵入机体，痹阻关节肌肉经络，导致气血运行不畅而发病。基本病机是经络不通，气血痹阻。

本病可见于西医学的风湿性关节炎、类风湿性关节炎、骨性关节炎等疾病中。

【辨证】

主症　肌肉关节疼痛，屈伸不利。

兼见疼痛游走，痛无定处，恶风发热，舌淡苔薄白，脉浮，为行痹（风痹）；疼痛较剧，痛有定处，遇寒痛增，得热痛减，局部皮色不红，触之不热，苔薄白，脉弦紧，为痛痹（寒痹）；肢体关节酸痛，重着不移，或有肿胀，肌肤麻木不仁，阴雨天发作或加重，苔白腻，脉濡缓，为着痹（湿痹）；关节疼痛，局部红肿灼热，痛不可触，常累及多个关节，伴发热恶风，口渴烦闷，苔黄燥，脉滑数，为热痹。

【治疗】

1. 基本治疗

治法　通经活络，行气止痛。以病痛局部穴为主，结合循经选穴及辨证选穴。

主穴　阿是穴　局部经穴

配穴　行痹配膈俞、血海；痛痹配肾俞、腰阳关；着痹配阴陵泉、足三里；热痹配大椎、曲池。

方义　病痛局部及循经选穴，可疏通经络气血，调和营卫，缓急止痛；风邪偏盛之行痹，遵"治风先治血，血行风自灭"之义，取膈俞、血海以活血祛风；寒邪偏盛之痛痹，取肾俞、腰阳关，益火之源，振奋阳气而祛寒邪；湿邪偏盛之着痹，取阴陵泉、足三里健脾除湿；热痹者，加大椎、曲池以泻热疏风、消肿止痛。

操作　寒痹、湿痹可加灸法。大椎、曲池可点刺出血。局部穴位可加拔罐，亦可用电针。

2. 其他治疗

（1）刺络拔罐法　皮肤针重叩背脊两侧及关节病痛部位，使出血少许，加拔火罐。每周1～2次。

（2）穴位注射法　当归注射液，或丹皮酚注射液，或威灵仙注射液，选取病痛部位腧穴，每穴注入0.5～1mL，每周1～2次，注意勿注入关节腔内。

（3）火针法　肩部经穴、阿是穴，每周2次。

【按语】

1. 针灸治疗痹证疗效较好，尤其对风湿性关节炎。类风湿性关节炎病情缠绵反复，属顽痹范畴，需坚持长期治疗。患者平时应注意关节的保暖，避免风寒湿邪侵袭。

2. 风湿热的急性期可应用药物迅速控制病情，以免心脏出现严重损伤。注意排除骨结核、骨肿瘤等，以免延误病情。

痿　证

痿证是指肢体筋脉弛缓，痿软无力，日久因不能随意运动而致肌肉萎缩的一种病证。临床以下肢痿弱多见，又称"痿躄"。"痿"指肢体痿弱不用，"躄"为下肢软弱无力，不能步履之意。其发生常与感受外邪、饮食不节、久病房劳、跌打损伤、药物损伤等因素有关。本病病位在筋脉肌肉，根于五脏虚损。基本病机：实证多为筋脉肌肉受损，气血运行受阻；虚证多为气血阴精亏耗，筋脉肌肉失养。

痿证可见于西医学的急性感染性多发性神经根神经炎、多发性末梢神经炎、运动神经元病、重症肌无力、肌营养不良及周围神经损伤等疾病。

【辨证】

主症　肢体软弱无力，筋脉弛缓，甚至肌肉萎缩或瘫痪。

兼见发热多汗，热退后突然出现肢体软弱无力，心烦口渴，小便短黄，舌红苔黄，脉细数，为肺热伤津；肢体微肿、麻木不仁，渐致痿软无力，下肢为重，或足胫发热，小便赤涩，舌红苔黄腻，脉滑数，为湿热浸淫；肢体痿软，日渐加重，食少纳呆，腹胀便溏，面浮不华，神疲乏力，苔薄白，脉细弱，为脾胃虚弱；起病缓慢，腰脊酸软，不能久立，或伴眩晕耳鸣，下肢瘫痪，腿胫肌肉萎缩严重，舌红少苔，脉沉细，为肝肾亏虚。

【治疗】

1. 基本治疗

治法　祛邪通络，濡养筋肉。以手、足阳明经穴和夹脊穴为主。

主穴　上肢：肩髃　曲池　手三里　合谷　外关　颈、胸夹脊

　　　　下肢：髀关　伏兔　阳陵泉　足三里　三阴交　腰夹脊

配穴　肺热伤津配尺泽、肺俞；湿热浸淫配阴陵泉、大椎；脾胃虚弱配脾俞、胃俞、中脘；肝肾亏虚配肝俞、肾俞、太冲、太溪。上肢肌肉萎缩在手阳明经上多针排刺；下肢肌肉萎缩在足阳明经上多针排刺。

方义　阳明经多气多血，选上、下肢阳明经穴位，是"治痿独取阳明"之意，调理气血，疏通经络；夹脊穴位于督脉之旁，与膀胱经第 1 侧线的脏腑背俞穴相通，可调脏腑阴阳，行气血；阳陵泉乃筋之会穴，通调诸筋；三阴交可健脾益肾，濡养筋脉。

操作　夹脊穴向脊柱方向斜刺。肢体穴位可加用灸法，亦可用电针。大椎、尺泽可用三棱针点刺出血。

2. 其他治疗

（1）**皮肤针法**　肺俞、脾俞、胃俞、膈俞及手足阳明经体表循行线，皮肤针叩刺，以皮肤微红为度，隔日 1 次。

（2）**穴位注射法**　选取华佗夹脊穴，当归注射液、甲钴胺注射液每穴注入 0.5 ～ 1mL，每周 1 ～ 2 次，注意勿注入关节腔内。

【按语】

1. 针灸治疗本病有较好的疗效，但疗程较长，需耐心施治。本病早期应明确现代医学病名的诊断，采用相应的西医治疗措施。

2. 卧床患者应保持四肢功能体位，以免造成足下垂或内翻，必要时可用护理支架及夹板托扶。治疗期间，应加强主动及被动肢体功能锻炼，以助尽早康复。

［附］小儿麻痹后遗症

小儿麻痹症后遗症多见于脊髓灰质炎后期，脊髓灰质炎是由脊髓灰质炎病毒所引起的急性传染病，好发于儿童，通过粪便和咽部分泌物传播。感染后绝大多数无症状，有症状者大部分表现为发热、上呼吸道感染、肢体疼痛、头痛等，随之出现肢体瘫痪。

本病归属于中医"痿证""湿温""痿疫"范畴。本病病位在督脉，基本病机是肺热叶焦，不能布送津液以润泽五脏，致肢体筋脉失养。

【治疗】

1. 基本治疗

治法　强壮督脉，濡养经筋。以督脉及手足阳明经穴为主。

主穴　百会　大椎　身柱　命门　腰阳关　合谷　足三里　三阴交

　　　下肢麻痹：腰夹脊　髀关　伏兔　足三里

　　　上肢麻痹：颈夹脊　肩髃　曲池　手三里　合谷

　　　腹肌麻痹：胸夹脊　带脉

配穴　脾胃虚弱配脾俞、胃俞、中脘、内关；肝肾不足配肝俞、肾俞、太溪。

方义　百会、大椎、身柱、命门、腰阳关强壮督脉，补肾填精；合谷、足三里、三阴交补气养血，濡养筋脉。夹脊穴位于督脉之旁，与膀胱经第1侧线的脏腑背俞穴相通，可调脏腑阴阳、强督通脉；阳明经多气多血，选取上、下肢阳明经穴位，是"治痿独取阳明"之意，可调理气血、疏通经络；带脉可维系一身纵行诸条经脉。

操作　夹脊穴向脊柱方向斜刺，督脉穴向上方斜刺，并可加用灸法，余穴施以毫针补法。

2. 其他治疗

电针法　选取病变节段的夹脊穴3对。针刺时针尖斜向脊柱方向刺入，得气后将3组导线左右连接，选用疏波，强度以患者舒适为度，每日治疗一次，每次治疗30分钟。

【按语】

1. 针灸宜早期介入，治疗越早疗效越好。病程日久患者，体质虚弱，肌肉萎缩，肢体出现明显畸形则疗效较差。

2. 患者应加强肢体功能康复锻炼，有助于提高疗效和加速患肢的功能恢复。

重症肌无力

重症肌无力是神经肌肉接头传递障碍所致的慢性疾病。临床多起病隐匿，表现为一部分或全身骨骼肌异常容易疲劳，经休息或用抗胆碱酯酶药物后症状减轻或消失。最初常为一侧或两侧眼睑下垂，于傍晚疲劳时出现，伴有复视，1～2年内可逐步累及延髓肌、面肌、颈肌和四肢骨骼肌。

本病归属中医学"痿证"范畴。本病病位在脾、胃，与肝、肾有关。基本病机是脾胃气虚，气血运化之源不足，肌肉失养。

【治疗】

1. 基本治疗

治法 补益正气，活血通络。以背俞穴、手足阳明经穴及局部穴为主。

主穴 肺俞 脾俞 胃俞 肝俞 肾俞 气海 足三里 三阴交 合谷 太冲

配穴 眼睑下垂、斜视、复视配阳白、攒竹、丝竹空、瞳子髎；声音低微、嘶哑、饮水呛咳配廉泉、扶突；下颌下垂、无力闭合配颊车、下关；呼吸困难、咳嗽无力配大椎、身柱；肢体无力配肩髃、曲池、梁丘、解溪。

方义 肺俞、脾俞、胃俞、肝俞、肾俞补益五脏，强壮筋骨；气海、足三里、三阴交、合谷补益气血、濡养筋脉；太冲行气通络。

操作 进针得气后，太冲施以毫针泻法，余穴施以毫针补法，每日或隔日治疗1次。

2. 其他治疗

（1）穴位注射 选穴参考基本治疗。用维生素B_1、B_{12}注射液，每次选3～6个腧穴，每穴注入药液0.5～1mL，每日或隔日治疗1次。

（2）电针法 选取相应节段夹脊穴。选用疏波，正极在上，负极在下，电流强度以患者耐受为度，留针20分钟，隔日治疗1次。

【按语】

针灸治疗本病有较好的疗效，近期疗效较为明显，远期疗效尚可。由于本病属慢性疾病，难以速愈，需长期治疗。

脊髓空洞症

脊髓空洞症是一种慢性进行性的脊髓变性疾病。由于脊髓内空洞形成和胶质增生，临床表现为受损节段分布区的分离性感觉障碍、下运动神经元损害及营养障碍，后期空洞扩大可出现感觉束与锥体束损害症状。典型表现为分离性感觉障碍，即单侧或双侧上肢或躯体上半部痛、温觉消失，但触、压、深感觉正常，可呈节段性分布。运动障碍表现为早期一侧或双侧手部小肌肉及前臂尺侧肌肉无力、进行性萎缩，逐渐涉及上肢其他肌肉。营养障碍症状为病损平面皮肤变硬、变厚、粗糙，无汗或多汗，指甲变脆。

本病归属中医学"痿证""痹证"范畴。本病病位在肾，与肝肾有关。基本病机是肝肾亏损，骨髓失养。

【治疗】

1. 基本治疗

治法 补益肝肾，行气活血。以督脉及足太阳经、手足阳明经穴为主。

主穴 风池 天柱 相应夹脊穴 大椎 风府 至阳 命门 后溪 太溪 曲池 合谷 足三里 三阴交 外关

配穴 肢体麻木不仁加肝俞、肾俞、脾俞、手三里、阳陵泉、丰隆；吞咽困难加廉泉、照海。

方义 风池、天柱、相应夹脊穴属局部取穴，可疏调局部经筋气血；大椎、风府、至阳、命门属督脉穴，后溪为八脉交会穴，通于督脉，太溪为肾经输穴，也是原穴，诸穴合用可强督脉、填精髓；曲池、合谷、足三里、三阴交可调阳明经气血，补气养血；外关可通调三阳经，祛邪通络。

操作 每次选用5～10个穴位，得气后，施以毫针补法，隔日治疗1次。

2. 其他疗法

（1）电针法 相应节段夹脊穴。选用疏波，正极在上，负极在下，电流强度以患者耐受为度，留针 20 分钟，隔日治疗 1 次。

（2）穴位注射 选穴参考基本治疗。用维生素 B_1、B_{12} 注射液，每次选 3 ~ 6 个腧穴，每穴注入药液 0.5 ~ 1mL，每日或隔日治疗 1 次。

【按语】

脑底粘连性蛛网膜炎、外伤、髓内肿瘤、脊髓蛛网膜炎等可导致继发性空洞，需注意鉴别，重视原发病的治疗。

面 痛

面痛是以眼、面颊部出现放射性、烧灼样抽掣疼痛为主症的病证，又称"面风痛""面颊痛"。多发于 40 岁以上，女性多见。其发生与外感邪气、情志不调、外伤等因素有关。本病病位在面部，与手、足三阳经密切相关。基本病机是气血阻滞，不通则痛。

本病相当于西医学的三叉神经痛，是临床上典型的神经痛。三叉神经分眼支（第 1 支）、上颌支（第 2 支）和下颌支（第 3 支），第 2 支、第 3 支同时发病者多见。

【辨证】

主症 面部疼痛突然发作，呈闪电样、刀割样、针刺样、电灼样剧烈疼痛，痛时面部肌肉抽搐，伴面部潮红、流泪、流涎、流涕等，常因说话、吞咽、刷牙、洗脸、冷刺激、情绪变化等诱发。持续数秒到数分钟。发作次数不定，间歇期无症状。

面痛主要发生在眼部，属足太阳经证；面痛主要发生在上颌、下颌部，属手、足阳明和手太阳经证。

【治疗】

1. 基本治疗

治法 疏通经络，活血止痛。以局部穴和手、足阳明经穴为主。

主穴 四白 下关 地仓 合谷 太冲 内庭

配穴 眼部疼痛配攒竹、阳白；上颌部疼痛配巨髎、颧髎；下颌部疼痛配夹承浆、颊车。

方义 四白、下关、地仓疏通面部经络；合谷、太冲分属手阳明、足厥阴经，两经均循行于面部，两穴相配为"开四关"，可祛风通络止痛；内庭为足阳明经荥穴，与面部腧穴相配，疏通阳明经气血。

操作 毫针泻法。面部诸穴可透刺，但刺激强度不宜过大。针刺时宜先取远端穴，可用重刺激，局部穴位在急性发作期宜轻刺。

2. 其他治疗

（1）耳针法 面颊、颌、额、神门。毫针刺，或用埋针法、压丸法。

（2）刺络拔罐法 颊车、地仓、颧髎。三棱针点刺后拔罐，隔日 1 次。

（3）皮内针法 在面部寻找扳机点，埋针。

【按语】

1. 面痛是一种顽固难治病证，针刺治疗有一定的止痛效果。针刺对原发性三叉神经痛有很好的治疗作用，对继发性三叉神经痛要查明原因，针对病因治疗。治疗期间，忌食生冷辛辣刺激性食物，避免情绪过激、精神紧张。

2. 发作期，局部痛甚者，可用火针速刺。

3.针灸可直接刺激传导痛觉的神经,使这类神经中的痛觉纤维传导发生阻滞,又可使脊髓背角细胞对损害性刺激的反应受到抑制,从而更好地起到止痛、缓解肌肉血管痉挛的作用。

感　冒

感冒是以鼻塞、咳嗽、头痛、恶寒发热、全身不适为主症的外感病证,又称伤风。其发生常与风邪或时行疫毒之邪、体虚等因素有关。本病病位在肺卫。基本病机是卫阳被遏,营卫失和,肺失宣肃。以风邪为主因,每与当令之气(寒、热、暑湿)或非时之气(时行疫毒)夹杂为患。

西医学中的上呼吸道感染、流行性感冒等属中医感冒范畴。

【辨证】

主症　恶寒发热,头痛,鼻塞流涕,脉浮。

兼见恶寒重,发热轻或不发热,无汗,鼻痒喷嚏,鼻塞声重,咳痰清稀,肢体酸楚,苔薄白,脉浮紧,为风寒感冒;微恶风寒,发热重,有汗,鼻塞涕浊,咳痰稠或黄,咽喉肿痛,口渴,苔薄黄,脉浮数,为风热感冒。夹湿则头痛如裹,胸闷纳呆;夹暑则汗出不解,心烦口渴,小便短赤。

【治疗】

1.基本治疗

治法　祛风解表。以手太阴、手阳明经穴为主。

主穴　列缺　合谷　风池　太阳　外关

配穴　风寒感冒配风门、肺俞;风热感冒配曲池、大椎。夹湿者配阴陵泉;夹暑者配委中。头痛甚配印堂、头维;鼻塞甚配迎香;咽痛甚配少商;全身酸楚配身柱;体虚感冒配足三里、关元。

方义　感冒为外邪侵犯肺卫所致,太阴、阳明互为表里,故取手太阴、手阳明经列缺、合谷以祛邪解表;风池、外关为足少阳经与阳维脉的交会穴,"阳维为病苦寒热",故风池既可疏散风邪,又与太阳穴相配可清利头目。

操作　毫针刺,用泻法。配穴中足三里、关元用补法或灸法,少商、委中用点刺放血法,余穴用泻法。

2.其他治疗

(1)拔罐法　大椎、身柱、大杼、肺俞。留罐10分钟,或用闪罐法。本法适用于风寒感冒。

(2)三棱针法　大椎、尺泽、耳尖、少商。消毒后,用三棱针点刺,使其自然出血,大椎可加拔火罐。本法适用于风热感冒。

(3)耳针法　肺、内鼻、下屏尖、额。毫针刺,用中、强刺激。咽痛加咽喉、扁桃体。

【按语】

1.针刺治疗感冒能明显改善症状,治疗期间嘱患者注意休息,多饮水,促使发汗与利尿。

2.症见周身酸楚,行背部走罐,可加强疗效。

3.在感冒流行期,针灸足三里(双),每日1次,连续3日,有预防作用。

咳　嗽

咳嗽是指肺失宣肃,肺气上逆,以发出咳声或咳吐痰液为主症的病证。"咳"指有声无痰;"嗽"指有痰无声,临床一般多声痰并见,故并称咳嗽。根据发病原因,可分为外感、内伤两大类。外感咳嗽是外邪从口鼻皮毛而入,肺卫受邪;内伤咳嗽则为脏腑功能失常累及肺所致。本病病位在肺，与肝、脾、肾关系密切。基本病机是肺失宣降。

咳嗽可见于西医学的上呼吸道感染、急慢性支气管炎、支气管扩张、肺炎、肺结核等疾病中。

【辨证】

1. 外感咳嗽

主症　咳嗽病程较短，起病急骤，或兼有表证。

兼见咳嗽声重，咽喉作痒，咳痰色白、稀薄，头痛发热，鼻塞流涕，形寒无汗，肢体酸楚，苔薄白，脉浮紧，为外感风寒；咳嗽，咳痰黏稠、色黄，身热头痛，汗出恶风，苔薄黄，脉浮数，为外感风热。

2. 内伤咳嗽

主症　咳嗽起病缓慢，病程较长，可兼脏腑功能失调症状。

兼见咳嗽痰多、色白、黏稠，胸脘痞闷，神疲纳差，苔白腻，脉濡滑，为痰湿侵肺；气逆咳嗽，引胁作痛，痰少而黏，面赤咽干，苔黄少津，脉弦数，为肝火犯肺；干咳，咳声短，以午后黄昏为剧，少痰，或痰中带血，潮热盗汗，形体消瘦，两颊红赤，神疲乏力，舌红，少苔，脉细数，为肺阴亏虚。

【治疗】

1. 基本治疗

（1）外感咳嗽

治法　疏风解表，宣肺止咳。以手太阴、手阳明经穴为主。

主穴　肺俞　列缺　合谷

配穴　外感风寒配风门；外感风热配大椎、风池。咽喉痛配少商放血。

方义　肺俞为肺气所注之处，位邻肺脏，可调理肺脏气机，使其清肃有权，该穴泻之宣肺、补之益肺，无论虚实及外感内伤咳嗽，均可使用；列缺为肺之络穴，散风祛邪，宣肺解表；合谷为大肠之原穴，与列缺配合共奏宣肺解表、止咳之功。

操作　毫针泻法，风寒袭肺者宜留针或针灸并用，或针后在背部腧穴拔罐。

（2）内伤咳嗽

治法　肃肺理气，止咳化痰。以肺之背俞穴、募穴和原穴为主。

主穴　肺俞　中府　太渊　三阴交

配穴　痰湿侵肺配阴陵泉、丰隆；肝火犯肺配行间、鱼际；肺阴亏虚配膏肓、太溪。胸痛配膻中；胁痛配阳陵泉；咽喉干痒配太溪；咯血配孔最；盗汗配阴郄；面肢浮肿、小便不利配阴陵泉、中极；气短乏力配足三里、气海。

方义　肺俞、中府俞募相配，太渊为肺之原穴，三穴配合可宣肃肺气，化痰止咳；三阴交为肝脾肾三经之交会穴，疏肝健脾，化痰止咳。

操作　主穴用毫针平补平泻，或加用灸法。

2. 其他治疗

（1）拔罐法　肺俞、大椎、风门、膏肓。留罐 10～15 分钟后起罐，多用于风寒束肺证。

（2）穴位敷贴法　肺俞、定喘、风门、膻中、丰隆。用白芥子、甘遂、细辛、丁香、苍术、川芎等量研成细粉，加入生姜汁，调成糊状，制成直径 1cm 圆饼，贴在穴位上，医用无菌敷贴固定，30～90 分钟后取掉，以局部红晕微痛为度。

（3）皮肤针法　选取 5～7 颈椎两侧、气管两侧、天突、肘窝及大、小鱼际部进行叩刺，适用于外感咳嗽；或选取1～7胸椎两侧足太阳膀胱经、颈前气管两侧、膻中、天突叩刺，适用于咳嗽日久，反复发作者。

（4）耳针法　取肺、脾、肝、气管、神门。每次选用2～3个穴，毫针刺或用埋针法、压丸法。

【按语】

1. 咳嗽见于多种呼吸系统疾病，临证必须明确诊断，必要时配合药物治疗。针灸对本病的发作期或初发期疗效较好，治疗期间注意保暖、慎避风寒。

2. 针灸及穴位敷贴等疗法可调节机体免疫功能，增强机体防御能力，改善肺功能，缓解支气管痉挛和黏膜水肿，调节炎症介质的分泌，减轻炎症反应。

哮　喘

哮喘是以反复发作的呼吸急促，喉间哮鸣，甚则张口抬肩，不能平卧为主症的病证。哮以呼吸急促，喉间有哮鸣音为特征；喘以呼吸困难，甚则张口抬肩为特征。临床上哮必兼喘，喘未必兼哮。本病可发于任何年龄和季节，尤以寒冷季节和气候骤变时多发。其发生多为痰饮伏肺，由外邪侵袭、饮食不当、情志刺激、体虚劳倦等诱发。本病病位在肺，与肾、脾、心等密切相关。基本病机是痰饮阻塞气道，肺气宣降失常。发作期多表现为邪实证；缓解期多见虚象。

哮喘可见于西医学的支气管哮喘、慢性喘息性支气管炎、肺炎、肺气肿、心源性哮喘等疾病中。

【辨证】

主症　呼吸急促，喉中哮鸣，甚则张口抬肩，鼻翼扇动，不能平卧。

（1）实证　病程短，或当发作期，表现为哮喘声高气粗，呼吸深长有余，呼出为快，体质较强，脉象有力。兼见喉中哮鸣如水鸡声，痰多，色白，稀薄或多泡沫，常伴风寒表证，苔薄白而滑，脉浮紧，为风寒外袭；喉中痰鸣如吼，胸高气粗，痰黄或白，黏着稠厚，伴口渴，便秘，舌红，苔黄腻，脉滑数，为痰热阻肺。

（2）虚证　病程长，反复发作或当缓解期，表现为哮喘声低气怯，气息短促，深吸为快，体质虚弱，脉弱无力。兼见喘促气短，动则加剧，喉中痰鸣，痰稀，神疲，汗出，舌淡，苔白，脉细弱者为肺气虚；气息短促，呼多吸少，动则喘甚，耳鸣，腰膝酸软，舌淡，苔薄白，脉沉细者为肾气虚。

【治疗】

1.基本治疗

（1）实证

治法　祛邪肃肺，化痰平喘。以手太阴经穴及相应俞募穴为主。

主穴　列缺　尺泽　肺俞　中府　定喘

配穴　风寒外袭配风门、合谷；痰热阻肺配丰隆、曲池。喘甚者配天突。

方义　手太阴络穴列缺可宣通肺气，祛邪外出，合穴尺泽肃肺化痰，降逆平喘；肺俞、中府乃肺之俞、募穴，调理肺脏、宣肺祛痰、止哮平喘，虚实之证皆可用之；定喘为止哮平喘的经验效穴。

操作　毫针泻法。风寒者可加灸；痰热阻肺者定喘穴用刺络拔罐法。

（2）虚证

治法　补益肺肾，止哮平喘。以相应背俞穴及手太阴、足少阴经穴为主。

主穴 肺俞 膏肓 肾俞 太渊 太溪 足三里 定喘

配穴 肺气虚配气海、膻中；肾气虚配阴谷、关元。

方义 肺俞、膏肓针灸并用，可补益肺气；补肾俞以纳肾气；肺之原穴太渊配肾之原穴太溪，可充肺肾真元之气；足三里调和胃气，以资生化之源，使水谷精微上归于肺，肺气充则自能卫外；定喘为平喘之效穴。

操作 毫针补法。可酌用灸法或拔罐。

2. 其他治疗

（1）穴位敷贴法 肺俞、膏肓、肾俞、膻中、定喘。用炒白芥子 20g，甘遂 15g，细辛 15g 共为细末，用生姜汁调药粉成糊状，制成药饼如蚕豆大，上放少许丁桂散或麝香，敷于穴位上，用无菌医用敷贴固定。约贴 30 ～ 90 分钟后取掉，以局部红晕微痛为度。若起疱，消毒后挑破，保持局部干燥，防止感染。一般常在三伏天敷贴，即所谓冬病夏治。

（2）穴位埋线法 膻中、定喘、肺俞、脾俞、足三里、丰隆。每次选 1 ～ 3 穴，每 2 ～ 4 周 1 次。

（3）穴位割治法 膻中常规消毒后，局部浸润麻醉，切开穴位 1cm，割去皮下脂肪，外用无菌敷料覆盖即可。每 10 ～ 15 天 1 次，一般 1 ～ 2 次。

（4）刺络拔罐法 定喘、肺俞、大椎。适用于风热犯肺及痰热壅肺等热证。

（5）皮肤针法 取鱼际至尺泽穴手太阴肺经循行部、第 1 ～ 2 胸椎旁开 1.5 寸足太阳膀胱经循行部，循经叩刺，以皮肤潮红或微渗血为度。

（6）耳针法 取对屏尖、肾上腺、气管、肺、皮质下、交感。每次选用 3 ～ 5 穴，毫针刺法。发作期每日 1 ～ 2 次；缓解期用弱刺激，每周 2 次。

【按语】

1. 针刺对缓解支气管哮喘发作症状有较好疗效。对发作严重或哮喘持续状态，应配合药物治疗。同时要注意对原发病的治疗。

2. 哮喘患者在季节交替、气候变化时应注意保暖。属过敏体质者，注意避免接触致敏原，忌食刺激性食物。

3. 针灸可缓解支气管平滑肌的痉挛，降低气道高反应性，改善患者肺通气功能，调节患者免疫功能，降低患者外周血嗜酸性粒细胞、IgE 水平，减少腺体分泌，消除水肿以缓解哮喘发作。

心 悸

心悸是以自觉心中悸动，惊惕不安，甚则不能自主为主症的病证。临床一般多呈发作性，常伴胸闷、气短、失眠、健忘、眩晕、耳鸣等症。其发生常与体虚劳倦、情志所伤、感受外邪等有关。本病病位在心，与胆、脾、肾等关系密切。基本病机是脏腑功能失常，心神失养或心神受扰。

本病可见于西医学的心血管神经症、心律失常、冠心病、风湿性心脏病、高血压性心脏病、肺源性心脏病，以及贫血、甲状腺功能亢进等疾病中。

【辨证】

主症 自觉心中悸动，时作时息，并有善惊易恐，坐卧不安，甚则不能自主。

兼见气短神疲，惊悸不安，舌淡，苔薄，脉细数，为心胆虚怯；头晕目眩，纳差乏力，失眠多梦，舌淡，脉细弱，为心脾两虚；心烦少寐，头晕目眩，耳鸣腰酸，遗精盗汗，舌红，脉细数，为阴虚火旺；胸闷气短，形寒肢冷，下肢浮肿，舌淡，脉沉细，为水气凌心；心痛时作，气短乏力，胸闷，咳痰，舌暗，脉沉细或结代，为心脉瘀阻。

【治疗】

1. 基本治疗

治法　调理心气，安神定悸。以手厥阴、手少阴经穴及相应的俞、募穴为主。

主穴　内关　郄门　神门　厥阴俞　膻中

配穴　心胆虚怯配心俞、胆俞；心脾两虚配心俞、脾俞；阴虚火旺配肾俞、太溪；水气凌心配三焦俞、水分；心脉瘀阻配心俞、膈俞。

方义　心包经络穴内关及郄穴郄门可调理心气，疏导气血；心之原穴神门，宁心安神定悸；心包之背俞穴厥阴俞配其募穴膻中，可调心气，宁心神，调理气机。

操作　毫针刺，按虚补实泻操作。

2. 其他治疗

（1）耳针法　交感、神门、心、脾、肝、胆、肾。毫针刺，轻刺激，亦可用埋针法或压丸法。

（2）穴位注射法　选穴参照基本治疗。维生素 B_1 或维生素 B_{12} 注射液，每次每穴注射0.5mL，隔日 1 次。

【按语】

1. 针灸治疗心悸有一定的效果，尤其对功能性病变所致者效果更好。但在器质性心脏病出现心衰倾向时，则应及时采用综合治疗措施，以免延误病情。

2. 在治疗的同时，应注重畅达情志，保持环境安静，充分休息，避免忧思、恼怒、惊恐等刺激。

3. 针灸治疗本病，可通过调节交感神经和迷走神经活动，改善心功能，增加冠脉血流量，以及激活垂体 - 肾上腺皮质系统的体液因子等，起到治疗心悸的作用。

不　寐

不寐是以经常不能获得正常睡眠，或入睡困难，或睡眠不深，或睡眠时间不足，严重者甚至彻夜不眠为特征的病证，亦称"失眠""不得卧"。其发生常与饮食不节、情志失常、劳逸失调、病后体虚等因素有关。不寐的病位在心，与肝、脾、肾、胆、胃等脏腑密切相关。基本病机是心神失养或心神被扰，心神不宁，或阴、阳跷脉功能失衡，阳盛阴衰，阴阳失交。

本病多见于西医学的神经衰弱、围绝经期综合征、焦虑症、抑郁症、贫血等多种疾病中。

【辨证】

主症　入睡困难，或寐而易醒，甚则彻夜不眠。

兼见情绪不宁，急躁易怒，头晕头痛，胸胁胀满，舌红，脉弦，为肝火扰心；心悸健忘，纳差倦怠，面色无华，易汗出，舌淡，脉细弱，为心脾两虚；五心烦热，头晕耳鸣，腰膝酸软，遗精盗汗，舌红，脉细数，为心肾不交；多梦易惊，心悸胆怯，善惊多恐，多疑善虑，舌淡，脉弦细，为心胆气虚；脘闷嗳气，嗳腐吞酸，心烦口苦，苔厚腻，脉滑数，为脾胃不和。

【治疗】

1. 基本治疗

治法　调和阴阳，安神利眠。以督脉、手少阴及足太阴经穴、八脉交会穴为主。

主穴　百会　神门　三阴交　照海　申脉　安眠

配穴　肝火扰心配太冲、行间、侠溪；心脾两虚配心俞、脾俞、足三里；心肾不交配心俞、肾俞、太溪；心胆气虚配心俞、胆俞；脾胃不和配丰隆、中脘、足三里。噩梦多配厉兑、隐白；头晕配风池、悬钟；重症不寐配神庭、印堂、四神聪。

方义　督脉入络脑，百会为督脉穴，可调神安神、清利头目；心之原穴神门宁心安神；三阴交为肝、脾、肾经的交会穴，可益气养血安神；照海通于阴跷，申脉通于阳跷，针刺可以调和阴阳；安眠穴安神利眠，为治疗失眠的经验效穴。

操作　毫针刺，泻申脉，补照海，其他按虚补实泻操作。

2. 其他治疗

（1）**耳针法**　皮质下、心、神门、肝、肾、脾、垂前、交感。毫针刺，或埋针法或压丸法，每次选3～5穴，双耳交替使用。

（2）**皮肤针法**　从项部至腰部，沿督脉和足太阳膀胱经第1侧线，用皮肤针自上而下叩刺，以皮肤潮红为度。

（3）**拔罐法**　从项部至腰部，循足太阳膀胱经第1、2侧线，自上而下行走罐，以背部潮红为度。

【按语】

1. 针灸治疗不寐效果良好，尤其是在下午或晚上治疗，效果更好。若在每次治疗前配合梅花针叩打头部诸经，可提高疗效。

2. 针灸治疗本病时，应指导患者养成良好的睡眠习惯，让患者认识导致失眠的原因，以减轻心理压力；并让患者放松情绪，减轻焦虑，尽量减少对失眠的关注，避免精神刺激。

3. 针灸治疗本病，可通过改善大脑皮质额叶功能，调节脑内单胺类递质、抑制性和兴奋性神经递质、细胞因子，以及褪黑素含量等实现镇静催眠作用。

郁　证

郁证是以心情抑郁，情绪不宁，胸部满闷，胁肋胀满，或易怒易哭，或咽中如有异物哽塞等为主症的一类病证。古代文献中记载的"梅核气""脏躁""百合病"等都属本病范畴。郁证的病因总属情志所伤，发病与肝的关系最为密切，其次涉及心、脾、肾。基本病机是气机郁滞，脏腑阴阳气血失调。

本病可见于西医学的抑郁症、癔症及焦虑症、围绝经期综合征等疾病中。

【辨证】

主症　精神抑郁，情绪不宁或易怒易哭。

兼见胸胁胀满，脘闷嗳气，不思饮食，大便不调，舌苔薄腻，脉弦，为肝气郁结；性情急躁易怒，口苦而干，或头痛、目赤、耳鸣，或嘈杂吐酸，大便秘结，舌红苔黄，脉弦数，为气郁化火；咽中如有物哽，吞之不下，咳之不出，苔白腻，脉弦滑，为痰气郁结（梅核气）；精神恍惚，心神不宁，多疑易惊，悲忧善哭，喜怒无常，或时时欠伸，或手舞足蹈等，舌淡，脉弦，为心神失养（脏躁）；多思善疑，头晕神疲，心悸胆怯，失眠健忘，纳差，面色不华，舌淡，脉细，为心脾两虚；眩晕耳鸣，目干畏光，心悸不安，五心烦热，盗汗，口咽干燥，舌干少津，脉细数，为肝肾亏虚。

【治疗】

1. 基本治疗

治法　调神疏肝，理气解郁。以督脉及手少阴经、手足厥阴经穴为主。

主穴　百会　印堂　神门　太冲　内关　膻中

配穴　肝气郁结配期门、肝俞；气郁化火配行间、侠溪；痰气郁结配丰隆、中脘；心神失养配通里、心俞；心脾两虚配心俞、脾俞；肝肾亏虚配肝俞、肾俞。咽部异物哽塞感明显者配天突、照海。

方义 督脉入络脑，故取百会、印堂调理脑神；心藏神，取心之原穴神门以养心安神；郁证发病与肝的关系最为密切，故取肝之原穴太冲，疏肝理气解郁；内关为心包经络穴，与气会膻中配合，可疏理气机，宽胸解郁。

操作 毫针刺，按虚补实泻操作。

2. 其他治疗

（1）耳针法 心、枕、皮质下、肝、内分泌、神门。每次选 3 ～ 5 穴，毫针刺，或加电针，留针 20 分钟。恢复期可用埋针法或压丸法。

（2）穴位注射法 风池、心俞、脾俞、足三里。丹参注射液，或维生素 B_1，或维生素 B_{12} 注射液，每穴注入 0.3 ～ 0.5mL，每日或隔日 1 次。

【按语】

1. 针灸对郁证的疗效较好。本病是一种心因性疾病，应注重心理治疗，帮助患者正确认识、对待疾病，增强治愈疾病的信心，治疗时结合语言暗示、诱导，可提高疗效。同时，还应要求患者尽量不要独处，多参加户外社交活动及体育锻炼，培养乐观的精神。病情严重时，应有专人陪护。避免精神刺激。

2. 针灸治疗本病，可通过调节脑内单胺类递质、下丘脑 – 垂体 – 肾上腺轴功能、细胞因子以及海马神经元功能等，起到治疗作用。

癫 狂

癫狂是精神失常的病证，是癫证、狂证的总称。癫与狂临床表现不同：表情淡漠，沉默痴呆，语无伦次，静而少动者为癫证；精神亢奋，喧扰不宁，动而多怒，甚则毁物伤人者为狂证。癫证与狂证的病因病机较相似，亦可相互转化，故临床常以癫狂并称。本病与先天禀赋、心理因素有关，多由七情内伤所致，其病位在脑，与心、肝、脾、胆关系密切，病理因素主要是痰，癫因痰气，狂因痰火。基本病机是痰气郁结，蒙蔽清窍，或痰火上扰，神志逆乱。

本病可见于西医学的抑郁型及狂躁型精神分裂症、反应性精神病、偏执性精神障碍、急性短暂性精神病性障碍及狂躁症等疾病中。

【辨证】

1. 癫证

主症 精神抑郁，表情淡漠，静而少动，沉默痴呆，或喃喃自语，语无伦次，或时悲时喜，哭笑无常。

兼见善怒易哭，时时太息，胸胁胀满，舌淡苔薄白，脉弦，为肝郁气滞；喜怒无常，秽洁不分，不思饮食，舌红苔白腻，脉弦滑，为痰气郁结；神思恍惚，心悸易惊，善悲欲哭，体倦纳差，舌淡，苔白，脉沉细无力，为心脾两虚。

2. 狂证

主症 精神亢奋，喧扰不宁，躁动妄言，不避亲疏，甚者出现毁物伤人等精神、语言、举止异常行为。

兼见彻夜不眠，两目怒视，面红目赤，甚则狂乱莫制，气力逾常，舌红绛，苔黄腻或黄燥，脉弦大滑数，为痰火扰神；狂证日久，病势渐缓，时多言善惊，时烦躁不宁，形瘦神疲，面红而秽，口干唇红，舌红少苔，脉细数，为火盛伤阴；躁扰不安，恼怒多言，或妄闻妄见，面色暗滞，头痛心悸，舌紫暗有瘀斑，脉弦或细涩，为痰热瘀结。

【治疗】

1. 基本治疗

（1）癫证

治法　理气化痰，调神开窍。以督脉、手足厥阴、手少阴经穴为主。

主穴　百会　印堂　内关　太冲　神门　丰隆

配穴　肝郁气滞配膻中、期门；痰气郁结配中脘、膻中；心脾两虚配心俞、脾俞。

方义　脑为元神之府，督脉入络脑，故百会配印堂可调神解郁；心主神明，内关为心包经之络穴，可宽胸理气，宁心安神；肝之原穴太冲，可疏肝理气；神门为心之原穴，可调养心神，醒神开窍；胃经之络穴丰隆健脾化痰。

操作　毫针刺，按虚补实泻操作。

（2）狂证

治法　泻火宁心，化痰开窍。以督脉穴、手少阴和厥阴经穴为主。

主穴　水沟　风府　神门　劳宫　大陵　丰隆

配穴　痰火扰神配中脘、内庭；火盛伤阴配行间、太溪；痰热瘀结配中脘、膈俞。

方义　水沟、风府属督脉，督脉入络脑，又为阳脉之海，可醒脑开窍、镇静安神；神门为心之原穴，可调养心神，醒神开窍；心包经荥穴劳宫、原穴大陵相配，能清心泻火；胃经之络穴丰隆健脾化痰。

操作　毫针刺，按虚补实泻操作。水沟用重雀啄刺法，至眼球湿润为度。

2. 其他治疗

（1）耳针法　心、皮质下、肾、肝、枕、神门。每次选 3 ～ 5 穴，毫针浅刺，轻刺激，也可用压丸法。

（2）穴位注射法　心俞、安眠、间使、足三里、三阴交。每次选 2 ～ 3 穴，以 25mg 氯丙嗪加入 2mL 注射用水，每穴注射 0.5 ～ 1mL。

（3）三棱针法　孙真人十三鬼穴。每次选 3 ～ 5 穴，三棱针点刺出血 2 ～ 3 滴，隔日 1 次。

【按语】

1. 针灸治疗癫狂有一定的疗效，一般急性起病者疗效较好，通常需配合其他中西医治疗。

2. 在治疗过程中，要对患者进行严密的监护，家属应积极配合对患者加强护理，防止自杀以及伤人毁物，同时结合心理治疗，必要时配合药物治疗，以提高疗效。

3. 针灸治疗本病，可通过调节脑内单胺类递质、氨基酸类神经递质、胆碱能神经系统功能、细胞因子以及氧自由基代谢等，起到治疗癫狂的作用。

<h2 style="text-align:center">痫　病</h2>

痫病是以猝然昏仆，口吐涎沫，两目上视，强直抽搐，或喉中有鸣声，醒后神志如常为主症的病证。具有突然性、短暂性、反复性发作的特点，又称癫痫、痫证，俗称"羊痫风"。其发生多与先天因素、精神因素、脑部外伤及外邪侵袭、饮食失调等有关。本病病位在脑，与肝、心、脾、肾功能失调有关。基本病机是风、痰、火、瘀导致气血逆乱，蒙蔽清窍，扰乱神明，神失所司。

本病即西医学的癫痫，分原发性癫痫和继发性癫痫。原发性病因不明，继发性主要见于脑外伤、脑血管病、脑肿瘤等脑部疾患。

【辨证】

1. 发作期　①大发作（典型发作）：发作前常有头晕头痛、胸闷不舒、神疲乏力等预兆，旋即突然昏仆，不省人事，面色苍白，两目上视，牙关紧闭，四肢抽搐，口吐涎沫，甚则尖叫，二便失禁。短暂发作即清醒，发作过后则觉头昏，精神恍惚，乏力欲寐。②小发作：动作突然中断，手中物件落地，或头突然向前倾下而后迅速抬起，或两目上吊，大多数秒至数分钟即可恢复，且对上述症状发作全然不知。

2. 间歇期　多见于痫病日久，发作次数频繁，抽搐强度减弱，苏醒后精神萎靡，表情痴呆，智力减退。

兼见胸闷，痰多，舌质红，苔白腻，脉弦滑有力，为风痰闭阻；急躁易怒，咳痰不爽，舌红，苔黄腻，脉弦滑而数，为痰火扰神；头部刺痛，或有脑部外伤史，舌质紫暗，脉涩，为瘀阻脑络；神疲乏力，面色苍白，大便溏薄，舌淡，苔白腻，脉沉弱，为心脾两虚；神志恍惚，两目干涩，健忘失眠，腰膝酸软，舌红，苔薄黄，脉细数，为肝肾阴虚。

【治疗】

1. 基本治疗

（1）发作期

治法　开窍醒神，息风止痉。以督脉、手足厥阴经穴为主。

主穴　水沟　百会　内关　太冲　后溪

配穴　大发作配十宣、涌泉；小发作配神门、神庭。

方义　脑为元神之府，督脉入络脑，故取督脉之水沟、百会以醒脑开窍、宁神定志；内关为心包经之络穴，可调畅气机，宁心安神；太冲为肝之原穴，可息风止痉；后溪为八脉交会穴，通督脉，为治疗痫病的要穴。

操作　毫针刺，用泻法。水沟用重雀啄刺法，至眼球湿润为度。

（2）间歇期

治法　化痰通络。以督脉、任脉及手足厥阴经穴为主。

主穴　印堂　鸠尾　间使　太冲　丰隆　腰奇

配穴　风痰闭阻配合谷、中脘、风池；痰火扰神配曲池、神门、内庭；瘀阻脑络配百会、膈俞、内关；心脾两虚配心俞、脾俞、足三里；肝肾阴虚配肝俞、肾俞、三阴交。

方义　印堂可调神开窍；鸠尾为任脉络穴，是治疗痫病的要穴；间使为心包经经穴，可调心神、理气血；太冲为肝之原穴，可平息肝风；丰隆为豁痰化浊的要穴；腰奇为治疗痫病的经验效穴。

操作　毫针刺，按虚补实泻操作。针刺鸠尾应掌握正确的针刺方向、角度和深度，以防伤及肝脏等腹腔脏器。

2. 其他治疗

（1）耳针法　胃、皮质下、神门、心、枕、脑点。每次选 2～3 穴，毫针刺，强刺激，间歇捻转，留针 30 分钟，隔日 1 次；也可用压丸法。

（2）穴位注射法　足三里、内关、大椎、风池。每次选 2～3 穴，维生素 B_1 或 B_{12} 注射液，每穴注射 0.5～1mL。

（3）穴位埋线法　大椎、肝俞、腰奇、足三里、丰隆。每次选 2～4 穴，2 周 1 次。

【按语】

1. 针灸治疗痫病疗效较好，可缩短发作时间，减少发作次数。但对癫痫持续发作状态必须采取综合治疗。对于较重的癫痫应配合应用抗癫痫药物，针刺起效后应逐渐减少剂量，不可立即停用。对继发性癫痫，应重视原发病的诊断、治疗。

2.在治疗过程中，应避免精神刺激、过度劳累，注意饮食起居，以防复发。

3.针灸治疗本病，可通过对神经系统各级中枢的整合，增加抑制性递质释放，减少兴奋性递质释放，导致兴奋与抑制作用的协调与统一，最终实现减少或控制癫痫异常放电的产生与扩散；还可通过减弱 NO 介导的神经毒性作用，影响与癫痫有关的调控基因的表达等而抑制癫痫的形成和发展。

痴　呆

痴呆是以呆傻愚笨、智能低下、善忘等为主症的病证，又称呆病。本病由禀赋不足、痰浊阻窍、肝肾亏虚等引起。其病位在脑，与心、肝、脾、肾功能失调有关，病变多见虚实夹杂证。基本病机是髓海不足，神机失用。

本病可见于西医学的先天性痴呆、血管性痴呆、老年性痴呆、脑叶萎缩症、营养缺乏及代谢性脑病、中毒性脑病、颅脑外伤等疾病中。

【辨证】

主症　轻者可见神情淡漠、寡言少语、善忘、迟钝等症；重者可表现为终日不语，或闭门独处，或言辞颠倒，举动异常，或忽哭忽笑，或不欲食，数日不知饥饿。

（1）实证　表情呆板，行动迟缓，终日寡言，坐卧不起，记忆力丧失，二便失禁，舌胖嫩而淡，边有齿印，苔白厚而腻，脉滑，为痰浊闭窍；神情淡漠，反应迟钝，常默默无语，或离奇幻想，健忘易惊，舌质紫暗，有瘀点或瘀斑，脉细涩，为瘀血阻络。

（2）虚证　记忆力减退，暴发性哭笑，易怒，易狂，伴有头昏眩晕、手足发麻、震颤、失眠，重者发作癫证，舌质红，苔薄黄，脉沉细或弦数，为肝肾亏虚；行为表情失常，终日不言不语，或忽笑忽歌，喜怒无常，记忆力减退甚至丧失，步态不稳，面色淡白，气短乏力，舌淡，苔白，脉细弱无力，为气血不足。

【治疗】

1.基本治疗

治法　通督调神，补肾益髓。以督脉穴为主。

主穴　百会　神庭　印堂　太溪　悬钟　四神聪

配穴　痰浊闭窍配丰隆、中脘；瘀血阻络配内关、膈俞；肝肾亏虚配肝俞、肾俞；气血不足配足三里、气海、血海。

方义　督脉入络脑，百会、神庭、印堂可通督脉，调脑神；太溪为肾之原穴，悬钟为八会穴之髓会，二穴可补益脑髓；四神聪为健脑益聪之效穴。

操作　毫针刺，按虚补实泻操作。头部穴间歇捻转行针，或加用电针。

2.其他治疗

（1）头针法　顶中线、顶颞前斜线、顶颞后斜线。将 2 寸长毫针刺入帽状腱膜下，快速行针，使局部有热感，或用电针刺激，留针 20～30 分钟。

（2）穴位注射法　风府、风池、肾俞、足三里、三阴交。复方当归注射液，或丹参注射液，或胞二磷胆碱注射液，或乙酰谷酰胺注射液，每次每穴注入药液 0.5～1mL，隔日 1 次。

（3）耳针法　心、肝、肾、枕、脑点、神门、肾上腺。每次选用 3～5 穴，毫针浅刺、轻刺，留针 30 分钟；也可用埋针法或压丸法。

【按语】

1.针灸对痴呆有一定的治疗作用，对血管性痴呆疗效较好，对患者的记忆力、智能水平等方面有一定的改善作用，主要作用在控制和延缓疾病的进展。

2. 痴呆治疗期间应戒酒，少用安眠镇静的药物。要注意精神调摄与智能训练，在日常生活中应保持健康生活习惯，勤于动手、动脑。

3. 本病较为顽固，针灸疗程一般较长，应告诉患者或家属做好长期治疗的准备。

4. 针灸可通过改善脑缺血，调节神经递质释放、血管活性物质功能，减轻自由基损伤，增加神经营养因子，降低炎性因子和 Ca^{2+} 含量，抑制神经细胞凋亡等，起到治疗痴呆的作用。

颤　证

颤证是以头部或肢体摇动、颤抖为主症的病证，亦称颤振、振掉、震颤。轻者仅有头摇或手足微颤，尚能坚持工作和生活自理，重者头部振摇大动，甚则有痉挛扭转样动作，两手及上下肢颤动不止，或兼有项强、四肢拘急。本病老年人发生较多，男性多于女性，并呈进行性加重。其发生与肾精亏耗、脑髓不足、气血亏虚、阳气虚衰、痰热内盛等因素有关。本病病位在脑，病变脏腑主要在肝，涉及脾、肾。基本病机为虚风内动，神机失司，或痰热动风，脑神被扰。

本病可见于西医学的锥体外系疾病所致的不随意运动，如特发性震颤、帕金森病、舞蹈病、手足徐动症等，以及脑炎、动脉硬化、颅脑损伤、基底节钙化或肿瘤、甲状旁腺机能减退、小脑疾患、甲状腺机能亢进、慢性肝脑变性、一氧化碳或二硫化碳等化学物质中毒等疾病中。

【辨证】

主症　头部及肢体摇动、颤抖。

兼见眩晕头胀，面红，口干舌燥，易怒，腰膝酸软，睡有鼾声，舌红，苔薄黄，脉弦紧，为风阳内动；头晕目眩，耳鸣，记忆力差，溲便不利，寤寐颠倒，舌质淡红，舌体胖大，苔薄白，脉沉弦无力或弦细紧，为髓海不足；眩晕，心悸，懒言，纳呆，乏力，舌体胖大，舌质淡红，苔薄白滑，脉细，为气血亏虚；腰膝酸软，畏寒肢冷，汗出，舌质淡，苔薄白，脉沉细，为阳气虚衰；头晕目眩，胸闷泛恶，多痰涎，舌体胖大有齿痕，舌质红，苔厚腻或白或黄，脉沉滑或沉濡，为痰热动风。

【治疗】

1. 基本治疗

治法　柔肝息风，宁神定颤。以督脉、足厥阴、足少阳经穴为主。

主穴　百会　四神聪　风池　合谷　太冲　阳陵泉

配穴　风阳内动配大椎、风府、太溪；髓海不足配肾俞、三阴交、太溪；气血亏虚配气海、足三里；阳气虚衰配关元、肾俞；痰热动风配中脘、丰隆、内庭。

方义　百会、四神聪均位于巅顶部，可醒脑、宁神、定颤；风池属足少阳胆经，可祛风通络；合谷、太冲相配为四关穴，可平肝息风，通行气血，养血柔筋；阳陵泉为筋会，可柔筋止颤。

操作　毫针刺，按虚补实泻操作。头部穴针刺后可加用电针治疗。

2. 其他治疗

（1）头针法　顶中线、顶颞后斜线、顶旁1线、顶旁2线。将2寸毫针刺入帽状腱膜下，快速行针，使局部有热感，或加用电针，留针30～40分钟。

（2）耳针法　皮质下、脑点、神门、枕、颈、肘、腕、指、膝、肝、脾、肾、心。每次选3～5穴，毫针刺，轻刺激。亦可用埋针法或压丸法。

（3）穴位注射法　天柱、大椎、曲池、阳陵泉、足三里、三阴交、风池。每次选用2～3穴，选当归注射液、丹参注射液、黄芪注射液、10%葡萄糖注射液等，每穴注射1～2mL。

【按语】

1. 针灸治疗本病有一定疗效，病程短者疗效较好，但须坚持较长时间治疗。针灸可以改善症状，减少西药用量及其不良反应。在治疗时，对轻症患者要进行耐心训练和教育，合理安排生活和工作；重症患者要注意生活护理，防止跌倒等异常情况的发生。

2. 患者应保持心情愉快，起居有节，饮食清淡，劳逸适度。

3. 针灸治疗本病，可通过对多巴胺神经元的影响、抑制细胞凋亡、改善氧化应激、调节免疫异常、抗兴奋毒性作用以及调节线粒体功能紊乱等方面缓解症状，并能减缓多巴胺能神经元变性退化。

消　渴

消渴是以多饮、多食、多尿、形体消瘦，或尿浊、尿有甜味为主症的病证。其发生与禀赋不足、饮食不节、情志不调、劳欲过度等因素有关。病变脏腑涉及肺、胃、肾。基本病机是阴虚燥热，津液不足。根据患者的症状不同，分为上、中、下三消，上消属肺燥，中消属胃热，下消属肾虚，亦可肺燥、胃热、肾虚同时存在。

西医学的糖尿病等属本病范畴。

【辨证】

主症　多饮、多食、多尿，形体消瘦，或尿浊、尿有甜味。

兼见烦渴多饮，口干舌燥，尿量频多，舌边尖红，苔薄黄，脉洪数，为肺热津伤，属上消；多食善饥，口渴尿多，形体消瘦，大便干燥，苔黄，脉滑实有力，为胃热炽盛，属中消；尿频尿多，混浊如膏脂，或尿甜，腰膝酸软，乏力，头晕耳鸣，口干唇燥，皮肤干燥、瘙痒，舌红，苔少，脉细数，为肾阴亏虚，属下消。小便频数，混浊如膏，甚至饮一溲一，面容憔悴，耳轮干枯，腰膝酸软，四肢欠温，畏寒怕冷，阳痿或月经不调，舌淡，苔白而干，脉沉细无力，为阴阳两虚。

【治疗】

1. 基本治疗

治法　清热润燥，养阴生津。以相应背俞穴及足少阴、足太阴经穴为主。

主穴　胃脘下俞　肺俞　胃俞　肾俞　三阴交　太溪

配穴　上消配太渊、少府；中消配内庭、地机；下消配复溜、太冲。阴阳两虚配关元、命门。上肢疼痛或麻木配肩髃、曲池、合谷；下肢疼痛或麻木配风市、阳陵泉、解溪；皮肤瘙痒配风池、曲池、血海。

方义　胃脘下俞为奇穴，是治疗本病的经验效穴；肺俞培补肺阴，胃俞清胃泻火，肾俞滋阴补肾，以应上、中、下三消；太溪为肾之原穴，三阴交为足三阴经交会穴，可养胃阴，补肝肾，清虚热。

操作　毫针刺，用补法或平补平泻法，配穴按虚补实泻法操作。阴阳两虚者，可配合灸法。

2. 其他治疗

（1）耳针法　胰胆、内分泌、肾、三焦、耳迷根、神门、心、肝、肺、屏尖、胃等穴。每次选3～4穴，毫针刺，轻刺激。可用埋针法或压丸法。

（2）穴位注射法　心俞、肺俞、脾俞、胃俞、肾俞、三焦俞或相应夹脊穴、曲池、足三里、三阴交、关元、太溪。每次选2～3穴，以当归或黄芪注射液，或以等渗盐水，每次每穴注射0.5～2mL。

【按语】

1.针灸对消渴早、中期患者及其并发症均有一定的疗效，但对病情较重、病程较长者，应配合药物治疗，针灸只能作为辅助疗法。同时，消渴患者的皮肤容易感染，针灸取穴宜少而精，针刺操作要严格消毒，艾灸时避免烫伤皮肤。

2.患者要调整好饮食，多食粗粮和蔬菜，少食肥甘厚腻和面食，禁烟戒酒，同时舒畅心情，避免过度劳累，加强身体锻炼。

3.现代研究表明，针灸可以促进胰岛素的分泌，改善糖代谢，达到降血糖的目的。

胁　痛

胁痛是以一侧或两侧胁肋部疼痛为主症的病证，又称胁肋痛、季肋痛或胁下痛。其发生多与情志不畅、跌仆损伤、饮食所伤、外感湿热、虚损久病等因素有关。肝脉布胁肋，足少阳经循胁里过季胁，胁肋部为肝胆经络所过之处，故本病病位在肝、胆，与脾、胃、肾有关。基本病机是肝胆脉络不通，或脉络失养。

胁痛可见于西医学的肋间神经痛、急慢性肝炎、肝硬化、胆囊炎、胆石症、胆道蛔虫症、胸膜炎等疾病中。

【辨证】

主症　胁肋疼痛。

兼见疼痛以胀痛为主，痛无定处，常因情志波动而发作，伴情志不舒，胸闷短气，苔薄白，脉弦，为肝气郁结；恶心，呕吐，口苦，舌红，苔黄腻，脉弦滑数，为肝胆湿热；胁痛如刺，痛处不移，舌质暗，脉沉涩，为气滞血瘀；若胁痛绵绵，遇劳加重，头晕目眩，口干咽燥，舌红少苔，脉细，为肝阴不足。

【治疗】

1.基本治疗

治法　疏肝理气，通络止痛。以足厥阴、手足少阳经穴为主。

主穴　期门　太冲　支沟　阳陵泉

配穴　肝气郁结配内关、行间；肝胆湿热配阴陵泉、行间；气滞血瘀配膈俞、阳辅；肝阴不足配肝俞、肾俞。肋间神经痛配相应夹脊穴、阿是穴。

方义　期门为肝之募穴，太冲为肝之原穴，二者配合能疏肝解郁；支沟配阳陵泉疏泄少阳经气，调理气血，共奏理气活血之功。

操作　毫针刺，按虚补实泻操作。

2.其他治疗

（1）耳针法　肝、胆、脾、胃、肾、神门、胸。取患侧为主，毫针刺，实证用强刺激，虚证用弱刺激，每日1次，每次留针30分钟。可用埋针法或压丸法。

（2）皮肤针法　局部阿是穴2～3个、相应节段夹脊穴。用皮肤针叩刺至潮红或微出血，可加拔火罐。

【按语】

1.针灸对胁痛有较好的效果，但由于胁痛可见于多种疾病中，故疗效有异。原发性肋间神经痛、肋软骨炎、闪挫扭伤引起者，疗效较佳。而对于急慢性肝炎、胆囊炎、胆结石、肝硬化、胸膜炎及其后遗症引起者也有较好的止痛效果，但仍需配合对原发病的治疗。

2.患者心情宜舒畅，饮食宜清淡，忌肥甘厚腻。

3.现代研究表明，针灸可以调节奥迪括约肌的收缩和松弛，也可通过调节胆囊肌肉对缩胆囊素的反应能力来实现对胆囊收缩功能的影响，促进胆囊的收缩、胆汁的分泌和结石的排出。

胃 痛

胃痛是以上腹胃脘部发生疼痛为主症的病证，又称"胃脘痛"。由于疼痛部位近心窝处，古人又称"心痛""心下痛"等。其发生常与寒邪客胃、饮食伤胃、肝气犯胃和脾胃虚弱等因素有关。本病病位在胃，与肝、脾关系密切。基本病机是胃气失和、胃络不通或胃失温养。

胃痛可见于西医学的胃痉挛、胃肠神经官能症、急慢性胃炎、消化性溃疡、胃黏膜脱垂等疾病中。

【辨证】

1.实证

主症 上腹胃脘部暴痛，痛势较剧，痛处拒按，饥时痛减，纳后痛增。

兼见脘腹得温痛减，遇寒痛增，恶寒喜暖，口不渴，喜热饮，或伴恶寒，苔薄白，脉弦紧，为寒邪犯胃；胃脘胀满疼痛，嗳腐吞酸，嘈杂不舒，呕吐或矢气后痛减，大便不爽，苔厚腻，脉滑，为饮食伤胃；胃脘胀满，脘痛连胁，嗳气频频，吞酸，大便不畅，每因情志因素而诱发，心烦易怒，喜太息，苔薄白，脉弦，为肝气犯胃；胃痛拒按，痛有定处，食后痛甚，或有呕血便黑，舌质紫暗或有瘀斑，脉细涩，为气滞血瘀。

2.虚证

主症 上腹胃脘部疼痛隐隐，痛处喜按，空腹痛甚，纳后痛减。

兼见泛吐清水，喜暖，大便溏薄，神疲乏力，或手足不温，舌淡苔薄，脉虚弱或迟缓，为脾胃虚寒；胃脘灼热隐痛，似饥而不欲食，咽干口燥，大便干结，舌红少津，脉弦细或细数，为胃阴不足。

【治疗】

1.基本治疗

治法 和胃止痛。以胃之下合穴、募穴为主。

主穴 足三里 中脘 内关

配穴 寒邪犯胃配胃俞、神阙；饮食伤胃配梁门、天枢；肝气犯胃配期门、太冲；气滞血瘀配膻中、膈俞；脾胃虚寒配神阙、胃俞、脾俞；胃阴不足配胃俞、三阴交。

方义 足三里乃足阳明胃经合穴、胃之下合穴，可疏调胃腑气机，和胃止痛；中脘为胃之募穴，腑之所会，可健运中州，调理气机；内关宽胸解郁，行气止痛。

操作 毫针刺，按虚补实泻操作。疼痛发作时，远端穴持续行针 1～3 分钟，直到痛止或缓解。寒邪犯胃、脾胃虚寒者，中脘可用隔盐灸。

2.其他治疗

（1）穴位注射法 中脘、足三里、肝俞、胃俞、脾俞。每次选 2 穴，诸穴可交替使用。用黄芪注射液，或丹参注射液、当归注射液、生脉注射液、维生素 B_1 注射液、维生素 B_{12} 注射液，每穴注入药液 0.5～1mL，每日或隔日 1 次。

（2）耳针法 胃、肝、脾、神门、交感、十二指肠。毫针刺用中等强度，或用埋针法、压丸法。

（3）穴位埋线法 中脘、足三里、肝俞、胃俞、脾俞、至阳（常有压痛点）。适用于慢性胃炎。

【按语】

1. 针灸治疗急慢性胃炎所致的胃痛均有较明显的效果，尤其是胃痉挛引起的胃痛，止痛效果更快、更好。胃痛应与其他疾病如肝胆疾病、胰腺炎、心肌梗死相鉴别，当胃痛出现胃穿孔、胃出血等重症时，要采取综合治疗。

2. 胃痛患者平时宜保持心情舒畅，避免感受风寒，饮食宜有规律，避免暴饮暴食，严禁烟酒和刺激性食物。

3. 现代研究表明，针灸可以通过对自主神经功能的调节，促进胃肠功能紊乱的恢复，缓解胃肠痉挛，调整胃酸和胃蛋白酶的分泌；针刺还可以使胃肠黏膜细胞的抗损伤功能增强，促进胃肠黏膜细胞的代谢更新，从而使损伤部分修复。

腹　痛

腹痛是以胃脘以下、耻骨毛际以上部位发生疼痛为主症的病证。其发生常与感受外邪、饮食不节、情志不畅、劳倦体虚等因素有关。本病病位在腹，与肝、胆、脾、肾、膀胱、大小肠等多个脏腑有关。基本病机是腹部脏腑经脉气机阻滞不通，或脏腑经脉失养。

腹痛可见于西医学的急慢性肠炎、肠痉挛、肠易激综合征等疾病中。

【辨证】

主症　胃脘以下、耻骨毛际以上部位疼痛。

发病急骤，痛势剧烈，痛时拒按，属急性腹痛，多为实证；病程较长，痛势绵绵，痛时喜按，属慢性腹痛，多为虚证，或虚实夹杂。

兼见腹痛暴急，喜温怕冷，腹胀肠鸣，四肢欠温，口不渴，小便清长，舌淡，苔白，脉沉紧，为寒邪内积；腹痛拒按，胀满不舒，大便秘结或溏滞不爽，烦渴引饮，汗出，小便短赤，舌红，苔黄腻，脉濡数，为湿热壅滞；脘腹胀闷或痛，攻窜不定，痛引少腹，得嗳气或矢气则腹痛酌减，遇恼怒则加剧，舌紫暗，或有瘀点，脉弦涩，为气滞血瘀；腹痛缠绵，时作时止，饥饿劳累后加剧，痛时喜按，大便溏薄，神疲怯冷，舌淡，苔薄白，脉沉细，为脾阳不振。

【治疗】

1. 基本治疗

治法　通调腑气，缓急止痛。以胃之下合穴及大肠、小肠募穴为主。

主穴　足三里　天枢　关元

配穴　寒邪内积配神阙、公孙；湿热壅滞配阴陵泉、内庭；气滞血瘀配太冲、血海；脾阳不振配脾俞、神阙。

方义　足三里为足阳明胃经合穴、胃之下合穴，天枢为大肠募穴，关元为小肠募穴，配合应用可通调腑气。

操作　毫针刺，按虚补实泻操作。寒证可用艾灸。腹痛发作时，足三里持续强刺激 1～3 分钟，直到痛止或缓解。

2. 其他治疗

（1）耳针法　胃、小肠、大肠、肝、脾、交感、神门。每次选 2～4 穴，毫针刺。疼痛时用中强刺激，亦可用埋针法或压丸法。

（2）穴位注射法　天枢、足三里。异丙嗪和阿托品各 50mg 混合，每穴注入 0.5mL 药液，每日 1 次。

（3）穴位敷贴法　神阙、阿是穴。选用麦麸 50g，葱白、生姜各 30g，食盐 15g，白酒

30mL，食醋 15mL，混匀，放铁锅内炒热后布包，趁热熨贴于穴处。药凉后炒热再贴。适用于虚寒腹痛。

【按语】

1. 针灸治疗腹痛有较好的止痛效果，但在治疗时要密切观察病情变化。由于导致腹痛的疾病较多而复杂，故要明确诊断，积极治疗原发病。

2. 患者饮食宜有规律，避免生冷、刺激性食物和暴饮暴食。

3. 现代研究表明，针灸能够缓解胃肠道的痉挛，调节肠道的血管功能，进而降低血管的通透性，增强代谢和血液循环作用，减少渗出，从而达到治疗腹痛的效果。

呕　吐

呕吐是以胃中之物从口中吐出为主症的病证。既可单独为患，亦可见于多种疾病。古代文献以有声有物谓之呕，有物无声谓之吐，有声无物谓之干呕。因两者常同时出现，故称呕吐。其发生与外邪犯胃、饮食不节、情志失调、体虚劳倦等多种因素有关。本病病位在胃。基本病机是胃失和降，气逆于上。

呕吐可见于西医学的胃神经官能症、急慢性胃炎、胃扩张、贲门痉挛、幽门痉挛等疾病中。

【辨证】

1. 实证

主症　发病急，呕吐量多，吐出物多酸臭味，或伴寒热。

兼见呕吐清水或痰涎，食入乃吐，大便溏薄，头身疼痛，胸脘痞闷，喜暖畏寒，苔白，脉迟，为寒邪客胃；食入即吐，呕吐酸苦热臭，大便燥结，口干而渴，喜寒恶热，苔黄，脉数，为热邪内蕴；呕吐清水痰涎，脘闷纳差，头眩心悸，苔白腻，脉滑，为痰饮内阻；呕吐多在食后精神受刺激时发作，吞酸，频频嗳气，平时多烦善怒，苔薄白，脉弦，为肝气犯胃；因暴饮暴食而呕吐酸腐，脘腹胀满，嗳气厌食，苔厚腻，脉滑实，为饮食停滞。

2. 虚证

主症　病程较长，发病较缓，时作时止，吐出物不多，腐臭味不甚。

兼见饮食稍有不慎，呕吐即易发作，时作时止，纳差便溏，面色无华，倦怠乏力，舌淡，苔薄，脉弱无力者，为脾胃虚寒。

【治疗】

1. 基本治疗

治法　和胃降逆，理气止呕。以胃的俞募穴、下合穴为主。

主穴　中脘　胃俞　内关　足三里

配穴　寒邪客胃配上脘、公孙；热邪内蕴配商阳、内庭，并可用金津、玉液点刺出血；痰饮内阻配膻中、丰隆；肝气犯胃配肝俞、太冲；饮食停滞配梁门、天枢；脾胃虚寒配脾俞、神阙。

方义　中脘乃胃之募穴，胃俞为胃之背俞穴，二穴俞募相配理气和胃止呕；内关为手厥阴经络穴，宽胸利气，降逆止呕；足三里为足阳明经合穴、胃之下合穴，疏理胃肠气机，通降胃气。

操作　毫针刺，内关、中脘用泻法，胃俞、足三里平补平泻法。虚寒者，可加用艾灸。呕吐发作时，可在内关穴行强刺激并持续运针 1 ～ 3 分钟。

2. 其他治疗

（1）耳针法　胃、贲门、食道、交感、神门、脾、肝。每次选 3 ～ 4 穴，毫针刺，中等刺激，亦可用埋针法或压丸法。

（2）穴位注射法 中脘、足三里。用维生素 B_1 或 B_{12} 注射液，每穴注射 0.5 ～ 1mL，每日或隔日 1 次。

【按语】

1. 针灸治疗呕吐效果良好。但上消化道严重梗阻、肿瘤引起的呕吐以及脑源性呕吐，只能做对症处理，应重视原发病的治疗。

2. 治疗期间注意饮食调节和情绪稳定。

3. 现代研究表明，针灸可以调节呕吐中枢和自主神经系统功能，缓解胃肠道痉挛，使胃肠内容物通过畅通。

呃 逆

呃逆是以喉间呃呃连声，声短而频，难以自止为主症的病证。临床所见以偶然发生者居多，这种呃逆为时短暂，多能自愈。有的则屡屡发生，持续数天、数月，甚至数年。呃逆的发生主要与饮食不当、情志不畅、正气亏虚有关。其病位在膈，病变脏腑主要在胃，涉及肺、肝、肾。基本病机是气逆动膈。

本病可见于西医学的单纯性膈肌痉挛、胃肠神经官能症、胃炎、胃癌、肝硬化晚期、脑血管病、尿毒症，以及胸、腹部手术后等疾病中。

【辨证】

主症 喉间呃呃连声，声音短促，频频发出，不能自制。

兼见呃声沉缓有力，胸膈及胃脘不舒，得热则减，遇寒更甚，进食减少，恶食生冷，喜饮热汤，口淡不渴，舌苔白，脉迟缓，为胃寒积滞；呃声洪亮有力冲逆而出，口臭烦渴，多喜冷饮，脘腹满闷，大便秘结，小便短赤，苔黄燥，脉滑数，为胃火上逆；呃逆连声，常因情志不畅而诱发或加重，胸胁满闷，嗳气纳减，肠鸣矢气，苔薄白，脉弦，为肝气郁滞；呃声低长无力，气不得续，泛吐清水，脘腹不舒，喜温喜按，面色㿠白，手足不温，食少乏力，大便溏薄，舌质淡，苔薄白，脉细弱，为脾胃阳虚；呃声短促不得续，口干咽燥，烦躁不安，不思饮食，或食后饱胀，大便干结，舌红，苔少而干，脉细数，为胃阴不足；胸腹部手术后，呃逆频作，胸腹胀满或疼痛，大便不通，矢气不排，舌紫暗，苔黄腻或干，脉弦涩，为气滞血瘀。

【治疗】

1. 基本治疗

治法 宽胸利膈，和胃降逆。以任脉、手厥阴、足阳明经穴为主。

主穴 膈俞 内关 中脘 足三里 膻中

配穴 胃寒积滞配胃俞、建里；胃火上逆配胃俞、内庭；肝气郁滞配期门、太冲；脾胃阳虚配脾俞、胃俞；胃阴不足配胃俞、三阴交；气滞血瘀配合谷、血海。大便秘结、肠鸣、腹胀甚者配天枢、上巨虚。

方义 本病病位在膈，故不论何种呃逆，均可用膈俞利膈止呃；内关穴通阴维，且为手厥阴心包经络穴，可宽胸利膈，畅通三焦气机，为降逆要穴；中脘、足三里和胃降逆，胃腑寒热虚实所致胃气上逆动膈者用之均宜；膻中穴近膈，又为气会，功擅理气降逆，气调则呃止。

操作 毫针刺，按虚补实泻操作。胃寒积滞、脾胃阳虚者，可重用灸法。

2. 其他治疗

（1）穴位按压 攒竹、天宗、内关、膈俞、乳根、翳风、鱼腰、天突。任取一穴，用拇指或中指重力按压，以患者能耐受为度，连续按揉 1 ～ 3 分钟，同时令患者深吸气后屏住呼吸，常能立即止呃。

（2）耳针法 膈、胃、神门、相应病变脏腑（肺、脾、肝、肾）。毫针刺，强刺激，也可用埋针法或压丸法。

（3）穴位敷贴法 麝香粉 0.5g，放入神阙穴内，医用无菌敷贴固定，适用于实证呃逆，尤以肝气郁滞者取效更捷；吴茱萸 10g，研细末，用醋调成膏状，敷于双侧涌泉穴，医用无菌敷贴固定。

【按语】

1. 针灸对呃逆有很好的疗效，对于单纯性膈肌痉挛可即刻见效。对于反复发作的慢性、顽固性呃逆，应积极查明并治疗原发病。

2. 平时应避免冷空气的突然刺激，正气不足、脾胃虚寒的患者应少食寒凉食物，最好戒除烟酒。

3. 针灸可通过抑制膈神经的异常放电，阻滞膈神经和迷走神经传入的反射通路，或改善呼吸状态，调节自主神经功能，以及对引起呃逆原发病的治疗等，起到治疗呃逆的作用。

泄 泻

泄泻是以大便次数增多，便质稀溏或完谷不化，甚至如水样为主症的病证，也称"腹泻"。大便溏薄者称为"泄"，大便如水注者称为"泻"。古代文献中的"飧泄""濡泄""洞泄""溏泄"等，多指泄泻而言。本病一年四季均可发生，但以夏秋两季多见。其发生常与饮食不节、感受外邪、情志失调、脾胃虚弱、年老体弱、久病体虚等因素有关。本病病位在肠，与脾、胃、肝、肾等脏腑密切相关。基本病机是脾虚湿盛，肠道分清泌浊、传化功能失常，脾失健运是关键。

泄泻可见于西医学中功能性腹泻、急慢性肠炎、过敏性肠炎、溃疡性结肠炎、小肠吸收不良、肠易激综合征等多种疾病。

【辨证】

主症 大便次数增多，便质清稀或完谷不化，甚至如水样。

发病势急，病程短，大便次数多，小便减少，属急性泄泻，多为实证；起病势缓，病程长，便泻次数较少，属慢性泄泻，多为虚证，或虚实夹杂。

兼见大便清稀，水谷相杂，肠鸣胀痛，口不渴，身寒喜温，舌淡，苔白滑，脉迟，为寒湿内盛；便色黄而臭，伴有黏液，肛门灼热，腹痛，心烦口渴，喜冷饮，小便短赤，舌红苔黄腻，脉濡数大，为湿热伤中；腹痛肠鸣，大便恶臭，泻后痛减，伴有未消化的食物，嗳腐吞酸，不思饮食，舌苔垢浊或厚腻，脉滑，为食滞胃肠；大便溏薄，完谷不化，反复发作，稍进油腻食物则大便次数增多，面色萎黄，神疲，不思饮食，喜暖畏寒，舌淡，苔白，脉濡缓无力，为脾胃虚弱；胸胁胀闷，嗳气食少，每因抑郁恼怒或情绪紧张时，发生腹痛泄泻，舌淡红，脉弦，为肝气乘脾；黎明之前，腹部作痛，肠鸣即泻，泻后痛减，腹部畏寒，腰酸腿软，消瘦，面色黧黑，舌淡，苔白，脉沉细，为肾阳虚衰。

【治疗】

1. 基本治疗

治法 运脾化湿，理肠止泻。以大肠募穴、背俞穴及下合穴为主。

主穴 神阙 天枢 大肠俞 上巨虚 阴陵泉

配穴 寒湿内盛配关元、水分；湿热伤中配内庭、曲池；食滞胃肠配中脘、建里；脾胃虚弱配脾俞、胃俞；肝气乘脾配肝俞、太冲；肾阳虚衰配肾俞、命门、关元。慢性泄泻配脾俞、足三里；久泻虚陷者配百会。有明显精神心理症状配神门、内关；泻下脓血配曲池、合谷、三阴交、内庭。

方义 神阙为局部选穴，用灸法既可温阳散寒除湿，又可清利湿热，为治疗泄泻的要穴；本病病位在肠，故取大肠募穴天枢、背俞穴大肠俞，俞募相配，与大肠下合穴上巨虚合用，调理肠腑而止泻；针对脾虚湿盛之病机，取脾经合穴阴陵泉，健脾化湿。

操作 寒湿证及脾、肾虚证针灸并用（肾阳亏虚者可用隔附子饼灸）；神阙穴用隔盐灸或隔姜灸；急性泄泻针灸治疗每日 2 次。

2. 其他治疗

（1）**穴位敷贴法** 五倍子适量研末，食醋调成膏状敷脐（神阙），医用无菌敷贴固定。2 ～ 3 日一换，适用于久泻。

（2）**穴位注射法** 天枢、上巨虚。黄连素注射液，或维生素 B_1、B_{12} 注射液，每穴每次注射 0.5 ～ 1mL，每日或隔日 1 次。

【按语】

1. 针灸治疗泄泻有显著疗效。若急性胃肠炎或溃疡性结肠炎等因腹泻频繁而出现脱水现象者，应适当配合输液治疗。

2. 治疗期间应注意清淡饮食，忌食生冷、辛辣、油腻之品，注意饮食卫生。

3. 现代研究表明，针灸对消化系统有双向良性调节作用，可调整胃肠运动，影响肠液分泌，改善肠道血液循环，促进食物消化，并能增强网状内皮细胞的吞噬功能，从而减少炎症渗出。

痢 疾

痢疾是以腹痛、里急后重、下痢赤白脓血为主症的病证。古称"肠澼""滞下""下利"。多发于夏秋季节。一般分为湿热痢、寒湿痢、疫毒痢、噤口痢、休息痢 5 种类型。痢疾的发生常与外感时邪疫毒、饮食不洁等因素有关。本病病位在肠，与脾、胃关系密切。基本病机是气血壅滞，肠道传化失司。

西医学的急性细菌性痢疾、中毒性菌痢、阿米巴痢疾，均可参照本病论治。

【辨证】

主症 大便次数增多，粪中带有黏液脓血，腹痛，里急后重。

兼见下痢赤白相杂，肛门灼热，小便短赤，或恶寒发热，心烦，口渴，舌红，苔黄腻，脉滑数，为湿热痢；痢下赤白黏冻，或白冻，胃脘痞闷，喜暖畏寒，头身困重，苔白腻，脉濡缓，为寒湿痢；发病急骤，腹痛剧烈，痢下脓血，里急后重甚，壮热口渴，烦躁不安，甚则神昏、痉厥，舌红绛，苔黄燥，脉滑数，为疫毒痢；下痢赤白脓血，恶心呕吐，不能进食，苔腻，脉滑，为噤口痢；痢下时发时止，日久不愈，发则下痢脓血或黏液，临厕腹痛里急，饮食减少，神疲乏力，畏寒，舌淡，苔腻，脉濡软或虚数，为休息痢。

【治疗】

1. 基本治疗

治法 清热化湿，行气导滞。以大肠的募穴、下合穴、原穴为主。

主穴 天枢 上巨虚 合谷 三阴交

配穴 湿热痢配曲池、内庭；寒湿痢配关元、阴陵泉；疫毒痢配大椎、十宣；噤口痢加内关、中脘；休息痢配脾俞、足三里。久痢脱肛配气海、百会。

方义 本病病位在肠，故取大肠的募穴天枢、下合穴上巨虚、原穴合谷，三穴同用，可通调大肠腑气，行气和血，气行则后重自除，血和则便脓自愈；三阴交为足三阴经交会穴，可健脾利湿。

操作 毫针刺，按虚补实泻操作。寒湿痢、休息痢及久痢脱肛者可用温和灸、温针灸、隔姜灸或隔附子饼灸。急性痢疾每日治疗 1 ～ 2 次，慢性痢疾每日或隔日治疗 1 次。

2. 其他治疗

（1）耳针法 选大肠、直肠下段、胃、脾、肾、腹。每次 3 ～ 4 穴，毫针刺，急性痢疾用强刺激，留针 30 分钟，每日 1 ～ 2 次；慢性痢疾用轻刺激。可用埋针法或压丸法。

（2）穴位注射法 选穴参照基本治疗，用黄连素注射液，或 5% 葡萄糖注射液，或维生素 B₁注射液，每穴注射 0.5 ～ 1mL，每日 1 次。

（3）穴位敷贴法 神阙。用平胃散研末炒热布包，趁热熨敷，用于噤口痢。

【按语】

1. 针灸治疗急性菌痢和阿米巴痢疾，均有显著疗效。但中毒性菌痢，病情急暴险恶，应采取综合治疗和抢救措施。

2. 急性痢疾发病时应进行床边隔离，注意饮食。

3. 现代研究表明，针灸通过提高免疫功能和抗炎、抗菌、增强防毒解毒机能，纠正机体生理功能紊乱，改善血液循环障碍等作用而达到治疗痢疾目的。

便　秘

便秘是以大便秘结不通，便质干燥、坚硬，排便周期或时间延长，常常数日一行，或虽有便意但排便不畅为主症的病证。其发生常与饮食不节、情志失调和年老体虚等因素有关。本病病位在大肠，与脾、胃、肺、肝、肾等脏腑有关。基本病机是脏腑功能失调，肠腑壅塞不通或肠失滋润，大肠传导不利。

便秘可见于西医学的功能性便秘，肠易激综合征，药物性便秘，内分泌及代谢性疾病、直肠及肛门疾病所致的便秘等疾病中。

【辨证】

主症 大便秘结不通，排便艰涩难解。

兼见大便干结，腹胀，口干口臭，喜冷饮，舌红，苔黄或黄燥，脉滑数，为热邪壅盛（热秘）；欲便不得，嗳气频作，腹中胀痛，纳食减少，胸胁痞满，舌苔薄腻，脉弦，为气机郁滞（气秘）；虽有便意，临厕努挣乏力，挣则汗出气短，便后疲乏，大便并不干硬，面色㿠白，神疲气怯，舌淡嫩，苔薄，脉虚细，为气虚（虚秘）；大便秘结，面色无华，头晕心悸，唇舌色淡，脉细，为血虚（虚秘）；大便艰涩，排出困难，腹中冷痛，面色㿠白，四肢不温，畏寒喜暖，小便清长，舌淡苔白，脉沉迟，为阳虚阴寒内盛（冷秘）。

【治疗】

1. 基本治疗

治法 调理肠胃，行滞通便。以大肠的背俞穴、募穴及下合穴为主。

主穴 大肠俞　天枢　上巨虚　支沟　足三里

配穴 热秘配合谷、内庭；气秘配中脘、太冲；气虚配脾俞、气海；血虚配脾俞、三阴交；冷秘配神阙、关元。

方义 大肠俞为大肠背俞穴，天枢为大肠募穴，两穴同用属俞募配穴法，上巨虚为大肠下合穴，三穴共用，通调大肠腑气，腑气通则大肠传导功能复常；支沟宣通三焦气机，三焦之气通畅，则肠腑通畅，便秘得愈；大小肠皆属于胃，足三里为足阳明胃经合穴、胃之下合穴，可调理胃肠，宣通阳明腑气而通便。

操作　毫针刺，按虚补实泻法操作。冷秘、虚秘者神阙、关元用灸法。

2. 其他治疗

（1）耳针法　大肠、直肠、交感、皮质下。毫针刺，中等强度或弱刺激；可用埋针法或压丸法。

（2）穴位注射法　足三里。用维生素 B_1 或 B_6、B_{12} 注射液，每次注射 $1 \sim 2mL$。

【按语】

1. 针灸对功能性便秘有较好疗效，如经治疗多次而无效者须查明原因。

2. 平时应坚持体育锻炼，多食蔬菜水果及粗纤维食物，养成定时排便习惯。

3. 现代研究表明，针灸能使肠蠕动增强、直肠收缩加强、肛门括约肌松弛，还能加强大肠黏液的分泌，从而起到通便的作用。

癃　闭

癃闭是以排尿困难，点滴而下，甚至小便闭塞不通为主症的一种病证。"癃"是指小便不利，点滴而下，病势较缓；"闭"是指小便不通，欲溲不下，病势较急。癃与闭虽有区别，但都是指排尿困难，只是程度上的不同，故常合称癃闭。其发生主要与外邪侵袭、瘀浊内停、久病体虚有关。病位在膀胱，与肺、脾、肾、三焦关系密切。基本病机是膀胱气化功能失调。

癃闭可见于西医学的膀胱、尿道、前列腺疾患等所致的排尿困难和尿潴留。

【辨证】

主症　排尿困难，或点滴而出，或小便闭塞不通。

兼见口渴不欲饮，或大便不畅，舌红，苔黄腻，脉数，为膀胱湿热；多烦善怒，胁腹胀满，舌红，苔黄，脉弦，为肝郁气滞；有外伤或损伤病史，小腹满痛，舌紫暗或有瘀点，脉涩，为瘀血阻滞；气短纳差，小腹坠胀，舌淡，苔白，脉细弱，为脾气虚弱；腰膝酸软，畏寒乏力，舌淡，苔白，脉沉细无力，为肾阳亏虚。

【治疗】

1. 基本治疗

治法　调理膀胱，行气通闭。取膀胱的背俞穴、募穴为主。

主穴　中极　膀胱俞　秩边　三阴交　阴陵泉

配穴　膀胱湿热配委中、行间；肝郁气滞配蠡沟、太冲；瘀血阻滞配膈俞、血海；脾气虚弱配脾俞、足三里；肾阳亏虚配肾俞、命门。

方义　中极为膀胱的募穴，与膀胱俞相配，属俞募配穴法，可调理膀胱气化功能，通利小便；秩边为膀胱经穴，可疏导膀胱气机；三阴交为足三阴经的交会穴，可调理肝、脾、肾，助膀胱气化；阴陵泉清利下焦湿热、通利小便。

操作　毫针刺，按虚补实泻操作。针刺中极时针尖向下，使针感能到达会阴并引起小腹收缩、抽动为佳，若膀胱充盈，针刺不可过深，以免伤及膀胱；秩边透向水道。肾阳亏虚、脾气虚弱者可温针灸。

2. 其他治疗

（1）耳针法　肾、膀胱、肺、脾、三焦、交感、尿道。每次选 $3 \sim 5$ 穴，毫针刺，中强刺激。可用埋针法或压丸法。

（2）穴位敷贴法　神阙。用葱白、冰片、田螺或鲜青蒿、甘草、甘遂各适量，混合捣烂后敷于脐部，外用纱布固定，加热敷。

（3）艾灸法　将食盐炒黄待冷放于神阙穴填平，再用2根葱白压成0.3cm厚的饼置于盐上，艾炷置葱饼上施灸，至温热入腹内、有尿意为止。适用于虚证。

【按语】

1.针灸治疗癃闭有一定的效果，尤其对于功能性尿潴留，疗效更好。如属机械性梗阻或神经损伤引起者，须明确发病原因，采取相应措施。

2.临床上可配合芒针深刺秩边透水道针法，此针法对泌尿生殖疾病（诸如癃闭、阳痿、痛经、遗尿、月经不调等）有较好疗效。操作方法为：取6～7寸芒针，从秩边穴进针，向内斜15°针向水道穴，以针感传至会阴部、尿道为度。

3.现代研究表明，针灸对膀胱的功能有较好的调整作用，促进膀胱逼尿肌收缩，使膀胱张力增加，还能调整膀胱括约肌，从而使小便排出。

［附］慢性前列腺炎

慢性前列腺炎是泌尿生殖系统常见病之一，轻者可无明显的症状，重者可见会阴部坠胀疼痛不适、尿频尿痛、尿道口滴白等临床表现。中青年多发，可分为细菌性和非细菌性前列腺炎和前列腺痛三种类型。其发生多由于房室不节，或常有手淫，肾阳亏损，命门火衰不能蒸化，或饮食失宜，内伤脾胃，或嗜酒或过食肥甘厚腻，湿热内蕴，败精壅滞，腐宿凝阻尿窍，瘀久化腐而发病。本病病位在下焦，与肾、膀胱、脾关系密切，以实证为主，亦有虚实夹杂证。

本病归属于中医"淋浊""癃闭""白浊""白淫"的范畴。

【治疗】

1.基本治疗

治法　健脾益肾，清热利湿，理气活血。取膀胱的俞、募穴为主。

主穴　中极　膀胱俞　阴陵泉　三阴交

配穴　湿热配三焦俞、次髎、委阳；气滞血瘀配太冲、血海；肾阴虚配太溪、照海；肾阳虚配关元、命门。

方义　中极为膀胱之募穴，膀胱俞为膀胱之背俞穴，二者相配属俞募配穴法，可清利下焦湿热，通利小便；阴陵泉为脾经的合穴，可健脾化湿；三阴交为肝、脾、肾三经之交会穴，能理气活血。诸穴配伍，共奏健脾益肾、清热利湿、理气活血之功。

操作　主穴用毫针平补平泻，配穴虚补实泻。

2.其他治疗

（1）穴位注射法　选大赫、次髎。用胎盘组织液或当归注射液，每穴注射0.5～1mL，每周2次。

（2）耳针法　选肺、脾、肾、三焦、交感、皮质下、外生殖器。每次取3～4穴，毫针浅刺或埋针法、压丸法。

（3）三棱针法　选次髎、委中。用三棱点刺出血，为加大出血量可点刺放血加拔罐，每周1次。

【按语】

1.针灸对慢性前列腺炎有较好的疗效，但需疗程较长，临床可运用芒针秩边透水道加强疗效。

2.在治疗过程中，患者应调节情绪，注意防寒保暖，忌酒和刺激性食物，避免久坐，多活动，并配合局部热敷，或艾灸下腹部穴位以助改善症状。

3. 现代研究表明，针灸可以使局部血流量增加，改善前列腺局部因炎症引起的病理变化，调动免疫机能，达到治疗目的。

良性前列腺增生

良性前列腺增生以尿频、尿急、排尿困难，甚则出现尿潴留为主要临床表现。常见于老年男性。由于我国平均寿命延长，本病的发病率亦随之增加。其发生多因肾元亏虚，津液耗损，浊阴下降，气血运行弛缓，瘀血内结，或因饮食肥甘厚腻，酿湿生热，或肝郁气滞，湿热下注，尿道阻塞，使排尿不畅，甚至形成尿潴留。本病病位在下焦，与肾、膀胱、脾、肺关系密切，基本病机为肾虚血瘀，本虚标实。

本病归属于中医学"癃闭"的范畴。

【治疗】

1. 基本治疗

治法　清热利水，益肾固本，软坚散结。取任脉和手足太阴经穴为主。

主穴　气海　中极　秩边　水道　三阴交　列缺

配穴　肾气不足配三焦俞、肾俞；湿热下注配阴陵泉、委阳。

方义　气海以培补元气；中极为膀胱之募，能清热利湿、通调膀胱气机，使水湿得以运化。秩边、水道，通调水道；三阴交为肝脾肾三经的交会穴，调整肝脾肾三脏的功能；列缺乃肺经的络穴，又为八脉交会穴之一，通任脉，具有宣上导下的作用。

操作　毫针刺，按虚补实泻法操作。肾气不足者加气海、关元、肾俞灸法。秩边穴芒针深刺以针感放散至会阴部为佳。

2. 其他治疗

（1）耳针法　选肺、脾、肾、尿道、膀胱、外生殖器、脑。每次取 3 ~ 5 穴，毫针刺，或埋针法、压丸法。

（2）电针法　①阴陵泉、阳陵泉、水道、曲泉。②三阴交、膀胱俞、委阳、三焦俞。以上任选一组，交替使用，用高频密波刺激。

（3）皮肤针法　选腰骶部、下腹部、中极、关元、小腿内侧、阳性反应点处。中度或较重度刺激。

（4）艾灸法　取关元或次髎，艾条温和灸，每次 30 分钟，每日 1 次。

（5）三棱针法　选委阳或委中，用三棱点刺出血，每周 2 次。

【按语】

1. 针灸治疗良性前列腺增生有一定的效果，可明显改善尿频、尿急的症状。如果治疗多次无效，应采取其他中西医方法治疗。

2. 现代研究表明，对于功能性梗阻患者，针灸可缓解前列腺尿道部平滑肌痉挛，从而降低尿道机械阻力，改善膀胱出口梗阻症状。同时，针灸可以调节性激素代谢，有效抑制前列腺组织增生。

阳　痿

阳痿是指男子未到性功能衰退年龄而出现性生活中阴茎不能勃起或勃起不坚，而影响性生活的病证。其发生常与手淫太过、房劳过度、思虑忧郁、饮食不节、惊吓紧张等因素有关。本病病位在宗筋，与心、肾、肝关系密切，在经脉上主要与肝经、肾经、心经、脾经密切相关。基本病机是宗筋失养，弛缓不振。

阳痿常见于西医学的男子性功能障碍及某些慢性虚弱性疾病中。

【辨证】

主症　阳事不举，不能进行正常性生活，或阴茎勃起不坚，时间短暂，每多早泄。

阴囊潮湿、臊臭，小便黄赤者为实证；阴茎勃起困难，时有滑精，头晕耳鸣，心悸气短，腰酸乏力者为虚证。

兼见精神抑郁，焦躁不安，少腹不舒，牵引睾丸，胸闷叹息，少寐多梦，舌边红，苔薄白，脉弦，为肝郁气滞；阴囊潮湿气臊，尿黄，舌红，苔黄腻，脉滑数，为湿热下注；面色淡白，腰膝酸软，头晕目眩，精神萎靡，畏寒肢冷，耳鸣，舌淡，苔白，脉沉细，为肾阳不足；面色萎黄，食欲不振，精神倦怠，失眠健忘，心悸自汗，舌淡，苔薄白，脉细弱，为心脾亏虚；心悸易惊，胆怯多疑，夜多噩梦，常有受惊吓史，苔薄白，脉弦细，为惊恐伤肾。

【治疗】

1. 基本治疗

治法　补益肾气，疏调宗筋。以任脉穴及肾之背俞穴、原穴为主。

主穴　关元　肾俞　太溪　三阴交　曲泉

配穴　肝郁气滞配太冲、内关；湿热下注配曲骨、阴陵泉；肾阳不足配命门；心脾亏虚配心俞、脾俞、足三里；惊恐伤肾配志室、胆俞。失眠多梦配内关、神门、心俞；食欲不振配中脘、足三里；腰膝酸软配命门、阳陵泉。

方义　关元为任脉与足三阴经的交会穴，可调补肝脾肾，温下元之气；肾俞可补益元气，培肾固本；太溪为肾之原穴，可滋阴补肾；三阴交是足三阴经的交会穴，可健脾疏肝补肾；曲泉为肝经合穴，可疏调宗筋。诸穴合用，可补益肾气，强筋起痿。

操作　毫针平补平泻；针刺关元针尖略向下斜刺，使针感向前阴放散。

2. 其他治疗

（1）耳针法　肾、肝、心、脾、外生殖器、神门、内分泌、皮质下。每次选 3～5 穴，毫针刺，弱刺激，每日或隔日 1 次。可用埋针法或压丸法。

（2）穴位注射法　关元、三阴交、肾俞、足三里。用胎盘注射液，或黄芪注射液，或当归注射液，或丙酸睾丸酮 5mg，或维生素 B_1 注射液，每次每穴注入药液 0.5～1mL，隔日 1 次。

【按语】

1. 针灸对原发性阳痿可获满意疗效，对继发性者，应治疗原发病。

2. 配合心理治疗，予以精神疏导，消除紧张心理，克服悲观情绪，树立信心。

3. 现代研究表明，针灸可以调节性功能中枢，兴奋阴茎神经，促进性激素的分泌，改善阴茎局部的血液循环，从而使阴茎勃起功能恢复。

［附］性功能障碍

性功能障碍指男子阴茎勃起、性交、射精等功能障碍或女子性冷淡，以至于不能进行或无法完成正常性交过程的疾病。以性欲低下或无性欲、阳痿、早泄、不射精为主要表现。先天禀赋不足、房劳过度、情志郁结或过于兴奋、激动、紧张，或思虑过度、劳伤心脾、气血不足等均可导致本病之发生。病位在肾，与心、肝、脾关系密切。

本病归属于中医学"阳痿""早泄""阳冷""阴冷"的范畴。

【治疗】

1. 基本治疗

治法　补益心肾，疏肝理气。以任脉、足太阳、足太阴经穴为主。

主穴　关元　气海　肾俞　次髎　秩边　三阴交

配穴　肾阳不足者配命门、足三里；心脾两虚者配心俞、脾俞；惊恐伤肾者配心俞、胆俞、神门；湿热下注者配曲骨、阴陵泉；肝郁气滞者配太冲、合谷。

　方义　关元、气海属于任脉，系于胞宫和精室，肾俞、次髎、秩边属于足太阳经，作用于腰骶部，对提高男、女性功能均有直接作用；三阴交调理肝、脾、肾三脏，可疏肝、健脾、益肾，从根本上治疗性功能障碍。

　操作　关元、气海、曲骨等穴针尖向下斜刺，使针感向阴部放散；余穴均按虚补实泻操作。

2. 其他治疗

（1）皮肤针法　取下腹部任脉穴、腰骶部夹脊穴、足三里、三阴交。轻、中度叩刺 2 ～ 4 分钟。

（2）耳针法　取心、肝、脾、外生殖器、神门、肾、皮质下、内分泌。每次选 3 ～ 5 穴，毫针刺，中度刺激；或用埋针法、压丸法。

（3）电针法　取水道、中极、三阴交、太溪。每次选 1 ～ 2 对穴，在针刺得气的基础上接电针仪，用疏密波中等刺激。

（4）穴位注射法　取肾俞、中极、足三里、三阴交。每次选 1 ～ 2 穴，用复方当归或黄芪注射液或绒毛膜促性腺激素 500IU，每穴注射 2mL，隔日 1 次。也可用人胎盘组织液、鹿茸精注射液，每穴注射 1 ～ 2mL。每周 1 ～ 2 次。

　【按语】

　1. 针灸治疗本病有较满意的疗效，且见效快捷，尤其对精神因素引起者有显著的疗效，坚持针灸配合心理治疗，往往可获得痊愈。针灸对由器质性病变引起者则疗效较差，需要同时治疗原发病。

　2. 平时加强适宜的体育锻炼，注意精神调养，消除紧张心理，避免过度脑力劳动。久病体质虚弱者，食富含蛋白质的食物。湿热重者，要戒烟戒酒。

　3. 改善性生活环境，避免意外干扰。在治疗过程中，应暂时分居，治愈后也要调节好性生活。

　4. 现代研究表明，针灸可能通过调节下丘脑 – 垂体 – 性腺轴功能，调节性腺功能，促进性激素分泌，同时改善性器官血液循环等而达到治疗性功能障碍的目的。

遗　精

　遗精是指不因性生活而精液频繁遗泄的病证。因梦而遗称"梦遗"，多因相火妄动，其证属实；无梦或清醒时精液自行流出为"滑精"，多为肾虚精关不固，其证属虚。青壮年偶有遗精，过后无其他症状者，多属精满自溢现象，不需治疗。其发生常与情欲妄动、沉溺房事、饮食不节、劳伤过度等因素有关。本病病位在肾，与心、肝、脾关系密切。基本病机是肾失封藏，精关不固。

　遗精可见于西医学的神经衰弱、前列腺炎、精囊炎及睾丸炎等疾病中。

　【辨证】

　主症　每周两次以上，或一日数次，在睡梦中发生遗泄，或在清醒时精自滑出。

兼见少寐多梦，梦则遗精，小便短赤，精神不振，体倦乏力，善恐健忘，头晕目眩，心中烦热，心悸，口干，舌红，脉细数，为心肾不交；小便热赤混浊，或尿涩不爽，口苦或渴，心烦少寐，口舌生疮，大便臭溏，后重不爽，苔黄腻，脉濡数，为湿热下注；头晕目眩，面色少华，耳鸣健忘，失眠，畏寒肢冷，舌淡，苔薄，脉沉细，为肾气亏损；夜寐不宁，心中烦热，尿少色黄，舌边尖红，苔少，脉细数，为阴虚火旺。

【治疗】

1. 基本治疗

治法　益肾固摄。以任脉及足太阴、足太阳经穴为主。

主穴　关元　三阴交　志室　肾俞　次髎

配穴　心肾不交配心俞、太溪、神门；湿热下注配中极、阴陵泉；肾气亏损配气海、命门；阴虚火旺配神门、太溪、太冲。

方义　关元为足三阴经与任脉交会穴，是人体元气的根本，用以振奋肾气；三阴交乃足三阴经之交会穴，健脾补肝益肾；志室又名精宫，配肾俞固精收涩；次髎清利下焦。

操作　毫针刺，按虚补实泻操作。

2. 其他治疗

（1）耳针法　内生殖器、肾、心、神门、内分泌、皮质下。每次选 3～5 穴，毫针刺，轻刺激。可用埋针法或压丸法。

（2）穴位注射法　关元、中极。用胎盘注射液，或当归注射液，或维生素 B_1、B_{12} 注射液，每次每穴注射 0.5～1mL，隔日 1 次。

（3）皮肤针法　小腹任脉、肾经等，腰骶部第 2 腰椎至第 5 骶椎夹脊及三阴交穴区域，皮肤针叩刺，每次 20 分钟，使皮肤微现红晕为度。每日或隔日 1 次。

【按语】

1. 针灸治疗遗精效果较好。由于某些器质性疾病引起者，须同时治疗原发病。

2. 针灸治疗的同时，应指导患者消除心理负担，克服诱发遗精因素如手淫、读淫秽刊物等，坚持适当的体育锻炼。

3. 现代研究表明，针灸可以通过反射性调节大脑内侧视前区功能状态，降低其异常兴奋，抑制多巴胺释放，同时降低腰交感神经节兴奋性，阻止异常神经信号传出而达到治疗遗精的目的。

疟　疾

疟疾是以间歇性、定时性、发作性的寒战、壮热、头痛、汗出为主症的病证。常发于夏秋季节，根据休作时间可分为每日疟、间日疟、三日疟等。本病由感受疟邪所致。病位在半表半里，与少阳经、督脉关系密切。基本病机是邪伏少阳半表半里，出入营卫之间，正邪交争。疟邪入于阴，与之相争则寒；邪出于阳，与之相争则热；疟邪伏藏则寒热休止。

本病相当于西医学的疟疾。

【辨证】

主症　寒热往来，发作有时，先有呵欠乏力，寒战鼓颔，肢体酸楚；寒去则内外皆热，体若燔炭，头痛如裂，面赤唇红，烦渴引饮，胸胁苦满，口苦而干，继则汗出热退，身凉，苔白腻或黄腻，脉象寒战时弦紧，发热时滑数或弦数。

兼见热多寒少或但热不寒，汗出不畅，口渴欲饮，大便干结，小便短赤，舌质红，苔黄腻，脉弦滑，为温疟；寒多热少，口不渴，胸胁痞闷，时有呕恶，神疲乏力，面色少华，舌质淡，苔薄白，脉弦迟，为寒疟；久病疟疾，左胁下有痞块，隐隐作痛，或有寒热时作，肌肉瘦削，神疲倦怠，甚则唇甲色白，舌质多淡，脉弦细，为疟母。

【治疗】

1. 基本治疗

治法 和解少阳，祛邪截疟。以督脉及手太阳、手少阳经穴为主。

主穴 大椎 陶道 间使 中渚 后溪

配穴 温疟配关冲、商阳；寒疟配至阳、期门；疟母配章门。呕吐甚配内关、公孙；高热配十宣、委中；汗出不畅配合谷；腹痛腹泻配天枢、足三里；神昏谵语配水沟、中冲；烦热盗汗配太溪、复溜；倦怠自汗配关元、气海。

方义 大椎、陶道属督脉，能振奋阳气，祛邪外出，为截疟之要穴；间使为手厥阴经穴，中渚为手少阳经穴，厥阴、少阳相表里，可疏理气机，和解少阳，引邪外出；后溪宣发太阳经气，祛除疟邪。

操作 针刺宜在发作前 1～2 小时施行。毫针刺，用泻法，配穴按虚补实泻法操作，关冲、商阳、十宣、委中、中冲用三棱针点刺出血。

2. 其他治疗

（1）皮肤针法 风府、大椎、陶道、大杼、身柱、胸 5 至腰夹脊、间使、合谷、太冲。发作前 1 小时反复叩刺各穴至皮肤潮红。

（2）三棱针法 十宣、曲泽、委中。于寒战刚开始时用三棱针在穴位处浅刺，放出黑血数滴至数十毫升。

【按语】

1. 针灸治疗本病疗效肯定，对间日疟效果较好。一般认为，在发作前 2 小时左右针灸疗效较好，在发作期间针灸也有一定治疗作用。

2. 发作时应卧床休息，做好降温、补液、抗休克和预防并发症等对症治疗。恶性疟中的脑型疟疾病情凶险，死亡率高，且易留后遗症，应采取综合措施救治。

3. 针灸治疗本病，可能是通过促进免疫反应和调动疟疾患者的特异性体液免疫的调理作用等，起到治疗疟疾的作用。

第二节　妇儿科病证

月经不调

月经不调是以月经的周期及经期、经色、经质、经量异常为主症的病证。本病主要包括月经先期（经早）、月经后期（经迟）、月经先后无定期（经乱）。其发生常与感受寒邪、饮食伤脾或情志不畅等因素有关。病位在胞宫，与冲、任二脉及肾、脾、肝三脏关系密切。基本病机是冲任失调，脏腑功能失常，气血不和。

本病多见于西医学的排卵型功能失调性子宫出血、盆腔炎性疾病等。

【辨证】

1. 月经先期

主症 月经周期提前 7 天以上，甚至 10 余日一行，经期正常，连续 2 个月经周期以上。

兼见月经量多，色红或紫，质黏有块，伴面红口干，心胸烦热，小便短赤，大便干燥，舌红，苔黄，脉数，为实热；月经量少或量多，色红质稠，两颧潮红，手足心热，舌红，苔少，脉细数，为虚热；月经量少或量多，色淡质稀，神疲肢倦，心悸气短，纳少便溏，舌淡，脉细弱，为气虚。

2. 月经后期

主症　月经周期推迟 7 日以上，甚至 3 ～ 5 月一潮，经期正常，连续 2 个月经周期以上。

兼见月经量少，色淡或暗有血块，小腹冷痛或胀痛，舌暗或胖，苔薄白，脉沉紧或弦滑，为实寒；月经量少，色淡而质稀，腰酸乏力，小腹隐痛，舌淡苔白，脉沉迟，为虚寒。

3. 月经先后无定期

主症　月经周期或提前或错后 1 ～ 2 周，经期正常，并连续 3 个月经周期以上。

兼见经量或多或少，色暗有块，胸胁、乳房、小腹作胀，喜太息，苔薄，脉弦，为肝郁；经量少，色淡质稀，腰骶酸痛，舌淡，苔白，脉沉细弱，为肾虚；经量多，色淡质稀，神疲乏力，纳少腹胀，舌淡，苔白，脉缓，为脾虚。

【治疗】

1. 基本治疗

（1）月经先期

治法　理气调血，固摄冲任。以任脉及足太阴经穴为主。

主穴　关元　血海　三阴交　地机

配穴　实热证配曲池、太冲；虚热证配太溪；气虚证配足三里、气海、脾俞。月经过多配隐白。

方义　关元为任脉穴，当足三阴、任脉之会，乃调理冲任的要穴；血海、三阴交为足太阴脾经穴，地机为足太阴脾经郄穴，均为妇科调经要穴。

操作　气虚者针后加灸或用温针灸。配穴中隐白用灸法。

（2）月经后期

治法　益气和血，调畅冲任。以任脉及足太阴经穴为主。

主穴　气海　三阴交　归来

配穴　实寒证配天枢、神阙、子宫；虚寒证配命门、关元。

方义　气海可益气和血，温灸更可温经散寒；三阴交为足三阴经交会穴，可调补肝、脾、肾，配归来和血调经。

操作　常规针刺，配穴按虚补实泻法操作，可用灸法或温针灸。神阙用灸法。

（3）月经先后无定期

治法　调补肝肾，调理冲任。以任脉及足太阴经穴为主。

主穴　关元　三阴交　肝俞

配穴　肝郁配期门、太冲；肾虚配肾俞、太溪；脾虚配脾俞、足三里。胸胁胀痛配膻中、内关。

方义　关元补肾培元，通调冲任；三阴交为足三阴经之交会穴，能补脾胃、益肝肾、调气血；肝俞乃肝之背俞穴，有疏肝理气之作用。三穴共用可调理经血。

操作　常规针刺，虚证可加灸。

2. 其他治疗

（1）耳针法　子宫、内分泌、卵巢、皮质下、肾、肝、脾。每次选 2 ～ 4 穴，毫针刺用中等刺激，或用压丸法或埋针法。

（2）皮肤针法　选背腰部夹脊穴或背俞穴，下腹部任脉、肾经、脾经、胃经，下肢足三阴经。用皮肤针叩刺，至局部皮肤潮红，隔日 1 次。

（3）穴位注射法　选三阴交、血海、阴陵泉、足三里、气海、关元。每次选 2～3 穴，用 5% 当归注射液或 10% 丹参注射液，每穴注入药液 0.5mL，隔日 1 次。

（4）头针法　取双侧生殖区，用毫针刺，间歇运针，留针 30 分钟，隔日 1 次。

【按语】

1. 针灸对月经不调有较好的疗效，但首先要对器质性病变引起的月经不调加以鉴别，并及早做适当处理。

2. 针灸治疗一般多在经前 5～7 天开始，至月经来潮停止，连续治疗 3 个月为 1 疗程。若经行时间不能掌握，可于月经净止之日起针灸，隔日 1 次，直到月经来潮为止，连续治疗 3～5 个月。

3. 经期注意卫生，少进生冷及刺激性饮食，避免精神刺激，适当减轻体力劳动强度。

痛　经

痛经是指妇女在经期或经期前后发生周期性小腹疼痛或痛引腰骶，甚至剧痛难忍，或伴有恶心呕吐的病证。以青年女性为多见。其发生常与受寒饮冷、情志不调、起居不慎、先天禀赋、久病体虚等因素有关。本病病位在胞宫，与冲、任二脉及肝、肾关系密切。基本病机：实证是冲任瘀阻，气血运行不畅，胞宫经血流通受阻，不通则痛；虚证为冲任虚损，胞宫、经脉失却濡养，不荣则痛。

西医学中，痛经可分为原发性和继发性痛经两类。原发性痛经见于月经初潮后不久的未婚或未孕妇女；继发性痛经多见于子宫内膜异位症、急慢性盆腔炎、子宫颈口狭窄及阻塞等。

【辨证】

1. 实证

主症　经前或行经期小腹剧烈疼痛，痛处拒按。

兼见小腹冷痛，可放射到股内侧及阴道和肛门，得热则舒，经血量少，色紫暗有血块，舌淡胖苔白，脉沉紧，为寒凝血瘀；小腹胀痛，可放射到胸胁、乳房，经行不畅，经色紫暗有血块，块下后痛减，舌紫暗或有瘀斑，脉沉弦或涩，为气滞血瘀。

2. 虚证

主症　行经期或经后小腹或腰骶部绵绵隐痛，痛处喜按。

兼见腰骶部隐痛，经行量少、色红，伴头晕耳鸣，舌淡苔薄，脉沉细，为肾气亏损；小腹绵绵作痛，空坠不适，月经量少、色淡，伴神疲乏力，头晕眼花，心悸气短，舌淡苔薄，脉细弱，为气血不足。

【治疗】

1. 基本治疗

（1）实证

治法　行气活血，调经止痛。以任脉、足太阴经穴为主。

主穴　中极　三阴交　地机　次髎　十七椎

配穴　寒凝血瘀配关元、归来；气滞血瘀配太冲、血海。

方义　中极为任脉穴，与足三阴经相交会，可通调冲任，理下焦之气；三阴交为足三阴经交会穴，能调理肝、脾、肾，活血止痛；地机为脾经郄穴，善于止痛治血，取之能行气活血止痛；十七椎、次髎是治疗痛经的经验效穴，单用即效。

操作　毫针泻法，寒凝者加艾灸。

（2）虚证

治法 调补气血，温养冲任。以任脉、足阳明、足太阴经穴为主。

主穴 关元 足三里 三阴交 次髎 十七椎

配穴 肾气亏损配太溪、肾俞；气血不足配气海、脾俞。

方义 关元为任脉穴，又为全身强壮要穴，可补益肝肾，温养冲任；足三里为足阳明胃经穴，功擅补益气血；三阴交可调理肝、脾、肾，健脾益气养血。三穴合用，可使气血充足，胞宫得养，冲任自调。次髎、十七椎是治疗痛经的效穴。

操作 毫针补法，可加灸。

2. 其他治疗

（1）耳针法 内生殖器、内分泌、神门、交感、皮质下、肾、骶腰椎。每次选2～4穴，毫针刺用中等刺激，也可用压丸法或埋针法。

（2）皮肤针法 选背腰部夹脊穴或背俞穴，下腹部任脉、肾经、脾经、胃经，用皮肤针叩刺，中等刺激至局部皮肤潮红，隔日1次。

（3）穴位注射法 关元、气海、足三里、三阴交、地机。每次选2～3穴，用利多卡因或当归注射液，每穴每次注入药液2mL，隔日1次。

【按语】

1. 针灸对原发性痛经有较好的疗效。对继发性痛经，应明确诊断原发病，进行综合性治疗。

2. 经期注意卫生，避免重体力劳动、剧烈运动和精神刺激，防止受凉、过食生冷。

3. 现代研究表明，针灸治疗痛经与抑制子宫平滑肌痉挛、抑制前列腺素的释放、调节内分泌、调节中枢神经系统功能有关。

经 闭

经闭又称闭经，是指女子年过16周岁而月经尚未来潮，或经行又复中断3个周期以上的病证（妊娠或哺乳期除外）。其发生常与禀赋不足、七情所伤、感受寒邪、房事不节、过度节食、产育或失血过多等因素有关。本病病位主要在胞宫，与肝、肾、脾、胃有关。基本病机是血海空虚或脉道不通，前者为"血枯经闭"，后者为"血滞经闭"。

西医学中，经闭多见于下丘脑、垂体、卵巢、子宫等功能失调，或甲状腺、肾上腺等疾病中，消耗性疾病、过度节食导致的营养不良也会引起经闭。

【辨证】

主症 女子年逾16周岁尚未初潮或经行又复中断3个月经周期以上。

（1）血枯经闭 兼见头晕耳鸣，腰膝酸软，口干咽燥，五心烦热，潮热盗汗，舌红，苔少，脉弦细，为肝肾不足；头晕目眩，心悸气短，神疲肢倦，食欲不振，舌淡，苔薄白，脉沉缓，为气血亏虚。

（2）血滞经闭 兼见情志抑郁，或烦躁易怒，胸胁胀满，小腹胀痛拒按，舌质紫暗或有瘀斑，脉沉弦，为气滞血瘀；小腹冷痛，形寒肢冷，喜温暖，苔白，脉沉迟，为寒凝胞宫；形体肥胖，胸胁满闷，神疲倦怠，白带量多，苔腻，脉滑，为痰湿阻滞。

【治疗】

1. 基本治疗

（1）血枯经闭

治法 调补冲任，养血通经。以任脉及足阳明、足太阴经穴为主。

主穴　关元　足三里　归来

配穴　肝肾不足配太溪、肝俞；气血亏虚配气海、脾俞。

方义　关元为任脉与足三阴经交会穴，可补下焦真元而化生精血；足三里为足阳明胃经合穴，健脾胃而化生气血；归来位于下腹部，具有活血调经作用，为治疗经闭的效穴。

操作　毫针补法，可灸。

（2）血滞经闭

治法　通调冲任，活血通经。以任脉及足太阴、手阳明经穴为主。

主穴　中极　血海　三阴交　合谷

配穴　气滞血瘀配膈俞、太冲；寒凝胞宫配子宫、命门、神阙；痰湿阻滞配阴陵泉、丰隆。

方义　中极为任脉穴，能通调冲任，疏通下焦；血海、合谷、三阴交活血通经，三穴活血化瘀作用明显，同用可以使气血、冲任调和，经闭可通。

操作　毫针泻法。

2. 其他治疗

（1）耳针法　内分泌、内生殖器、皮质下、肝、肾、脾。每次选 2～4 穴，毫针刺用中等刺激，也可用压丸法或埋针法。

（2）皮肤针法　腰骶部相应背俞穴及夹脊穴，下腹部任脉、肾经、胃经、脾经、带脉等。用皮肤针从上而下，用轻刺激或中等刺激，循经每隔 1cm 叩刺一处，反复叩刺 3 遍，隔日 1 次。

（3）穴位注射法　关元、归来、足三里、三阴交、血海、肾俞。每次选 2～3 穴，用黄芪、当归、红花等注射液，或用维生素 B_1 注射液，每穴每次注入药液 1～2mL，隔日 1 次。

【按语】

1. 本病病因复杂，可因功能性或器质性疾病所致。一般而言，针刺对精神因素及功能性病因所致的经闭疗效较好；因生殖系统疾病或全身性疾病，或先天发育不全所致，针灸效果不理想。因此，必须明确发病原因，采取相应的治疗。要注意与早期妊娠的鉴别。

2. 注意情绪调节，保持乐观豁达心态，加强体育锻炼，增强体质，劳逸结合及生活起居有规律。

崩　漏

崩漏指妇女经血非时暴下不止或淋漓不尽。其中发病急骤，暴下如注，大量出血者为"崩"；病势缓，出血量少，淋漓不绝者为"漏"。崩与漏虽出血情况不同，但在发病过程中常互相转化，故临床多以崩漏并称。其发生常与素体阳盛或脾肾亏虚、房劳多产、七情内伤、饮食不节、劳倦思虑等因素有关。本病病位在胞宫，与冲、任二脉及脾、肾关系密切。基本病机：实证是因热、瘀阻滞冲任，血不归经；虚证是冲任不固，血失统摄。

本病可见于西医学的无排卵型功能失调性子宫出血、盆腔炎性疾病及其他原因（如女性生殖器官良性肿瘤等）引起的非经期阴道出血。

【辨证】

1. 实证

主症　经血非时暴下，量多势急，或淋漓不断，色红质稠或夹血块。

月经量多，色鲜红或深红，质稠，伴心烦口渴，舌红，苔黄，脉数，为血热；月经时多时少，色紫暗有块，小腹胀痛，块下则减，舌暗有瘀点，脉弦或涩，为血瘀。

2. 虚证

主症 久崩久漏，淋漓难尽，色淡质稀。

兼见月经量多，色淡质稀，伴头晕心悸，纳呆便溏，苔白，脉沉弱，为脾虚；经来无期，量或多或少，伴畏寒肢冷，腰酸肢冷，夜尿频多，舌淡，苔薄白，脉沉细，为肾阳虚；经乱无期，出血量少，色红质黏稠，伴头晕耳鸣，腰膝酸软，舌红，苔少，脉细数，为肾阴虚。

【治疗】

1. 基本治疗

治法 调理冲任，固崩止漏。以任脉及足太阴经穴为主。

主穴 关元　三阴交　隐白

配穴 血热配血海、行间、曲池；血瘀配血海、太冲；脾虚配脾俞、足三里；肾阳虚配肾俞、命门；肾阴虚配肾俞、太溪。

方义 关元属任脉，又与足三阴经交会，有通调冲任，固摄经血的作用；三阴交为足三阴经交会穴，可疏调足三阴之经气，以健脾益胃，调肝固肾，理气调血；隐白为足太阴经井穴，可健脾统血。

操作 关元针尖向下斜刺，使针感传至耻骨联合上下；隐白穴用灯火灸或麦粒灸；气滞血瘀可配合刺络法；肾虚、脾虚可在腹部和背部施灸。

2. 其他治疗

（1）**皮肤针法** 腰骶部督脉、足太阳经。用皮肤针从上而下，用轻刺激或中等刺激，循经每隔1cm叩打一处，反复叩刺3遍，隔日1次。

（2）**穴位注射法** 气海、关元、中极、膈俞、血海。用维生素B_1或黄芪、当归等注射液，每穴可注射药液2mL，每日1次。

（3）**三棱针法** 在腰骶部督脉或足太阳经上寻找反应点，每次选2～4个点，用三棱针挑刺，将皮下纤维挑断，每月1次，连续治疗3次。

【按语】

1. 针灸对本病具有一定疗效，但对出血量大、病势骤急者应采取综合治疗，以免暴伤阴血发生虚脱危象。

2. 绝经期妇女反复多次出血，需做妇科检查以明确诊断，排除其他致病因素。

3. 患者应注意饮食调摄，加强营养，忌食辛辣及生冷饮食，防止过度劳累。

带下病

带下病是以妇女带下明显增多，色、质、气味异常为主症的病证。其发生常与感受湿邪、饮食不节、劳倦体虚等因素有关。本病病位在胞宫，与带脉、任脉及脾、肾关系密切。基本病机是湿邪阻滞，任脉不固，带脉失约。

本病可见于西医学的阴道炎、宫颈炎、盆腔炎等。至于行经前后、排卵期、妊娠期带下稍有增多而无明显不适者，属生理现象。

【辨证】

主症 带下明显增多，色、质、气味异常。

兼见带下色白质稀，绵绵不断，小腹发冷，腰部酸痛，小便频数清长，夜间尤甚，大便溏薄，舌淡，苔薄白，脉沉，为肾虚不固；带下色白或淡黄，无臭味，质黏稠，连绵不断，面色萎黄，食少便溏，神疲乏力，舌淡，苔白腻，脉濡弱，为脾虚湿盛；带下色黄稠黏，如脓如涕，气秽臭，阴中瘙痒，小腹作痛，小便短赤，身热，口苦咽干，舌红，苔黄，脉滑数，为湿热下注。

【治疗】

1. 基本治疗

治法 补益肾气，健脾利湿，固摄带脉。以任脉及足太阴经穴为主。

主穴 带脉 中极 白环俞 三阴交 阴陵泉

配穴 肾虚不固配关元、肾俞；脾虚湿盛配气海、足三里、脾俞；湿热下注配水道、次髎、行间。

方义 带脉穴固摄带脉，调理经气；中极可利湿化浊，清理下焦；白环俞助膀胱之气化以化湿邪；三阴交健脾利湿，调理肝肾以止带；阴陵泉健脾利湿以止带。

操作 毫针刺，带脉用平补平泻法，其余主穴用泻法。

2. 其他治疗

（1）耳针法 内生殖器、内分泌、肾上腺、三焦、脾、肾、肝。毫针用中等刺激，可用埋针法或压丸法。

（2）刺络拔罐法 十七椎、八髎周围寻找瘀血络脉。三棱针点刺出血，加拔火罐，留罐5～10分钟，每周治疗2次。适宜于湿热下注所致的带下过多。

【按语】

1. 针灸治疗本病疗效较好。年龄在40岁以上者，带下黄赤，应及时进行相关检查，排除其他疾病。

2. 平时应节制房事，注意经期及产褥期的卫生，保持外阴清洁。

不孕症

不孕症是指育龄妇女婚后未避孕，配偶生殖功能正常，有正常性生活，同居2年以上而未怀孕；或曾有过妊娠，而又2年以上未怀孕。前者为原发性不孕，又称"全不产"；后者为继发性不孕，又称"断绪"。其发生常与先天禀赋不足、房事不节、反复流产、情志失调、饮食所伤等因素有关。病位在胞宫，与任、冲二脉及肾、肝、脾关系密切。基本病机：虚证多为肾虚宫寒，实证多为肝气郁结或痰瘀互阻，导致冲任气血失调。

本病常见于西医学的排卵功能障碍、输卵管阻塞、子宫内膜异位症、宫颈炎以及内分泌失调等疾病之中。

【辨证】

主症 育龄妇女婚后2年，配偶生殖功能正常，未避孕而未怀孕。

兼见月经后期，量少色淡，面色晦暗，性欲淡漠，小便清长，大便不实，舌淡，苔白，脉沉细或沉迟，为肾虚宫寒；多年不孕，经期先后不定，经来腹痛，行而不畅，量少色暗有块，经前乳房胀痛，精神抑郁，烦躁易怒，舌质正常或暗红，苔薄白，脉弦，为肝气郁结；形体肥胖，月经后期，甚或闭经，带下量多，色白黏稠，头晕心悸，胸闷泛恶，舌淡胖，苔白腻，脉滑，为痰湿阻滞；月经后期，经行腹痛，经量多少不一，经色紫暗，有血块，块下痛减，舌质紫暗或有瘀斑，苔薄白，脉弦或细涩，为瘀滞胞宫。

【治疗】

1. 基本治疗

治法 调理冲任，益肾助孕。以任脉穴及肾的背俞穴、原穴为主。

主穴 关元 肾俞 太溪 次髎 三阴交

配穴 肾虚宫寒配命门；肝气郁结配太冲、期门；痰湿阻滞配阴陵泉、丰隆；瘀滞胞宫配血海、膈俞。

方义 关元为任脉穴，与肾俞及肾之原穴太溪配用可益肾固本，调理冲任；次髎位于骶部，邻近胞宫，能行瘀通络，调经助孕；三阴交为足三阴经交会穴，可健脾化湿，补益肝肾，调理冲任。

操作 肾虚者可加用灸法。

2. 其他治疗

（1）耳针法 内生殖器、内分泌、皮质下、肾、肝、脾。每次 2 ～ 4 穴，两耳交替使用。在月经周期第 12 天开始，连续 3 天，毫针中等刺激。可用埋针法或压丸法。

（2）穴位注射法 选穴参照基本治疗。每次 2 穴，以胎盘注射液，或当归注射液、绒毛膜促性腺激素等，每穴注入药液 1 ～ 2mL。治疗从月经周期第 12 天开始，每天 1 次，连续 5 次。

（3）穴位埋线法 三阴交。按穴位埋线法常规操作，植入羊肠线，每月 1 次。

【按语】

1. 引起不孕的原因很多，男女双方皆应查明原因，以便针对性治疗。针灸对神经内分泌功能失调性不孕有良好效果，而先天性生理缺陷所导致的不孕，非针灸所宜。

2. 对不孕症患者应重点了解月经、分娩、流产、产褥、性生活史，曾否避孕及其方法等，有无过度肥胖及第二性征发育不良等情况，以及有无其他疾病。

3. 针灸治疗应重视治疗时机，即月经周期第 12 天开始，连续治疗 3 ～ 5 天，以促进排卵。

绝经前后诸症

绝经前后诸症是以绝经前后出现月经紊乱或停闭、阵发性烘热汗出、五心烦热、烦躁易怒、情绪不稳、头晕耳鸣、心悸失眠、面浮肢肿、皮肤蚁走样感等为主症的病证。本病与绝经前后的生理特点有关，其发生常与先天禀赋、情志所伤、劳逸失度、经孕产乳所伤等因素有关。本病病位主要在肾，与肝、脾、心关系密切。基本病机是肾精不足，冲任亏虚。

西医学的围绝经期综合征属于本病范畴，双侧卵巢手术切除或放疗后双侧卵巢功能衰竭可参照治疗。

【辨证】

主症 绝经前后出现月经紊乱、情绪不宁、潮热汗出、心悸等症状。

兼见头晕耳鸣，烘热汗出，五心烦热，口燥咽干，舌红，少苔，脉细数，为肾阴虚；头晕耳鸣，形寒肢冷，腰酸尿频，舌淡，苔薄，脉沉细，为肾阳虚；头晕心烦，潮热汗出，腰酸神疲，肢冷尿长，便溏，舌胖大，苔白，脉沉细，为肾阴阳俱虚。

【治疗】

1. 基本治疗

治法 补益肾精，调理冲任。以任脉穴及肾的背俞穴、原穴为主。

主穴 肾俞 太溪 关元 三阴交

配穴 肾阴虚配照海；肾阳虚配命门；肾阴阳俱虚配照海、命门。

方义 本病基本病机是肾精亏虚，肾的阴阳平衡失调，故取肾之背俞穴肾俞、原穴太溪，补益肾之精气以治其本；关元为任脉与足三阴经交会穴，可益肾元、调冲任；三阴交为足三阴经交会穴，可健脾、疏肝、益肾，理气开郁，调补冲任。

操作 毫针刺，补法或平补平泻。肾阳虚，可加灸。

2. 其他治疗

耳针法 取皮质下、内分泌、内生殖器、肾、神门、交感。每次选 2 ～ 3 穴，毫针刺用中等刺激，也可用压丸法或埋针法。

【按语】

1. 针灸对本病效果良好。

2. 围绝经期女性要保持良好的心态，注意营造一个温馨、舒适、和谐的环境，必要时可配合心理疏导。注意饮食调理。症状严重者可在医生指导下配合西药治疗。

胎位不正

胎位不正是指孕妇在妊娠 28 周之后，产科检查时发现胎儿在子宫体内的位置异常。其发生常与先天禀赋不足、情志失调、形体肥胖、负重劳作等因素有关。本病病位在胞宫，与冲、任二脉及肾、肝、脾关系密切。基本病机是气血亏虚，转胎无力，或气机不畅，胎位难转。

本病西医学称为"胎位异常"，常见有臀位、横位、枕后位、足位等异常胎位。多见于腹壁松弛的孕妇或经产妇，是导致难产的主要因素之一。

【辨证】

主症 多无自觉症状，可在妊娠后期通过产前检查而发现。

兼见神疲乏力，少气懒言，心悸气短，食少便溏，舌淡苔薄白，脉滑无力，为气血虚弱；情志抑郁，烦躁易怒，胸胁胀满，嗳气，苔薄白，脉弦滑，为气机郁滞。

【治疗】

1. 基本治疗

治法 调整胎位。以足太阳经井穴为主。

主穴 至阴

配穴 气血虚弱配足三里、脾俞；气机郁滞配肝俞、行间、足三里。

方义 至阴是足太阳经井穴，与足少阴经相连，具有疏通经络、调整阴阳、纠正胎位的功能，为转胎之经验效穴。

操作 用灸法；配穴按虚补实泻针刺，不宜强刺激。

2. 其他治疗

（1）穴位激光照射法 至阴。用氦 – 氖激光仪，医用激光器功率 5mW，直接照射穴位，每侧 5 ～ 8 分钟，每日 1 次，3 ～ 5 次为 1 疗程。

（2）电针法 至阴、足三里，针刺得气后，接上电针仪，取密波，中等刺激 3 分钟。

【按语】

1. 艾灸至阴穴矫正胎位成功率较高，一般超过自然恢复率。针灸矫正胎位简便、安全，对孕妇、胎儿均无不良影响。在治疗期间，孕妇配合膝胸卧位，每日 2 次，每次 15 分钟，效果更佳。

2. 一般要注意多灸少针原则。妊娠 28 ～ 32 周是转胎最佳时机。

3. 治疗前要做相应的检查，排除其他病因，因子宫畸形、骨盆狭窄、肿瘤，或胎儿本身因素引起的胎位不正，或习惯性早产、妊娠毒血症，不宜采用针灸治疗，应尽快转产科处理，以免延误产期，发生意外。

滞 产

滞产是指妊娠足月，临产时胎儿不能顺利娩出，总产程超过 24 小时。又称"产难""子难"。

其发生常与产妇素体虚弱，或产时用力不当、精神过度紧张，或产前安逸少动等因素有关。本病病位在胞宫，与冲、任二脉及肾关系密切。基本病机是气血失调，或气滞血瘀，碍胎外出，或气血虚弱，不能促胎娩出。

滞产多见西医学中子宫收缩异常（即产力异常），骨盆、子宫下段、子宫颈、阴道发育异常（即产道异常），及胎位异常、胎儿发育异常等情况。其中产力异常引起的滞产可参照治疗。

【辨证】

主症　临产浆水已下，胎儿久久不能娩出。

临产腰腹剧痛，宫缩虽强，但间歇不匀，产程进展缓慢，下血色暗量少，产妇精神紧张，胸脘胀闷，时欲泛恶，舌质暗红，脉沉实，为气滞血瘀；临产阵痛较轻，宫缩间歇时间较长，持续时间较短，产程进展缓慢，下血量多、色淡，面色苍白，精神疲倦，舌淡，苔薄白，脉虚大或沉细弱，为气血虚弱。

【治疗】

1. 基本治疗

治法　理气活血，行滞催产。以手阳明、足太阴经穴为主。

主穴　合谷　三阴交　独阴

配穴　气滞血瘀配太冲；气血虚弱配足三里。腹痛剧烈配地机。

方义　合谷为大肠之原穴，三阴交为足三阴经之交会穴，两穴相配可理气行血，催产下胎；独阴为催产之经验要穴。

操作　先针合谷、三阴交，合谷行补法，三阴交行泻法。独阴穴斜刺，行泻法。得气后留针1小时左右或至产妇宫缩规律而有力。留针期间，每隔5分钟左右行针1次。配穴按虚补实泻法操作。

2. 其他治疗

（1）灸法　合谷、气海、关元、三阴交、复溜、昆仑、至阴。选其中2～3穴，用艾条温和灸，灸治时间不限，以娩下胎儿为止。

（2）耳针法　内生殖器、子宫、肾、皮质下、交感。每次用2穴，毫针用中等刺激，每隔3～5分钟捻转行针1次，直到胎儿娩出为止。

（3）穴位敷贴法　神阙、涌泉。将蓖麻叶捣烂，做成药饼，或用巴豆2粒去壳，加麝香0.3g，研末制成药饼，贴于穴位上再盖上敷料，产后去除贴药。

【按语】

1. 针灸对产力异常导致的滞产，方法简便有效，对孕妇、胎儿的调整作用缓和，无不良影响，且有良好的镇痛作用。

2. 因子宫畸形、骨盆狭窄等原因引起的滞产，非针灸所宜。

3. 妊娠后期应注意饮食、劳逸、情志的调适。消除产妇紧张的情绪，应适当注意休息，保持充沛的精力。

乳　少

乳少是指产后哺乳期内产妇乳汁甚少或全无，又称"产后乳少""乳汁不足""乳汁不行"等。其发生常与素体亏虚或形体肥胖、分娩失血过多及产后情志不畅、操劳过度、缺乏营养等因素有关。本病病位在乳房，足厥阴肝经至乳下，足阳明胃经过乳房，足太阴脾经行乳外，故本病与肝、胃、脾关系密切。本病分虚、实两端，基本病机为气血不足，乳汁无以化生，或气机不畅，乳络不通。

西医学产后缺乳、泌乳过少均可参照本病施治。

【辨证】

主症　产后乳汁分泌量少，甚或乳汁全无。

兼见乳汁清稀，乳房柔软无胀感，面色苍白，唇甲无华，神疲乏力，食少便溏，舌淡，苔薄白，脉虚细，为气血不足；乳房胀满疼痛，情志抑郁不乐，胸胁胀闷，脘痞食少，舌红，苔薄黄，脉弦，为肝气郁结；乳房硕大，形体肥胖，食多膏粱，舌淡胖，苔腻，脉滑，为痰浊阻络。

【治疗】

1. 基本治疗

治法　调理气血，疏通乳络。以任脉及足阳明经穴为主。

主穴　膻中　肩井　乳根　少泽

配穴　气血不足配气海、足三里；肝气郁结配太冲、期门；痰浊阻络配丰隆、中脘。

方义　膻中、肩井善于调理气机而疏通乳络；乳根位于乳房局部，可催生乳汁；少泽为生乳、通乳之经验效穴。

操作　常规针刺。

2. 其他治疗

（1）皮肤针法　背部从肺俞至三焦俞及乳房周围。叩刺强度根据证候的虚实决定，一般多用轻刺激或中等刺激。背部从上而下每隔2cm叩打一处，并可沿肋间向左右两侧斜行叩刺，乳房周围做放射状叩刺，乳晕部做环形叩刺，每次叩刺10分钟，每日1次。

（2）耳针法　内分泌、交感、皮质下、胸、肝、脾、肾。每次选2～3穴，毫针用中等刺激。可用埋针法或压丸法。

【按语】

1. 针灸治疗乳少效果极好，一般一次见效，发病时间越短，疗效越好。临床上对乳痈早期郁乳期，仍有较好的疗效。

2. 注意乳母的营养充足和适度的调养，纠正不当的哺乳方法。哺乳期应心情舒畅，避免过度疲劳，保证充足睡眠。

3. 现代研究表明，一方面，对于垂体前叶催乳素分泌减少而致乳少，针灸可调节下丘脑－垂体轴的功能，使缩宫素、催乳素分泌增多，有利于乳汁的分泌，并且通过调节雌激素及孕激素的分泌，使之相应减少，以减少该激素所产生的抑制乳汁分泌的作用；另一方面，对于乳汁淤积而致乳少，针灸可缓解乳腺导管痉挛，促进排乳。

遗　尿

遗尿是指5周岁以上儿童，在睡中小便自遗，醒后方觉的一种病证。每周≥2次，并持续3个月以上。其发生常与禀赋不足、久病体虚、习惯不良等因素有关。本病病位在膀胱，与任脉及肾、肺、脾、肝关系密切。基本病机是膀胱和肾的气化功能失调，膀胱约束无权。另外，肝经热郁化火，也可迫注膀胱而致遗尿。

西医学中，遗尿多见于神经发育尚未成熟，大脑皮质或皮质下中枢功能失调者，也可见于泌尿系统异常、感染等疾病。偶因疲劳或睡前多饮而遗尿者，不作病态。

【辨证】

主症　睡中小便自遗，醒后方觉，数夜或每夜一次，甚至一夜数次。

兼见神疲乏力，面色苍白，肢凉怕冷，白天小便亦多，舌淡，苔薄白，脉沉细无力，为肾气不足；疲劳后遗尿加重，少气懒言，食欲不振，大便溏薄，自汗出，舌淡，苔薄，脉细无力，为脾肺气虚；量少色黄味臊，性情急躁，面赤唇红，或夜间龂齿，舌红，苔黄，脉弦滑数，为肝经郁热。

【治疗】

1. 基本治疗

治法　调理膀胱，温肾健脾。以任脉穴及膀胱的背俞穴、募穴为主。

主穴　关元　中极　膀胱俞　肾俞　三阴交

配穴　肾气不足配、命门、太溪；脾肺气虚配肺俞、气海、足三里；肝经郁热配蠡沟、太冲。夜梦多配百会、神门。

方义　关元为任脉与足三阴经交会穴，配肾俞可培补元气，固摄下元；中极、膀胱俞合用为膀胱之俞募配穴，可振奋膀胱气化功能；三阴交为足三阴经交会穴，可通调肝、脾、肾三经经气，健脾益气，益肾固本而止遗尿。

操作　毫针补法，多灸。下腹部穴位针尖向下斜刺，以针感达到前阴部为佳。

2. 其他治疗

（1）**耳针法**　肾、膀胱、皮质下、内分泌、尿道、脑点。每次取 2 ～ 4 穴，毫针刺。可用埋针法、压丸法。

（2）**皮肤针法**　夹脊穴、气海、关元、中极、膀胱俞、八髎、肾俞、脾俞。叩刺至局部皮肤潮红，也可叩刺后加拔火罐。

（3）**穴位注射法**　肾俞、次髎、膀胱俞、三阴交。用 1% 普鲁卡因注射液，每穴 1mL，三穴交替使用，每日 1 次。

【按语】

1. 针灸治疗遗尿疗效较好，可选择在下午治疗，或睡前用灸法治疗。

2. 消除患儿心理负担和紧张情绪，培养小儿按时、睡前排尿的习惯，晚间适当控制进水量，避免过度疲劳。

小儿惊风

小儿惊风是以四肢抽搐、口噤不开、角弓反张，甚则神志不清为主症的病证，又称"惊厥"。本病来势凶险，变化迅速，为儿科危急重症之一，以 1 ～ 5 岁的小儿最为多见。根据其临床表现分为急惊风与慢惊风两类。急惊风多因外感时邪、痰热内蕴、暴受惊恐引起；慢惊风则多由先天禀赋不足或久病正虚所致。本病病位主要在心、肝、脑，慢惊风还与脾、肾关系密切。基本病机为热极生风或肝风内动。

西医学中，小儿惊风可见于高热、脑膜炎、脑炎、脑发育不全、癫痫等疾病中。

【辨证】

1. 急惊风

主症　发病急骤，全身肌肉强直性或阵发性痉挛，甚则神志不清。

兼见发热头痛，咳嗽咽红，鼻塞流涕，出现烦躁不安，继而神昏，四肢抽搐或颤动，舌苔薄白或薄黄，脉浮数，为外感惊风；壮热面赤兼烦躁不宁，摇头弄舌，龂齿，呼吸急促，舌苔微黄，脉浮数或弦滑，为痰热惊风；暴受惊恐后惊惕不安，身体战栗，喜投母怀，夜间惊啼，甚者惊厥抽风，神志不清，大便色青，脉律不齐，指纹紫滞，为惊恐惊风。

2. 慢惊风

主症　起病缓慢，抽动无力，时发时止。

兼见面黄肌瘦，形神疲惫，囟门低陷，昏睡露睛，时有抽搐，大便稀薄，舌淡，苔薄，脉沉迟无力，为脾肾阳虚；神倦虚烦，面色潮红，手足心热，舌红少苔，脉沉细而数，为肝肾阴虚。

【治疗】

1. 基本治疗

（1）急惊风

治法　开窍醒神，息风镇惊。以督脉及手阳明、足厥阴经穴为主。

主穴　水沟　印堂　合谷　太冲

配穴　外感惊风配大椎、十宣或十二井；痰热惊风配丰隆、中脘；惊恐惊风配神门、内关。壮热配大椎、曲池；口噤配颊车。

方义　水沟、印堂为督脉穴，有醒脑开窍、醒神镇惊之功；合谷、太冲相配，擅长息风镇惊，开窍止痉，为治疗惊厥的常用效穴。

操作　毫针刺，泻法。大椎、十宣或十二井点刺出血。

（2）慢惊风

治法　健脾益肾，镇惊息风。以督脉、任脉及足阳明、足厥阴经穴为主。

主穴　百会　印堂　气海　足三里　太冲

配穴　脾肾阳虚配神阙、脾俞、关元；肝肾阴虚配肾俞、肝俞、太溪。

方义　百会、印堂为督脉穴，有醒神定惊之功，印堂尤为止痉要穴；气海益气培元；足三里健脾和胃，补益气血；太冲平肝息风。

操作　毫针刺，平补平泻法或补法，可加灸。

2. 其他治疗

（1）耳针法　交感、神门、皮质下、心、肝；慢惊风加脾、肾。每次取 2～4 穴，毫针刺或用埋针法、压丸法。

（2）灸法　印堂、承浆。用灯火灸，多用于急惊风。大椎、脾俞、命门、关元、气海、百会、足三里，温和灸，适用于脾肾阳虚者。

【按语】

针刺对惊风有较好的缓解作用。惊风发作时立即让患儿平卧，头偏向一侧，解开衣领，将压舌板缠上多层纱布塞入上、下白齿之间，防止咬伤舌头。保持呼吸道通畅，并随时吸出呼吸道的痰涎和分泌物。症状缓解后，要查明原因，针对病因施治。

小儿食积

小儿食积是指小儿以不思饮食、食而不化、腹部胀满、大便不调为主症的病证。其发生常与素体虚弱、饮食不节、喂养不当等因素有关。本病病位在脾胃。基本病机是脾胃运化失调，气机升降失常。

西医学中，小儿食积多见于胃肠消化不良等疾病中。

【辨证】

主症　不思饮食，胃脘胀满或疼痛，呕吐酸馊乳食，大便酸臭，或溏薄或秘结。

兼见腹痛胀满拒按，烦躁多啼，夜卧不安，小便短黄如米泔，低热，手足心热，舌红，苔白厚或黄腻，脉滑数，指纹紫滞，为乳食内积；面色萎黄，形体较瘦，困倦乏力，夜卧不安，腹满喜按，大便稀溏，夹有乳食残渣，唇舌淡红，苔白腻，脉细滑，为脾胃虚弱。

【治疗】

1. 基本治疗

治法　健脾和胃，消食化积。以胃、大肠的募穴、下合穴为主。

主穴　中脘　天枢　足三里　上巨虚

配穴　乳食内积配梁门、建里；脾胃虚弱配脾俞、胃俞。呕吐配内关。

方义　本病为胃肠运化失常，故取胃之募穴中脘、大肠之募穴天枢，以疏通脘腹部气机，为局部选穴；胃之下合穴足三里与大肠之下合穴上巨虚相配，属于远端选穴，可调理胃肠。

操作　常规针刺。

2. 其他治疗

（1）耳针法　胃、脾、大肠、神门。毫针刺法，或压丸法。

（2）皮肤针法　脾俞、胃俞、三焦俞、华佗夹脊穴、足三里、四缝。皮肤针轻叩，以皮肤潮红为度，每日1次，10次为一疗程。

（3）捏脊法　沿患儿背部脊柱及其两侧由下而上用拇指、食指捏起皮肤，一捏一放，交替向上，3～5遍，每日1次。

【按语】

1. 针灸对本病治疗效果良好。

2. 饮食调节是预防本病发生的重要环节，故小儿饮食须定时定量，应选择新鲜、清洁、易消化、富有营养的食物，不宜过饱过饥、偏食，勿过食肥甘油腻、生冷。要掌握小儿的饮食规律，随小儿年龄的增长，逐步增加与小儿生长相适应的食物。

［附］疳证

疳证是以面黄肌瘦、毛发稀疏、腹部膨隆、精神萎靡为主症的病证。可由多种慢性疾患引起，一般多见于5岁以下的婴幼儿。其发生常与喂养不当、病后失调、禀赋不足、感染虫疾等因素有关。本病病位主要在脾、胃，可涉及心、肝、肺、肾。基本病机是脾胃受损，气血津液亏耗。

西医学中，疳证多见于小儿严重营养不良、佝偻病以及慢性腹泻、肠道寄生虫病等。

【辨证】

主症　精神疲惫，形体羸瘦，面色萎黄，毛发稀疏或干枯。

兼见大便干稀不调，性急易怒，不思饮食，唇舌色淡，脉细无力，为疳气（脾胃失和）；食欲不振或嗜食无度或喜食异物，肚腹膨胀，甚则青筋暴露，时有腹痛，睡中磨牙，舌淡，脉细弦，为疳积（脾胃虚损或虫毒为患）；若形体极度消瘦，皮肤干瘪，大肉已脱，毛发干枯，啼哭无力，腹凹如舟，舌淡嫩，苔少，脉细弱，为干疳（重症疳积）。

【治疗】

1. 基本治疗

治法　健脾益胃，化滞消疳。以胃之募穴、下合穴为主。

主穴　中脘　足三里　四缝

配穴　疳气配太冲、章门、胃俞；疳积配天枢、下脘、三阴交；干疳配神阙、气海、膏肓。大便下虫配百虫窝。

方义　脾胃乃后天之本，若脾胃功能旺盛，则生化之源可复。胃之募穴、腑之会穴中脘，可和胃理肠，足阳明合穴、胃之下合穴足三里扶土而补中气；四缝为奇穴，是治疗疳积的经验穴。

操作　四缝用三棱针点刺，出针后轻轻挤出液体，并用无菌干棉球擦干。一般采取速刺不留针。

2. 其他治疗

（1）捏脊法　沿患儿背部脊柱及其两侧由下而上用拇指、食指捏起皮肤，一捏一放，交替向上，3～5遍，每日1次。

（2）皮肤针法　脾俞、胃俞、夹脊穴（第7～12胸椎），从上到下轻轻叩刺，至局部潮红为度。

（3）割治法　取鱼际部位，局部麻醉后，纵切约0.4cm，取出脂肪0.3g左右，然后进行外科包扎。

【按语】

1. 针刺治疗本病有较好的疗效。因其他疾病如肠寄生虫病等引起的，要根治原发病。

2. 提倡母乳喂养，乳食须定时定量，不宜过饱，勿过食肥甘油腻、生冷。

小儿脑性瘫痪

小儿脑性瘫痪简称脑瘫，是由于不同原因引起的非进行性中枢性运动功能障碍，可伴有智力低下、惊厥、听觉与视觉障碍及学习困难等，是多种原因引起脑损伤而致的后遗症。本病属中医学"五软""五迟""胎弱""胎怯"等范畴。其发生与先天不足、产伤、后天失养、病后失调等因素有关。病位在脑，与五脏皆密切相关。基本病机是脑髓失充，五脏不足。

【辨证】

主症　智力低下，发育迟缓，四肢运动障碍。

兼见筋骨痿弱，发育迟缓，站立、行走或长齿迟缓，目无神采，面色不华，疲倦喜卧，舌质淡嫩，脉细弱，为肝肾不足；语言发育迟缓，流涎不禁，食少，便溏，舌淡，苔白，脉细弱，为心脾两虚；失语，痴呆，手足软而不用，肢体麻木，舌淡紫或边有瘀点，苔黄腻，脉弦滑或涩，为痰瘀阻络。

【治疗】

1. 基本治疗

治法　健脑益智，化瘀通络。以督脉及足少阳、手足阳明经穴及夹脊穴为主。

主穴　百会　四神聪　夹脊　悬钟　足三里　合谷

配穴　肝肾不足配肝俞、肾俞；心脾两虚配心俞、脾俞；痰瘀阻络配膈俞、血海、丰隆。语言障碍配通里、廉泉、金津、玉液；颈软配天柱；上肢瘫配肩髃、曲池；下肢瘫配环跳、阳陵泉；腰部瘫软配腰阳关。

方义　百会为督脉穴，督脉入络脑，故能健脑调神开窍；四神聪为经外奇穴，有健脑益智之功；夹脊穴通阳活络、强脊；悬钟为髓会，可益髓补脑，强壮筋骨；足三里培补后天之本，化生气血，滋养筋骨、脑髓；合谷调理气血，化瘀通络。

操作　主穴可分为两组，即夹脊穴为一组，其余穴为一组，隔日交替使用。每日1次，每次留针30分钟或用速刺法，不留针。

2. 其他治疗

（1）头针法　顶颞前斜线、枕下旁线；伴有智力障碍可选取额中线、顶中线、顶旁1线、顶旁2线。用1.5寸毫针迅速刺入帽状腱膜下，然后将针体与头皮平行，推送至所需的刺激区，留针30～60分钟，留针时可以自由活动。隔日1次。

（2）耳针法 交感、神门、脑干、皮质下、心、肝、肾、脾。上肢瘫痪加肩、肘、腕；下肢瘫痪加髋、膝、踝。耳穴压丸，两耳交替，3～4日1次。

（3）穴位注射法 大椎、足三里、阳陵泉、曲池、合谷。用10%葡萄糖注射液或维生素B_1、B_{12}注射液等，每次每穴注入0.5～1mL，隔日1次。

【按语】

1.针灸治疗本病有一定效果，可配合功能训练和智力培训。提倡早期治疗。

2.本病注意与佝偻病相鉴别。

小儿多动症

小儿多动症指小儿智力正常或接近正常，有不同程度的学习困难、自我控制能力弱、活动过多、注意力不集中、情绪不稳定和行为异常等症状，又称注意力缺陷多动障碍，与多种生物因素、心理因素及社会因素等有关。近半数患者在4岁以前起病，男孩多于女孩。

中医学认为小儿多动症的发生常与先天禀赋不足、后天护养不当、外伤或情志失调等因素有关。本病病位在心、脑，与肝、脾、肾关系密切。基本病机是心神失养或元神受扰。

【辨证】

主症 注意力不集中、活动过多及冲动任性，伴有不同程度的学习困难并持续6个月以上，智力接近正常或完全正常。

兼见遗尿、腰酸乏力，或五心烦热、盗汗、大便秘结，舌质红，苔薄，脉细弦，为肝肾阴虚；神思涣散，神疲乏力，形体消瘦或虚胖，多动而不暴躁，言语冒失，睡眠不实，伴偏食纳少，面色无华，舌质淡，苔薄白，脉虚弱，为心脾两虚；烦躁不宁，胸中烦热，失眠，纳少口苦，便秘尿赤，舌质红，苔黄腻，脉滑数，为痰火内扰。

【治疗】

1. 基本治疗

治法 健脑益智，安神定志。以督脉及手少阴、手足厥阴经穴为主。

主穴 百会 印堂 风池 太冲 神门 内关

配穴 肝肾阴虚配太溪、三阴交；心脾两虚配心俞、脾俞；痰火内扰配丰隆、劳宫。烦躁不安配照海、神庭；记忆力差配悬钟；盗汗配阴郄、复溜；纳少配中脘、足三里；遗尿配中极、膀胱俞。

方义 百会、印堂为督脉穴，可安神定志，益智健脑；风池、太冲潜阳息风；神门为心之原穴，内关为心包经络穴，可宁心安神。

操作 风池、太冲用泻法，太溪用补法，其余主穴用平补平泻法。

2. 其他治疗

（1）耳针法 脑干、心、肝、肾、皮质下、肾上腺、交感、枕。每次取2～4穴，毫针刺或用埋针法、压丸法。

（2）头针法 顶颞前斜线、额中线、顶中线、顶旁1线、顶旁2线、颞前线。头针常规针刺。

【按语】

1.针灸能较好地减轻临床症状。

2.加强教育与诱导，给予必要的心理治疗，配合行为纠正，培养患儿养成良好的生活习惯。

第三节 皮外伤科病证

瘾 疹

瘾疹是以皮肤上出现风团，伴有瘙痒为主症的病证，又称为"风疹""风疹块"。其发生常与体质素虚，腠理不固，风邪侵袭，或食用鱼虾荤腥食物等因素有关。本病病位在肌肤腠理。基本病机是营卫失和，邪郁腠理。

本病相当于西医学的急、慢性荨麻疹，为过敏性皮肤病。

【辨证】

主症 皮肤上出现风团，发无定处，时发时退，伴有瘙痒，消退后不留痕迹。

急性者发病急骤，初起皮肤瘙痒、潮红，继则皮肤上突然出现大小不等、形状不一的皮疹，搔抓后疹块连片，其色或红或白，高起皮肤，边界清楚，发病迅速，消退亦快，消退后不留任何痕迹。慢性者常反复发作，缠绵难愈。

兼见风团色红，灼热剧痒，遇热加重，舌红，苔薄黄，脉浮数，为风热袭表；风团色白，遇风寒加重，舌淡，苔薄白，脉浮紧，为风寒袭表；风团色红，脘腹疼痛，恶心呕吐，舌红，苔黄腻，脉滑数，为胃肠积热；风疹反复发作，午后或夜间加剧，口干，舌红，苔少，脉细数无力，为血虚风燥。

【治疗】

1. 基本治疗

治法 祛风止痒，养血和营。以手阳明、足太阴、足太阳经穴为主。

主穴 曲池 合谷 血海 委中 膈俞

配穴 风热袭表配大椎、风池；风寒袭表配风门、肺俞；胃肠积热配足三里、天枢；血虚风燥配足三里、三阴交。呼吸困难配天突；恶心呕吐配内关。

方义 病在阳之阳（皮肤）者，取阳之合，故取手阳明大肠经之合穴曲池，与合谷同用，善于开泄，既可疏风解表，又能清泻阳明，无论外邪侵袭还是胃肠积热者皆可用之；本病邪在营血，膈俞为血之会穴，可活血祛风；委中又名血郄，亦为阳之合，与血海同用，可理血和营。

操作 毫针浅刺。委中、膈俞可点刺出血。急性者每日 1～2 次，慢性者隔日 1 次。

2. 其他治疗

（1）拔罐法 神阙。拔火罐，留罐 5 分钟后起罐，反复拔 3 次，或用闪罐法，以局部充血为度。适用于急性荨麻疹，见效较快。

（2）穴位注射法 曲池、血海、三阴交。每次交替选用 2 穴，5% 当归注射液，每穴注入 2mL 药液。

（3）穴位埋线法 大椎、肺俞、膈俞、曲池、血海、三阴交。每次选 2～3 穴。适用于慢性荨麻疹。

【按语】

1. 针灸治疗本病效果较好，但部分慢性者较难根治。

2. 注意避风寒，忌食鱼腥虾蟹、辛辣等食物，饮食宜清淡，远离过敏原。

湿 疹

湿疹是以皮肤呈丘疹、疱疹、渗出、肥厚等多形性损害，并反复发作为临床表现的疾病。西医学认为本病是一种变态反应性慢性皮肤病，病因尚不清楚，可能与体质、感染、精神因素、消化系统功能障碍、内分泌与代谢紊乱有关。临床上又分急性、亚急性和慢性。

本病属中医学湿疮范畴，其发生内因主要与体质、情志、腑脏功能失调有关，外因主要与风、湿、热邪及饮食不当有关。湿邪是主要因素，湿性黏腻、重浊，故病多迁延。本病病位在皮肤。基本病机是湿热相搏，化燥生风，皮肤受损。

【辨证】

主症 皮疹呈多形性损害。急性期多见红斑、丘疹、水疱、渗出、糜烂、结痂等；慢性期多见皮肤呈褐红色、浸润、肥厚、粗糙、皲裂、苔藓样改变等。皮损可呈对称性分布，瘙痒剧烈，遇热或入睡时加剧。

兼见发病急，病程短，局部皮损初起，皮肤焮红潮热，身热口渴，大便秘结，小便短赤，舌质红，舌苔黄腻，脉滑数，为湿热浸淫；发病较缓，皮肤轻度潮红，渗液浸淫、糜烂，身倦神疲，胸闷纳呆，大便或溏，舌质淡红，苔白腻或淡黄腻，脉濡，为脾虚湿蕴；病情迁延反复，皮肤粗糙脱屑、开裂，头昏乏力，舌淡苔白，脉细，为血虚风燥。

【治疗】

1. 基本治疗

治法 清热利湿。以手阳明、足太阴经穴为主。

主穴 曲池 阴陵泉 血海 阿是穴 风市

配穴 湿热浸淫配合谷、内庭；脾虚湿蕴配足三里、脾俞；血虚风燥配膈俞、三阴交。阴囊湿疹配箕门、曲泉、蠡沟；肛门湿疹配长强；肘、膝窝湿疹配尺泽、委中；面部湿疹配风池、颧髎。

方义 曲池清泻阳明热邪；阴陵泉清化湿浊；血海活血祛风；患部阿是穴用毫针围刺可疏调局部经络之气，配合风市以祛风止痒。

操作 患部阿是穴用毫针围刺。

2. 其他治疗

（1）穴位注射法 曲池、肺俞、大椎、血海、足三里。苦参注射液或板蓝根注射液、当归注射液，每次选2穴，每穴注射2mL。

（2）皮肤针法 大椎、大杼至白环俞。叩刺强度中等，至皮肤潮红为度。

【按语】

1. 针灸治疗本病能较好缓解症状，但对慢性患者较难根治。

2. 忌食鱼虾、浓茶、咖啡、辛辣等食物，远离过敏原。避免精神紧张，防止过度劳累。

蛇串疮

蛇串疮是以皮肤突发簇集状疱疹，呈带状分布，并伴强烈痛感为主症的病证。因其疱疹常累如串珠，分布于腰、胁部，状如蛇形，名"蛇串疮"，又称为"蛇丹""缠腰火丹"等。其发生常与情志不畅、过食辛辣厚味、感受火热时毒等因素有关。本病病位在皮部，主要与肝、脾相关。基本病机是火毒湿热蕴蒸于肌肤、经络。

本病相当于西医学的带状疱疹，是由水痘－带状疱疹病毒所致的急性疱疹性皮肤病。

【辨证】

主症　初起时患部皮肤灼热刺痛、发红，继则出现簇集性粟粒大小丘状疱疹，多呈带状排列，多发生于身体一侧，以腰、胁部最为常见。疱疹消失后部分患者可遗留疼痛，可持续数月或更久。

兼见皮损色鲜红，灼热疼痛，水疱饱满，疱壁紧张，口苦咽干，烦躁易怒，苔黄，脉弦滑数，为肝经火毒；皮损色淡红，疱壁松弛，常有糜烂渗出液，起黄白水疱，脘腹痞闷，苔黄腻，脉滑数，为脾经湿热；皮疹消退后遗留顽固性疼痛，皮肤色暗，为瘀血阻络。

【治疗】

1. 基本治疗

治法　泻火解毒，通络止痛。以局部阿是穴、病变相应节段夹脊穴及手足少阳经穴为主。

主穴　阿是穴　夹脊穴　支沟　阳陵泉　行间

配穴　肝经火毒配侠溪、太冲；脾经湿热配阴陵泉、血海；瘀血阻络配合谷、血海。便秘配天枢；心烦配神门。

方义　皮损局部围刺及刺络拔罐，可活血通络、祛瘀泻毒；相应节段夹脊穴调畅患部气血；支沟、阳陵泉清泻少阳之邪热；行间为足厥阴肝经荥穴，具有疏肝泻热之功。诸穴合用，清热泻火、通络止痛。

操作　皮损局部围针、浅刺，在疱疹带的头、尾各刺一针，两旁则根据疱疹带的大小选取数点，向疱疹带中央沿皮平刺。或用三棱针点刺疱疹及周围，拔火罐，令每罐出血 3 ～ 5mL。夹脊穴向脊柱方向斜刺 1.5 寸，行捻转泻法，可用电针。

2. 其他治疗

（1）火针法　以碘伏消毒，在疱疹起止的两端及中间选定治疗部位，根据疱疹簇的大小确定所刺针数，以簇中疱疹数量的 1/3 ～ 1/2 为宜。进针深度以针尖刺破疱疹，达到其基底部为度。对于较大的脓疱或血疱即直径 >0.5cm 者，用粗火针点刺。刺后加拔火罐。患者就诊前 3 天每日治疗 1 次，之后隔日 1 次。适用于疱疹期。

（2）艾灸法　疱疹患处阿是穴。用艾条回旋灸，以热引热，外透毒邪。每个部位施灸 3 ～ 5 分钟。或用铺棉灸，将药棉撕成薄薄的一片，面积同疱疹大小，覆盖疱疹，从一边点燃。注意棉花片要足够薄，不要灼伤局部皮肤。

（3）灯火灸　用灯心草蘸麻油，点燃后对准水疱中央点灼，发出清脆"啪"声即可。水疱破处可涂碘伏消毒。

【按语】

1. 针灸治疗本病有很好的疗效，可止痛，促进疱疹吸收和结痂，缩短病程，减少后遗症。

2. 注意休息，加强营养，治疗期间不宜食肥甘辛辣食品，饮食宜清淡，并忌食海鲜发物，注意保暖，勿受寒凉。保持疱疹区的皮肤卫生。

3. 现代研究表明，针灸治疗带状疱疹与抑制炎症反应、促进炎症吸收、调节免疫功能有关。

扁平疣

扁平疣是以发生于皮肤浅表部位的粟粒至黄豆大小的硬性扁平赘生物为主要症状的皮肤病。多发生于颜面、前臂和手背部，好发于青春期前后女性。多由人类乳头瘤病毒引起。

中医学称扁平疣为"扁瘊""疣疮""疣目"，认为其发生常与感受风热毒邪、情志不畅等因素有关。本病病位在肌肤腠理。基本病机是风热毒邪搏结于肌肤，或肝郁气滞、毒聚瘀结。

【辨证】

主症　颜面、前臂和手背等处出现散在或密集分布的扁平丘疹，呈圆形、椭圆形或不规则的多边形，褐色或正常肤色，表面光滑，边界清楚，质地偏硬，一般无痛痒。病程缓慢，有时可自行消退，但退后易复发。

兼见唇干口渴，疹色淡红或红褐，舌红，苔黄，脉数，为风热蕴结；疹色灰暗或呈暗褐色，舌淡，苔白，脉濡或滑，为毒聚瘀结。

【治疗】

1. 基本治疗

治法　疏风清热，解毒散结。以局部穴及手阳明经穴为主。

主穴　阿是穴　曲池　合谷

配穴　风热蕴结配风池、尺泽；毒聚瘀结配血海、太冲。扁平疣个数较多或全身泛发者配肺俞、风池、血海、膈俞；疣体局限者可根据所在部位的经络配邻近穴 1～2 个。

方义　刺疣体局部为主并放血，可解毒散结；曲池、合谷可疏风清热。

操作　患部阿是穴即"母疣"，在其中心快速进针至疣底部，大幅度捻转提插 30 次左右，然后摇大针孔，迅速出针，放血 1～2 滴，再压迫止血；若疣体较大，再于疣体上下左右四面与正常皮肤交界处各刺 1 针，以刺穿疣体对侧为度，施用同样手法，3～5 日针刺 1 次。

2. 其他治疗

火针法　疣体局部。用烧红火针快速刺入疣体 2～3mm，不留针。

【按语】

1. 针灸治疗本病有较好疗效，但进程较慢，治疗期间要有耐心和毅力。

2. 不宜搔抓或抠剥疣体，也不宜过度搓洗以免造成自身接种。

神经性皮炎

神经性皮炎是以皮肤肥厚变硬、皮沟加深、苔藓样改变和阵发性剧烈瘙痒为特征的皮肤病，是皮肤神经功能失调所致，又称慢性单纯性苔藓。病变范围多局限，少有全身发病，多见于成年人。精神因素被认为是主要的诱因，情绪紧张、焦虑都可促使皮损发生或复发。

神经性皮炎属于中医学"牛皮癣""顽癣""摄领疮"范畴。其发生多与情志不遂、风热侵袭、过食辛辣等因素有关。病位在肌肤腠理络脉，与肺、肝关系密切。基本病机是风热外袭或郁火外窜肌肤，化燥生风，肌肤失养。

【辨证】

主症　初起时颈项后、肘膝关节、腰骶或会阴等部位瘙痒但无皮疹；随后皮肤出现正常皮色或淡红色、粟米至米粒大小、扁平有光泽的皮疹，呈圆形或多角形，密集成群；日久皮损逐渐融合扩大成片，皮肤增厚、粗糙，呈皮革样、苔藓样变，搔抓后有脱屑，阵发性剧痒。

发病初期，皮肤瘙痒，丘疹呈正常皮色或红色，食辛辣食物后加重，舌淡红，苔薄黄，脉濡或浮数，为风热侵袭；因情志不畅而诱发或加重，心烦易怒，口苦咽干，舌红，脉弦，为肝郁化火；病久皮肤增厚，干燥粗糙，色素沉着，舌淡，苔薄，脉细，为血虚风燥。

【治疗】

1. 基本治疗

治法　疏风止痒，清热润燥。以病变局部阿是穴及手阳明、足太阴经穴为主。

主穴　阿是穴　曲池　血海　膈俞

　　配穴　风热侵袭配外关、风池；肝郁化火配肝俞、行间；血虚风燥配肝俞、足三里、三阴交。

　　方义　阿是穴，既可宣散局部的风热郁火，又能疏通患部的经络气血，使患部肌肤得以濡养；曲池祛风清热止痒；血海、膈俞调和营血。

　　操作　患部阿是穴围刺。并可艾灸，局部选用铺棉灸或隔姜灸均可。

　　2. 其他治疗

　　（1）皮肤针法　患部阿是穴。由外向内螺旋式叩刺，以少量出血为度，3日1次。同时可配合拔罐或艾条灸。

　　（2）耳针法　肺、肝、神门、相应病变部位。毫针刺法或压丸法。

　　【按语】

　　1. 针灸治疗本病有一定疗效，但病程缠绵，较难痊愈，且易复发，需坚持治疗。治疗期间忌食辛辣、腥膻、酒类等刺激之物，保持精神安定，穿着棉麻衣物。

　　2. 本病应与慢性湿疹、银屑病等相鉴别。

痤　疮

　　痤疮是毛囊及皮脂腺的一种慢性炎症性皮肤病，表现为皮肤丘疹、脓疱、结节、囊肿、黑白头粉刺等，青春期多见，俗称"青春痘"。西医学认为本病与遗传、免疫、内分泌、精神、饮食、胃肠功能、环境、化妆品使用等因素相关，青春期后大多自然痊愈或减轻。

　　痤疮属中医学"肺风""粉刺"范畴。其发生多与先天禀赋、过食辛辣厚味、冲任不调等因素有关。病位在肌肤腠理，与肺、胃、肝关系密切。基本病机是热毒郁蒸肌肤。

　　【辨证】

　　主症　初起为粉刺或黑头丘疹，可挤出乳白色粉质样物，后期可出现脓疱、硬结、囊肿、瘢痕等。

　　若皮损以丘疹为主，多发于颜面、胸背上部，色红，或有痒痛，舌红，苔薄黄，脉浮数，为肺经郁热；丘疹红肿疼痛，或见脓疱、结节、囊肿等，面部油腻，便秘，舌红，苔黄腻，脉滑数，为脾胃湿热；皮疹的消长与月经周期有关，伴月经不调或痛经，舌红，苔腻，脉弦细数，为冲任不调。

　　【治疗】

　　1. 基本治疗

　　治法　清泻肺胃，活血散结。以局部穴及手足阳明经穴为主。

　　主穴　阿是穴　四白　颧髎　肺俞　大椎　曲池　内庭

　　配穴　肺经郁热配鱼际、尺泽；脾胃湿热配阴陵泉、丰隆；冲任不调配公孙、三阴交。便秘配足三里、天枢。另外，可根据痤疮发生的具体部位，配局部经穴及循经远端配穴。

　　方义　皮损局部阿是穴及面部颧髎、四白，能疏通患部的经络气血，化瘀散结；曲池、内庭清泻阳明之热，配大椎以加强清热之力；肺主皮毛，肺俞可清肺泄热。

　　操作　毫针刺，用泻法。

　　2. 其他治疗

　　（1）刺络拔罐法　大椎、肺俞、委中与膈俞、风门、尺泽两组。用三棱针点刺其中一组出血后加拔火罐，两组穴位交替使用。或取双侧耳尖，用三棱针点刺，挤压出血5～8滴，再于大椎穴用三棱针点刺3～4下，用闪火法拔罐，出血3～5mL。

（2）三棱针法　取身柱穴或周围丘疹样阳性反应点。常规消毒，用三棱针挑断皮下部分纤维组织，使之出血或流出黏液。7天1次。

【按语】

1. 针灸对本病有一定疗效。部分患者有自愈倾向，但易于复发。

2. 均衡饮食，忌食辛辣刺激、糖类及高脂食物；多吃蔬菜水果，保持大便通畅；保持良好的心理状态和规律的生活。

3. 不可随意用手挤压，以免炎症扩散，遗留瘢痕。注意面部清洁，根据皮肤油性或干性情况选用碱性香皂或洗面乳，保持毛囊皮脂腺导管通畅；不宜选用油质化妆品，慎用防晒霜、遮盖霜及粉底等。

斑　秃

斑秃是以头皮部毛发突然发生圆形、椭圆形斑状脱落，局部皮肤正常，无自觉症状为临床表现的疾病。俗称"鬼剃头""圆秃"。本病以青年人多见。西医学认为，本病可能与自身免疫、遗传、内分泌功能失调有关；精神因素是诱发及促使本病加重的重要原因之一。

斑秃属中医学"油风"范畴。其发生多与肝肾不足、脾胃虚弱、情志不遂、思虑太过等因素有关。本病病位在头部毛发，与肝、肾关系密切。基本病机为精血亏虚或气滞血瘀，血不养发。

【辨证】

主症　头发突然呈圆形或椭圆形成片脱落，边界清楚，数目不等，大小不一，皮肤平滑光亮，秃发边缘头发松动易脱；少数患者发损区可不断扩大，以致头发全部脱落，甚至累及眉毛、胡须、腋毛、阴毛等。

若脱发范围由小而大，呈进行性加重，脱发区存留参差不齐、易于脱落残发，面色㿠白，神疲乏力，心悸气短，少气懒言，舌淡，苔薄白，脉细弱，为气血两虚；头发焦黄或花白，成片脱落，严重时可全部脱落，头晕耳鸣，五心潮热，失眠多梦，腰膝酸软，盗汗遗泄，舌红少苔，脉细数，为肝肾不足；脱发前头痛或头皮刺痛，胸闷胁痛，夜寐噩梦，烦热难眠，妇女月经不调，舌质紫暗或有瘀斑，脉弦涩或细涩，为气滞血瘀；脱发较快，头部烘热，烦躁易怒，舌红，苔少，脉细数，为血热生风。

【治疗】

1. 基本治疗

治法　养血祛风，活血化瘀。以局部阿是穴、督脉穴为主。

主穴　阿是穴　百会　风池　膈俞　太渊

配穴　气血两虚配足三里、三阴交；肝肾不足配肝俞、肾俞；气滞血瘀配太冲、血海；血热生风配血海、三阴交。

方义　局部阿是穴叩刺可疏通患部气血，促新发生长；头为诸阳之会，百会为足太阳经与督脉之交会穴，配风池可疏散在表的风邪；太渊为肺之原穴，"肺主皮毛"，膈俞为血会，二穴相配，补能益气养血，泻能活血化瘀。

操作　患部阿是穴用皮肤针重叩至出血为度，或毫针围刺，余穴毫针常规刺。

2. 其他治疗

（1）隔姜灸法　阿是穴。以灸至皮肤红晕为度，每日1次。

（2）穴位注射法　阿是穴、曲池、足三里。局部消毒后，从脱发区边缘向中心平刺，注入维生素 B_{12} 注射液 0.5mL；曲池、足三里每穴注入三磷酸腺苷 0.5mL，隔日1次。

【按语】

1. 针灸治疗本病有较好疗效。脱发区可配合用鲜姜片揉擦或涂以复方斑蝥、旱莲草或侧柏叶酊剂。注意精神调理，切忌烦恼、悲观、忧愁，保持心情舒畅。

2. 注意头发养护，讲究头发卫生，不用碱性太强的肥皂洗发，不滥用护发用品。

疔疮

疔疮是以皮肤出现粟粒样脓头，红肿热痛，重者伴高热、神昏为主症的病证。因其初起形小根深，基底坚硬如钉，故名疔疮。因发病部位和形状不同，又有"人中疔""唇疔""蛇头疔""红丝疔"等不同名称。其发生常与恣食膏粱厚味、辛辣炙煿之品，肌肤不洁，蚊虫叮咬，刺扎后火毒侵袭等因素有关。本病病位在肌肤腠理。基本病机是火毒蕴结肌肤，经络气血凝滞。

西医学的颜面部疖痈、急性甲沟炎、脓性指头炎、急性淋巴管炎等均属本病范畴。

【辨证】

主症 初起如粟粒状小脓头，发病迅速，根深坚硬如钉，始觉麻痒，而疼痛轻微，继则红肿灼热，疼痛加剧，可伴有恶寒发热等全身症状。

若初起疮形小如粟米，根深坚硬如钉，始觉麻痒不适，疼痛较轻，继则脓疮增大，红肿灼热，疼痛加剧，恶寒发热，舌红，苔黄，脉数等，为火毒流注经络。其中，发于四肢者，或可见红线隐隐于皮下，并迅速向上走窜，形成"红丝疔"。除局部症状外，兼见寒战、高热、烦躁、神昏、谵语、头痛、呕吐，为疔疮内攻脏腑之危候，称为"疔疮走黄"。

【治疗】

1. 基本治疗

治法 泻火解毒。以督脉穴为主。

主穴 身柱 灵台 合谷 委中

配穴 火毒流注经络，配曲池、大椎；红丝疔，可沿红丝从终点依次点刺到起点，以泻其恶血；若为疔疮走黄，配十二井穴、大椎、曲泽点刺出血。高热配大椎、十宣；神昏配水沟、十二井。还可根据患部所属的经脉循经取穴：发于面部，属阳明经配商阳、内庭，属少阳经配关冲、足临泣，属太阳经配少泽、足通谷。发于手，配足部同名经穴；发于足，配手部同名经穴。或用经脉首尾配穴法，如发于迎香穴处可配对侧的商阳，发于食指端配对侧的迎香。

方义 疔疮为阳热过甚、火毒蕴结之病，故治疗本病首当针泻阳气。督脉总督一身之阳，灵台、身柱属督脉，为治疗疔疮之经验效穴，可疏泄阳热火毒；合谷属手阳明经，阳明经多气多血，故泻之可清热解毒，解肌表之毒邪；疔疮由于火毒流窜，凝滞于血分，故取"血郄"委中，刺之出血可清泻血分蕴热。

操作 毫针泻法，或点刺出血。

2. 其他治疗

（1）三棱针法 在背部脊柱两旁寻找丘疹样突起点 3～5 个，三棱针挑刺出血 3～4 滴。

（2）隔蒜灸法 病变局部。将大蒜切成厚 2～3mm 的蒜片，用针扎数孔后，放置在患部行隔蒜灸。

【按语】

1. 疔疮初起切忌局部挤压、挑刺；红肿发硬时忌手术切开，以免引起感染扩散；如已成脓，应由外科及时切开排脓。

2. 疔疮走黄，证情凶险，须及时进行综合治疗，积极抢救。治疗期间忌食鱼、虾及辛辣厚味。

丹 毒

丹毒是以患部皮肤突然灼热疼痛，色如涂丹，游走极快为主症的病证。本病好发于颜面和小腿部，其中生于下肢者，称"流火"，生于头面部者称"抱头火丹"，游走全身者称"赤游丹"。其发生常与素体血分有热、肌肤破损、火毒入侵等因素有关。本病病位在肌肤腠理。基本病机是血热火毒蕴结肌肤，病性为实证。

本病相当于西医学的急性网状淋巴管炎。

【辨证】

主症 局部皮肤突然变赤，色如涂丹，焮红肿胀，边界分明，迅速蔓延。

若发于头面部，伴恶寒发热，头痛，骨节疼痛，眼胞肿胀，舌红，苔薄黄，脉浮数，为火毒夹风；发于下肢，红斑表面出现黄色水疱，伴心烦胸闷，口苦口干，关节肿痛，小便黄赤，舌红，苔黄腻，脉弦滑数，为火毒夹湿；若出现壮热烦躁，胸闷呕吐，神昏谵语等，属火毒内陷，为危急之候。

【治疗】

1. 基本治疗

治法 泻火解毒，凉血祛瘀。以督脉及手阳明经穴为主。

主穴 大椎 曲池 合谷 委中 阿是穴

配穴 火毒夹风配百会、风池；火毒夹湿配阴陵泉、血海、内庭；火毒内陷配十宣或十二井。

方义 阳盛则热，热甚为火，火极为毒，清火毒必当泻阳气。督脉为阳脉之海，阳明经多气多血，在三阳经中阳气最盛，故治疗本病取督脉、阳明经穴为主。大椎为督脉与诸阳经交会穴，合谷、曲池均属手阳明大肠经，三穴同用可泻阳气而清火毒；委中别称"血郄"，凡血分热毒壅盛之急症，用之最宜；点刺大椎、委中和阿是穴出血既可清泻诸阳之热，又可清泄血分郁热，凉血解毒，寓"菀陈则除之"之意。

操作 毫针泻法。大椎、委中、十宣、十二井、阿是穴三棱针点刺出血。

2. 其他治疗

（1）耳针法 耳尖、耳背静脉、皮损对应部位、肾上腺、神门。耳尖、耳背静脉放血，余穴毫针刺，中度刺激。

（2）刺络拔罐法 患部阿是穴。用皮肤针叩刺或三棱针点刺出血，加拔火罐，使污血邪毒尽出，每日1次。面部慎用。

（3）火针法 患部阿是穴，选用细火针快速刺，每隔1寸1穴。

【按语】

1. 针刺治疗丹毒有一定疗效，一般应配合内服或外用中药，以提高疗效，缩短病程。病情严重者，应中西医结合治疗。

2. 针具应严格消毒，防止交叉感染。

痄 腮

痄腮是以发热、耳下腮部肿胀疼痛为主症的病证。又称"蛤蟆瘟""大头瘟"等。其发生常与感受风热疫毒之邪有关。少阳、阳明经脉分别循行于耳下和腮部，风热疫毒之邪从口鼻而入，阻遏少阳、阳明经脉，郁而不散，蕴结于耳下腮部而发病。基本病机是温毒之邪蕴结于少阳、阳明经。

痄腮相当于西医学的流行性腮腺炎，是由腮腺炎病毒引起的急性呼吸道传染病。本病常在冬、春季节流行，以学龄前后儿童多见。

【辨证】

主症 耳下腮部肿胀疼痛，一般是以耳垂为中心，向前、后、下发展，状如梨形，边缘不清；局部皮肤紧张、发亮但不红，触之坚韧有弹性，有轻触痛；咀嚼困难，常伴有发热。

若耳下腮部酸痛肿胀，或伴恶寒、发热，舌尖红，苔薄黄，脉浮数，为温毒在表；耳下腮部红肿热痛，坚硬拒按，咀嚼困难，发热，舌红，苔黄腻，脉弦数，为温毒蕴结；高热烦渴，或睾丸红肿疼痛，甚则神昏抽搐，舌红，苔黄燥，脉弦数，为温毒内陷。

【治疗】

1. 基本治疗

治法 泻火解毒，消肿散结。以手少阳、手足阳明经穴为主。

主穴 翳风　颊车　外关　合谷　关冲

配穴 温毒在表配风池、少商；温毒蕴结配商阳、曲池、大椎；温毒内陷配劳宫、曲泉、大敦。高热配大椎、商阳；睾丸肿痛配蠡沟、太冲；神昏抽搐配水沟、十宣或十二井。

方义 近取手足少阳之会翳风、足阳明经穴颊车，宣散局部郁滞之气血；远取手少阳经之络穴外关、手阳明之原穴合谷清泻郁热而解毒散结；手少阳井穴关冲点刺出血以疏利少阳之气机。诸穴合用，共奏疏风解表、清热解毒、消肿止痛之功。

操作 毫针刺，用泻法。关冲、商阳、十宣、十二井穴点刺出血。

2. 其他治疗

（1）灯火灸法　取患侧角孙穴。将穴区头发剪短，局部消毒后施以灯火灸。一般轻者治疗1次即可；若肿势不退，次日再灸。

（2）耳针法　取耳尖、面颊、肾上腺、对屏尖、神门。每次选2~3穴，毫针强刺激，耳尖可放血。或用埋针法、压丸法。

【按语】

1. 针灸治疗痄腮效果良好，若出现变证应结合其他治疗。

2. 本病传染性强，发病期应进行隔离。

乳　痈

乳痈是以乳房红肿热痛，乳汁排出不畅，以致结脓成痈为主症的病证。多见于初产妇，好发于产后3~4周，又称"产后乳痈"。其发生常与外邪火毒入侵，或忧思恼怒、恣食厚味等因素有关。本病病位在乳房，足阳明胃经过乳房，足厥阴肝经至乳下，故本病主要与肝、胃两经关系密切。基本病机是胃热肝郁，火毒凝结。

本病相当于西医学的急性化脓性乳腺炎。

【辨证】

主症 乳房肿胀、热痛，排乳不畅。

若乳房结块初起，肿胀疼痛，常伴有恶寒发热、全身不适，舌红，苔薄白或薄黄，脉浮数，为气滞热壅（郁乳期）；肿块逐渐增大，焮红灼热，痛如刀割，舌红，苔黄厚腻，脉弦数或滑数，为火毒炽盛（酿脓期）；肿块中央触之渐软，有应指感，或见乳头有脓汁排出，溃脓后乳房胀痛减轻，舌淡，苔白，脉弱无力，为正虚邪恋（溃脓期）。如脓肿破溃后脓流不畅、肿势和疼痛不减，病灶可能波及其他部位，形成"传囊乳痈"。

兼见胸闷胀痛，呕逆，纳呆，脉弦苔薄，为肝气郁结；口渴、口臭，便秘，苔黄腻，脉弦数，为胃热蕴滞；肿块增大，焮红疼痛，时有跳痛，舌苔黄，脉弦数，为火毒凝结。

【治疗】

1. 基本治疗

治法 清热解毒，散结消痈。以足阳明、足厥阴经穴为主。

主穴 足三里 期门 膻中 内关 肩井

配穴 肝气郁结配太冲；胃热蕴滞配曲池、内庭；火毒凝结配厉兑、大敦点刺放血。乳房痛甚配少泽、梁丘；恶寒发热配合谷、曲池；烦躁口苦配行间。

方义 乳痈为病，多为胃热、肝郁，故取足阳明经合穴、胃之下合穴足三里，清泻阳明胃热，肝之募穴期门疏肝解郁；膻中、内关远近相配，宽胸理气；肩井为治疗乳痈的经验效穴。

操作 毫针刺，用泻法。膻中可向乳房中心方向平刺。

2. 其他治疗

（1）三棱针法 在背部肩胛区或脊柱两旁寻找米粒大小、指压不退色的数个红色阳性反应点，用三棱针挑刺出血。

（2）灸法 患部阿是穴。用葱白或大蒜捣烂，铺于乳房患处，用艾条熏灸20分钟左右，每日1～2次。用于乳痈初起未成脓时。

【按语】

1. 针灸治疗本病主要针对初起未化脓者，可配合按摩和热敷，有较好疗效，可有效提高治愈率，缩短病程。

2. 本病若已化脓，应考虑转外科治疗。

<h2 style="text-align:center">乳 癖</h2>

乳癖是以女性乳房部出现慢性、良性多发性肿块和胀痛为主症的病证，又称"乳痰""乳核"。常见于中青年女性，其发生多与情志内伤、忧思恼怒等因素有关。本病病位在乳房，与胃、肝、脾三经关系密切。基本病机是气滞痰凝，冲任失调。

本病相当于西医学的乳腺小叶增生、乳房囊性增生、乳房纤维瘤等。

【辨证】

主症 单侧或双侧乳房发生单个或多个大小不等的肿块，增长缓慢，胀痛或压痛，表面光滑，边界清楚，推之可动，质地坚韧或呈囊性感。

兼见急躁易怒，经行不畅，舌红，苔薄黄，脉弦滑，为肝郁气滞；乳房肿块胀痛，胸闷不舒，恶心欲呕，苔腻，脉滑，为痰浊凝结；乳房肿块和疼痛在月经前加重，腰酸乏力，月经失调，色淡量少，舌淡，脉沉细，为冲任失调。

【治疗】

1. 基本治疗

治法 理气化痰，调理冲任。以任脉、足阳明、足厥阴经穴为主。

主穴 膻中 乳根 屋翳 期门 足三里 太冲

配穴 肝郁气滞配肝俞、内关；痰浊凝结配丰隆、中脘；冲任失调配关元、肝俞、肾俞。

方义 膻中为气会，合期门可宽胸理气，散结化滞；乳根、屋翳位于乳房局部，属胃经，可通调阳明经气；期门邻近乳房，为肝之募穴，疏肝气，调冲任；循经远取足三里、太冲，分别疏通胃经、肝经气机。诸穴合用，可使痰化结散。

操作 毫针泻法。膻中向患侧乳房平刺。

2. 其他治疗

（1）耳针法 内分泌、胸、乳腺、肝、胃、卵巢。毫针中度刺激，或用压丸法。

（2）穴位注射法 乳根、屋翳、肩井、天宗、足三里。每次选2～3个穴位，用当归或丹参注射液、维生素 B_{12} 注射液，按1:1比例混合，每穴注入药液 0.5mL 左右。

【按语】

1. 针灸对本病有较好疗效，但需坚持。患者应保持心情舒畅，忌忧思恼怒。

2. 本病应注意与乳腺癌相鉴别。

肠 痛

肠痈是以转移性右下腹疼痛、右下腹局限而固定的压痛、反跳痛为特征的病证。因本病在发病时有右腿不能伸直的体征，故有"缩脚肠痈"之称。其发生常与饮食不节、寒温不适、暴食后剧烈运动、忧思郁怒等因素有关。本病病位在大肠。基本病机是肠腑气壅、热瘀互结、血败肉腐。

本病相当于西医学的急、慢性阑尾炎。

【辨证】

主症 转移性右下腹疼痛。疼痛呈持续性、阵发性加剧，右腿屈而难伸，右下腹有局限而固定的压痛、反跳痛，甚则出现腹肌紧张。

若痛势不剧，伴有恶寒发热，恶心呕吐，苔白，脉弦紧，为肠腑气结；痛势剧烈，腹肌紧张、拘急、拒按，局部可触及肿块，壮热汗出，便秘，腹胀，小便短赤，脉洪数，为热盛肉腐，属重证。

【治疗】

1. 基本治疗

治法 清热导滞，通腑调气。取大肠的募穴、下合穴为主。

主穴 天枢 上巨虚 阑尾穴

配穴 发热配曲池；呕吐配内关；便秘配腹结；腹胀配大肠俞。

方义 本病为大肠腑病，故取大肠募穴天枢、下合穴上巨虚以通调肠腑，清泻肠腑积热；阑尾穴是治疗肠痈的经验效穴。三穴共奏清热导滞散结之效。

操作 毫针泻法，适当加强刺激强度，留针30～60分钟，其间应反复间断运针。急性期每日针2～3次。慢性阑尾炎腹部穴可用艾条灸或隔蒜灸、隔姜灸。

2. 其他治疗

（1）电针法 天枢、阑尾穴。电针刺激，强度以患者能耐受为度，每次30～60分钟，每日2次。

（2）穴位注射法 阑尾穴、腹部压痛点。10%葡萄糖注射液，每穴2～5mL，深度0.5～0.8寸。

【按语】

1. 针灸对单纯性阑尾炎和轻型化脓性阑尾炎有较好的疗效，对化脓有穿孔或坏死倾向者，应及时转外科处理。

2. 阑尾穴对急慢性阑尾炎均有诊断和治疗作用，尤其是对急性阑尾炎的诊断意义重大。

3. 饮食一般宜从禁食或流质，到半流质，再恢复至普食。

痔　疮

痔疮是以肛门内外出现小肉状突出物，排便时出血、脱出、肿痛为主症的病证，为成年人多发病。其发生常与久坐久立、负重远行、嗜食辛辣、酒色过度、久泻、久痢、长期便秘、劳倦胎产等因素有关。本病病位在肛肠。督脉过直肠，膀胱经别入肛中，故本病与膀胱经、督脉关系密切。基本病机是肛部筋脉横懈。

西医学中，根据痔核与肛门齿状线的位置关系将痔疮分为内痔、外痔和混合痔。

【辨证】

主症　肛门部出现小肉状突出物，无症状或仅有异物感，也可伴有肛门处疼痛、肿胀、瘙痒和大便时出血。

兼见肛内肿物脱出，肛缘水肿，触痛明显，大便带血，舌暗红，苔白或黄，脉弦细涩，为气滞血瘀；痔疮灼热疼痛，或流黄水，肛门坠胀，便血鲜红，舌红，苔黄腻，脉滑数，为湿热下注；病久伴有脱肛、乏力，便时肛内肿物脱出，不能自行还纳，便血色淡，少气懒言，面色少华，舌淡，苔白，脉细弱，属脾虚气陷。

【治疗】

1. 基本治疗

治法　清热利湿，化瘀止血。取督脉和足太阳经穴为主。

主穴　长强　会阳　次髎　承山　二白

配穴　气滞血瘀配太冲、血海；湿热下注配中极、阴陵泉；脾虚气陷配神阙、百会。肛门肿痛配孔最、飞扬；便秘配支沟、天枢；便后出血配孔最、膈俞。

方义　近部取长强穴，可疏导肛门瘀滞之气血；足太阳经别"别入肛中"，取足太阳之会阳、次髎、承山能清泻肛肠湿热、消肿止痛、凉血止血；二白为治疗痔疮经验穴。

操作　长强沿尾骶骨内壁进针 1～1.5 寸，要求针感扩散至肛门周围；承山穴向上斜刺，使针感向上传导。脾虚气陷用补法，配合灸神阙、百会。

2. 其他治疗

（1）**三棱针法**　①取第 7 胸椎至腰骶部两侧范围内红色丘疹点，一个或数个不等，每次选一个点挑刺，并挤出黏液，7 天左右 1 次。②在龈交穴处若发现有一米粒大的小疙瘩，用三棱针挑破，放出少量血液。

（2）**穴位埋线法**　关元俞、大肠俞、承山。埋入羊肠线，20～30 天 1 次。

（3）**针刀疗法**　选取痔核局部，用 1% 利多卡因局部麻醉后，采用针刀松解痔核基底部，5～7 日 1 次，一般痔核会自行枯萎、脱落。

【按语】

1. 痔疮肿痛发作时，用针刺能缓解症状，病情严重者应专科处理。

2. 忌食辛辣刺激性食物，保持大便通畅。本病应与直肠癌、直肠息肉等相鉴别。

项　痹

项痹是以头颈部疼痛，活动不利，甚至肩背疼痛，或肢体一侧或两侧麻木疼痛，或头晕目眩，或下肢无力，步态不稳，甚至肌肉萎缩等为主症的病证。本病归属中医学"痹证""痿证""项强""颈肩痛"范畴。其发生与年老体衰、长期劳损、感受外邪或跌仆损伤等因素有关。本病病位在颈项部，涉及督脉、足太阳膀胱经、手太阳和手阳明经经脉及其经筋。基本病机是颈部寒湿痹阻，气滞血瘀或肝肾不足，筋骨肌肉失养。

本病相当于西医学的颈椎病，根据临床表现可分为颈型、神经根型、椎动脉型、脊髓型、交感型及混合型。

【辨证】

主症 头枕、颈项、肩背、上肢等部位疼痛，及进行性肢体感觉和运动功能障碍。

（1）辨经络 颈项、后枕部疼痛，项部僵紧不舒，为督脉、足太阳经证；颈项部不舒，压痛明显，疼痛可沿前臂尺侧放射，第 4 ～ 5 指麻木，为手太阳经证；颈、肩、上臂的外侧和前臂桡侧发生放射性疼痛、麻木，可伴有拇指、食指和中指麻木，为手阳明经证。

（2）辨证候 久卧湿地或夜寐露肩而致项强脊痛，肩臂酸楚，颈部活动受限，甚则手臂麻木冷痛，遇寒加重，舌淡苔白，脉弦紧，为风寒痹阻；若在外伤后出现颈项、肩臂疼痛，手指麻木，劳累后加重，项部僵直或肿胀，活动不利，肩胛冈上下窝及肩峰有压痛，舌质紫暗有瘀点，脉涩，为劳伤血瘀；颈项、肩臂疼痛，四肢麻木乏力，头晕耳鸣，腰膝酸软，遗精或月经不调，舌红少苔，脉细弱，为肝肾亏虚。

【治疗】

1. 基本治疗

治法 舒筋骨，通经络。取局部穴位及手足太阳经穴为主。

主穴 颈夹脊 阿是穴 天柱 后溪 申脉

配穴 督脉、足太阳经证配风府、昆仑；手太阳经证配小海、少泽；手阳明经证配肩髃、曲池、合谷。风寒痹阻配风门、大椎；劳伤血瘀配膈俞、合谷；肝肾亏虚配肝俞、肾俞。头晕头痛配百会、风池；恶心、呕吐配中脘、内关；耳鸣、耳聋配听宫、外关。

方义 颈夹脊、阿是穴、天柱为局部选穴，可疏调颈部气血，舒筋骨，通经络；后溪、申脉分属手足太阳经，且为八脉交会穴，后溪通督脉，申脉通阳跷脉，两穴上下相配，功在疏导颈项、肩胛部气血。

操作 毫针泻法或平补平泻法。颈夹脊针刺时强调针感传至患侧肩背、前臂。

2. 其他治疗

（1）穴位注射法 阿是穴。用利多卡因，或维生素 B_{12} 注射液、当归注射液，每次每穴注射 1mL。

（2）刺络拔罐法 大椎、颈夹脊、天柱、肩井、阿是穴。皮肤针叩刺使皮肤发红并有少量出血，然后加拔火罐。

【按语】

1. 针灸治疗本病可明显改善症状，尤其对颈型、神经根型、椎动脉型有较好的效果；对其他类型颈椎病的症状也有一定改善作用，宜配合牵引、按摩、外敷治疗。若颈项部疼痛不适较甚者，配合颈夹脊行针刀、埋线疗法，可增强疗效。

2. 长期伏案或低头工作者要注意颈部保健，工作 1 小时后要活动颈部，或自我按摩局部，放松颈部肌肉。平时应注意正确睡眠姿势，枕头高低要适中，同时注意颈部保暖，避免风寒之邪侵袭。

3. 现代研究表明，针灸治疗颈椎病，与促进局部微循环、改善椎动脉供血、协调椎间盘周围的肌肉和韧带的运动、调节神经功能有关。

［附］落枕

　　落枕是以颈项突然发生疼痛、活动受限为主症的病证，又称"失枕""失颈"。其发生常与睡眠姿势不正、枕头高低不适、颈部负重过度、寒邪侵袭等因素有关。本病病位在颈项部经筋，与督脉、手足太阳和少阳经密切相关。基本病机是经筋受损，筋络拘急，气血阻滞不通。

　　西医学认为本病是各种原因导致的颈部肌肉痉挛。

【治疗】

1. 基本治疗

　　治法　调气活血，舒筋通络。以局部阿是穴为主，配合远端取穴。

　　主穴　天柱　阿是穴　外劳宫

　　配穴　督脉、太阳经证配后溪、昆仑；少阳经证配肩井、外关。肩痛配肩髃；背痛配天宗。

　　方义　天柱、阿是穴可疏导颈项部气血；外劳宫又称落枕穴，是治疗本病的经验穴。局部与远端穴位相配，舒筋通络止痛。

　　操作　先刺远端穴外劳宫，持续捻转行针，同时嘱患者慢慢活动颈项，一般疼痛即可缓解；再针局部腧穴。若有感受风寒史，颈部穴位可加艾灸；若由颈项部过度扭转所致，可点刺出血，加拔罐。

2. 其他治疗

　　（1）拔罐法　疼痛轻者直接在患侧项背部行闪罐法，顺着肌肉走行进行拔罐。疼痛较重者可先在局部用皮肤针叩刺出血，再拔火罐；也可行走罐法。

　　（2）耳针法　颈、颈椎、肩、枕、神门。每次选 2 ～ 3 穴，毫针刺，中等刺激，持续行针时嘱患者徐徐活动颈项部；或用压丸法。

【按语】

　　1. 针灸治疗本病疗效显著，常可立即取效，针后可配合推拿和热敷。

　　2. 睡眠时应注意枕头的高低要适度，避免风寒。反复出现落枕时，应考虑颈椎病。

肩　痹

　　肩痹是以肩部持续疼痛及活动受限为主症的病证。由于风寒是本病的重要诱因，故又称为"漏肩风"。多发于 50 岁左右的成人，故俗称"五十肩"。因患肩局部常畏寒怕冷，尤其后期常出现肩关节的炎症粘连和肌肉萎缩，肩部活动明显受限，故又称"肩凝症""冻结肩"等。其发生与体虚、劳损、风寒侵袭肩部等因素有关。本病病位在肩部筋肉，与手三阳经、手太阴经关系密切。基本病机是肩部经络阻滞不通或筋肉失于濡养。

　　本病相当于西医学的肩关节周围炎，是软组织退行性、炎症性病变。

【辨证】

　　主症　肩部疼痛、酸重，呈静止痛，有时可向颈部和整个上肢放射，常因感受风寒、天气变化及劳累而诱发或加重，日轻夜重，肩前、后及外侧均有压痛；主动和被动外展、后伸、上举等功能明显受限。病变早期以肩部疼痛为主，后期以肩关节活动受限为主。病情迁延日久，可出现肩部肌肉萎缩。

　　以肩前区疼痛为主，后伸疼痛加剧，为手阳明经证；以肩外侧疼痛为主，外展疼痛加剧，为手少阳经证；以肩后侧疼痛为主，肩内收时疼痛加剧，为手太阳经证；以肩前近腋部疼痛为主且压痛明显，为手太阴经证。

【治疗】

1. 基本治疗

治法　通经活络，舒筋止痛。以局部穴位为主，配合循经远端取穴。

主穴　肩前　肩髃　肩髎　肩贞　阿是穴　曲池　阳陵泉

配穴　手阳明经证配合谷；手少阳经证配外关；手太阳经证配后溪；手太阴经证配列缺。

方义　肩髃、肩髎、肩贞，分别为手阳明、手少阳、手太阳经穴，加奇穴肩前和阿是穴，均为局部选穴，配远端曲池、阳陵泉，远近配穴，可疏通肩部经络气血，行气活血而止痛。

操作　先刺远端穴，行针后鼓励患者运动肩关节；肩部穴位要求有强烈的针感，可加灸法、电针治疗。

2. 其他治疗

（1）**火针法**　阿是穴。常规消毒后，将火针置酒精灯上烧红，迅速点刺阿是穴 2～3 次，出针后用无菌干棉球轻轻揉按针眼。疼痛剧烈可每日治疗 1 次，慢性疼痛可 3～5 日治疗 1 次。

（2）**刺络拔罐法**　阿是穴。皮肤针叩刺使少量出血，加拔罐。

（3）**穴位注射法**　阿是穴。用利多卡因，或维生素 B_{12} 注射液，或当归注射液，每穴注射 1mL，隔日 1 次。

（4）**针刀疗法**　阿是穴。选用 4 号针刀在各穴位点刺，常规针刀松解，每周 1 次。

【按语】

1. 针灸治疗本病有较好的疗效，治疗越早疗效越好。但必须明确诊断，排除肩关节结核、肿瘤、骨折、脱臼等疾病，并与颈椎病、内脏病引起的牵涉痛相区别。

2. 对组织粘连、肌肉萎缩者，应结合推拿治疗，以提高疗效。平时应进行适当的肩部功能练习，注意肩部保暖，避免风寒侵袭。

3. 现代研究表明，针灸通过局部刺激可减弱或拮抗痛觉感受器对痛觉的传导，提高痛阈值，达到止痛的目的。针灸还可以促进肩关节局部的微循环及营养代谢，从而有利于炎症水肿吸收和局部堆积的代谢产物的输送，缓解肌肉痉挛，松解粘连，改善功能。

臂丛神经痛

臂丛神经痛是以锁骨上窝、肩、腋、前臂尺侧等部位出现强烈的放射性烧灼样或针刺样疼痛为主要临床表现的疾病，可伴有肢体运动、感觉障碍和肌肉萎缩。临床可分原发性（特发性）和继发性两类。原发性病因不明，可能是一种变态反应性疾病，可见于轻度外伤、注射、疫苗接种或轻度系统性感染后。继发性多是臂丛邻近组织病变压迫引起。

臂丛神经痛属中医学"痹证""肩臂痛""腋痛"等范畴，其发生常与风寒湿热侵袭、跌打损伤有关，与手太阳、手阳明、手少阴经关系密切。基本病机是经络气血阻滞不通。

【辨证】

主症　锁骨上窝、肩、腋、前臂尺侧等部位出现强烈的放射性甚至呈刀割样、撕裂样、烧灼样或针刺样疼痛。

（1）**辨经络**　以肩后部痛为主，疼痛和麻木可由患侧肩胛区向臂外尺侧放射，为手太阳经证；以肩部腋下痛为主，疼痛和麻木可向臂内侧手掌尺侧放射，为手少阴经证；以肩前部痛为主，疼痛和麻木可由患侧肩胛区向臂外桡侧放射，为手阳明经证。

（2）**辨证候**　发病前有恶寒、发热等外感症状或有局部受凉史，为外邪侵袭；有肩臂腋部损伤或劳损史，局部压痛明显，舌暗或可见瘀斑，脉涩，为瘀血阻滞。

【治疗】

1. 基本治疗

治法 疏通经络，活血止痛。以局部穴为主。

主穴 颈 5～胸 1 夹脊 颈臂 肩贞 肩髃 阿是穴

配穴 手太阳经证配支正、后溪；手少阴经证配极泉、少海、通里；手阳明经证配曲池、合谷。外邪侵袭配风池、合谷；瘀血阻滞配内关、膈俞。

方义 臂丛由颈 5 至胸 1 的神经根组成，故取颈 5～胸 1 夹脊，配合局部选取肩髃、肩贞、阿是穴，以疏通局部经络气血，行气活血而止痛；颈臂为奇穴，是治疗上肢痹痛的经验效穴。

操作 颈臂直刺 0.5～0.8 寸，提插手法，使针感向上肢、手指放射；肩部穴位可加灸法，亦可用电针治疗。

2. 其他治疗

（1）刺络拔罐法 肩髃、肩贞、阿是穴。三棱针点刺出血，拔火罐；或皮肤针叩刺出血，拔火罐。

（2）穴位注射法 颈 5～胸 1 夹脊、阿是穴。用利多卡因，或维生素 B_{12} 注射液、当归注射液，每穴注射 0.5～1mL，隔日 1 次。

【按语】

1. 针灸治疗本病有较好的疗效，可明显缓解疼痛。继发性臂丛神经痛要针对原发病治疗，解除致病因素。

2. 急性期患者要注意休息，避免提重物；患者平时要注意保暖，避免风寒侵袭。

肘 劳

肘劳是以肘部局限性慢性疼痛为主症的病证。属中医学"伤筋""痹证"范畴。多因前臂旋转和屈伸肘腕关节用力不当所致，可见于木工、钳工、水电工、矿工及网球运动员等。其发生常与慢性劳损有关，前臂长期反复做拧、拉、旋转等动作时，可使肘部的经筋慢性损伤。本病病位在肘部手三阳经筋。基本病机是筋脉不通，气血痹阻。

本病可见于西医学的肱骨外上髁炎（网球肘）、肱骨内上髁炎（高尔夫球肘）和尺骨鹰嘴炎（学生肘或矿工肘）等。

【辨证】

主症 肘关节活动时疼痛，有时可向前臂、腕部和上臂放射，局部肿胀不明显，有明显而固定的压痛点，肘关节活动不受限。

肘关节外上方（肱骨外上髁周围）有明显的压痛点，为手阳明经筋证；肘关节外部（尺骨鹰嘴处）有明显的压痛点，为手少阳经筋证；肘关节内下方（肱骨内上髁周围）有明显的压痛点，为手太阳经筋证。

【治疗】

1. 基本治疗

治法 舒筋通络，活血止痛。以局部阿是穴为主。

主穴 阿是穴

配穴 手阳明经筋证配肘髎、合谷；手少阳经筋证配外关、天井；手太阳经筋证配阳谷。

方义 阿是穴疏通局部筋脉气血，活血止痛。

操作 在局部压痛点采用多向透刺，或做多针齐刺，得气后留针。局部可加温和灸、隔姜灸或天灸。亦可取阿是穴和配穴用电针治疗。

2. 其他治疗

（1）刺络拔罐法   阿是穴。皮肤针叩刺或三棱针点刺出血后拔罐，3 ～ 5 日治疗 1 次。

（2）火针法   阿是穴。常规消毒后将火针置酒精灯上烧红，迅速点刺，3 ～ 5 日治疗 1 次。

（3）穴位注射法   阿是穴。当归注射液，注入 1mL，隔日 1 次。

（4）针刀疗法   用针刀松解肱骨外上髁、肱骨内上髁部位肌腱附着点的粘连。

【按语】

1. 针灸治疗本病有较好的疗效，在治疗方法上要注重灸法的应用。

2. 治疗期间应避免肘部过度用力，同时注意局部保暖，免受风寒。

腱鞘囊肿

腱鞘囊肿是指关节附近的腱鞘内滑液增多，发生囊性疝出而形成的囊肿。多发于手腕背侧、足背部，手指掌指关节及近侧指间关节处也常见到。一般认为肌腱或关节的长期过度劳损使滑膜腔内滑液增多而形成囊性疝出，以及结缔组织的黏液性退行性变可能是发病的重要原因。

腱鞘囊肿属中医学"筋结""筋聚"或"筋瘤"范畴。其发生多与患部关节活动、劳损或外伤刺激等因素有关。本病病位在筋，属经筋病。基本病机为经筋劳伤，气津凝滞。

【辨证】

主症   腕背部或足背部出现囊性肿物，呈半圆球形，表面光滑，边界清楚，质软，有波动感，压痛轻微或无压痛；囊液充满时，囊壁变为坚硬，局部压痛。

【治疗】

1. 基本治疗

治法   祛瘀散结。以囊肿局部阿是穴为主。

主穴   阿是穴

配穴   发于腕背部配阳溪、阳池或外关；发于足背部配解溪。

方义   本病属经筋病，"在筋守筋"，故局部阿是穴用点刺和围刺法，可起到散结消肿、疏调经筋的作用。

操作   暴露患处，常规消毒，术者以左手拇指、食指挤住囊肿，将内容物推至一边，避开血管及肌腱，使囊肿突起，然后用粗毫针或三棱针自囊肿顶部刺入，并向四周深刺，将囊壁刺破，迅速用力挤出浓稠胶冻状物质。加压包扎 3 ～ 5 天。囊肿较大者，可用注射器抽吸囊液，复针刺数孔，并加压包扎。

2. 其他治疗

（1）火针法   阿是穴。囊肿局部常规消毒，医者左手掐持囊肿，右手持火针对准囊肿高点迅速刺入，将表层囊壁刺破，并快速拔针，同时左手用力挤压囊肿，尽量使囊内的黏稠状物全部排出，然后常规消毒并加压包扎 3 ～ 5 日。一般 1 次即可，若囊肿未全消或复发，可于 1 周后再行治疗 1 次。

（2）艾灸法   阿是穴，可根据病变部位配局部经穴。以艾条温和灸，每次施灸 15 ～ 20 分钟。

【按语】

1. 针灸治疗本病疗效较为满意，尤以火针、三棱针法效佳，但应注意严格消毒，以防感染。

2. 治疗期间和治愈初期，应注意休息，避免局部过劳，以防止复发。

腺鞘炎

　　腺鞘炎是以手腕部（或足踝部）的腱鞘因外伤、劳损而出现以受累关节屈伸不利、局部肿痛为主要症状的疾病。本病多发生在手腕部，以桡骨茎突部狭窄性腱鞘炎和屈指肌腱狭窄性腱鞘炎最为常见。多见于手工操作者，女性多于男性。

　　腺鞘炎属中医学"筋痹"范畴，其发生与劳作过度、外邪侵袭等因素有关。本病病位在经筋。基本病机是筋脉痹阻，气血运行不畅。

【辨证】
　　主症　患指腱鞘处肿胀疼痛，受累关节活动不利，有时可触及皮下硬节。

　　桡骨茎突处疼痛，可向手及前臂放射，以拇展肌腱受累为主，在列缺、阳溪附近有明显压痛，为手太阴、手阳明经筋证；当手指屈曲时疼痛、活动受限，甚至出现"弹响"或一时的"交锁"现象，系指屈肌腱受累，为手厥阴经筋证；当手指伸展时疼痛、活动受限，以指伸肌腱受累为主，在阳池、合谷附近有明显压痛，为手少阳、手阳明经筋证；当拇指屈曲时疼痛，以拇屈肌腱受累为主，在鱼际、太渊附近有压痛，为手太阴经筋证。

【治疗】
1. 基本治疗
　　治法　舒筋通络，活血止痛。以局部穴为主。
　　主穴　阿是穴
　　配穴　手太阴、手阳明经筋证配阳溪、列缺；手厥阴经筋证配大陵、内关；手少阳、手阳明经筋证配外关、阳池、合谷；手太阴经筋证配鱼际、太渊。
　　方义　本病属经筋病证，"在筋守筋"，故取局部阿是穴以舒筋活络，活血止痛。
　　操作　按照受累肌腱寻找痛点。以阿是穴为中心，向四周透刺2～4针，或进行围刺法，可用电针、温针灸、艾灸等。

2. 其他治疗
　　（1）穴位注射法　局部阿是穴。用强的松龙25mg和2%利多卡因1mL，局部消毒后刺入，无回血后缓慢注入药液。每周1次，可注射2～3次。
　　（2）火针法　局部阿是穴。将细火针烧至通红，速刺，深度约0.5cm，不留针。适用于病情较轻、病程较短者。

【按语】
　　针灸治疗腺鞘炎疗效较佳。治疗期间应减少腕部活动，注意保暖，避免寒湿刺激。

腰　痛

　　腰痛是以自觉腰部疼痛为主症的病证，又称"腰脊痛"。其发生常与感受外邪、跌仆损伤、年老体衰、劳欲过度等因素有关。腰为肾之府，肾经贯脊属肾，膀胱经夹脊络肾，督脉并于脊里，故本病与肾及足太阳膀胱经、督脉等关系密切。基本病机是经络气血阻滞，或精血亏虚，经络失于温煦、濡养。

　　本病可见于西医学的腰肌劳损、棘间韧带损伤、肌肉风湿、腰椎及椎间盘病变等，肾脏病变以及妇女的盆腔疾患等常可放散到腰部引起腰痛。

【辨证】
　　主症　腰部疼痛。

（1）辨经络　疼痛位于腰脊中线部，并有明显压痛，为督脉证；疼痛位于腰脊两侧，并有明显压痛，为足太阳经证。

（2）辨证候　腰部有受寒史，阴雨风冷时加重，腰部冷痛重着、酸麻，或拘挛不可俯仰，或痛连臀腿，舌苔白腻，脉沉，为寒湿腰痛；腰部有扭挫或陈伤史，劳累、晨起、久坐加重，腰部两侧肌肉触之有僵硬感，痛处固定不移，舌暗，脉细涩，为瘀血腰痛；起病缓慢，隐隐作痛，或酸多痛少，乏力易倦，脉细，为肾虚腰痛。

【治疗】

1. 基本治疗

治法　舒筋活络，通经止痛。以局部阿是穴及足太阳经穴为主。

主穴　肾俞　大肠俞　阿是穴　委中

配穴　督脉证配命门、后溪；足太阳经证配昆仑。寒湿腰痛配腰阳关；瘀血腰痛配膈俞；肾虚腰痛配志室、太溪。腰骶疼痛配次髎、腰俞；腰眼部疼痛明显配腰眼。

方义　"腰为肾之府"，肾俞可益肾壮腰；大肠俞、阿是穴属近部选穴，可疏调局部筋脉气血，通经止痛；"腰背委中求"，取委中可疏利膀胱经气，祛除经络之瘀滞。

操作　寒湿证加灸法；瘀血证局部加拔火罐，委中刺络放血。

2. 其他治疗

（1）皮肤针法　腰部疼痛部位。皮肤针叩刺出血，加拔火罐。适用于寒湿腰痛和瘀血腰痛。

（2）针刀疗法　腰部痛点。行针刀治疗，每周 1 次。适用于第 3 腰椎横突综合征。

（3）穴位注射法　腰部痛点。地塞米松 5mL 和利多卡因 2mL 混合液，消毒后刺入痛点，无回血后推药液，每点注射 0.5 ～ 1mL。

【按语】

1. 现代研究表明，针灸可以促进局部的血液循环，通过神经 - 肌肉反射缓解腰肌的痉挛，止痛，从而改善腰痛症状。

2. 针灸的疗效与病因相关，对腰肌劳损及肌肉风湿疗效最好，腰椎关节病疗效较好，而韧带撕裂疗效较差。

3. 由妇女盆腔疾患及肾脏疾患引起的腰痛应以治疗原发病为主；因脊柱结核、肿瘤等引起的腰痛，不属针灸治疗范畴。

［附］急性腰扭伤

急性腰扭伤是指腰部软组织由于过度牵拉，肌肉、筋膜、韧带等急性损伤，主要表现为腰部疼痛、活动受限的疾病。

本病属于中医学腰部伤筋范畴，又称"闪腰""岔气"。其发生常与剧烈运动、用力不当、跌仆损伤等因素有关。本病病位在腰部经筋，与膀胱经、督脉等经脉关系密切。基本病机是腰部经络气血壅滞，不通则痛。

【治疗】

1. 基本治疗

治法　行气止痛，舒筋活血。以局部穴及上肢奇穴为主。

主穴　腰痛点　阿是穴　委中　后溪

配穴　督脉证配水沟；足太阳经证配昆仑。

方义　局部阿是穴可祛瘀通络，舒筋活血；远端选手背腰痛点，为经验用穴；委中为足太阳膀胱经穴，可疏调腰背部膀胱经之气血；后溪为手太阳小肠经输穴，手、足太阳同名经脉气相通，后溪穴又为八脉交会穴之一，通督脉，故针刺该穴可行气血而通经络，使受伤组织功能恢复正常。

操作 首先选奇穴腰痛点和后溪穴，行较强的捻转提插泻法 1～3 分钟，同时嘱患者慢慢活动腰部；再让患者俯卧位，在腰骶部寻找压痛点，施以毫针泻法，并拔火罐。

2. 其他治疗

（1）刺络拔罐法 阿是穴。皮肤针重叩至微出血，或三棱针点刺出血，加拔火罐。

（2）艾灸法 阿是穴、肾俞、次髎。用艾条悬灸或隔姜灸，灸至皮肤潮红为度，每次 15～20 分钟，常在扭伤后 24 小时以后施灸。适用于素体虚弱的患者。

（3）电针法 委中、腰阳关、大肠俞、腰痛点、阿是穴。每次选穴 2 对，针刺得气后，用低频电刺激 10～20 分钟，强度以患者舒适为度，每日 1 次。

【按语】

1. 针灸治疗急性腰扭伤有较好疗效，一般治疗后可立即见效。但必须排除骨折、脱位、韧带断裂、腰椎间盘突出、脊髓损伤或肿瘤等情况。

2. 可配合推拿、药物熏洗等疗法。如果急性腰扭伤未得到及时有效的治疗，未彻底治愈，可转变成慢性腰痛，因此，应积极治疗。

3. 加强腰部的养护和锻炼，搬运重物时宜采取正确的姿势，不宜用力过猛。

坐骨神经痛

坐骨神经痛是指沿坐骨神经通路（腰、臀、大腿后侧、小腿后外侧及足外侧）以疼痛为主要症状的综合征。按病变部位分为根性和干性，以前者为多见。根性坐骨神经痛常由椎管内疾病及脊柱疾病引起，以腰椎间盘突出引起者最为多见；干性坐骨神经痛病变部位在椎管外沿坐骨神经分布区，常见于梨状肌综合征、髋关节炎、骶髂关节炎、臀部损伤、盆腔炎及肿瘤等疾患。

本病属中医学"痹证""腰腿痛"等范畴，其发生与腰部闪挫、劳损、外伤、感受外邪等因素有关。本病病位主要在足太阳、足少阳经。基本病机是经络不通，气血瘀滞。

【辨证】

主症 腰或臀、大腿后侧、小腿后外侧及足外侧的放射样、电击样、烧灼样疼痛。

（1）辨经络 疼痛沿腰或臀、大腿后侧、小腿后侧及足外侧放射痛，为足太阳经证；疼痛沿臀、大腿、小腿外侧至足外侧呈放射痛，为足少阳经证。

（2）辨证候 腰腿冷痛、重痛，遇冷加重，得温则减，舌质淡，苔白滑，脉沉迟，为寒湿证；腰腿疼痛剧烈，痛如针刺，痛处固定不移，夜间加重，或伴有外伤史，舌质紫暗，脉涩，为血瘀证；痛势隐隐，喜揉喜按，劳则加重，舌淡，脉细，为气血不足证。

【治疗】

1. 基本治疗

治法 通经止痛。以足太阳、足少阳经穴为主。

主穴 足太阳经证：腰夹脊 阿是穴 秩边 殷门 委中 承山 昆仑

足少阳经证：腰夹脊 阿是穴 环跳 阳陵泉 悬钟 丘墟

配穴 寒湿证配命门、腰阳关；血瘀证配血海、三阴交；气血不足证配足三里、三阴交。

方义 腰夹脊为治疗腰腿疾病的要穴，与阿是穴合用可疏通局部气血；由于本病病位在足太阳、足少阳经，故循经取足太阳和足少阳经穴以疏导两闭经阻不通之气血，达到"通则不痛"的目的。

操作 腰臀部腧穴可适当深刺，使针感沿足太阳经或足少阳经产生向下放射感为度，不宜多次重复。寒湿证可加用灸法。

2. 其他治疗

（1）穴位注射法　阿是穴。用利多卡因，或维生素 B_1，或维生素 B_{12}，或当归注射液等，每穴注射 $1 \sim 2mL$，每日或隔日 1 次。

（2）电针法　根性坐骨神经痛取 $L_4 \sim L_5$ 夹脊、阳陵泉或委中；干性坐骨神经痛取秩边或环跳、阳陵泉或委中。针刺后通电，用密波或疏密波，刺激量逐渐由中度到强度。

（3）刺络拔罐法　腰骶部阿是穴。用皮肤针叩刺，或用三棱针在压痛点点刺出血，并加拔火罐。适用于根性坐骨神经痛。

【按语】

1. 针灸治疗坐骨神经痛疗效满意。但应注意根性与干性之分，腰椎间盘突出所致根性坐骨神经痛可于腰部配合针刀疗法，梨状肌综合征所致干性坐骨神经痛，于居髎芒针透刺到秩边穴可增强疗效。

2. 急性期应卧床休息，注意保暖，腰椎间盘突出症者应卧硬板床。

3. 现代研究表明，针灸可缓解或解除相关肌肉的痉挛以缓解神经根压迫，改善血液循环以促进神经根水肿和周围炎症的吸收，促进神经元的新陈代谢，从而治疗坐骨神经痛。

踝关节扭伤

踝关节扭伤是指踝关节部位韧带、肌腱、关节囊等软组织损伤引起的以踝关节肿胀、疼痛，甚至活动受限为主要表现的一种疾病。临床根据损伤部位分为内翻型和外翻型两种；根据损伤程度分韧带捩伤、部分撕裂伤和完全断裂三型。若急性韧带损伤修复不佳，韧带松弛，易致复发性损伤。

中医称本病为"踝缝伤筋"，其发生与足部运动用力过猛或不当等因素有关。本病病位在踝部筋络。基本病机是经气运行受阻、气血壅滞。

【辨证】

主症 踝关节于扭伤之后骤然出现疼痛、活动受限，或可见局部明显肿胀，活动踝关节疼痛加重，一般 $2 \sim 3$ 日可现皮下紫瘀血斑。

足外踝周围肿胀疼痛或压痛明显（踝关节外侧副韧带损伤），足内翻疼痛加剧，为足少阳经筋及阳跷脉证；足内踝周围肿胀疼痛或压痛明显（踝关节内侧副韧带损伤），足外翻疼痛加剧，为足太阴经筋及阴跷脉证。

【治疗】

1. 基本治疗

（1）急性期（扭伤 24 小时以内）

治法 疏调经筋，缓急止痛。以局部穴及相应同名经腕关节部穴为主。

主穴 阿是穴　阳池（或太渊）

配穴 足少阳经筋及阳跷脉证配悬钟、丘墟、申脉；足太阴经筋及阴跷脉证配三阴交、商丘、照海。

方义 阿是穴可疏导局部气血，疏调经筋；足少阳经筋证选同名经手少阳经腕关节部位的阳池，足太阴经筋证选同名经手太阴经腕关节部位的太渊，属同名经配穴及上、下肢关节部位对应配穴，针刺既可缓急止痛，又可疏调足少阳、太阴经气血，同名经同气相求，以达"通则不痛"。

操作　先针刺上肢远端穴位，行较强的捻转提插泻法，持续运针 1～3 分钟，同时嘱患者慢慢活动踝关节；然后针刺局部穴位，刺激手法宜轻柔，不宜过重。

（2）恢复期（扭伤 24 小时后）

治法　舒筋活络，消肿止痛。以局部穴位为主。

主穴　阿是穴

配穴　足少阳经筋及阳跷脉证配丘墟、足临泣、申脉；足太阴经筋及阴跷脉证配商丘、照海、水泉。

方义　局部取穴以疏通经络之瘀滞，恢复气血之流畅，发挥舒筋活络、消肿止痛之功，加速受伤经筋络脉的修复，恢复踝关节的功能。

操作　毫针刺用泻法，或在肿胀局部阿是穴行围刺法；可用温针灸、电针。

2. 其他治疗

（1）刺络拔罐法　皮肤针重叩压痛点至微出血，或三棱针刺 5～6 针，加拔火罐。适用于恢复期，局部血肿明显者。

（2）穴位注射法　局部压痛点，用当归注射液每穴注入 0.5mL，适用于恢复期。

（3）艾灸法　踝关节局部行悬灸法，适用于恢复期。

【按语】

1. 针灸治疗踝关节扭伤主要针对韧带掠伤及不完全损伤。

2. 急性期不宜勉强活动患部，24 小时以内配合冷敷，24 小时后可予热敷。

3. 病程长者要局部护理，注意患部保暖，避免风寒湿邪的侵袭。

第四节　五官科病证

目赤肿痛

目赤肿痛为多种眼部疾患中的一个急性症状。古代文献根据发病原因、症状急重和流行性，又称"风热眼""暴风客热""天行赤眼"等。多因外感风热时邪或肝胆火盛，火热之邪循经上扰，以致经脉闭阻，血壅气滞，骤然发生目赤肿痛。本病病位在眼，与肝、胆两经关系最为密切。基本病机是热毒蕴结目窍。

目赤肿痛可见于西医学的急性结膜炎、假性结膜炎以及流行性角膜炎等疾病中。

【辨证】

主症　目赤肿痛，羞明，流泪，眵多。

兼见起病急，患眼灼热，痒痛皆作，眵多黄黏，伴头痛、发热、恶风、脉浮数等，为外感风热；口苦，烦热，便秘，脉弦滑，为肝胆火盛。

【治疗】

1. 基本治疗

治法　疏风散热，消肿止痛。以局部穴及手阳明、足厥阴经穴为主。

主穴　睛明　太阳　风池　合谷　太冲

配穴　外感风热配少商、外关；肝胆火盛配侠溪、行间。

方义　取局部穴睛明、太阳宣泄患部郁热以消肿；取合谷调阳明经气，清头面热邪；太冲、风池分属于肝胆两经，上下相应，可导肝胆之火下行。

操作 毫针泻法，太阳点刺放血。

2. 其他治疗

（1）耳针法 眼、屏间前、屏间后、肝。毫针刺，留针 20 分钟，间歇运针；亦可仅在耳尖和耳后静脉点刺放血数滴。

（2）三棱针法 在肩胛间按压过敏点，或大椎两旁 0.5 寸处选点，用三棱针挑刺。本法适用于急性结膜炎。

【按语】

1. 针刺治疗目赤肿痛效果较好，可明显缓解症状。

2. 取眼眶内穴位时，针具应严格消毒，以防止感染；进出针须缓慢，不宜提插和捻转，出针时用棉球按压数秒钟，以防出血。

麦粒肿

麦粒肿是指胞睑生小疖肿，形似麦粒，易于成脓溃破的眼病，又称"针眼""眼丹""土疳"等。因脾胃蕴热，或心火上炎，又复外感风热，积热与外风相搏，气血瘀阻，火热结聚，以致眼睑红肿，甚则腐熟化为脓液，发为本病。

西医学的内、外麦粒肿可参照治疗。

【辨证】

主症 病起始则睑缘局限性红肿硬结、疼痛和触痛，继则红肿逐渐扩大，数日后硬结顶端出现黄色脓点，破溃后脓自流出。

兼见局部微肿痒痛，伴头痛发热，全身不舒，苔薄白，脉浮数，为外感风热；局部红肿灼痛，伴有口渴口臭，便秘，苔黄，脉数，为脾胃蕴热。

【治疗】

1. 基本治疗

治法 疏风清热，解毒散结。以局部穴、足太阳、手足阳明经穴为主。

主穴 太阳 攒竹 二间 内庭

配穴 外感风热配大椎、风池、丝竹空、曲池、合谷；脾胃蕴热配四白、头维、三阴交。

方义 太阳点刺出血，可清热解毒，活血散结；攒竹为足太阳经穴，疏调眼部气血；二间、内庭泻阳明邪热。

操作 毫针泻法。太阳穴点刺出血。

2. 其他治疗

（1）耳针法 眼、肝、脾。毫针刺，留针 20 分钟，间歇运针。亦可仅在耳尖和耳后静脉点刺放血数滴。

（2）三棱针法 在两肩胛间，第 1 ～ 7 胸椎两侧，探寻淡红色疹点。用三棱针点刺，挤出少量血液，可反复挤 3 ～ 5 次。

【按语】

1. 本病初起至化脓切忌挤压，以免病菌进入血液使炎症扩散，造成严重后果。

2. 针灸适用于红肿硬结，可促其消退，如已成脓应由眼科处理。

近 视

近视是以视近物清晰，视远物模糊为主症的眼病，古称"能近怯远症"。其发生常与禀赋不足、劳心伤神和不良用眼习惯有关。本病病位在眼，肝经连目系，心经系目系，肾为先天之本，脾为气血生化之源，故本病与心、肝、脾、肾关系密切。基本病机是目络瘀阻，目失所养。

西医学中调节性近视、功能性（假性）近视和器质性（真性）近视可参照本病治疗。

【辨证】

主症　视近物正常，视远物模糊不清。

兼见失眠健忘，腰酸，目干涩，舌红，脉细，为肝肾不足；神疲乏力，纳呆便溏，头晕心悸，面色不华或白，舌淡，脉细，为心脾两虚。

【治疗】

1. 基本治疗

治法　通络活血，养肝明目。以局部穴及手足太阳、足少阳经穴为主。

主穴　风池　承泣　睛明　太阳　光明　养老

配穴　肝肾不足配肝俞、肾俞、太溪、照海；心脾两虚配心俞、脾俞、神门、足三里。

方义　风池疏导头面气血，加强眼区穴位的疏通经络作用；承泣、睛明、太阳为局部选穴，可疏通眼部经络；光明为足少阳经之络穴，可养肝明目；养老为手太阳经之郄穴，有养血明目作用。

操作　承泣、睛明选用30号以上细针，将眼球固定，轻缓刺入，忌提插捻转，出针时长时间按压以防出血；风池、光明用平补平泻法，或用补法；养老用补法或温灸法。风池针感宜扩散至颞及前额或至眼区。余配穴均用补法。

2. 其他治疗

（1）耳针法　眼、肝、屏间前、屏间后。毫针刺，每次2～3穴，留针20～60分钟，间歇运针；可用埋针法或压丸法，每3～5日更换1次，双耳交替，嘱患者每日自行按压数次。

（2）头针法　枕上旁线、枕上正中线。按头针常规操作，每日1次。

【按语】

1. 针刺治疗本病有一定效果，尤以功能性近视为佳。如因先天异常所致则非针刺所宜。

2. 要注重科学用眼，注意家庭照明及用眼卫生，坚持做眼保健操。

［附］视神经萎缩

视神经萎缩是由多种原因造成的视神经纤维退行性病变和传导功能障碍，临床表现为视力下降、视野缩小和眼底的视神经乳头苍白。常见的病因有颅内眶内肿瘤、血管疾病、炎症、外伤和营养不良等，少数为原发性，或与遗传因素有关。

本病归属中医学"青盲"范畴。本病病位在脑和眼部。基本病机是肝肾不足、肝郁气滞和脉络瘀阻，导致目窍郁闭为病。

【治疗】

治法　补益肝肾，行气活血，疏通眼络。以局部穴、足少阳经穴为主。

主穴　睛明　球后　翳明　风池　光明　合谷

配穴　肝肾不足配太溪、肝俞、肾俞；气滞血瘀配太冲、膈俞。

方义　睛明、球后通调眼周气血，明目开窍；风池、光明、合谷通调阳明、少阳经气，通络开窍明目；翳明为治疗眼病的效穴。

操作　眼区穴用30～32号针轻缓刺入，轻微捻转不提插，四肢与躯干穴根据证候施以毫针补泻手法，留针20分钟，每日治疗1次。

【按语】

1. 针灸治疗本病有一定效果，但应注意针刺眼部腧穴的手法要轻缓，掌握好深度、角度，出针后长时间按压局部腧穴，防止皮下出血。

2. 视神经萎缩属于眼科难治疾病，是眼病的晚期表现之一，首先要明确病因，积极治疗原发病。本病治疗需要较长时间，一般不应少于 3 个月。

3. 针刺治疗的同时应嘱患者调节情志，注意劳逸结合。

耳鸣、耳聋

耳鸣以耳内鸣响，如蝉如潮，妨碍听觉为主症；耳聋以听力不同程度减退或失听为主症，轻者称"重听"。临床上耳鸣、耳聋既可单独出现，亦可先后发生或同时并见。其发生常与外感风邪、肝胆火旺、肾精亏虚等因素有关。本病病位在耳，与肝、胆、肾关系密切。实证多因外感风邪或肝胆郁火循经上扰清窍；虚证多因肾精亏虚，耳窍失养。基本病机是邪扰耳窍或耳窍失养。

耳鸣、耳聋可见于西医学的多种疾病中，包括耳科疾病、脑血管病、高血压病、动脉硬化、贫血等。

【辨证】

主症　耳鸣、耳聋。

继发于感冒，猝发耳鸣、耳聋、耳闷胀，伴头痛恶风，发热口干，舌质红，苔薄白或薄黄，脉浮数，为外感风邪；耳鸣、耳聋每于郁怒之后突发或加重，兼有耳胀、耳痛，伴头痛面赤，口苦咽干，心烦易怒，大便秘结，舌红，苔黄，脉弦数，为肝胆火旺；久病耳聋或耳鸣，时作时止，声细调低，按之鸣声减弱，劳累后加剧，伴头晕、腰酸、遗精，舌红，苔少，脉细，为肾精亏虚。

【治疗】

1. 基本治疗

（1）实证

治法　疏风泻火，通络开窍。以局部穴及手足少阳经穴为主。

主穴　听会　翳风　中渚　侠溪

配穴　外感风邪配风池、外关；肝胆火旺配行间、丘墟。

方义　手足少阳经脉均绕行于耳之前后并入耳中，听会属足少阳经，翳风属手少阳经，两穴均居耳周，可疏导少阳经气，主治耳疾；循经远取中渚、侠溪，可通上达下，疏导少阳经气，宣通耳窍。

操作　听会、翳风的针感宜向耳内或耳周传导为佳，余穴常规针刺，泻法。

（2）虚证

治法　补肾养窍。以局部选穴及足少阴经穴为主。

主穴　听宫　翳风　太溪　肾俞

方义　听宫为手太阳经与手、足少阳经之交会穴，气通耳内，具有聪耳启闭之功，为治耳疾要穴，配手少阳经局部的翳风穴，可疏导少阳经气，宣通耳窍。太溪、肾俞能补肾填精，上荣耳窍。诸穴合用，可治肾精亏虚之耳鸣、耳聋。

操作　听宫、翳风的针感宜向耳内或耳周传导为佳；太溪、肾俞针刺补法，肾俞可加灸或用温针灸。

2. 其他治疗

（1）头针法　两侧颞后线。毫针刺，间歇运针，留针 20 分钟，每日或隔日 1 次。

（2）穴位注射法　听宫、翳风、完骨等。用甲钴胺注射液，每次两侧各选 1 穴，每穴注射 0.5mL，每日或隔日 1 次。

（3）耳针法　心、肝、肾、内耳、皮质下。暴聋者，毫针强刺激；一般耳鸣、耳聋用中等刺激量，亦可埋针。

【按语】

1. 耳鸣与耳聋的发生，其原因很多，针灸对神经性耳鸣、耳聋效果较好。

2. 耳鸣、耳聋宜尽早诊治，针灸介入越早，疗效越好，病程越长，疗效越差。

鼻　渊

鼻渊是以鼻流腥臭浊涕、鼻塞、嗅觉减退为主症的病证，重者又称"鼻漏"。其发生常与外邪侵袭、胆腑郁热、脾胃湿热等因素有关。本病病位在鼻，肺开窍于鼻，"胆移热于脑，则辛頞鼻渊"（《素问·气厥论》），手阳明大肠经"上夹鼻孔"，足阳明胃经起于鼻，故本病与肺、胆及手足阳明经关系密切。基本病机是邪壅鼻窍。

鼻渊多见于西医学的急慢性鼻炎、急慢性鼻窦炎和副鼻窦炎等疾病中。

【辨证】

主症　鼻流浊涕，色黄腥秽，鼻塞不闻香臭。

兼见病变初发，黄涕量多，或伴头痛，发热，咳嗽，舌红，苔黄，脉浮数，为肺经风热；涕下黏稠如脓，鼻塞较重，伴头痛，口苦咽干，心烦易怒，小便赤黄，舌红，苔黄，脉弦数，为胆腑郁热；经久不愈，反复发作者，兼见头昏，眉额胀痛，思绪分散，记忆衰退，舌红，苔腻，脉滑数，为湿热阻窍。

【治疗】

1. 基本治疗

治法　清热宣肺，通利鼻窍。以局部穴及手太阴、手阳明经穴为主。

主穴　印堂　迎香　合谷　列缺　通天

配穴　肺经风热配尺泽、少商；胆腑郁热配阳陵泉、侠溪；湿热阻窍配曲池、阴陵泉。

方义　印堂位于鼻上，迎香夹鼻旁，近取二穴，散鼻部之郁热而通利鼻窍；迎香、合谷同属大肠经，两穴远近结合，以清泻大肠经热邪；合谷与列缺又为表里经配穴，可清泻肺热；通天善通鼻窍。

操作　常规针刺，少商点刺出血，余穴均以毫针泻法。

2. 其他治疗

（1）穴位注射法　合谷、迎香。用复合维生素 B 注射液，每穴 0.2～0.5mL，每次选 1 个穴位，隔日 1 次。

（2）耳针法　内耳、下屏尖、额、肺。毫针刺，间歇捻转，或埋针 1 周。

【按语】

针刺对鼻窦炎的症状有一定疗效，尤其对改善鼻道的通气功能起效较为迅速，可作为辅助治疗。

鼻　鼽

鼻鼽是以突然反复发作的鼻痒、打喷嚏、流清涕、鼻塞等为主症的病证。该病呈季节性、阵发性发作，亦可常年发病。其发生常与正气不足、外邪侵袭等因素有关。本病病位在鼻，与肺、脾、肾三脏关系密切。基本病机是肺气不固，脾肾亏虚，鼻窍壅滞。

西医学的变应性鼻炎、血管运动性鼻炎、嗜酸性粒细胞增多性非变应性鼻炎等属本病范畴。

【辨证】

主症　鼻痒，打喷嚏，流清涕，鼻塞。

遇风冷易发，气短懒言，语声低怯，自汗，面色苍白，舌质淡，苔薄白，脉虚弱，为肺气虚寒；患病日久，鼻塞鼻胀较重，四肢倦怠，面色萎黄，食少便溏，舌淡胖，边有齿痕，苔薄白，脉虚弱无力，为脾气虚弱；病久体弱，神疲倦怠，形寒肢冷，面色苍白，小便清长，舌质淡，苔白，脉沉细无力，为肾阳亏虚。

【治疗】

1. 基本治疗

治法　调补正气，通利鼻窍。以局部穴为主。

主穴　上迎香　印堂　风池　合谷　足三里

配穴　肺气虚寒配肺俞、气海；脾气虚弱配脾俞、胃俞、气海；肾阳亏虚配肾俞、命门、关元。

方义　上迎香位于鼻旁，穴通鼻气，可治一切鼻病，通利鼻窍之力最强；印堂位于鼻上，为治鼻疾之要穴，可疏通鼻窍；风池长于祛风宣肺，肺气宣则鼻窍可通；合谷为手阳明大肠经穴，有疏风解表、通鼻利窍之功；足三里是强壮要穴，有益气固表之效。

操作　印堂由上向下沿皮平刺至鼻根部，上迎香由下向上沿鼻翼斜刺近鼻根部，足三里补法，余穴常规针刺。

2. 其他治疗

（1）**耳针法**　取肺、脾、肾、内鼻、内分泌穴。毫针刺法，或埋针法、压丸法。

（2）**穴位注射法**　选迎香、合谷、足三里等穴。用丹参注射液，或维生素 B_1、胎盘注射液等，进行常规穴位注射，每穴 0.3～1mL。

（3）**穴位敷贴法**　取大椎、肺俞、膏肓、膻中、肾俞穴。用白芥子 30g，延胡索、甘遂、细辛、丁香、白芷各 10g，研成粉末。上述药末用生姜汁调糊，涂在纱布上，撒上适量肉桂粉，敷贴穴位。30～90 分钟后取掉，以局部红晕微痛为度。

（4）**皮肤针法**　取颈夹脊 1～4、膀胱经背部第 1 侧线、前臂部手太阴肺经。叩刺至局部皮肤潮红为度。

【按语】

1. 针灸治疗本病有效，尤其对鼻道的通气功能改善较为迅速。

2. 要经常进行锻炼，适当户外活动，增强免疫力和抵抗力。

3. 变应性鼻炎要避免接触过敏原。

鼻　衄

鼻衄是以鼻出血为主症的病证。出血量大者称"鼻洪"，妇女经期鼻出血称"倒经"。其发生常与外感风热、过食辛辣、情志不畅等因素有关。本病病位在鼻窍，与肺、胃、肝、心等关系密切。基本病机是火热气逆，迫血妄行，或阴虚火旺，气不摄血。

西医学中，各种鼻腔疾病及循环系统、血液系统和内分泌系统疾病引起的鼻出血可参照治疗。

【辨证】

主症　鼻出血或涕中带血。

兼见鼻燥咽干，或身热咳嗽，舌红，苔薄黄，脉浮数，为肺经风热；血色鲜红，烦渴引饮，胸闷烦躁，口臭便秘，舌红，苔黄，脉洪数，为胃经实热；头痛眩晕，目赤口苦，烦躁易怒，舌红苔黄，脉弦数，为肝火上逆；身热口渴，尿赤，口舌赤烂，舌红苔黄，脉数，为心火亢盛；口燥咽干，五心烦热，舌红少苔，脉细数，为阴虚火旺；面色少华，神疲倦怠，夜寐不宁，心悸怔忡，食少便溏，舌淡苔白，脉缓弱，为脾失统血。

【治疗】

1. 基本治疗

治法 清热泻火，凉血止血。以局部穴、督脉及手太阴经穴为主。

主穴 迎香 上星 天府 孔最

配穴 肺经风热配鱼际、少商；胃经实热配内庭、二间；肝火上逆配行间；心火亢盛配少府；阴虚火旺配太溪、涌泉；脾失统血配隐白、足三里。

方义 迎香为局部取穴，疏通局部气机；上星属督脉，清泻阳经之热；天府为手太阴经穴，是治疗鼻衄的经验效穴；孔最为手太阴肺经之郄穴，阴经郄穴主治血证，肺开窍于鼻，故孔最尤善治疗鼻衄。

操作 天府、孔最均双侧同取，行提插捻转泻法，以局部酸胀或针感向上走窜为度。配穴中少商可点刺放血，隐白用灸法。

2. 其他治疗

（1）穴位敷贴法 以大蒜捣烂，或用吴茱萸粉调成糊状敷于同侧涌泉穴上，有引火下行的作用，以协助止血。

（2）耳针法 内鼻、肺、胃、肾上腺、额、肝、肾等穴。毫针刺，或用埋针法、压丸法。

【按语】

1. 针刺治疗单纯性鼻衄效果显著。止血后应查明病因，积极治疗原发病。

2. 出血量大时应配合局部填塞止血的方法，以防止出血过多造成不良后果。

3. 治疗期间忌接触芳香辛散之品。

咽喉肿痛

咽喉肿痛是以咽喉红肿疼痛、吞咽不适为主症的病证。其发生常与外感风热、饮食不节和体虚劳累等因素有关。本病病位在咽喉。咽通于胃，喉为肺系，肾经上循喉咙，结于廉泉，故本病与肺、胃、肾等关系密切。基本病机是火热或虚火上灼咽喉。

西医学中，咽喉肿痛多见于急性咽炎、扁桃体炎、扁桃体周围脓肿、咽后脓肿、咽旁脓肿、急性喉炎等疾病中。

【辨证】

主症 咽喉肿痛。

兼见咽喉红肿疼痛，吞咽困难，咳嗽，伴有寒热头痛，舌质红，脉浮数，为外感风热；咽干，口渴，便秘，尿黄，舌红，苔黄，脉洪大，为肺胃实热；咽喉稍肿，色暗红，疼痛较轻，或吞咽时觉痛楚，入夜则见症较重，舌红，少苔，脉细数，为肾阴不足。

【治疗】

1. 基本治疗

（1）实证

治法 清热利咽，消肿止痛。以局部穴及手太阴、足阳明经穴为主。

主穴　廉泉　天突　尺泽　少商　内庭　关冲

配穴　外感风热配风池、外关；肺胃实热配商阳、鱼际。

方义　廉泉、天突疏导咽部之气血以治标；尺泽为手太阴经合穴，泻肺经实热，取"实则泻其子"之意；少商系手太阴经井穴，点刺出血，可清泻肺热，为治疗喉证的主穴；内庭能泻阳明之郁热，配以三焦经井穴关冲，点刺出血，加强清泻肺胃热邪之功，起到消肿清咽的作用。

操作　少商、商阳、鱼际、关冲点刺出血，余穴毫针泻法。

（2）虚证

治法　滋养肾阴，清热降火。以足少阴、手太阴经穴为主。

主穴　太溪　照海　列缺　鱼际

配穴　入夜发热者加三阴交、复溜。

方义　太溪为肾之原穴，有滋阴降火作用；照海属足少阴肾经，通于阴跷脉，列缺属手太阴肺经，通于任脉，二穴相配，为八脉交会组穴，专治咽喉疾患，所谓"列缺任脉行肺系，阴跷照海膈喉咙"。鱼际为手太阴经的荥穴，可清肺热、利咽喉。诸穴合用，可治肾阴不足之咽喉肿痛。

操作　鱼际用毫针泻法，余穴均以毫针补法或平补平泻法。列缺、照海行针时可配合做吞咽动作。

2. 其他治疗

（1）三棱针法　少商、商阳、耳背静脉。点刺出血。

（2）耳针法　咽喉、心、下屏尖、扁桃体、轮 1～6。毫针刺，实证者强刺激，每次留针 1 小时。或用压丸法。

【按语】

1. 针刺治疗咽喉肿痛效果较好。如扁桃体周围脓肿，不能进食者应予补液，如已成脓则转耳鼻喉科处理。

2. 禁止吸烟、饮酒以及进食辛辣等刺激性食物。

牙　痛

牙痛是以牙齿疼痛为主症的病证。又称"牙宣""牙槽风"等。其发生常与外感风火邪毒、过食膏粱厚味、体弱过劳等因素有关。本病病位在齿。肾主骨，齿为骨之余，手、足阳明经分别入下齿、上齿，故本病与胃、肾关系密切。基本病机是风火、胃火或虚火上炎。

西医学中，牙痛多见于龋齿、牙髓炎、牙周炎、牙槽或牙周脓肿、冠周炎及牙本质过敏等疾病中。

【辨证】

主症　牙齿疼痛。

牙痛甚烈，兼有口臭、口渴、便秘、脉洪等，为阳明火盛之胃火牙痛；痛甚而龈肿，兼形寒身热，脉浮数等，为风火牙痛；隐隐作痛，时作时止，或齿浮动，口不臭，脉细，为肾虚牙痛。

【治疗】

1. 基本治疗

治法　祛风泻火，通络止痛。以手足阳明经穴为主。

主穴　颊车　下关　合谷

配穴　胃火牙痛配内庭、二间；风火牙痛配外关、风池；肾虚牙痛配太溪、行间。

方义　颊车、下关为近部选穴，疏通经气而止痛；合谷为远部取穴，可疏通阳明经气，并兼有祛风作用，可通络止痛，为治疗牙痛之要穴。

操作 主穴用泻法，合谷可左右交叉刺，持续行针 1 ～ 3 分钟。配穴太溪用补法，余穴均用泻法。痛甚时可延长留针时间至 1 小时。

2. 其他治疗

耳针法 上颌、下颌、神门、上屏尖、垂前。每次取 2 ～ 3 穴，毫针刺，强刺激。

【按语】

1. 针刺对一般牙痛效果良好，但对龋齿只能暂时止痛。

2. 临床应与三叉神经痛相鉴别。

3. 平时注意口腔卫生。

口 疮

口疮是以口腔内之唇、舌、颊、上腭等处黏膜发生单个或多个溃疡为主症的病证，亦称"口糜""口疳"。其发生常与过食辛辣厚味、嗜饮醇酒、外感风火燥邪、病后劳损等因素有关。本病病位在口舌。心开窍于舌，脾开窍于口，脾经连舌本，散舌下，肾经夹舌本，故与心、脾、肾关系密切。基本病机是脏腑热毒或虚火上炎于口舌。

本病多见于西医学溃疡性口炎、复发性口疮等疾病中。

【辨证】

主症 唇、舌、颊、上腭等处黏膜出现圆形或椭圆形淡黄色或灰白色小点，周围红晕，表面凹陷，局部灼痛。

兼见黄白色溃疡，周围鲜红微肿，灼热作痛，口渴，小便短赤，舌红，苔黄腻，脉滑数，为心脾蕴热；口疮灰白，周围色淡红，溃疡面较小而少，反复绵延，舌红，苔少，脉细数，为阴虚火旺。

【治疗】

1. 基本治疗

治法 清热泻火。以局部穴及手足阳明经穴为主。

主穴 承浆 地仓 廉泉 合谷

配穴 心脾蕴热配劳宫、内庭；阴虚火旺配复溜、照海。痛甚配金津、玉液点刺出血。

方义 承浆为任脉、手足阳明和督脉之交会穴，地仓为手足阳明经与阳跷脉之会，廉泉为阴维、任脉之会，联系舌本，三穴为局部选穴，既可疏通口唇部气机，又可清泻阳明邪热；合谷疏通阳明经气血，为治疗口腔疾患的要穴。

操作 廉泉速刺不留针，金津、玉液点刺出血，余穴施以毫针泻法。

2. 其他治疗

（1）耳针法 口、心、脾、胃、肾。毫针刺法或压丸法。

（2）三棱针法 大椎及大椎旁开 1.5 ～ 2cm 处阳性反应点。用三棱针挑断皮下纤维组织 2 ～ 3 根，挤压针孔，令出血少许，用棉球擦净，涂碘伏于伤口，每周 2 次。

（3）穴位敷贴法 涌泉。吴茱萸 10g，研细末，用醋调成膏状敷贴，胶布固定。

【按语】

1. 忌食辛辣刺激性食物，戒烟、戒酒。

2. 注意口腔卫生，劳逸结合，保证充足睡眠和愉快心情，锻炼身体，增强体质。

第五节　急　症

晕　厥

晕厥是以突发而短暂的意识丧失、四肢厥冷为主症的病证。又称"暴厥""卒厥""尸厥"等。其发生与暴怒惊恐、跌仆创伤、气血不足等因素有关。本病病位在脑，涉及五脏六腑，与心、肝关系尤为密切。基本病机是气机逆乱，神窍受扰，或气血不足，脑窍失养。

晕厥可见于西医学的短暂性脑缺血、脑血管痉挛、体位性低血压、低血糖昏迷、癔症性昏迷等疾病中。

【辨证】

主症　突然昏仆，不省人事，四肢厥冷。轻者昏厥时间较短，数秒至数分钟后恢复清醒；重者昏厥时间较长，苏醒后无明显后遗症。

若素体虚弱，疲劳惊恐而致昏仆，兼面白唇淡，目陷口张，四肢厥冷，息微汗出，舌淡，苔薄白，脉细缓无力，为虚证；素体健壮，偶因外伤、恼怒等致突然昏仆，兼呼吸急促，牙关紧闭，舌淡，苔薄白，脉沉弦，为实证。

【治疗】

1. 基本治疗

治法　苏厥醒神。以督脉及手厥阴经穴为主。

主穴　水沟　内关　涌泉

配穴　虚证配气海、关元；实证配合谷、太冲。

方义　水沟属督脉穴，督脉入络脑，取之有开窍醒神之功；内关调心气，苏心神；涌泉可激发肾经之气，最能醒神开窍，多用于昏厥之重证。

操作　水沟、内关用泻法，涌泉用平补平泻法。

2. 其他治疗

（1）耳针法　神门、肾上腺、心、皮质下。毫针刺，实证强刺激。

（2）三棱针法　十二井或十宣、大椎。十二井或十宣用三棱针点刺，使其出血数滴；大椎穴可用三棱针点刺出血后加拔火罐。适用于实证。

【按语】

1. 针灸对情绪激动、外伤疼痛引起的晕厥效果良好，可作为首选治疗方法。

2. 对晕厥须详细检查，明确原因，以便采取相应治疗措施。

虚　脱

虚脱是以突然面色苍白、肢冷汗出、表情淡漠或烦躁不安，甚则昏迷、二便失禁、脉微欲绝为特征的危重证候。其发生常与大汗、大吐、大泻、大失血、情志内伤、外感六淫邪毒等因素有关。虚脱病本在五脏，基本病机是脏腑阴阳失调，阴不敛阳，阳不固阴，阴阳欲离欲绝，甚者可导致阴阳衰竭，出现亡阴亡阳的危候。

虚脱可见于西医学中各种原因引起的休克。

【辨证】

主症　面色苍白，神志淡漠，反应迟钝或昏迷，或烦躁不安，尿少或二便失禁，张口自汗，肢冷肤凉，血压下降，脉微细或扎大无力。

兼见呼吸微弱，唇发紫，舌质胖，脉细无力，为亡阳；口渴，烦躁不安，唇舌干红，脉细数无力，为亡阴。若病情恶化可导致阴阳俱脱之危候。

【治疗】

1. 基本治疗

治法 回阳固脱，苏厥救逆。以督脉、任脉及手厥阴经穴为主。

主穴 素髎　百会　神阙　关元　内关

配穴 亡阳配气海、足三里；亡阴配太溪、涌泉。神志昏迷者，配中冲、涌泉。

方义 督脉为阳脉之海，入络脑，督脉穴素髎、百会能醒脑开窍、升阳救逆；脐下为元气所聚之处，任脉为阴脉之海，任脉穴神阙、关元均位于脐部，重灸可大补元气，敛阴固脱，回阳救逆；内关为手厥阴心包经之络穴，又是八脉交会穴，通于阴维脉，可维系、调节诸阴经之气，有通心络、益心气、强心醒神之功。

操作 素髎毫针强刺激；百会、神阙、关元用灸法。

2. 其他治疗

（1）耳针法 肾上腺、皮质下、心。毫针刺，中等刺激强度。

（2）艾灸法 百会、膻中、神阙、关元、气海。艾炷直接灸，每次选 2～3 穴，灸至脉复汗收为止。

【按语】

虚脱可由多种原因引起，发病突然，病情复杂，须针对病因采取不同治疗方法，针灸可作为抢救措施之一，对轻、中度休克有较好的治疗作用。

高　热

高热是体温超过 39℃的急性症状，中医称"壮热""实热""日晡潮热"等。外感发热常与感受风热、暑热或温邪疫毒等因素有关；内伤发热则由脏腑功能失调致郁遏化热所致。病在卫、气、营、血。基本病机是正邪相争，或体内阳热之气过盛。

西医学中，高热常见于急性感染、急性传染病、寄生虫病以及中暑、风湿热、结核、恶性肿瘤等疾病中。

【辨证】

主症 体温升高，超过 39℃。

兼见高热恶寒，头痛，咳嗽，痰黄而稠，舌红，苔薄黄，脉浮数，为肺卫热盛；高热汗出，烦渴引饮，舌红而燥，脉洪数，为气分热盛；高热夜甚，斑疹隐隐，吐血、便血或衄血，舌绛心烦，甚则出现神昏谵语，抽搐，为热入营血。

【治疗】

1. 基本治疗

治法 清泻热邪。以督脉、手阳明经穴及四肢末端穴为主。

主穴 大椎　曲池　合谷　十二井或十宣

配穴 肺卫热盛配尺泽、鱼际、外关；气分热盛配支沟、内庭；热入营血配内关、血海。抽搐配太冲、阳陵泉；神昏配水沟、内关。

方义 大椎属督脉，为诸阳之会，总督一身之阳，可宣散全身阳热之气；合谷、曲池清泻肺热；十二井、十宣穴皆在四末，为阴阳经交接之处，三棱针点刺出血，具有明显的退热作用。

操作　大椎刺络拔罐，十二井、十宣穴点刺出血。

2. 其他治疗

（1）耳针法　耳尖、耳背静脉、肾上腺、神门。耳尖、耳背静脉用三棱针点刺出血，余穴用毫针刺，强刺激。

（2）刮痧法　脊柱两侧和背俞穴。用刮痧板刮至皮肤红紫色为度。

【按语】

针灸退热有很好的效果，但在针刺治疗同时，须查明原因，明确诊断，并配以相应的治疗。

抽搐

抽搐是以四肢不随意的肌肉抽动，或兼有颈项强直、角弓反张、口噤不开等为主症的病证。又称"瘛疭""痉"。其发生常与感受六淫疫毒、暴怒、头部外伤、药物中毒、失血伤津等因素有关。本病病位在脑，累及肝。基本病机是热极生风或虚风内动，致筋脉失养。

抽搐可见于西医学的小儿高热惊厥、颅内感染、颅脑外伤、高血压脑病、癫痫、破伤风等疾病中。

【辨证】

主症　四肢抽搐，或伴见口噤不开，项脊强直，角弓反张，甚者意识丧失。

兼见表证，起病急骤，有汗或无汗，头痛神昏，为热极生风；壮热烦躁，昏迷痉厥，喉间痰鸣，牙关紧闭，为痰热化风；无发热，伴有手足抽搐，露睛，纳呆，脉细无力，为血虚生风。

【治疗】

1. 基本治疗

治法　息风止痉，清热开窍。取督脉、手足厥阴经穴为主。

主穴　水沟　内关　合谷　太冲　阳陵泉

配穴　热极生风配曲池、大椎；痰热化风配风池、丰隆；血虚生风配血海、足三里。神昏配十宣、涌泉。

方义　督脉为病脊强反折，水沟属督脉，可醒脑开窍，息风止痉，为止抽搐要穴；内关为手厥阴心包经之络穴，可调理心气；合谷、太冲相配，可息风定惊；筋会阳陵泉，可镇肝息风、缓解痉挛。

操作　水沟向上斜刺 0.5 寸，用雀啄法捣刺；大椎刺络拔罐，十宣可点刺出血。

2. 其他治疗

耳针法　皮质下、肝、脾、缘中、心。每次选 3 ～ 4 穴，毫针刺，强刺激。

【按语】

1. 针灸治疗抽搐有一定疗效，可镇惊止痉以救其急。痉止之后必须查明病因，及早做出诊断，采取针对病因的治疗措施。

2. 患者在抽搐时针刺或针刺中出现抽搐，应注意防止滞针、弯针、断针现象发生。

内脏绞痛

内脏绞痛泛指内脏不同部位出现的剧烈疼痛。现将几种临床常见的内脏急性绞痛扼要叙述如下。

（一）心绞痛

心绞痛是以胸骨后或心前区突然发生压榨性疼痛，伴心悸、胸闷、气短、汗出为特征的临床综合征。由冠状动脉供血不足，心肌急剧的、短暂的缺血、缺氧所致。常反复发作，一般持续数秒至十余分钟不等，休息或用药后可缓解。可由冠心病、心脏神经官能症、急性冠状动脉综合征、X综合征、风湿热、冠状动脉炎、肥厚型心肌病等引起。

心绞痛属中医学"胸痹""心痛""厥心痛""真心痛"等范畴，其发生常与寒邪内侵、情志失调、饮食不当、年老体虚等因素有关。本病病位在心，与肝、肾、脾、胃关系密切。基本病机是脏腑内伤，心脉不通，或心脉失养，心络不畅。

【辨证】

主症 突发胸闷及胸骨后或心前区压榨性或窒息性疼痛，或心痛如绞，心痛彻背。伴心悸、胸闷、气短、出汗、面色苍白、焦虑或恐惧感。

若七情诱发，胸闷及心前区压榨性疼痛，烦躁不宁，舌质紫暗或有瘀斑，脉弦紧，为气滞血瘀；遇寒诱发，唇甲青紫，心痛如刺，心痛彻背，舌质紫暗，脉涩，为寒邪凝滞；胸中痞闷而痛，痛彻肩背，喘不得卧，喉中痰鸣，舌胖，苔腻，脉滑，为痰浊阻络；面色苍白或表情淡漠，甚至心痛彻背，大汗淋漓，气促息微，四肢厥冷，唇甲青紫或淡白，舌淡，苔薄白，脉沉细微，为阳气虚衰。

【治疗】

1. 基本治疗

治法 通阳行气，活血止痛。以手厥阴、手少阴经穴为主。

主穴 内关 膻中 郄门 阴郄

配穴 气滞血瘀配太冲、血海；寒邪凝滞配神阙、至阳；痰浊阻络配丰隆、中脘；阳气虚衰配心俞、至阳。

方义 内关为手厥阴经之络穴，又是八脉交会穴之一，通阴维脉，"阴维为病苦心痛"，故胸痹心痛不论寒热虚实皆可用之；膻中为心包之募穴，又为气会，可疏调气机，化瘀止痛；郄门、阴郄分别为手厥阴经和手少阴经郄穴，善治心系急症。

操作 膻中向下平刺，以有麻胀感为度。寒邪凝滞、阳气虚衰宜用灸法。

2. 其他治疗

耳针法 心、小肠、交感、神门、内分泌。每次选3～5穴，毫针刺，中等刺激强度。

（二）胆绞痛

胆绞痛以右上腹胁肋区绞痛，阵发性加剧或痛无休止为主要特征。常见于多种胆道疾患，如胆囊炎、胆管炎、胆石症、胆道蛔虫症等。

胆绞痛属中医学"胁痛"范畴。其发生常与情志不遂，饮食不节，结石、蛔虫阻滞等因素有关，多为实证。病位在胆，与肝关系密切。基本病机是胆腑气机壅阻，不通则痛。

【辨证】

主症 突发性右上腹剧痛，呈持续性绞痛，阵发性加剧，疼痛部位拒按，可向右肩背部放射。

兼见寒战高热，恶心呕吐，口苦咽干，黄疸，便干溲黄，舌红，苔黄腻，脉滑数，为肝胆湿热；常因情志变动而诱发，胁肋胀痛，走窜不定，兼见性情急躁，胸闷不舒，舌淡红，苔薄白，脉弦，为肝胆气滞；右上腹及剑突下阵发性钻顶样剧痛，拒按，恶心呕吐或吐蛔，舌淡，苔白，脉弦紧，为蛔虫妄动。

【治疗】

1. 基本治疗

治法　疏肝利胆、行气止痛。以胆的俞穴、募穴、下合穴为主。

主穴　胆囊　阳陵泉　胆俞　日月

配穴　肝胆湿热配行间、阴陵泉；肝胆气滞配太冲、丘墟；蛔虫妄动配迎香透四白。发热寒战配大椎、曲池；恶心呕吐配内关、足三里；黄疸配至阳。

方义　经外奇穴胆囊为治疗胆腑疾病的经验效穴；阳陵泉为胆之下合穴，可调理胆腑气机；胆俞、日月同用，俞募相配，利胆止痛。

操作　常规针刺，久留针，间歇行针以保持较强的针感，或用电针。

2. 其他治疗

耳针法　肝、胰胆、交感、神门、耳迷根。急性发作时采用毫针刺，强刺激，持续捻转。剧痛缓解后行压丸法，两耳交替进行。

（三）肾绞痛

肾绞痛以阵发性剧烈腰部或侧腹部绞痛并沿输尿管向髂窝、会阴、阴囊及下肢内侧放射，伴不同程度的尿痛、尿血为主要表现，多见于泌尿系结石病，有肾结石、输尿管结石、膀胱结石、尿道结石之分。

肾绞痛属于中医学"腰痛""石淋""砂淋""血淋"的范畴。其发生常与湿热之邪相关。本病病位在肾、膀胱，与三焦、脾关系密切。基本病机是结石内阻，通降失利，水道不通。

【辨证】

主症　小腹及茎中急胀刺痛，多呈持续性或间歇性，或腰部刺痛，向膀胱、外生殖器、大腿内侧放射，并出现血尿或脓尿，排尿困难或因有砂石而中断，变换体位常能通畅。肾区有叩击痛。

兼见寒热往来，口苦呕恶，大便不爽或秘结，苔黄腻，脉滑数，为下焦湿热；尿痛涩滞不显著，腰膝酸软，神疲乏力，脉弦细无力，为肾气虚弱。

【治疗】

1. 基本治疗

治法　清热利湿，通淋止痛。以相应俞募穴及足太阴经穴为主。

主穴　肾俞　京门　膀胱俞　中极　三阴交

配穴　下焦湿热配阴陵泉、委阳；肾气虚弱配水分、关元。恶心呕吐配内关、足三里；尿中砂石配次髎、水道；尿血配地机、血海。

方义　肾俞与京门、膀胱俞与中极分别是肾与膀胱的俞募穴，为俞募配穴法，可清利下焦湿热，助膀胱气化，通调肾与膀胱气机，行气止痛；三阴交穴通脾、肝、肾三经，可疏肝行气，健脾化湿，益肾利尿，化瘀通滞。

操作　常规针刺。

2. 其他治疗

耳针法　肾、输尿管、交感、皮质下、三焦。毫针刺，强刺激。

【按语】

1. 针灸对心绞痛有一定疗效。长期应用抗心绞痛药物的患者，宜在针灸治疗过程中逐渐减少药量，不可骤然停药。

2.结石引起的内脏绞痛，应当明确结石的大小、位置、性质等，以及患者的体质等因素。有尿路梗阻及感染者，应当在针刺镇痛后先行考虑碎石、抗感染甚至手术治疗。

第六节　其他病证

慢性疲劳综合征

慢性疲劳综合征是以长期疲劳为突出表现，同时伴有低热、头痛、肌肉关节疼痛、失眠和多种精神症状的一组症候群，体检和常规实验室检查一般无异常发现。西医学对本病的确切发生机理尚不清楚，认为是精神压力、不良生活习惯、脑力和体力过度劳累及病毒感染等多种因素，导致人体神经、内分泌、免疫等多系统的功能调节失常的综合征。

本病属于中医学"虚劳""五劳"等范畴。其发病常与劳役过度、饮食起居失常、情志内伤等因素有关，与肝、脾、肾等关系密切。基本病机是五脏气血阴阳失调。

【辨证】

主症　原因不明的持续或反复发作的严重疲劳，并且持续半年以上，充分休息后疲劳不能缓解，活动水平较健康时下降50%以上。

每因情绪波动疲劳加重，活动后减轻，胁腹胀痛，舌红，苔薄，脉弦，为肝气郁结；兼神疲乏力，劳则加重，纳呆懒言，面色萎黄，舌淡，苔薄，脉细弱，为脾气虚弱；兼心烦少寐，头晕耳鸣，腰膝酸软，舌红，苔少或无苔，脉细数，为心肾不交。

【治疗】

1.基本治疗

治法　疏肝健脾，益肾养神。以督脉、任脉及背俞穴为主。

主穴　百会　关元　肾俞　足三里　三阴交　太冲

配穴　肝气郁结配期门、膻中；脾气虚弱配脾俞；心肾不交配神门、太溪。失眠、心悸配内关、照海；健忘配印堂、水沟；头晕、注意力不集中配四神聪、悬钟。

方义　百会位于头部，可升举阳气，清利头目，健脑益神；关元鼓舞先天原气，肾俞补益肾精；足三里补益后天气血生化之源；太冲、三阴交疏肝理气，健脾益肾，消除疲劳。

操作　毫针刺，按虚补实泻操作，百会可灸。

2.其他治疗

（1）耳针法　取心、肾、肝、脾、脑、神门、皮质下、交感。每次选3～5穴，用压丸法。

（2）拔罐法　取足太阳膀胱经背部第1、2侧线，行走罐法或闪罐法，以背部潮红为度。

【按语】

1.针灸治疗慢性疲劳综合征可较好地缓解病情，疗效满意。

2.保持情绪乐观，避免精神刺激，劳逸结合。

3.多吃新鲜蔬菜，适量增加活动对本病有帮助。

戒断综合征

戒断综合征是指长期吸烟、饮酒、吸毒之人，在成瘾、产生依赖后，突然中断而出现的烦躁不安、哈欠连作、流泪流涎、全身疲乏、昏昏欲睡、感觉迟钝等一系列瘾癖症候群。

中医学无此病名，但在"郁证""多寐""痫病""虚损"等病证中有类似症状。戒烟综合征与长期吸烟有关，戒毒综合征与长期使用镇静安眠药或吸毒有关。本病的基本病机是毒邪久滞，内扰心神。

（一）戒烟综合征

戒烟综合征是指长期吸烟者，一旦中断吸烟后所出现的全身一系列的瘾癖症状，主要与肺、心、脑关系密切。本病多为虚实夹杂之证。吸烟对人体的呼吸、心血管、神经系统均有不同程度的损害，它是癌症、慢性支气管炎、肺心病、胃及十二指肠溃疡、肝硬化等多种疾病发病率增高的重要原因之一。

【辨证】

主症　精神萎靡，疲倦乏力，焦虑不安，呵欠连作，流泪流涎，口淡无味，咽喉不适，胸闷，恶心呕吐，甚至出现肌肉抖动、感觉迟钝等。

【治疗】

1. 基本治疗

治法　宁心安神，除烦定躁。以督脉、手少阴经穴为主。

主穴　百会　神门　戒烟穴（列缺与阳溪连线的中点）

配穴　咽部不适配列缺、照海；烦躁不安配通里、内关；胸闷、痰多配膻中、丰隆；精神萎靡配脾俞、足三里；肌肉抖动配太冲、阳陵泉。

方义　百会为督脉穴，可清利头目、健脑益神；神门乃心之原穴，戒烟穴为戒烟的经验效穴，两穴配合，宁心安神，除烦止呕。

操作　毫针泻法或平补平泻法。

2. 其他治疗

耳针法　肺、口、内鼻、神门、皮质下、交感。每次选 3 ～ 5 穴，用毫针强刺激，或用压丸法，两耳交替应用。特别在有吸烟欲望时及时按压，能起到抑制的作用。

【按语】

1. 针刺配合耳针戒烟效果较好，但对烟龄较长、吸烟量较大者效果较差。远期疗效较近期疗效差。

2. 对自愿接受戒烟者，能收到满意的戒断效果。戒烟可采用一次全戒断法或渐进减量法，要分析吸烟行为因果关系，学习应对戒烟后的不适，用健康的想法抵御吸烟的念头。

（二）戒毒综合征

戒毒综合征是指吸毒者长期吸食毒品成瘾，戒断时所出现的全身一系列瘾癖症候群。主要与心、脑、肝、脾、肾关系密切。本病以虚证或虚实夹杂证为主。

【辨证】

主症　神疲呵欠，流泪流涕，瞳孔扩大，出汗寒战，打喷嚏，恶心呕吐，厌食，腹痛腹泻，肌肉抽动，软弱无力，失眠或夜寐易醒，心悸，烦躁易怒或精神抑郁，甚至打人毁物。

兼性情暴躁，烦扰不安，抽搐谵妄，口苦目赤，舌红，苔黄，脉弦数，为肝风扰动；兼精神恍惚，烦扰不安，眠而易醒，头晕心悸，舌红，苔白，脉弦细，为心肾不交；兼精神疲乏，肢体困倦，萎靡不振，肌肉震颤，口流涎沫，二便自遗，舌淡，苔白，脉沉细弱，为脾肾两虚。

【治疗】

1. 基本治疗

治法　安神定志，疏调气血。以督脉、手厥阴、手少阴经穴为主。

主穴　百会　水沟　神门　内关　劳宫　合谷

配穴　肝风扰动配太冲、侠溪；心肾不交配心俞、肾俞；脾肾两虚配脾俞、肾俞。腹痛、腹泻、便秘配天枢、上巨虚；烦躁惊厥配中冲、涌泉；毒瘾发作初期配太冲；肌肉抽搐配阳陵泉；失眠配照海、申脉；呕吐配足三里。

方义　百会、水沟均为督脉穴，内通于脑，可清利头目，醒脑开窍；神门为心之原穴，内关、劳宫分别为手厥阴心包经的络穴、荥穴，三穴同用可宁心安神、清心除烦；合谷为手阳明大肠经之原穴，可通行气血，镇静止痛。

操作　水沟刺向鼻中隔，强刺激。余穴常规针刺。

2. 其他治疗

（1）**耳针法**　肺、口、内分泌、神门、皮质下、肾上腺。每次选3～5穴，毫针刺，强刺激，或用压丸法。

（2）**电针法**　选穴参考基本治疗，用疏密波强刺激40～60分钟。

（3）**拔罐法**　督脉、夹脊穴及膀胱经背俞穴。行走罐法，或用皮肤针重叩出血后加拔罐。

【按语】

1. 针灸戒毒有一定的疗效，可用于戒毒的不同阶段。在针灸治疗的同时，进行心理疏导，鼓励患者，并与家庭和社会配合，可提高、巩固疗效。

2. 治疗过程中出现惊厥、虚脱等较重病情者，应及时采取静脉输液、支持疗法等综合治疗措施。

3. 对于因病（如肿瘤、呼吸系统、消化系统疾病及各类神经痛）而须用麻醉类药物者，应给予相应的治疗，以免出现意外。

肥胖症

肥胖症是指由于能量摄入超过消耗，人体脂肪积聚过多，体重超过标准体重的20%以上的疾病。分为单纯性和继发性两类：前者不伴有明显神经或内分泌系统功能变化，临床上最为常见；后者常继发于神经、内分泌和代谢疾病，或与遗传、药物有关。肥胖症容易合并发生糖尿病、高血压、动脉粥样硬化、冠心病和各种感染性疾病。

中医学有很多关于肥胖的论述，认为其发生常与暴饮暴食、过食肥甘、安逸少动、情志不舒、先天禀赋等因素有关。本病与胃、肠、脾、肾关系密切。基本病机是痰热积聚于胃肠，或脾虚不能运化痰浊，而致痰湿浊脂滞留。

【辨证】

主症　形体肥胖，面肥颈臃，项厚背宽，腹大腰粗，臀丰腿圆。

兼见消谷善饥，食欲亢进，口干欲饮，怕热多汗，腹胀便秘，小便短黄，舌质红，苔黄腻，脉滑数，为胃肠积热；食欲不振，心悸气短，嗜睡懒言，面唇少华，大便溏薄，舌淡，苔薄，脉细弱，为脾胃虚弱；畏寒怕冷，面色㿠白，头晕腰酸，月经不调或阳痿早泄，舌淡，苔薄，脉沉细，为肾阳亏虚。

【治疗】

1. 基本治疗

治法　祛湿化痰，通经活络。以手足阳明、足太阴经穴为主。

主穴　中脘　天枢　曲池　阴陵泉　丰隆　太冲

配穴　胃肠积热配上巨虚、内庭；脾胃虚弱配脾俞、足三里；肾阳亏虚配肾俞、关元。心悸配神门、内关；胸闷配膻中、内关；嗜睡配照海、申脉；腹部肥胖配大横、归来、下脘、中极；便秘配支沟、上巨虚；性功能减退配关元、肾俞；下肢水肿配三阴交、水分。

方义　中脘为胃之募穴，天枢为大肠之募穴，两穴相配，可通利肠腑，降浊消脂；曲池为手阳明大肠经的合穴，通调腑气；阴陵泉为足太阴脾经之合穴，健脾祛湿，丰隆乃足阳明胃经之络穴，为治痰要穴，可健脾利湿、化痰消脂；太冲疏肝而调理气机。

操作　常规针刺，可用电针。

2. 其他治疗

（1）耳针法　口、胃、脾、肺、三焦、内分泌、皮质下。每次选用 3～5 穴，毫针刺，或用埋针法、压丸法。嘱患者餐前或有饥饿感时，自行按压 2～3 分钟。

（2）皮肤针法　基本治疗中主穴、配穴、肥胖局部阿是穴，用皮肤针叩刺。实证重力叩刺，以皮肤渗血为度；虚证中等力度刺激，以皮肤潮红为度。

【按语】

1. 针灸对于单纯性肥胖疗效较好。

2. 针灸减肥的同时应嘱患者加强体育锻炼，注意合理饮食，适当控制饮食。

衰　老

衰老是指生命周期中随时间进展而表现出结构和机能衰退，适应性和抵抗力减退的现象，包括生理性衰老、病理性衰老。

中医学认为，衰老的发生常与劳逸过度、房事不节、饮食所伤、七情太过等因素有关。主要与肾、胃、脾、肝、肺、心等脏腑关系密切。基本病机是肾精不足，脾胃虚弱，五脏失养，阴阳失调。本病以虚证为主。

【辨证】

主症　神疲健忘，反应迟钝，形寒肢冷，腰膝无力，动作迟缓，眩晕耳鸣，气短乏力，纳差少眠，甚则颜面浮肿等。常伴有多种老年性疾病。

兼见神情呆钝，耳鸣耳聋，腰膝酸软，发脱齿摇，舌淡，苔薄白，脉细尺弱，为肾精不足；神疲乏力，少气懒言，形体消瘦，腹胀纳少，舌淡，苔白，脉细弱，为脾胃虚弱；胸闷心悸，咳喘气短，动则尤甚，头晕神疲，语声低怯，舌淡，苔白或唇舌淡暗，脉沉弱或结代，为心肺气虚。

【治疗】

1. 基本治疗

治法　补益气血，调养脏腑。以强壮保健穴为主。

主穴　百会　神阙　关元　足三里　三阴交

配穴　肾精不足配肾俞、太溪；脾胃虚弱配脾俞、胃俞、太白；心肺气虚配内关、心俞、肺俞。

方义　百会健脑益智；神阙位居脐中，乃生命之根蒂，关元为元阴元阳出入之所，灸之大补元气，温肾助阳，足三里健脾养胃，促进气血生化，三穴均为强壮保健、延年益寿之要穴；三阴交补益肝肾，养血填精。

操作　神阙、关元、足三里用灸法。余穴用毫针补法，或加灸。

2. 其他治疗

（1）耳针法　肾、心、脑、内分泌、皮质下、耳迷根。每次选2～4穴，用毫针刺或压丸法。

（2）皮肤针法　在头部及督脉、背部膀胱经轻叩，以局部潮红为度。

【按语】

1. 针灸对于防治衰老有较好的疗效，临床以灸法应用为多，应鼓励患者持之以恒，并注意饮食起居有节。

2. 治疗同时，结合各种养生保健方法，可取得较好的效果。

肿　瘤

肿瘤是机体在各种致癌因素作用下，局部组织异常增生而形成的新生物，是全身性疾病在局部的表现。恶性肿瘤是目前严重危害人类健康的常见疾病之一，在此主要介绍针灸在恶性肿瘤辅助治疗中的运用。

中医学结合各种肿瘤的临床特点而予以相应的命名，如"癥瘕""积聚""肝积""乳岩""噎膈""石瘿"等。其发生多与正气内虚、感受邪毒、七情怫郁、饮食损伤等因素有关。基本病机是脏腑功能失调，气滞痰凝，瘀毒搏结。

【辨证】

主症　早期无明显症状，后期见肿块逐渐增大、表面高低不平、质地坚硬，时有疼痛，常伴发热、乏力、鼓胀、纳差、消瘦并进行性加重。

【治疗】

1. 基本治疗

（1）改善症状，延长生存期

治法　扶正固本。以强壮保健穴为主。

主穴　关元　足三里　三阴交

配穴　肺癌配肺俞、内关、列缺、尺泽；胃癌、肠癌配胃俞、大肠俞、曲池、内关、上巨虚；肝癌配肝俞、中都、太冲；乳腺癌配内关、乳根、膺窗；食道癌配天突、膻中、巨阙、鸠尾。瘀血内停配膈俞、血海；痰湿结聚配中脘、丰隆、阴陵泉；气血不足配气海、脾俞、胃俞；脾肾阳虚配肾俞、命门；肝肾阴虚配太冲、太溪、照海。厌食配下脘、天枢、上巨虚；呃逆配内关、中脘。

方义　关元培本固肾；足三里、三阴交健脾益胃、协调三阴。

操作　根据不同病变部位及患者不同的体质类型选用3～5个穴位，每日或隔日治疗1次。可根据不同症状，配合艾灸，或用温针灸法，或用艾炷灸法。

（2）镇痛

治法　行气活血止痛。以夹脊穴及手阳明、足厥阴穴为主。

主穴　夹脊　合谷　太冲

配穴　肝癌痛配阳陵泉、期门、章门；肺癌胸痛配孔最、尺泽、列缺；乳腺癌配内关、膻中、乳根；脑瘤痛配印堂、前顶、长强。

方义　选用相应夹脊穴，针对病变部位，鼓动脏腑气血，通调气机。合谷与太冲上下相配，行气止痛。

操作　常规针刺，也可加用电针。根据具体情况每日可治疗数次。

（3）减轻放化疗反应

治法　扶正化浊。以督脉、足阳明、足太阴经穴为主。

主穴　大椎　足三里　三阴交

配穴　免疫功能抑制配内关、关元；白细胞减少配膈俞、脾俞、胃俞、肝俞、肾俞；胃肠反应配内关、中脘、天枢；口腔咽喉反应配照海、列缺、廉泉；直肠反应配天枢、大肠俞、支沟、梁丘。

方义　大椎为诸阳之会，针灸有宣导阳气、消散瘀热之效；足三里、三阴交健脾益气、化湿祛痰。

操作　针刺或加温针灸，或采用隔姜灸。

2. 其他治疗

耳针法　病变相应部位、肺、心、肝、脾、肾、大肠、内分泌、交感、皮质下、神门。毫针刺用中等或弱刺激，必要时可留针 24 小时。可用埋针法或压丸法。

【按语】

1. 针灸可改善肿瘤患者的部分症状，具有较好的镇痛作用。

2. 宜在放化疗前进行针灸治疗，可更有效减轻放化疗反应。

损容性皮肤病

（一）黄褐斑

黄褐斑是以发生于面部的呈对称性分部的褐色色素斑为主要特征的一种疾病。多见于怀孕、人工流产及分娩后的女性。西医学认为，本病与女性内分泌失调、自主神经功能紊乱有关，并与日晒、化妆品或长期服用某些药物（如避孕药）以及某些慢性病如月经不调、盆腔炎症、肝病、甲状腺功能亢进症、慢性酒精中毒、结核等有关。

黄褐斑属中医学"面尘""肝斑""面黑皯""黧黑斑"等范畴，俗称"蝴蝶斑"。其发生常与情志不遂、忧思恼怒等因素有关。本病病位在面部肌肤，与阳明经及肝、脾、肾三脏关系密切。基本病机是气滞血瘀，面失所养。

【辨证】

主症　黄褐色、淡褐色或咖啡色斑，边界较清，形状不规则，有时呈蝶翼状，对称分布于面部，以颧、颊、前额、鼻部最突出。

【治疗】

1. 基本治疗

治法　调和气血，化瘀消斑。以局部穴和手足阳明、足太阴经穴为主。

主穴　阿是穴　颧髎　合谷　三阴交

配穴　气滞血瘀配太冲、血海；肝肾阴虚配肝俞、肾俞、太溪；脾虚湿困配脾俞、足三里、阴陵泉。

方义　局部选取斑变区阿是穴、颧髎，可疏通局部经络之气，化瘀消斑；合谷疏调阳明经气血，三阴交补益脾胃，调和气血，二穴合用通调全身气血，使脏腑精气、津血上荣于面，从而达到消斑的目的。

操作　皮损部位用细毫针围刺。

2. 其他治疗

（1）耳针法　肝、肾、脾、肺、内分泌、肾上腺、面颊。每次取 3 ～ 4 个耳穴，用埋针法或压丸法。

（2）皮肤针法　以大椎穴为顶点，两肺俞为三角形另外两点，将形成的等腰三角形作为刺络拔罐区，用皮肤针在三角区内叩刺，每次选用 2 ～ 3 个叩刺点，重刺激，叩刺完毕，在叩刺点拔罐。隔日 1 次。

【按语】

1. 针灸治疗黄褐斑有一定疗效，但疗程较长。在治疗期间，应尽量避免日光照射。

2. 黄褐斑的发生可受多种因素影响，要积极治疗原发病。因服用某些药物或使用化妆品引起的，要停用药物和化妆品。

（二）色素痣

色素痣又称色痣、斑痣或黑痣，是由正常含有色素的痣细胞所构成的最常见的皮肤良性肿瘤。多发生在面、背部等，持续多年并无变化，但很少发生自发退变，在一定条件下可发生恶变，应予重视。

本病多由气血壅遏日久，变化而生，或孙络之血，滞于卫分，阳气束结而成，或肾中浊气滞结皮肤所致。病位在皮肤。基本病机是气血壅滞、浊结皮肤。

【辨证】

主症　色素痣多为淡棕色或深棕色斑疹、丘疹或结节，一般较小，表面光滑、有毛或无毛，平坦或稍高于表皮，一般不出现自觉症状。突起于皮肤表面的色素痣受摩擦与损伤，可出现局部轻微痒、灼热和疼痛，甚至痣体迅速增大、颜色加深等恶变症状。

【治疗】

1. 基本治疗

治法　化瘀消痣。以局部阿是穴为主。

主穴　阿是穴

操作　选色素痣区，根据痣体的大小选取不同火针：米粒大小色素痣可用细火针，大于米粒大小用三头火针。将火针烧至通红，浅点刺不留针。痣体过大，可用 1% 利多卡因局麻后，再做火针治疗。

2. 其他治疗

耳针法　肝、肾、肺、内分泌、肾上腺、痣体所在部位对应的耳穴。每次取 3 ～ 4 穴，埋针法或压丸法，每周 1 ～ 2 次，两耳交替。

【按语】

火针治疗色素痣疗效较满意，且不留疤痕。火针治疗后，痣体部位 2 ～ 3 天内不要着水，且不要吃辛辣刺激之品。

附篇

参考资料

目前针灸研究主要在针灸文献、临床、开发、标准化、实验研究等方面，并取得了一定进展。

一、针灸文献研究

（一）古代文献研究

针灸古代文献研究主要是通过针灸医籍的校勘、翻译、鉴别真伪、归类整理、正本清源、探索新的传播途径，发掘新的文献价值。2012 年成都天回镇汉墓出土的经穴髹漆人像，木胎髹漆，高约 14cm，五官位置造型准确，较 1983 年出土于绵阳永兴汉墓的人体经脉漆雕制作更精美、更完整，是迄今我国发现最早的、最完整的经络人体模型，出土的 920 余支竹简中的《经脉书》论及经脉的名称及走向，具有重要的学术价值。

随着计算机在针灸古籍整理中的应用，古代文献研究取得了方法学的进展，将古代医籍转换制成多媒体、光盘、软件、数据库以及编撰出版相关专著、开发系统等多种新形式，为针灸古代文献储存、传播和数据挖掘提供新工具。通过数据挖掘技术，研究古代文献的疾病用穴规律、配穴规律、刺灸特点、针灸辨证诊疗体系、针灸名家经验等，为针灸的教学、科研、临床工作者提供信息资源、古籍查询及系统分析。

（二）现代文献研究

现代文献研究主要是对国内外期刊、杂志中针灸文献的归纳总结、系统评价和数据挖掘。一是归纳总结，主要运用文献计量学方法对针灸现代文献中疾病的用穴规律、刺灸法、穴位应用及配伍规律、名医医案、针灸适应证、针灸文献的资源情况进行分析和评价，运用软件绘制相关可视化图谱。二是系统评价，主要运用循证医学方法对针灸现代文献进行系统评价与 meta 分析、网络 meta 分析。已经完成并收录于 Chochrane 图书馆的系统评价包括针灸治疗中风康复、中风后失语、血管性痴呆、帕金森病、抑郁、癫痫、精神分裂症、贝尔面瘫、紧张性头痛、偏头痛、纤维肌痛、慢性腰痛、原发性痛经、引产、分娩痛、慢性盆腔疼痛综合征、放化疗后呕吐、近视、急性睑腺炎、戒断综合征等疾病。三是数据挖掘，主要是运用现代计算机信息技术、数据挖掘技术开发针灸诊疗决策系统，如中国现代针灸信息数据库、针灸临床循证诊疗决策支持系统，为临床决策提供依据。

二、针灸临床研究

（一）针灸临床适应证研究

针灸临床适应证广，1980 年世界卫生组织（WHO）向全世界宣布，针灸的适应证为 43 种；1996 年 WHO 在意大利米兰会议上提出针灸的适应证为 64 种。1997 年 NIH 针灸听证会结论是除多种疼痛性疾病外，针灸对手术后和化疗导致的恶心、呕吐，戒毒，中风康复都有一定作用。综合国内外针灸临床证据，国内研究报道针灸适应证 532 种，国外 130 种，国外针灸研究主要以临床疗效的验证为主，而国内则注重针灸技术和优势病种的研究。循证针灸等级病谱是基于现有最好证据结合循证医学等级将针灸病谱分为肯定有效（极力推荐）、很有可能有效（推荐）、可能有效（试用）、或许有效（探索性）4 个等级，有研究显示按照循证针灸等级疾病谱原则，整理得出 68 种针灸的优势病种，随着进一步研究可能会发现更多的针灸应用领域。

（二）经穴效应特异性研究

经穴特异性是否存在及敏化特性是目前国内外针灸研究的热点。国家重点基础研究发展计划（973 计划）"基于临床的经穴特异性基础研究"（2006 年）和"经穴效应循经特异性规律及关键影响因素基础研究"（2011 年）均围绕该命题进行了系列研究。中国研究者报道的经穴效应特异性临床研究多以阳性结果为主，如针刺经穴治疗偏头痛、功能性消化不良、痛经、缺血性脑卒中、高血压、慢性稳定型心绞痛等的研究结果表明，针刺经穴的疗效均优于非经非穴，研究证实了经穴效应特异性的存在，并提炼出经穴效应特异性受针刺手法、介入时机不同和穴位组织结构不同的影响。2016 年正式启动的第一个中医药领域重大项目"穴位的敏化研究"，就穴位敏化现象和规律的临床研究、穴位不同功能态的临床应用等方面开展研究，以膝骨关节炎、颈椎病、慢性稳定型心绞痛等疾病为载体，通过临床流行病学调查研究和干预性临床研究发现穴位敏化具有普遍性、多样性、疾病相关性、时空变化规律等特点，穴位敏化常见的形式有痛敏、热敏、力敏、形敏等，可表现为皮肤松弛、凹陷、斑丘疹、脱屑等，该研究进一步确证了敏化穴对针灸临床诊断和治疗疾病的应用价值。

（三）针灸临床穴位主治、配伍研究

自北宋以来，针灸的"国家标准"一直未经修订，经穴功能主治异常混杂错乱。2003 年国家中医药管理局设立《中华人民共和国针灸穴典》专项研究项目，对腧穴功能主治进行临床示范性研究，探索了针灸临床研究思路。通过全国多家单位协作，共启动完成 63 项研究，穴位涉及三阴交（围绝经期综合征、提高分娩质量、尿潴留）、足三里（预防流感、防治恶性肿瘤化疗后不良反应、防治胃肠检查中的不良反应）、丰隆（降血脂）、迎香（过敏性鼻炎）、肺俞（哮喘）、百会（中风后抑郁、急性脑梗死患者运动功能障碍）等。针灸临床除单穴使用外，更多的是两个或以上的穴位配伍使用。近年，在腧穴配伍的效应、规律和机制方面开展了大量的基础与临床研究工作，并列入国家重点研发计划，研究表明穴位配伍应用效应表现为协同效应、拮抗效应、效应不变。

（四）针刺手法临床研究

针法的研究主要是古代针刺手法的特色总结与探讨、针刺手法的临床应用和机制、针刺手法

量化等研究。研究利用数据挖掘技术对《内经》《难经》《针灸大成》等经典著作及针灸医家针刺手法特色进行总结和分析。临床研究重点在于提插补泻、捻转补泻、烧山火、透天凉、飞经走气、龙虎交战等针刺手法的临床应用，研究结果均显示了良好的临床疗效。机制研究主要涉及古典针法的生物学基础，如提插、捻转、刺络疗法的血管生物学基础，留针时间、不同针灸方法的效应差异等方面。研究结合生物力学原理、传感技术、红外热像技术、超声波技术、磁共振成像技术、计算机断层成像技术、激光多普勒血流图成像、激光散斑成像、针刺手法仪、手法参数检测系统等现代的技术对针刺手法的规范化、定量化、仿真化等进行探讨。

（五）得气的临床研究

针刺得气研究主要是对得气的客观化研究，从早期的定性研究逐渐深入到定量及量化评价方向。研究内容主要是基于电生理学及肌肉收缩、组织功能表达及能量代谢、脑成像技术、量表测定的得气研究，机体相关因素与得气的关系。研究中制订了得气区分和量化的量表，如针刺主观感觉量表、针刺感觉量表、针刺感觉调查表等。

（六）针灸循证临床研究

循证医学在针灸领域影响日益深入，1995 年 WHO 西太平洋地区办事处出版的《针灸临床研究方法指南》指出：多中心、随机对照临床试验（RCTs）是针灸临床研究必须遵循的原则。目前针灸临床 RCT 研究主要集中在有效性、安全性、耐受性的评价。2004 年"针灸临床研究网络及质量控制平台的方法学研究"项目正式启动。2006 年发表了《中国循证针灸学研究现状与展望》，首次提出了循证针灸学的概念，2009 年出版的《循证针灸学》介绍循证针灸学的原则和方法及针灸常见病证的治疗，在针灸学领域运用循证医学方法开展针灸临床研究已经形成共识，并开发了循证针灸智能诊疗系统。2014 年出版的《循证针灸治疗学》对 74 种病证的循证针灸治疗特点进行阐述。国内外学者运用循证医学开展了高质量的临床研究，主要病种有偏头痛、功能性消化不良、慢性严重功能性便秘、高血压、女性压力性尿失禁、慢性稳定型心绞痛等。

（七）灸法的临床研究

灸法的研究主要是对不同灸材、艾烟、灸量及临床效应等方面进行研究。安全性研究方面显示短期艾烟暴露对人体自主神经系统具有良性调整作用。研究证实灸量是影响艾灸效应的重要因素，一定程度的灸量才能产生机体保护作用，治疗效果和较佳灸量相关，而非最强灸量，不同灸量的调节效应存在差异。艾灸新疗法热敏灸又称腧穴热敏化艾灸疗法，是以腧穴敏化理论为指导，选择热敏腧穴，施以饱和灸量，激发经气，气至病所，从而显著提高了临床灸疗疗效。

（八）真实世界针灸临床研究

真实世界研究是指在真实临床、社区或家庭环境下，获取多种数据，从而评价某种干预措施对患者健康的真实影响的研究，是基于临床真实情况采取的一种非随机、开放性、不使用安慰剂的研究，其研究数据来源于真实临床实践。目前基于真实世界的针灸研究还处于初级阶段，面临混杂和偏倚、缺乏多资源的整合平台、缺乏真实世界临床研究数据质量评估标准等问题。2017年成立针灸注册登记研究联盟，并启动了网络数据库平台－国际针灸注册平台的建设。基于真实世界研究开展了针灸临床研究电子病历模板规范研制、国际病历注册登记研究。为提高真实世界研究标准化水平，由中国针灸学会标准化工作委员会 2019 年立项了"真实世界针灸临床标准体系"研制项目，由 11 类 24 项标准组成，如《真实世界针灸临床研究数据质量评估规范》《真实世界临床研究方案注册指南》《真实世界针灸病例注册登记管理规范》等针灸团体标准。

三、针灸开发研究

科技人员通过与物理、化学、电子信息等学科的交叉、借鉴，已经开发出多种多样新一代针灸器材和仪器、设备，主要适用于诊断、治疗、康复、保健、研究、教学等相关领域。针灸器材有磁极针、银质针、针刀、刃针、浮针、穴位注射针、揿针、超声针、激光针、美容针、灸架、灸盒、无烟灸条、含药灸条、刮痧板、拔罐器具、进针器、埋线针等。新的针灸仪器有电针仪、耳穴诊疗仪、穴位探测仪、经络导平仪、电子冷针仪、电热针仪、针刺手法仿真系统、针刺补泻仪、针灸专家诊疗系统、针灸病例处方计算机系统、子午流注针灸开穴系统。新的穴位用药产品有寒痛灵、中国灸、宝宝一贴灵、痛经贴、肛泰贴以及近视治疗仪、减肥仪等。此外，用于针灸研究的有假针灸针、针刺手法控制仪、生物信息针疗仪、去电针伪迹仪、双极联体针、针灸数据挖掘系统等，用于针灸教学的有针刺手法虚拟仿真系统、虚拟针灸教学系统、虚拟三维针灸模型、虚拟人体经络腧穴模型等。

四、针灸标准化研究

自 2005 年以来，中医药标准化上升为国家战略，针灸行业先后成立了多层次的专业标准化组织，包括中国针灸学会标准化工作委员会、世界针灸学会联合会标准化工作委员会、中国中医科学院针灸研究所针灸标准化研究中心、全国针灸标准化技术委员会、国际标准化组织中医药技术委员会。针灸标准化取得了一系列成果，研制了 50 余项针灸国家标准和团体标本，在推动中医药标准化建设中发挥了先导作用。针灸国家标准颁布了 31 项，其中包含了《腧穴名称与定位》《腧穴定位图》《腧穴定位人体测量方法》等 6 项人体穴位基本标准，22 项《针灸技术操作规范》及《针灸操作技术规范编写通则》《穴位敷贴用药规范》《针灸异常情况处理》3 项技术标准。针灸行业组织（团体）标准颁布了 23 项，其中包含 20 项《循证针灸临床实践指南》和 3 个行业规范。针灸国际标准制定了《一次性无菌针灸针》《针灸针》《针灸经穴定位》等 8 项，其中 3 项 ISO 标准（包括首个中医药 ISO 标准），1 项 WHO 西太区标准与 4 项 WFAS 标准。2019 年国家重点研发计划启动了"国际针灸临床实践指南、技术操作规范和服务标准的研制"。2019 年重点研发计划"中医药现代化研究"重点专项"国际针灸临床实践指南、技术操作范围和服务标准的研制"是国家首次将针灸国际标准列入重点研发计划的项目，对针灸国际化产生深远影响。

五、针灸实验研究

（一）经络腧穴的研究

我国从"七五"期间开始即将经络研究列入国家攀登计划，以冀找到经络的实质，研究结果"有进展，无突破"。目前，由不同的研究者从不同角度提出的经络实质假说已逾 100 种，但尚未达成一致。目前，经络的研究已经从寻找经络的物质结构转向经络功能的研究，从单一经脉深入到两条或两条以上的相关经脉的研究（如表里经的研究）以及古典经络系统理论的现代科学阐释（如经络上下会聚的联系基础的研究）。我国的国家重大基础研究计划（973 计划）已经将针灸研究列入专项支持，从 2005 年起，分别启动"络病学说与针灸理论的基础研究"（2005 年），"基于临床的经穴特异性基础研究"（2006 年），"经脉体表特异性联系的生物学机制及针刺手法量效关系的研究"（2010 年），"针刺对功能性肠病的双向调节效应及其机制"（2011 年），"经穴效应循经特异性规律及关键影响因素基础研究"（2012 年），"腧穴配伍方案优化及效应影响因素研究"（2014 年），"腧穴配伍效应规律及神经生物学机制研究"（2014 年）。从 2017 年，国家重点研发计划"中医药现代化"重点专项启动，2017 年立项"针灸优势病种疗效评价国际合作研究"，2018 年立项"基于心 / 肺经的经脉关键问题创新研究""经皮颅 – 耳电刺激'调枢启神'抗抑郁临床方案优化及效应机制研究"2 项，2019 年立项"临床优势病种的腧穴功效特点及其效应机制""经络功能的研究——足厥阴肝经和生殖器官特定联系的生物学机制""'宣阳解郁，通络止痛'法防治偏头痛的循证评价及机制研究""基于腧穴配伍分类指导原则的针灸优势病种国际合作研究"。

在穴位研究方面，主要是对穴位的形态结构、穴位敏化、腧穴配伍的研究。研究显示穴位所在的部位与神经、血管、淋巴等组织密切相关，目前的研究主要集中在穴位 – 经脉 – 脏腑相关的联系基础方法，以阐明脏腑经脉气血输注于穴位这一特殊部位的理论基础。国家自然科学基金委员会牵头，于 2006 年启动"穴位与靶器官相互关系研究"重点项目，采用现代科学方法，借助现代生命科学研究方法，对穴位与内脏、穴位与体表其他部位以及远端器官联系的规律加以系统的研究，对其联系机制做出科学解释。

（二）针灸镇痛作用的研究

针灸具有良好的镇痛作用，20 世纪 50 年代，中国中医工作者首创了针刺麻醉，到 60 ~ 70 年代针麻已经得到广泛应用。针刺麻醉机制复杂，现研究针刺麻醉的作用原理多是结合了现代的神经解剖生理学理论及经典的经络、穴位等传统中医理论。众多的研究结果已证实针刺的针感、镇痛及其调节功能均与神经系统功能（包括中枢及外周神经系统）有密切关系，其所取穴位是根据局部感受器支配的神经与手术部位支配的神经脊髓节段来定位，通过对穴位的有效针麻效应，从而达到有效的镇痛作用。目前临床上多主张在针刺麻醉的同时加上小剂量镇痛药物的针药复合麻醉或针刺复合麻醉方法，以补充其镇痛不足。现代麻醉医学已不仅仅强调术中的麻醉效果，也非常重视术前及围手术期的应激反应强度。研究提示，与其他麻醉方式相比，针刺麻醉有效减少术后炎症反应的可能，从而更好地恢复免疫调节功能。973 计划"基于临床的针刺镇痛与机体保护机制研究"（2013 年）和"基于临床的针麻镇痛基础研究"（2007 年）将针刺麻醉列入专项支持。

（三）灸法作用的研究

灸法理论与技术不断创新，973 计划"灸法作用的基本原理与应用规律研究"和"基于临床的灸法作用机理研究"以灸法临床有效的病证为载体，揭示灸法的作用机理。灸法研究在灸材、施灸方法、灸量、艾灸理化特性与安全性、效应规律与机制研究、文献研究等方面取得了一定进展。在灸材研究方面，结果表明热水、烟条、激光虽均有一定的效应，但在效应量及效应的全面性方面，以艾绒为最佳。艾在燃烧过程发出的光和热有一定的光谱特性。艾烟具有广谱抗菌、抗病毒以及平喘等作用。从实验的角度大量地研究了灸法对人体各大系统的作用，艾灸具有抗炎、抗自由基、降脂、促循环、免疫调节、增强器官功能、抗衰老、抗抑郁、抗癌前病变等作用。

（四）对机体各系统功能的调整作用

大量的临床实践和实验研究证明针灸对机体的各系统、各个器官的功能具有多方面、多环节、多水平及多种途径的调节作用。针灸对各器官、各系统疾病有治疗作用，研究表明针灸疗法有三大作用：针刺镇痛作用、对免疫系统的调整作用和对脏腑组织器官的调整作用。针灸实验研究多选择以电针为主要针刺方法来干预大鼠疾病模型，从而探讨针灸治疗疾病的作用机制，针刺的主要靶点为具有多系统调节作用的穴位或相关疾病的特效穴，如足三里、内关、百会、关元等。针灸实验所研究的疾病种类很多，主要是运用各种不同针灸方案研究针灸对呼吸系统、循环系统、消化系统、血液系统、泌尿系统、生殖系统、内分泌系统、神经系统等的作用机制，尤以中枢神经系统疾病、心脑血管疾病及代谢性疾病为多。实验研究正在深入研究针灸疗法的作用特点（如良性、双向性、整体性、综合性、功能性、早期性）的物质基础和规律，如针刺信息特征的提取、储存，针刺作为生物电信息等在机体的传入、整合、编码、传出的信号通路及其规律，针刺疗法对细胞水平的信号传导途径和规律，针刺疗法对神经系统、对大脑水平影响的整体神经信息特征。针灸作用原理已经从细胞、分子水平深入到了基因组学、蛋白质组学、代谢组学、表观遗传学水平，并将提升到系统生物学研究层次。针灸作用机制在腺苷受体参与、结缔组织、肥大细胞、瞬时受体通路响应等方面取得了重要进展，在针灸研究中发现治疗哮喘的新靶标Transgelin-2。

（五）研究技术的发展与更新

针灸实验研究与研究技术密不可分。针灸机制的研究一直以来就是一个在方法论上不断创新的过程，不同时代、不同学科的研究技术都可以运用到针灸研究领域。从解剖学、组织形态学、病理学、生物化学、分子生物学等研究技术到整体行为学、基因组学、蛋白质组学、转录组学、代谢组学、影像学、表观遗传、脑功能连接组学等系统生物技术，都在针灸学实验研究中充分运用。鉴于研究对象人与动物的差异，目前的基础研究方向正逐步引入各种无创伤性人体检测研究技术，如磁共振、功能磁共振、单光子发射扫描、正电子发射扫描、红外热像图、脑内光学成像、脑磁图等并结合虚拟现实、人工智能、生物传感器等前沿技术进行机制探讨，更真实地反映针灸作用原理的本质。

第九章
古代人体部位释义

一、头颈部

顖 同囟。巅顶前为囟。即现代解剖学上的前囟。婴儿额骨与左右顶骨未闭合时，称作囟门，可触及动脉搏动；已合，称作囟骨。

颜 又称庭、天庭，即额部中央。一说指左右眉目之间，一说指面部前中央。

阙 又名印堂，俗称眉心。两眉之间称阙中；两眉之间微上方称阙上。

眉本 与眉梢对举，俗称眉头。即眉毛之内侧端。

目窠 眼眶内凹陷如窝状的巢穴，又称眼窝。

目胞 俗称眼胞，现称眼睑。又名目裹，上面称上眼睑，下面称下眼睑。

目纲 纲，或作网，又称眼弦，现称睑缘。即眼睑边缘生长睫毛处。上面的称目上纲（网），或上弦，即上睑缘；下面的称目下纲（网），或下弦，即下睑缘。

目内眦 又称大眦，即内眼角。

目锐眦 又称小眦、目外眦，即外眼角。

頞（è） 俗称鼻梁、山根，现称鼻根。即两目之间，鼻柱之上凹陷处。

王宫 又称明堂骨，俗称鼻柱，即鼻根之下，鼻尖之上。一说指鼻根部。

明堂 即鼻。一说指鼻尖。

鼻准 又称面王。指鼻尖、鼻头、准头。

䪼（zhuō） 指眼眶下缘的骨。相当于现代解剖学上的上颌骨和颧骨构成眼眶的部分。

頄（qiú） 亦称颧，即颧骨，为眼眶外下侧之高骨，或指内鼻旁间的部位。

頏颡（hángsǎng） 指上腭与鼻相通的部位，相当于鼻咽部。

颏（kē） 又称地阁，俗称下巴，现称下颌骨体。

吻 指口四周之口唇。一说指两口角。

顑（kǎn） 指口旁颊前肉之空软处，俗称腮。

颐（yí） 口角外下方，腮部前方。

颞颥（nièrú） 俗称太阳，现称翼点。眉弓外侧，颧骨弓上方。

曲隅 又名曲角、曲周，俗称鬓角。位于额角外下两旁，耳前上方的发际呈弯曲下垂的部分。

关 耳前核起之骨。

耳蔽 耳前小珠，俗称耳门，现称耳屏。

耳缺 耳屏上切迹。

引垂 即耳垂。

颌 又称辅车。即下颌骨支，为下颌骨的耳下部分。

齿本 即牙齿的根部。

牙车 即牙床。

曲牙 即下牙床。因其弯曲向前，故名。

曲颊 指下颌角部。

颊车 指下颌骨。

舌本 即舌根。

嗌 指食管上口（咽腔），又指喉咙。咽喉部的总称。

颃 颏结喉上，两侧肉之空软处。即下颌底与甲状软骨之间。

玉枕骨 枕外隆凸两旁高起之骨，现称枕骨上项线。

完骨 又称寿台骨。指耳后之高骨，现称乳突。

柱骨 为颈椎的统称。又称天柱骨。

二、躯干部

缺盆 指锁骨上窝。

骺（kuò） 骨之端称骺，如胸骨之端。

巨骨 又称缺盆骨，现称锁骨。

两叉骨 指肩胛骨与锁骨相接之处，相当于肩锁关节部。古书称的巨骨穴，在两叉骨间。

髃骨 简称髃。又名肩髃、肩端骨，俗称肩头。相当于肩胛冈之肩峰突。

肩解 指肩端之骨节解处，现称肩关节。

膺 胸前两旁肌肉隆起处。相当于胸大肌处。

膻中 两乳之间的部位。

𩩲骭（héyū） 又称鸠尾、前蔽骨。胸骨下端蔽心之骨。现称胸骨剑突。

胠（qū） 腋下胁上，是胁肋的总称。

季胁 又称季肋、软肋、橛（jué）肋。即胁下软肋的部分。

甲 肩胛骨上 1/3 弯曲突出之处。现称肩胛冈。

肩髆 指两肩及肩之偏后部分。一说为肩胛骨的别称。

䏚（miǎo） 季胁下无肋骨之空软处。相当于腹部九分法之腰部。

丹田 指脐直下 3 寸左右的部位，内与男子精室、女子胞宫所对应。

横骨 指两股之间的横起之骨。相当于现代解剖学上的耻骨。

曲骨 位于横骨的中央部，现称耻骨联合。

鼠蹊（xī） 即腹股沟部。

气街 指气冲部，当腹股沟股动脉搏动处。

廷孔 又作庭孔，指阴道口。

篡（cuàn） 又名下极、屏翳，指前后二阴之间，即会阴部。

下极 指两阴之间，即会阴部。亦有指鼻根、肛门者。

脊骨 指脊椎骨（脊柱）。又名膂骨，俗名脊梁骨。中医指的脊多从第 1 胸椎棘突开始，向下数至第 4 骶椎棘突，共 21 节。

膂（lǚ） 又称膂筋。指脊柱两旁的肌肉，约当骶棘肌分布处。膂骨指脊骨，一指脊柱之统称，一指第 1 胸椎棘突。

胂（shēn）　泛指脊柱两侧的肌群。或指髂嵴以下的肌肉部分。

腰髁（kē）　指腰部两旁凸起之骨，与今之髂后上棘似。

尻　尾骶骨部分的统称。

骶端　又称骶、尾骶、尾闾、穷骨、橛骨。指尻骨的末节，即尾骨。

三、四肢部

臑　又称胳膊。指肩以下手腕以上的部分。一说指上臂外侧面。

臑（nào）　指肩至肘内侧靠近腋部隆起的肌肉，即肱二头肌部。一说为上臂的统称。其屈侧称臑内，伸侧称臑外。

分肉　泛指肌肉。

辅骨　在上肢，指桡骨。亦称上骨。在下肢指膝两侧之骨：内侧的名内辅，即股骨下端的内侧髁与胫骨上端的内侧髁组成的骨突；外侧的名外辅，即股骨外侧髁与胫骨外侧髁组成的骨突。或指腓骨，又称外辅骨。

兑骨　又称锐骨。尺骨下端之高骨。相当于尺骨茎突。一说指豆骨。

高骨　体表高突之骨的通称。或指大指侧臂骨下端的高起骨，相当于桡骨茎突。

寸口　两手桡侧掌横纹下，桡动脉搏动处。

鱼　大指后侧隆起之肉。其外方赤白肉分界处叫鱼际。亦有称桡侧为大鱼，尺侧为小鱼。

将指　即第 3 指。俗称中指（趾）。

髀（bì）　指股骨之上端。一说为下肢膝上部分的通称。

髀骨　指膝上之大骨，今称股骨。

髀枢　指髋关节部。又名髀厌。或指股部外侧最上方，股骨向外上方显著隆起的股骨大转子。

髀关　大腿前上端，即股四头肌之上端。髀关穴居此。

髀阳　指大腿外侧部。

股　膝以上通称股。俗称大腿。

股阴　指大腿内侧部。

鱼腹股　大腿内侧，其形如鱼腹处。即股内收肌群处。

伏兔　大腿前正中部，股四头肌肌腹隆起处，其状如兔。

腘　膝部后面，腿部弯曲时形成凹窝，并呈现横缝（纹），分别称腘窝和腘窝横纹。

膝解　膝骨分解处，今之膝关节。

膑　膝前的圆形骨，亦称膝盖骨。今称髌骨。

犊鼻　即膝眼。状若牛鼻之两孔故名。

骭（hāng）　即胫骨。一说指胫骨之下端。

腨　亦写作腨，又称腓肠，俗称小腿肚。今称腓肠肌。

然骨　内踝下前方隆起之大骨，即舟骨粗隆。

绝骨　外踝之上 3 寸许，腓骨凹陷的部位。悬钟穴所在。

跗　又称跌或足跌，即足背。

核骨　足第 1 跖趾关节内侧的圆形突起。

京骨　足外侧缘中间隆起之高骨，即第 5 跖骨粗隆部外侧缘。

头角　头顶两旁隆起之处，即顶骨结节部位。

外辅骨　指胫外辅骨，即腓骨头部。

三毛　足大趾爪甲后方有毛处。又称丛毛、聚毛。

踵　足跟部。

赤白肉际　指手（足）的掌（跖）面与背面肤色明显差别的分界处。掌侧皮色较浅，称白肉；背侧肤色较深，称赤肉；两者交界之处称赤白肉际。

歧骨　泛指两骨连接成角之处。如锁骨肩峰端与肩胛冈肩峰之连接处，第1、2掌骨连接处，胸骨下端与左右肋软骨结合处等。

本节　即指掌指关节或跖趾关节的圆形突起。手足指（趾）最上一节，即掌指关节与跖趾关节处。

第十章

子午流注针法与灵龟八法

第一节　子午流注针法

子午流注针法源于《内经》的天人相应理论，宋金时代是子午流注针法由理论向临床应用完善的时代，金代何若愚撰写了第一部子午流注针法专著——《流注指微赋》。窦汉卿大力倡导按时取穴的应用，在《标幽赋》中写道："一日取六十六穴之法，方见幽微；一时取一十二经之原，始知要妙。"明代徐凤《针灸大全》记载的"子午流注逐日按时定穴诀"提出了具体的开穴使用方法，为子午流注的推广应用作出了贡献。下面从子午流注的意义、子午流注针法的基本组成、子午流注针法的临床运用等三个方面做概要介绍。

一、子午流注的意义

子是地支第一数，午是地支第七数，地支是古人用来记年、月、日、时的符号。在子午流注中，"子午"还有阴阳和方位的含义。从时辰上看，一天有 12 个时辰，子时是夜半，午时是日中；在一年中，子为农历的 11 月，午为 5 月。从阴阳来看，子为阴盛之时，为一阳之始的夜半，午为阳盛之时，是一阴初生的中午。从方位上看，《灵枢·卫气行》说："岁有十二月，日有十二辰，子午为经，卯酉为纬。"经指南北（上下），纬指东西（左右）。子午还寓意着阳极生阴、阴极生阳和阴阳转化等深刻道理。

"流"，是流动，"注"，是灌注。它是将人体气血在经脉中循行流注情况比拟为水流，有着像潮水一样定时涨落、盛衰开阖的变化，这是人与自然界相应的整体观的一种体现。

二、子午流注针法的基本组成

子午流注针法是以子午流注理论为基础，以五输穴配合阴阳五行，运用干支来推算经气流注盛衰开阖，按时取穴的针刺治疗方法。主要包括天干、地支、阴阳、五行、脏腑、经络及五输穴等内容。

（一）天干地支配合阴阳五行、脏腑

天干又称十干，即甲、乙、丙、丁、戊、己、庚、辛、壬、癸。地支又称十二地支，即子、丑、寅、卯、辰、巳、午、未、申、酉、戌、亥。天干、地支在子午流注有两种含义，一是代表时间，二是配合脏腑经脉。

1. 代表时间　天干与地支相配，可代表年、月、日、时，如甲子年、乙丑月、丙寅日、丁卯

时等，天干在前，地支在后，按天干地支顺序依次相配。地支还可以单独与十二个月、时辰相配。1 月地支为寅，2 月是卯，3 月是辰，4 月是巳，5 月是午，6 月是未，7 月是申，8 月是酉，9 月是戌，10 月是亥，11 月是子，12 月是丑。

每天十二时辰（24 小时），用十二地支来代表，每一个时辰为 2 小时。夜半子时为 23～1 点钟，丑时为 1～3 点钟，寅时为 3～5 点钟，卯时为 5～7 点钟，辰时为 7～9 点钟，巳时为 9～11 点钟，午时为 11～13 点钟，未时为 13～15 点钟，申时为 15～17 点钟，酉时为 17～19 点钟，戌时为 19～21 点钟，亥时为 21～23 点钟（表 10-1）。

表 10-1　十二经脉营气流注及分配地支表

时间	23:00 – 1:00	1:00 – 3:00	3:00 – 5:00	5:00 – 7:00	7:00 – 9:00	9:00 – 11:00	11:00 – 13:00	13:00 – 15:00	15:00 – 17:00	17:00 – 19:00	19:00 – 21:00	21:00 – 23:00
地支	子	丑	寅	卯	辰	巳	午	未	申	酉	戌	亥
经脉	胆	肝	肺	大肠	胃	脾	心	小肠	膀胱	肾	心包	三焦

2. 配合脏腑经脉　天干配脏腑的依据是"肝主春，足厥阴少阳主治，其日甲乙……心主夏，手少阴太阳主治，其日丙丁……脾主长夏，足太阴阳明主治，其日戊己……肺主秋，手太阴阳明主治，其日庚辛……肾主冬，足少阴太阳主治，其日壬癸……"（《素问·脏气法时论》）。天干配合十二脏腑经脉是甲配胆和胆经，乙配肝和肝经，丙配小肠、三焦和小肠经、三焦经，丁配心、心包和心经、心包经，戊配胃和胃经，己配脾和脾经，庚配大肠和大肠经，辛配肺和肺经，壬配膀胱和膀胱经，癸配肾和肾经（表 10-2）。天干配脏腑是"纳干法"的基础之一，应记住下列口诀：

表 10-2　十二经纳天干

天干	甲	乙	丙	丁	戊	己	庚	辛	壬	癸
经脉	胆	肝	小肠 三焦	心 心包	胃	脾	大肠	肺	膀胱	肾

甲胆乙肝丙小肠，丁心戊胃己脾乡。

庚属大肠辛属肺，壬属膀胱癸肾脏。

三焦阳腑须归丙，包络从阴丁火旁。

阳干宜纳阳之腑，脏配阴干理自当。

地支与十二脏腑经脉相配是固定不变的，子配胆及胆经、丑配肝及肝经、寅配肺及肺经、卯配大肠及大肠经、辰配胃及胃经、巳配脾及脾经、午配心及心经、未配小肠及小肠经、申配膀胱及膀胱经、酉配肾及肾经、戌配心包及心包经、亥配三焦及三焦经。这是"纳支法"的基础之一，要熟记下面的歌诀，便能运用自如：

肺寅大卯胃辰宫，脾巳心午小未中，

申膀酉肾心包戌，亥焦子胆丑肝通。

地支配属脏腑经脉是将十二地支时辰的推移和十二经脉气血流注结合，两者数字相等，次序排列固定不变。人身经脉气血流注，从中焦开始，上注于肺经，经过大肠经、胃经、脾经、心经、小肠经、膀胱经、肾经、心包经、三焦经、胆经、肝经。时序从寅时开始，止于丑时，再流注于肺，如此循环往复不息。

（二）干支的阴阳、五行分配

1. 分阴阳　根据运用不同，干支分阴阳有两种含义，一是在子午流注针法中开井穴时，依据天干为阳、地支为阴而提出阳进阴退的规律；二是根据干支序数的奇数偶数分阴阳，1、3、5、7、9、11属阳，2、4、6、8、10、12属阴。天干按其序数，甲、丙、戊、庚、壬为阳干，乙、丁、己、辛、癸为阴干；地支，子、寅、辰、午、申、戌为阳支，丑、卯、巳、未、酉、亥为阴支（表10-3）。

表10-3　干支配阴阳表

代数	1	2	3	4	5	6	7	8	9	10	11	12
天干	甲	乙	丙	丁	戊	已	庚	辛	壬	癸	甲	乙
地支	子	丑	寅	卯	辰	巳	午	未	申	酉	戌	亥
阴阳	阳	阴	阳	阴	阳	阴	阳	阴	阳	阴	阳	阴

2. 配五行　天干：甲乙属木，丙丁属火，戊己属土，庚辛属金，壬癸属水。地支：子丑属木，未亥午戌属火，辰巳属土，寅卯属金，申酉属水（表10-4）。

表10-4　天干地支配五行

五行	木		火				土		金		水	
天干	甲	乙	丙		丁		戊	己	庚	辛	壬	癸
地支	子	丑	未	亥	午	戌	辰	巳	卯		寅	申 酉

（三）五输穴配合阴阳五行、脏腑

《灵枢·本输》提出五输穴的部位，并指出"阴井木，阳井金"的阴阳五行配合关系。《难经·六十四难》做了全面补充："阴井木，阳井金；阴荥火，阳荥水；阴输土，阳输木；阴经金，阳经火；阴合水，阳合土。"现把十二经的五输穴与五行脏腑配合关系列表10-5。

表10-5　五输穴与阴阳五行脏腑经脉配合

阳经五输（原）穴							阴经五输穴					
经脉	井（金）	荥（水）	输（木）	原	经（火）	合（土）	经脉	井（木）	荥（火）	输（土）	经（金）	合（水）
胆（木）	窍阴	侠溪	临泣	丘墟	阳辅	阳陵泉	肝（木）	大敦	行间	太冲	中封	曲泉
小肠（火）	少泽	前谷	后溪	腕骨	阳谷	小海	心（火）	少冲	少府	神门	灵道	少海
胃（土）	厉兑	内庭	陷谷	冲阳	解溪	足三里	脾（土）	隐白	大都	太白	商丘	阴陵泉
大肠（金）	商阳	二间	三间	合谷	阳溪	曲池	肺（金）	少商	鱼际	太渊	经渠	尺泽
膀胱（水）	至阴	通谷	束骨	京骨	昆仑	委中	肾（水）	涌泉	然谷	太溪	复溜	阴谷
三焦（相火）	关冲	液门	中渚	阳池	支沟	天井	心包（君火）	中冲	劳宫	大陵	间使	曲泽

（四）年、月、日、时干支的推算

1. 年干支推算法　天干从甲到癸，计有 10 数；地支由子至亥，计有 12 数。干支配合，天干六轮、地支五轮，循环一遍，便成六十环周，称为一个花甲，见表 10-6。只要掌握六十环周，就很容易推出年干支。例如 2021 年辛丑，依次顺推 2022 年壬寅，2023 年癸卯……

表 10-6　干支配合六十甲子序数表

1 甲子	2 乙丑	3 丙寅	4 丁卯	5 戊辰	6 己巳	7 庚午	8 辛未	9 壬申	10 癸酉
11 甲戌	12 乙亥	13 丙子	14 丁丑	15 戊寅	16 己卯	17 庚辰	18 辛巳	19 壬午	20 癸未
21 甲申	22 乙酉	23 丙戌	24 丁亥	25 戊子	26 己丑	27 庚寅	28 辛卯	29 壬辰	30 癸巳
31 甲午	32 乙未	33 丙申	34 丁酉	35 戊戌	36 己亥	37 庚子	38 辛丑	39 壬寅	40 癸卯
41 甲辰	42 乙巳	43 丙午	44 丁未	45 戊申	46 己酉	47 庚戌	48 辛亥	49 壬子	50 癸丑
51 甲寅	52 乙卯	53 丙辰	54 丁巳	55 戊午	56 己未	57 庚申	58 辛酉	59 壬戌	60 癸亥

推算年干支的简单方法是：取当年的公元数减 3，得出的数值除以 60，余数就是该年的干支数。如推算 2021 年的年干支：

$$（2021-3）÷60=33……38$$

余数 38，在 60 环周表中是辛丑，故 2021 年是辛丑年。

2. 月干支推算法　月干支推算法按照农历计算。一年 12 个月，配合十二地支，1 月为寅，2 月是卯，3 月是辰，4 月是巳，5 月是午，6 月是未，7 月是申，8 月是酉，9 月是戌，10 月是亥，11 月是子，12 月是丑，十二地支配 12 个月是固定不变的。再根据年干推算月干，需要熟记下列歌诀：

甲己之年丙作首，乙庚之年戊当头，

丙辛之年庚寅上，丁壬壬寅顺行流，

若言戊癸何方起，甲寅之上去寻求。

即甲年、己年正月的天干都是丙，正月干支是丙寅，按顺序下推，二月的干支是丁卯……依次类推；乙年、庚年正月干支是戊寅，丙年、辛年正月是庚寅……依次类推。如：2021 年为辛丑年，正月干支就是庚寅。按顺序下推，二月为辛卯，其余依次类推。

3. 日干支推算法　日干支推算用阳历进行。运用时有几个先决条件：①当年元旦的干支代数；②每月干支应加应减数；③闰年自 3 月起都加一；④当天的日数。有了这四点，便可推算任何一天的干支。元旦干支可以推算，但查表更为方便，现将 2020 年～2079 年元旦干支列表（表 10-7）。

表 10-7　公元 2020 年～2079 年元旦干支

闰　年		平　年					
年　份	元旦干支	年　份	元旦干支	年　份	元旦干支	年　份	元旦干支
2020	癸卯	2021	己酉	2022	甲寅	2023	己未
2024	甲子	2025	庚午	2026	乙亥	2027	庚辰
2028	乙酉	2029	辛卯	2030	丙申	2031	辛丑

闰　年		平　年							
年　份	元旦干支	年　份	元旦干支	年　份	元旦干支	年　份	元旦干支
2032	丙午	2033	壬子	2034	丁巳	2035	壬戌
2036	丁卯	2037	癸酉	2038	戊寅	2039	癸未
2040	戊子	2041	甲午	2042	己亥	2043	甲辰
2044	己酉	2045	乙卯	2046	庚申	2047	乙丑
2048	庚午	2049	丙子	2050	辛巳	2051	丙戌
2052	辛卯	2053	丁酉	2054	壬寅	2055	丁未
2056	壬子	2057	戊午	2058	癸亥	2059	戊辰
2060	癸酉	2061	己卯	2062	甲申	2063	己丑
2064	甲午	2065	庚子	2066	乙巳	2067	庚戌
2068	乙卯	2069	辛酉	2070	丙寅	2071	辛未
2072	丙子	2073	壬午	2074	丁亥	2075	壬辰
2076	丁酉	2077	癸卯	2078	戊申	2079	癸丑

各月加减数是根据日数与六十环周关系推算出来的，下面列出各月加减数表（表10-8）。为便于记忆，可熟背加减数口诀：

一五双减一，二六加零六，三减二加十，四减一加五，七零九加二，

八上加一七，十上加二八，冬三腊三九，闰年三月起，余数均加一。

表 10-8　各月加减数

	1 月	2 月	3 月	4 月	5 月	6 月	7 月	8 月	9 月	10 月	11 月	12 月
天干	−1	+0	−2	−1	−1	+0	+0	+1	+2	+2	+3	+3
地支	−1	+6	+10	+5	−1	+6	+0	+7	+2	+8	+3	+9

（闰年 3 月 1 日以后加 1）

日干支的推算公式如下：

日干序数 = 元旦天干序数 + 月份天干加减数（闰年三月后加 1）+ 所求日期数，其和除以 10，取其余数（无余数者作 10）。

日支序数 = 元旦地支序数 + 月份地支加减数（闰年三月后加 1）+ 所求日期数，其和除以 12，取其余数（无余数者作 12）。

如：2021 年元旦干支为己酉，求：2021 年 5 月 1 日的干支。

根据公式推算如下：

日干数：6−1+1=6，取其尾数 6，为己。

日支数：10−1+1=10，取其尾数 10，为酉。

故 2021 年 5 月 1 日为己酉日。

4. 时干支推算法　时干支的推算是运用五门十变理论，把天干化五行，其推算歌诀是：

> 甲己起甲子，乙庚起丙子，丙辛起戊子，
>
> 丁壬起庚子，戊癸起壬子。

甲日、己日的十二时辰，都是从甲子开始，其后为乙丑时、丙寅时……依次类推；乙日、庚日从丙子开始；丙日、辛日从戊子开始；丁日、壬日从庚子开始；戊日、癸日从壬子开始。

三、子午流注针法的临床应用

子午流注针法的临床应用，分纳干法、纳支法两大类，分别介绍如下。

（一）纳干法

纳干法又称纳甲法，是运用天干配脏腑的一种按时开穴的子午流注针法。应用时，在熟悉上述多种配属关系的基础上，先推算患者来诊当天的天干和开取井穴的时辰，再按阳日阳时开阳经穴，阴日阴时开阴经穴的规律，结合十二经脉的流注和五输穴的相生规律依次开穴。运用时，需要掌握下面的基本内容：

1. 阳进阴退，开井穴 井穴的开取是根据日、时干支，阳进阴退的规律。阳进是指天干（为阳）主进，即按甲、乙、丙、丁……的顺序推算，阴退是指地支（为阴）主退，即按戌、酉、申……的顺序推算。戌是地支中最后一个阳支，故阴退从戌开始。阳进阴退是推算次日的干支取井穴时辰的方法。如甲日戌时开窍阴，根据阳进阴退原则，次日天干从甲进为乙，地支从戌退为酉，故乙日应在酉时开井穴为大敦，余可类推（表10-9）。

表10-9 子午流注按时开井穴

日干	甲	乙	丙	丁	戊	己	庚	辛	壬	癸
时辰	甲→ 戌←	乙→ 酉←	丙→ 申←	丁→ 未←	戊→ 午←	己→ 巳←	庚→ 辰←	辛→ 卯←	壬→ 寅←	癸 亥
经脉	胆	肝	小肠	心	胃	脾	大肠	肺	膀胱	肾
井穴	窍阴	大敦	少泽	少冲	厉兑	隐白	商阳	少商	至阴	涌泉

注：→阳进 ←阴退

2. 经生经，穴生穴，开其他五输穴 纳甲法的开穴，先从值日经的井穴开始，该日的天干与值日经的天干相同。开井穴之后，下面就按时生时、经生经、穴生穴的规律开五输穴。如甲日是胆经主气，甲（木）戌时开胆经井穴窍阴，然后按相生的顺序，下个开穴时辰丙子时（甲木生丙火），开小肠经的前谷穴，因为小肠属火，胆属木，木生火；窍阴属金，金生水，故开小肠经的水穴前谷。根据这一规律，下一开穴时辰应是戊寅（丙火生戊土），小肠经属火，胃经属土，火生土，前谷属水，水生木，故开胃经的木穴陷谷，水生木。按时、经、穴相生，再下一个开穴时辰是庚辰，当开大肠经阳溪穴；庚辰的下一个阳时为壬午，当开膀胱经委中穴。

3. 返本还原（遇输过原） 运用纳甲法经穴相生顺序开穴，当开的穴是输穴时，同时要开值日经的原穴，这一规律称"返本还原"。如甲日胆经值日，当穴位开到足阳明胃经输穴陷谷时，应同时开胆经原穴丘墟。"本"指的是本日的值日经，"原"指的是值日经的原穴。一般开原穴的时辰，是在开井穴以后的4个时辰。若为阴经，则以"输"代之，称遇输过原。

4. 气纳三焦，开生我穴，血归包络，开我生穴 五输穴依次开完后，阳经最后都要纳入三焦而开三焦经的穴位，称"气纳三焦"；阴经都要纳入心包络而开心包经的穴位，称"血归包络"。

阳经按"他生我"，阴经按"我生他"的规律选穴。如甲日胆经值日，五输穴依次开完后，最后一个阳时（甲申）的选穴应按"他生我"的规律，开三焦经的液门穴，因为胆属木，液门穴属水，水生木。又如乙日肝经值日，五输穴依次开完后，最后应在乙未时按"我生他"的规律，开心包经的劳宫穴，肝属木，劳宫属火，木生火。

"我"指的是值日经，"他"是指要开的穴。胆经的最后一个阳时甲申，甲日两见甲，称日干重见，因为天干10个，经脉12条，10天干不够配12经，故起于甲必重见于甲，起于乙必重见于乙。以甲乙两日为例，其开穴时辰及穴位见表10-10、表10-11。

表 10-10 甲胆主气开穴

时辰	甲戌	乙亥	丙子	丁丑	戊寅	己卯	庚辰	辛巳	壬午	癸未	甲申（日干重见）
经脉	胆		小肠		胃		大肠		膀胱		三焦（气纳三焦）
五输穴	井（金）窍阴	闭穴	荥（水）前谷	闭穴	输（木）陷谷	闭穴	经（火）阳溪	闭穴	合（土）委中	闭穴	纳（水）液门（他生我）
戊寅时同开丘墟，为返本还原											

表 10-11 乙肝主血开穴

时辰	乙酉	丙戌	丁亥	戊子	己丑	庚寅	辛卯	壬辰	癸巳	甲午	乙未（日干重见）
经脉	肝		心		脾		肺		肾		心包（血归包络）
五输穴	井（木）大敦	闭穴	荥（火）少府	闭穴	输（土）太白	闭穴	经（金）经渠	闭穴	合（水）阴谷	闭穴	归（火）劳宫（我生他）
己丑时同开太冲，为返本还原											

5. 子午流注逐日按时定穴法 根据徐凤的《子午流注逐日按时定穴歌》，在推算出日干以后，直接取穴，方法简便，推算迅速，建议熟练背诵。

甲日戌时胆窍阴，丙子时中前谷荥，戊寅陷谷阳明输，返本丘墟木在寅，
庚辰经注阳溪穴，壬午膀胱委中寻，甲申时纳三焦水，荥合天干取液门。

乙日酉时肝大敦，丁亥时荥少府心，己丑太白太冲穴，辛卯经渠是肺经，
癸巳肾宫阴谷合，乙未劳宫火穴荥。

丙日申时少泽当，戊戌内庭治胀康，庚子时在三间输，本原腕骨可祛黄，
壬寅经火昆仑上，甲辰阳陵泉合长，丙午时受三焦火，中渚之中仔细详。

丁日未时心少冲，己酉大都脾土逢，辛亥太渊神门穴，癸丑复溜肾水通，
乙卯肝经曲泉合，丁巳包络大陵中。

戊日午时厉兑先，庚申荥穴二间选，壬戌膀胱寻束骨，冲阳土穴必还原，
甲子胆经阳辅是，丙寅小海穴安然，戊辰气纳三焦脉，经穴支沟刺必痊。

己日巳时隐白始，辛未时中鱼际取，癸酉太溪太白原，乙亥中封内踝比，
丁丑时合少海心，己卯间使包络止。

庚日辰时商阳居，壬午膀胱通谷之，甲申临泣为输木，合谷金原返本归，
丙戌小肠阳谷火，戊子时居三里宜，庚寅气纳三焦合，天井之中不用疑。

辛日卯时少商本，癸巳然谷何须忖，乙未太冲原太渊，丁酉心经灵道引，
己亥脾合阴陵泉，辛丑曲泽包络准。

壬日寅时起至阴，甲辰胆脉侠溪荥，丙午小肠后溪输，返本京骨本原寻，
三焦寄有阳池穴，返本还原似的亲，戊申时注解溪胃，大肠庚戌曲池真，
壬子气纳三焦寄，井穴关冲一片金，关冲属金壬属水，子母相生恩义深。

癸日亥时井涌泉，乙丑行间穴必然，丁卯输穴神门是，本寻肾水太溪原，
包络大陵原并过，己巳商丘内踝边。辛未肺经合尺泽，癸酉中冲包络连，
子午截时安定穴，留传后学莫忘言。

6. 一、四、二、五、三、〇反克取穴法　根据六甲周期、阳进阴退开井穴、阳日阳时开阳经、阴日阴时开阴经、地支顺时推进等基础，进行推算，解决癸日十时无穴可开的不足。此法系运用反克规律推算而来，介绍其开穴（表10-12）。

表10-12　一、四、二、五、三、〇反克取穴

常　规		一	四	二	五	三	〇
五输纳穴		井	经	荥	合	输	纳、归
六甲	干支	甲日，甲戌	己日，甲子	戊日，甲寅	丁日，甲辰	丙日，甲午	乙日，甲申
	穴名	窍阴	阳辅	侠溪	阳陵泉	临泣	液门
六乙	干支	乙日，乙酉	己日，乙亥	己日，乙丑	戊日，乙卯	丁日，乙巳	丙日，乙未
	穴名	大敦	中封	行间	曲泉	太冲	劳宫
六丙	干支	丙日，丙申	庚日，丙戌	庚日，丙子	己日，丙寅	戊日，丙辰	丁日，丙午
	穴名	少泽	阳谷	前谷	小海	后溪	中渚
六丁	干支	丁日，丁未	辛日，丁酉	庚日，丁亥	庚日，丁丑	己日，丁卯	戊日，丁巳
	穴名	少冲	灵道	少府	少海	神门	大陵
六戊	干支	戊日，戊午	壬日，戊申	辛日，戊戌	辛日，戊子	庚日，戊寅	己日，戊辰
	穴名	厉兑	解溪	内庭	足三里	陷谷	支沟

续表

常　规		一	四	二	五	三	○
五输纳穴		井	经	荥	合	输	纳、归
六己	干支	己日，己巳	癸日，己未	壬日，己酉	辛日，己亥	辛日，己丑	庚日，己卯
	穴名	隐白	商丘	大都	阴陵泉	太白	间使
六庚	干支	庚日，庚辰	甲日，庚午	癸日，庚申	壬日，庚戌	壬日，庚子	辛日，庚寅
	穴名	商阳	阳溪	二间	曲池	三间	天井
六辛	干支	辛日，辛卯	乙日，辛巳	甲日，辛未	癸日，辛酉	壬日，辛亥	壬日，辛丑
	穴名	少商	经渠	鱼际	尺泽	太渊	曲泽
六壬	干支	壬日，壬寅	丙日，壬辰	己日，壬午	甲日，壬申	癸日，壬戌	癸日，壬子
	穴名	至阴	昆仑	通谷	委中	束骨	关冲
六癸	干支	癸日，癸亥	戊日，癸丑	丁日，癸卯	丙日，癸巳	乙日，癸未	甲日，癸酉
	穴名	涌泉	复溜	然谷	阴谷	太溪	中冲

根据上述按时开穴规律，设计的"子午流注计算盘"，临床运用也比较方便（图10-1、图10-2）。制盘时，剪去时间旁的空白（图中有剪去说明），把盘（一）放在盘（二）上面，其剪去的空白即可露出一天应开穴名。

计算盘是根据前面第一、第二两法，相互补充而成。其中有"△"号者，为两法共通取穴，凡有〈　〉号者，为一、四、二、五、三、○反克取穴，没有符号的是徐氏开穴。

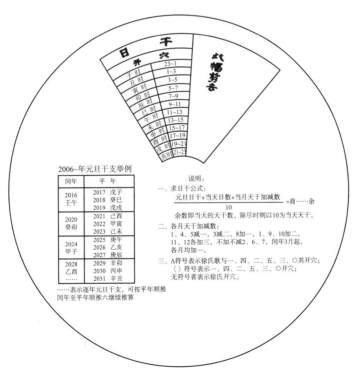

图 10-1　子午流注计算盘（一）

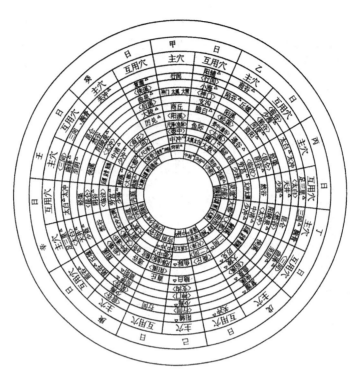

图 10-2　子午流注计算盘（二）

（二）纳支法

纳支法是以一天十二时辰配合脏腑（见前地支配脏腑）按时开穴。临床上有两种运用方法，一种是补母泻子取穴法，一种是一日六十六穴法，分别介绍于下：

1. 补母泻子取穴法　以本经经脉的五行属性和五输穴的五行属性为基础，推算母子关系，按照"虚则补其母，实则泻其子"进行按时取穴。例如手太阴肺经病，肺属金，它的母穴是属土的太渊穴，子穴是属水的尺泽穴。如果肺经邪气实，就在肺气方盛的寅时，取尺泽穴行泻法；如果正气虚，又应当在肺气方衰的卯时取太渊穴行补法。

若本经开穴时间已过，或不虚不实的病证，可取本经同一属性的经穴，又称本穴，或取本经所属脏腑原穴进行治疗。例如肺经本穴为经渠，肺之原穴为太渊。十二经补母泻子取穴见表 10-13。

表 10-13　十二经补母泻子本穴、原穴

经脉	五行	流注时间	病候举例	补法		泻法		本穴	原穴
				母穴	时间	子穴	时间		
肺	辛金	寅	咳嗽、心烦、胸满	太渊	卯	尺泽	寅	经渠	太渊
大肠	庚金	卯	牙痛、咽喉痛	曲池	辰	二间	卯	商阳	合谷
胃	戊土	辰	腹胀、腹痛	解溪	巳	厉兑	辰	三里	冲阳
脾	己土	巳	腹胀满、腹泻	大都	午	商丘	巳	太白	太白
心	丁火	午	咽干、舌痛、掌热	少冲	未	神门	午	少府	神门
小肠	丙火	未	项强、颌肿	后溪	申	小海	未	阳谷	腕骨

续表

经脉	五行	流注时间	病候举例	补法		泻法		本穴	原穴
				母穴	时间	子穴	时间		
膀胱	壬水	申	头痛、目眩、癫疾	至阴	酉	束骨	申	通谷	京骨
肾	癸水	酉	心悸、腰痛	复溜	戌	涌泉	酉	阴谷	太溪
心包	丁火	戌	痉挛、心烦、胁痛	中冲	亥	大陵	戌	劳宫	大陵
三焦	丙火	亥	耳聋、目痛	中渚	子	天井	亥	支沟	阳池
胆	甲木	子	头痛、胁痛	侠溪	丑	阳辅	子	临泣	丘墟
肝	乙木	丑	胁痛、疝气	曲泉	寅	行间	丑	大敦	太冲

2. 一日六十六穴法 纳支法的运用比较灵活，所以临床上都很重视。由于"虚则补其母，实则泻其子"取穴尚不完善，阴经一天只取 20 穴，阳经一天只取 24 穴，还有 22 穴没有取用。所以窦汉卿在《标幽赋》里提出了"一日取六十六穴之法，方见幽微"。就是说应按十二时辰所属脏腑，阴经开井、荥、输、经、合五穴，阳经开井、荥、输、原、经、合六穴。临床运用中，根据病因、病性、病势，在相关经脉经气旺盛时，灵活取用本经五输穴进行治疗。

第二节 灵龟八法

灵龟八法又称"奇经纳甲法""奇经纳卦法"。它是运用古代哲学的八卦九宫学说，结合人体奇经八脉气血的会合，取其与奇经八脉相通的 8 个经穴，按照日时干支的推演数字变化，采用相加、相除的方法，做出按时取穴的一种针刺法。此法包含着"天人相应"之说、阴阳消长之理、五行生克之变、气血流注之机，运用八脉八穴而发展起来。这种方法和子午流注针法相辅相成，配合应用。兹将灵龟八法的八脉、八穴和八卦干支等，分述如下。

一、灵龟八法的组成

（一）九宫八卦

八卦是古人取阴阳之象，结合自然界的天、地、水、火、风、雷、山、泽而成的。即：乾为天作 ☰ 形，坤为地作 ☷ 形，坎为水作 ☵ 形，离为火作 ☲ 形，巽为风作 ☴ 形，震为雷作 ☳ 形，艮为山作 ☶ 形，兑为泽作 ☱ 形。把八卦的名称和图像结合四方，即成九宫。由于八卦各有方位，配合九宫，根据戴九履一、左三右七、二四为肩、八六为足、五十居中的九宫数字，每宫再配上一条奇经及其配属的穴位，可总结为歌诀：

坎一联申脉，照海坤二五，震三属外关，巽四临泣数，

乾六是公孙，兑七后溪府，艮八系内关，离九列缺主。

此八穴的代表数字，在灵龟八法的推算中占有极为重要的地位，所以运用本法必须牢记（表10-14）。

表 10-14　八卦、九宫、八穴关系

八卦	乾	坎	艮	震	巽	离	坤	兑
九宫	六	一	八	三	四	九	二、五	七
八脉交会穴	公孙	申脉	内关	外关	临泣	列缺	照海	后溪

（二）八脉交会八穴

八脉指任、督、冲、带、阴维、阳维、阴跷、阳跷；交指交通；会指会合。它具有统率和调节十二经脉气血的作用，而十二经脉本身又有上下循行、交错相会的特性，所以在四肢部位的十二经上有八个经穴相通于八脉。即：小肠经后溪通于督脉，肺经列缺通于任脉，脾经公孙通于冲脉，胆经临泣通于带脉，肾经照海通于阴跷，膀胱经申脉通于阳跷，心包经内关通于阴维，三焦经外关通于阳维。另外这八个经穴彼此之间又有着密切的联系和沟通。如公孙与内关相通，合于心、胃、胸；后溪与申脉相通，合于目内眦、颈项、耳、肩、小肠、膀胱；临泣与外关相通，合于目锐眦、耳后、颈项、肩；列缺与照海相通，合于肺系、咽喉、胸膈等。这样就使八脉八穴分为四组，相互结合，有着一致的主治范围，如内关配公孙治胸、心、胃部之疾。

（三）八法逐日干支代数

灵龟八法的组成，除八脉、八穴、八卦外，尚有日时的干支数字作为八法取穴的依据。八法逐日干支代数的由来，是根据五行生成数和干支顺序的阴阳定出的，它是演算灵龟八法穴位的基本数字（表 10-15）。宜牢记下列歌诀：

> 甲己辰戌丑未十，乙庚申酉九为期，丁壬寅卯八成数，
> 戊癸巳午七相宜，丙辛亥子亦七数，逐日干支即得知。

表 10-15　八法逐日干支代数

代数	10	9	8	7
天干	甲己	乙庚	丁壬	戊丙癸辛
地支	辰戌丑未	申酉	寅卯	巳亥午子

（四）八法临时干支代数

每日每个时辰的干支，亦各有一个代数，这个代数与逐日干支的代数有着同样的意义，是推演八法必须掌握的内容（表 10-16）。一般宜牢记下列歌诀，以利推算：

> 甲己子午九宜用，乙庚丑未八无疑，丙辛寅申七作数，丁壬卯酉六须知，
> 戊癸辰戌各有五，巳亥单加四共齐，阳日除九阴除六，不及零余穴下推。

表 10-16　八法临时干支代数

代数	9	8	7	6	5	4
天干	甲己	乙庚	丙辛	丁壬	戊癸	己亥
地支	子午	丑未	寅申	卯酉	辰戌	

二、灵龟八法的临床应用

（一）开穴法

运用灵龟八法，是将日、时的干支数字加起来，得出四个数字的和数，然后按照阳日用 9 除，阴日用 6 除的公式，去除干支的和数，再将它的余数，求得八卦所分配的某穴的数字，就是当时应开的腧穴。

如欲求甲子日的子、丑等时所开穴位，首先要从甲日子时上起出时干。甲日子时按时干支歌诀推算，则仍起于"甲子"，再按六十环周表的顺序排列，第二个时辰就是"乙丑"。

八法逐日干支代数，甲为 10，子为 7；八法临时干支代数，甲为 9，子亦为 9。四数相加的总和为 35，由于天干的甲属阳，故用 9 除，所剩的余数是 8。8 为内关穴所应，故甲子日甲子时应开内关穴。凡除尽不余，遇到这种情况，阳日作 9 计算，应开的是列缺，阴日则作 6 计算，应开的穴是公孙。

以上是根据公式计算按时所开的经穴，临床运用时还有父母、夫妻、男女、主客等的配用关系，就是公孙配内关，临泣配外关，后溪配申脉，列缺配照海，这样综合应用就可以提高疗效。

为便于掌握和运用灵龟八法开穴，可绘制灵龟八法逐日按时开穴环周盘（图 10-3）。

（二）定时取穴、配穴的治疗

根据病情选取与病情适应的八法开穴的穴位，再配以适当的经穴进行治疗。例如：头面之疾可选后溪、列缺、临泣、照海适应证的开穴时间；胃心胸诸疾可选公孙、内关适应证的开穴时间进行治疗。

（三）按时取穴、配合病穴

根据患者就诊时间所开的八法穴，再配合与疾病相适应的穴位进行治疗，以扶正祛邪，消除病痛。例如厥心痛，适逢丙申日己丑时，即先开公孙、内关，再取厥阴俞、巨阙针刺，以提高疗效。

（四）流注、八法联合应用

子午流注、灵龟八法二者以"时穴"为主，二者联合应用，可先开八法穴，再配纳甲按时取穴；或先开八法穴，再配纳子取穴；或根据病情，预定八法开穴时间，再配纳甲定时取穴。运用时穴法，必须根据病情，适应配穴，发挥时穴的疗效。

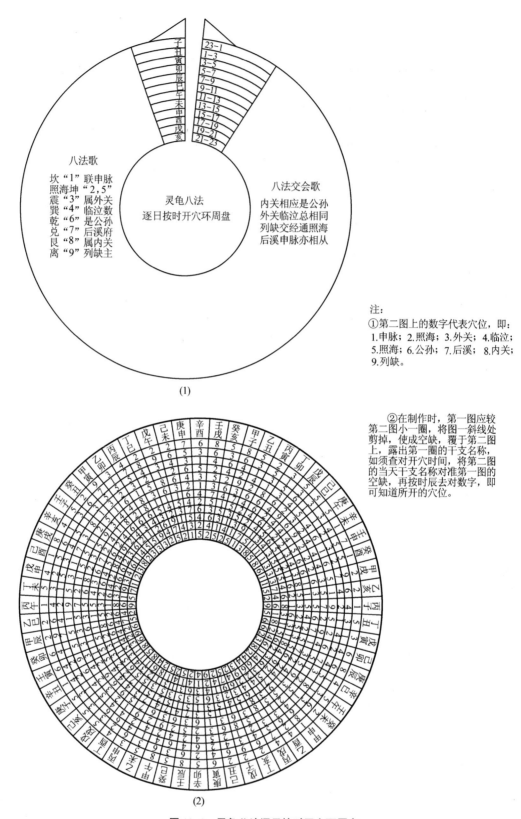

注:
①第二图上的数字代表穴位，即:
1.申脉；2.照海；3.外关；4.临泣；
5.照海；6.公孙；7.后溪；8.内关；
9.列缺。

②在制作时，第一图应较第二图小一圈，将图一斜线处剪掉，使成空缺，覆于第二图上，露出第一圈的干支名称，如须查对开穴时间，将第二图的当天干支名称对准第一图的空缺，再按时辰去对数字，即可知道所开的穴位。

(1)

(2)

图 10-3　灵龟八法逐日按时开穴环周盘

[附] 飞腾八法

飞腾八法也是以八脉八穴为基础，按时开穴的一种方法，它的运用与灵龟八法略有不同。本法不论日干支和时干支，均以天干为主，不用零余方法（表10-17）。

表 10-17 天干八穴八卦配合

时辰	壬甲	丙	戊	庚	辛	乙癸	己	丁
八穴	公孙	内关	临泣	外关	后溪	申脉	列缺	照海
八卦	乾	艮	坎	震	巽	坤	离	兑

壬甲公孙即是乾，丙居艮上内关然，戊为临泣生坎水，庚属外关震相连，

辛上后溪装巽卦，乙癸申脉到坤传，己土列缺南离上，丁居照海兑金全。

上述表、歌，是每日按天干时的开穴。如"甲己还生甲"的甲子时，开公孙穴。"乙庚丙作初"乙丑时开申脉穴。丙寅时则取内关穴（丙申、丙戌、丙辰等皆同），戊辰时开临泣穴，己巳时开列缺穴，庚午时取外关穴……治病时先取开穴，再取配穴。如丙寅时先取内关，再取配穴公孙穴。

第十一章
针灸歌赋选

一、标幽赋

——选自金·窦汉卿《针经指南》

拯救之法，妙用者针。察岁时于天道，定形气于予心。春夏瘦而刺浅，秋冬肥而刺深。不穷经络阴阳，多逢刺禁；既论脏腑虚实，须向经寻。

原夫起自中焦，水初下漏，太阴为始，至厥阴而方终；穴出云门，抵期门而最后。正经十二，别络走三百余支；正侧偃伏，气血有六百余候。手足三阳，手走头而头走足；手足三阴，足走腹而胸走手。要知迎随，须明逆顺。

况夫阴阳，气血多少为最。厥阴太阳，少气多血；太阴少阴，少血多气；而又气多血少者，少阳之分；气盛血多者，阳明之位。先详多少之宜，次察应至之气。轻滑慢而未来，沉涩紧而已至。既至也，量寒热而留疾；未至者，据虚实而候气。气之至也，若鱼吞钩饵之浮沉；气未至也，似闲处幽堂之深邃。气速至而效速，气迟至而不治。

观夫九针之法，毫针最微，七星上应，众穴主持。本形金也，有蠲邪扶正之道；短长水也，有决凝开滞之机。定刺象木，或斜或正；口藏比火，进阳补羸。循机扪而可塞以象土，实应五行而可知。然是三寸六分，包含妙理；虽细桢于毫发，同贯多歧。可平五脏之寒热，能调六腑之实虚。拘挛闭塞，遣八邪而去矣；寒热痛痹，开四关而已之。

凡刺者，使本神朝而后入；既刺也，使本神定而气随。神不朝而勿刺，神已定而可施。定脚处，取气血为主意；下手处，认水木是根基。天地人三才也，涌泉同璇玑百会；上中下三部也，大包与天枢地机。阳跷阳维并督带，主肩背腰腿在表之病；阴跷阴维任冲脉，去心腹胁肋在里之疑。二陵二跷二交，似续而交五大；两间两商两井，相依而别两支。

大抵取穴之法，必有分寸，先审自意，次观肉分；或伸屈而得之，或平直而安定。在阳部筋骨之侧，陷下为真；在阴分郄腘之间，动脉相应。取五穴用一穴而必端；取三经用一经而可正。头部与肩部详分，督脉与任脉易定。明标与本，论刺深刺浅之经；住痛移疼，取相交相贯之径。

岂不闻脏腑病，而求门海俞募之微；经络滞，而求原别交会之道。更穷四根三结，依标本而刺无不痊；但用八法五门，分主客而针无不效。八脉始终连八会，本是纪纲；十二经络十二原，是为枢要。一日刺六十六穴之法，方见幽微，一时取一十二经之原，始知要妙。

原夫补泻之法，非呼吸而在手指；速效之功，要交正而识本经。交经缪刺，左有病而右畔取；泻络远针，头有病而脚上针。巨刺与缪刺各异，微针与妙刺相通。观部分而知经络之虚实，视浮沉而辨脏腑之寒温。且夫先令针耀，而虑针损；次藏口内，而欲针温。目无外视，手如握虎；心无内慕，如待贵人。左手重而多按，欲令气散；右手轻而徐入，不痛之因。空心恐怯，直立侧而多晕；背目沉掐，坐卧平而没昏。

推于十干十变，知孔穴之开阖；论其五行五脏，察日时之旺衰。伏如横弩，应若发机。阴交阳别，而定血晕；阴跷阳维，而下胎衣。痹厥偏枯，迎随俾经络接续；漏崩带下，温补使气血依归。静以久留，停针候之。必准者，取照海治喉中之闭塞；端的处，用大钟治心内之呆痴。

大抵疼痛实泻，痒麻虚补。体重节痛而输居，心下痞满而井主。心胀咽痛，针太冲而必除；脾冷胃疼，泻公孙而立愈。胸满腹痛刺内关，胁疼肋痛针飞虎。筋挛骨痛而补魂门，体热劳嗽而泻魄户。头风头痛，刺申脉与金门；眼痒眼疼，泻光明与地五。泻阴郄止盗汗，治小儿骨蒸；刺偏历利小便，医大人水蛊。中风环跳而宜刺，虚损天枢而可取。

由是午前卯后，太阴生而疾温；离左酉南，月朔死而速冷。循扪弹弩，留吸母而坚长；爪下伸提，疾呼子而嘘短。动退空歇，迎夺右而泻凉；推内进搓，随济左而补暖。

慎之！大患危疾，色脉不顺而莫针；寒热风阴，饥饱醉劳而切忌。望不补而晦不泻，弦不夺而朔不济。精其心而穷其法，无灸艾而坏其皮；正其理而求其原，免投针而失其位。避灸处而加四肢，四十有九；禁刺处而除六俞，二十有二。

抑又闻，高皇抱疾未瘥，李氏刺巨阙而后苏；太子暴死为厥，越人针维会而复醒。肩井曲池，甄权刺臂痛而复射；悬钟环跳，华陀刺躄足而立行。秋夫针腰俞而鬼免沉疴，王纂针交俞而妖精立出。刺肝俞与命门，使瞽士视秋毫之末；取少阳与交别，俾聋夫听夏蚋之声。

嗟夫！去圣逾远，此道渐坠。或不得意而散其学，或愆其能而犯禁忌。愚庸智浅，难契于玄言；至道渊深，得之者有几？偶述斯言，不敢示诸明达者焉，庶几乎童蒙之心启。

二、百症赋

——选自明·高武《针灸聚英》

百症腧穴，再三用心。囟会连于玉枕，头风疗以金针。悬颅颔厌之中，偏头痛止；强间丰隆之际，头痛难禁。

原夫面肿虚浮，须仗水沟、前顶；耳聋气闭，全凭听会、翳风。面上虫行有验，迎香可取；耳中蝉噪有声，听会堪攻。目眩兮，支正、飞扬；目黄兮，阳纲、胆俞。攀睛攻少泽、肝俞之所，泪出刺临泣、头维之处。目中漠漠，即寻攒竹、三间；目觉䀮䀮，急取养老、天柱。

观其雀目肝气，睛明、行间而细推；审他项强伤寒，温溜、期门而主之。廉泉、中冲，舌下肿疼堪取；天府、合谷，鼻中衄血宜追。耳门、丝竹空，住牙疼于顷刻；颊车、地仓穴，正口㖞于片时。喉痛兮，液门、鱼际去疗，转筋兮，金门、丘墟来医。阳谷、侠溪，颔肿口噤并治；少商、曲泽，血虚口渴同施。通天去鼻内无闻之苦，复溜祛舌干口燥之悲。哑门、关冲，舌缓不语而要紧；天鼎、间使，失音嗫嚅而休迟。太冲泻唇㖞以速愈，承浆泻牙疼而即移。项强多恶风，束骨相连于天柱；热病汗不出，大都更接于经渠。

且如两臂顽麻，少海就傍于三里；半身不遂，阳陵远达于曲池。建里、内关，扫尽胸中之苦闷；听宫、脾俞，祛残心下之悲凄。久知胁肋疼痛，气户、华盖有灵；腹内肠鸣，下脘、陷谷能平。胸胁支满何疗，章门、不容细寻；膈疼饮蓄难禁，膻中、巨阙便针。胸满更加噎塞，中府、意舍所行；胸膈停留瘀血，肾俞、巨髎宜征。胸满项强，神藏、璇玑已试；背连腰痛，白环、委中曾经。脊强兮，水道、筋缩；目瞤兮，颧髎、大迎。痓病非颅息而不愈，脐风须然谷而易醒。委阳、天池，腋肿针而速散；后溪、环跳，腿疼刺而即轻。梦魇不宁，厉兑相谐于隐白；发狂奔走，上脘同起于神门。惊悸怔忡，取阳交、解溪勿误；反张悲哭，仗天冲、大横须精。癫疾必身柱、本神之令，发热仗少冲、曲池之津。岁热时行，陶道复求肺俞理；风痫常发，神道须还心俞宁。湿寒湿热下髎定，厥寒厥热涌泉清。寒栗恶寒，二间疏通阴郄暗；烦心呕吐，幽门开彻玉堂明。行间、涌泉，主消渴之肾竭；阴陵、水分，去水肿之脐盈。痨瘵传尸，趋魄户、膏肓之路；中邪霍乱，寻阴谷、三里之程。治疸消黄，谐后溪、劳宫而看；倦言嗜卧，往通里、大钟而明。咳嗽连声，肺俞须迎天突穴；小便赤涩，兑端独泻太阳经。刺长强与承山，善主肠风新下血；针三阴与气海，专司白浊久遗精。

且如肓俞、横骨，泻五淋之久积；阴郄、后溪，治盗汗之多出。脾虚谷以不消，脾俞、膀胱俞觅；胃冷食而难化，魂门、胃俞堪责。鼻痔必取龈交，瘿气须求浮白。大敦、照海，患寒疝而善蠲；五里、臂臑，生疬疮而能治。至阴、屏翳，疗痒疾之疼多；肩髃、阳溪，消隐风之热极。

抑又论妇人经事改常，自有地机、血海；女子少气漏血，不无交信、合阳。带下产崩，冲门、气冲宜审；月潮违限，天枢、水泉细详。肩井乳痛而极效，商丘痔瘤而最良。脱肛趋百会、尾翳之所，无子搜阴交、石关之乡。中脘主乎积痢，外丘收乎大肠。寒疟兮商阳、太溪验；痃癖兮冲门、血海强。

夫医乃人之司命，非志士而莫为；针乃理之渊微，须至人之指教。先究其病源，后攻其穴道，随手见功，应针取效。方知玄理之玄，始达妙中之妙。此篇不尽，略举其要。

三、金针赋

——选自明·徐凤《针灸大全》

观夫针道，捷法最奇。须要明于补泻，方可起于倾危。先分病之上下，次定穴之高低。头有病而足取之，左有病而右取之。男子之气，早在上而晚在下，取之必明其理；女子之气，早在下而晚在上，用之必识其时。午前为早属阳，午后为晚属阴，男女上下，凭腰分之。手足三阳，手走头而头走足；手足三阴，足走腹而胸走手。阴升阳降，出入之机。逆之者为泻、为迎，顺之者为补、为随。春夏刺浅者以瘦，秋冬刺深者以肥。更观元气厚薄，浅深之刺犹宜。

原夫补泻之法，妙在呼吸手指。男子者，大指进前左转，呼之为补，退后右转，吸之为泻，提针为热，插针为寒；女子者，大指退后右转，吸之为补，进前左转，呼之为泻，插针为热，提针为寒。左与右各异，胸与背不同，午前者如此，午后者反之。是故爪而切之，下针之法；摇而退之，出针之法；动而进之，催针之法；循而摄之，行气之法。搓而去病，弹则补虚，肚腹盘旋，扪为穴闭。重沉豆许曰按，轻浮豆许曰提。一十四法，针要所备。补者一退三飞，真气自归；泻者一飞三退，邪气自避。补则补其不足，泻则泻其有余。有余者为肿为痛曰实，不足者为痒为麻曰虚。气速效速，气迟效迟，死生贵贱，针下皆知。贱者硬而贵者脆，生者涩而死者虚，候之不至，必死无疑。

且夫下针之先，须爪按重而切之，次令咳嗽一声，随咳下针。凡补者呼气，初针刺至皮内，乃曰天才；少停进针，刺入肉内，是曰人才；又停进针，刺至筋骨之间，名曰地才。此为极处，就当补之，再停良久，却须退针至人之分，待气沉紧，倒针朝病，进退往来，飞经走气，尽在其中矣。凡泻者吸气，初针至天，少停进针，直至于地，得气泻之，再停良久，即须退针，复至于人，待气沉紧，倒针朝病，法同前矣。其或晕针者，神气虚也，以针补之，以袖掩之，口鼻气回，热汤与之，略停少顷，依前再施。

及夫调气之法，下针至地之后，复人之分；欲气上行，将针右捻；欲气下行，将针左捻；欲补先呼后吸，欲泻先吸后呼。气不至者，以手循摄，以爪切掐，以针摇动，进捻搓弹，直待气至。以龙虎升腾之法，按之在前，使气在后，按之在后，使气在前。运气走至疼痛之所，以纳气之法，扶针直插，复向下纳，使气不回。若关节阻涩，气不过者，以龙虎龟凤通经接气，大段之法，驱而运之，仍以循摄爪切，无不应矣，此通仙之妙。

况夫出针之法，病势既退，针气微松，病未退者，针气如根，推之不动，转之不移，此为邪气吸拔其针，乃真气未至，不可出之；出之者其病即复，再须补泻，停以待之，直候微松，方可出针豆许，摇而停之。补者吸之去疾，其穴急扪；泻者呼之去徐，其穴不闭。欲令腠密，然后吸气。故曰：下针贵迟，太急伤血；出针贵缓，太急伤气。以上总要，于斯尽矣。

考夫治病，其法有八：一曰烧山火，治顽麻冷痹，先浅后深，凡九阳而三进三退，慢提紧按，热至，紧闭插针，除寒之有准。二曰透天凉，治肌热骨蒸，先深后浅，用六阴而三出三入，紧提慢按，寒至，徐徐举针，退热之可凭。皆细细搓之，去病准绳。三曰阳中隐阴，先寒后热，浅而深，以九六之法，则先补后泻也。四曰阴中隐阳，先热后寒，深而浅，以六九之方，则先泻后补也。补者直须热至，泻者务待寒侵，犹如搓线，慢慢转针，法浅则用浅，法深则用深，二者不可兼而紊之也。五曰子午捣臼，水蛊膈气，落穴之后，调气均匀，针行上下，九入六出，左右转之，十遭自平。六曰进气之诀，腰背肘膝痛，浑身走注疼，刺九分，行九补，卧针五七吸，待气上下。亦可龙虎交战，左捻九而右捻六，是亦住痛之针。七曰留气之诀，痃癖癥瘕，刺七分，用纯阳，然后乃直插针，气来深刺，提针再停。八曰抽添之诀，瘫痪疮癞，取其要穴，使九阳得气，提按搜寻，大要运气周遍，扶针直插，复向下纳，回阳倒阴，指下玄微，胸中活法，一有未应，反复再施。

若夫过关过节催运气，以飞经走气，其法有四：一曰青龙摆尾，如扶船舵，不进不退，一左一右，慢慢拨动。二曰白虎摇头，似手摇铃，退方进圆，兼之左右，摇而振之。三曰苍龟探穴，如入土之象，一退三进，钻剔四方。四曰赤凤迎源，展翅之仪，入针至地，提针至天，候针自摇，复进其原，上下左右，四围飞旋，病在上吸而退之，病在下呼而进之。

至夫久患偏枯，通经接气之法，已有定息寸数。手足三阳，上九而下十四，过经四寸；手足三阴，上七而下十二，过经五寸。在乎摇动出纳，呼吸同法，驱运气血，顷刻周流，上下通接，可使寒者暖而热者凉，痛者止而胀者消。若开渠之决水，立时见功，何倾危之不起哉？虽然，病有三因，皆从气血，针分八法，不离阴阳。盖经脉昼夜之循环，呼吸往来之不息，和则身体康健，否则疾病竞生。譬如天下国家地方，山海田园，江河溪谷，值岁时风雨均调，则水道疏利，民安物阜。其或一方一所，风雨不均，遭以旱涝，使水道涌竭不通，灾忧遂至。人之气血，受病三因，亦犹方所之于旱涝也。盖针砭所以通经脉，均气血，蠲邪扶正，故曰捷法最奇者哉。

磋夫！轩岐古远，卢扁久亡，此道幽深，非一言而可尽，斯文细密，在久习而能通。岂世上之常辞，庸流之泛术。得之者若科之及第，而悦于心；用之者如射之发中，而应于目。述自先圣，传之后学，用针之士，有志于斯，果能洞造玄微，而尽其精妙，则世之伏枕之疴，有缘者遇针，其病皆随手而愈矣。

四、马丹阳天星十二穴治杂病歌

——选自明·徐凤《针灸大全》

三里内庭穴，曲池合谷接，委中配承山，太冲昆仑穴，环跳与阳陵，通里并列缺。合担用法担，合截用法截，三百六十穴，不出十二诀。治病如神灵，浑如汤泼雪，北斗降真机，金锁教开彻，至人可传授，匪人莫浪说。

其一，三里膝眼下，三寸两筋间。能通心腹胀，善治胃中寒；肠鸣并泄泻，腿肿膝胻酸；伤寒羸瘦损，气蛊及诸般。年过三旬后，针灸眼便宽。取穴当审的，八分三壮安。

其二，内庭次趾外，本属足阳明。能治四肢厥，喜静恶闻声；瘾疹咽喉痛，数欠及牙疼；疟疾不能食，针着便惺惺。

其三，曲池拱手取，屈肘骨边求。善治肘中痛，偏风手不收；挽弓开不得，筋缓莫梳头；喉闭促欲死，发热更无休，遍身风癣癞，针着即时瘥。

其四，合谷在虎口，两指歧骨间。头疼并面肿，疟疾热还寒，齿龋鼻衄血，口噤不开言。针入五分深，令人即便安。

其五，委中曲䐐里，横纹脉中央。腰疼不能举，沉沉引脊梁，酸痛筋莫展，风痹复无常，膝头难伸屈，针入即安康。

其六，承山名鱼腹，腨肠分肉间。善治腰疼痛，痔疾大便难，脚气并膝肿，辗转战疼酸，霍乱及转筋，穴中刺便安。

其七，太冲足大趾，节后二寸中。动脉知生死，能医惊痫风。咽喉并心胀，两足不能行。七疝偏坠肿，眼目似云朦，亦能疗腰痛，针下有神功。

其八，昆仑足外踝，跟骨上边寻。转筋腰尻痛，暴喘满冲心。举步行不得，一动即呻吟。若欲求安乐，须于此穴针。

其九，环跳在髀枢，侧卧屈足取。折腰莫能顾，冷风并湿痹。腿胯连腨痛，转侧重唏嘘。若人针灸后，顷刻病消除。

其十，阳陵居膝下，外廉一寸中。膝肿并麻木，冷痹及偏风。举足不能起，坐卧似衰翁。针入六分止，神功妙不同。

其十一，通里腕侧后，去腕一寸中。欲言声不出，懊恼及怔忡。实则四肢重，头腮面颊红，虚则不能食，暴喑面无容。毫针微微刺，方信有神功。

其十二，列缺腕侧上，次指手交叉。善疗偏头患，遍身风痹麻。痰涎频壅上，口噤不开牙。若能明补泻，应手即如拿。

五、行针指要歌

——选自明·杨继洲《针灸大成》

或针风，先向风府百会中；或针水，水分夹脐上边取；
或针结，针着大肠泄水穴；或针劳，须向膏肓及百劳；
或针虚，气海丹田委中奇；或针气，膻中一穴分明记；
或针嗽，肺俞风门须用灸；或针痰，先针中脘三里间；
或针吐，中脘气海膻中补；反胃吐食一般医，针中有妙少人知。

教材目录（第一批）

注：凡标☆号者为"核心示范教材"。

（一）中医学类专业

序号	书　名	主　编		主编所在单位	
1	中国医学史	郭宏伟	徐江雁	黑龙江中医药大学	河南中医药大学
2	医古文	王育林	李亚军	北京中医药大学	陕西中医药大学
3	大学语文	黄作阵		北京中医药大学	
4	中医基础理论☆	郑洪新	杨　柱	辽宁中医药大学	贵州中医药大学
5	中医诊断学☆	李灿东	方朝义	福建中医药大学	河北中医学院
6	中药学☆	钟赣生	杨柏灿	北京中医药大学	上海中医药大学
7	方剂学☆	李　冀	左铮云	黑龙江中医药大学	江西中医药大学
8	内经选读☆	翟双庆	黎敬波	北京中医药大学	广州中医药大学
9	伤寒论选读☆	王庆国	周春祥	北京中医药大学	南京中医药大学
10	金匮要略☆	范永升	姜德友	浙江中医药大学	黑龙江中医药大学
11	温病学☆	谷晓红	马　健	北京中医药大学	南京中医药大学
12	中医内科学☆	吴勉华	石　岩	南京中医药大学	辽宁中医药大学
13	中医外科学☆	陈红风		上海中医药大学	
14	中医妇科学☆	冯晓玲	张婷婷	黑龙江中医药大学	上海中医药大学
15	中医儿科学☆	赵　霞	李新民	南京中医药大学	天津中医药大学
16	中医骨伤科学☆	黄桂成	王拥军	南京中医药大学	上海中医药大学
17	中医眼科学	彭清华		湖南中医药大学	
18	中医耳鼻咽喉科学	刘　蓬		广州中医药大学	
19	中医急诊学☆	刘清泉	方邦江	首都医科大学	上海中医药大学
20	中医各家学说☆	尚　力	戴　铭	上海中医药大学	广西中医药大学
21	针灸学☆	梁繁荣	王　华	成都中医药大学	湖北中医药大学
22	推拿学☆	房　敏	王金贵	上海中医药大学	天津中医药大学
23	中医养生学	马烈光	章德林	成都中医药大学	江西中医药大学
24	中医药膳学	谢梦洲	朱天民	湖南中医药大学	成都中医药大学
25	中医食疗学	施洪飞	方　泓	南京中医药大学	上海中医药大学
26	中医气功学	章文春	魏玉龙	江西中医药大学	北京中医药大学
27	细胞生物学	赵宗江	高碧珍	北京中医药大学	福建中医药大学

序号	书 名	主 编		主编所在单位	
28	人体解剖学	邵水金		上海中医药大学	
29	组织学与胚胎学	周忠光	汪 涛	黑龙江中医药大学	天津中医药大学
30	生物化学	唐炳华		北京中医药大学	
31	生理学	赵铁建	朱大诚	广西中医药大学	江西中医药大学
32	病理学	刘春英	高维娟	辽宁中医药大学	河北中医学院
33	免疫学基础与病原生物学	袁嘉丽	刘永琦	云南中医药大学	甘肃中医药大学
34	预防医学	史周华		山东中医药大学	
35	药理学	张硕峰	方晓艳	北京中医药大学	河南中医药大学
36	诊断学	詹华奎		成都中医药大学	
37	医学影像学	侯 键	许茂盛	成都中医药大学	浙江中医药大学
38	内科学	潘 涛	戴爱国	南京中医药大学	湖南中医药大学
39	外科学	谢建兴		广州中医药大学	
40	中西医文献检索	林丹红	孙 玲	福建中医药大学	湖北中医药大学
41	中医疫病学	张伯礼	吕文亮	天津中医药大学	湖北中医药大学
42	中医文化学	张其成	臧守虎	北京中医药大学	山东中医药大学

（二）针灸推拿学专业

序号	书 名	主 编		主编所在单位	
43	局部解剖学	姜国华	李义凯	黑龙江中医药大学	南方医科大学
44	经络腧穴学☆	沈雪勇	刘存志	上海中医药大学	北京中医药大学
45	刺法灸法学☆	王富春	岳增辉	长春中医药大学	湖南中医药大学
46	针灸治疗学☆	高树中	冀来喜	山东中医药大学	山西中医药大学
47	各家针灸学说	高希言	王 威	河南中医药大学	辽宁中医药大学
48	针灸医籍选读	常小荣	张建斌	湖南中医药大学	南京中医药大学
49	实验针灸学	郭 义		天津中医药大学	
50	推拿手法学☆	周运峰		河南中医药大学	
51	推拿功法学☆	吕立江		浙江中医药大学	
52	推拿治疗学☆	井夫杰	杨永刚	山东中医药大学	长春中医药大学
53	小儿推拿学	刘明军	邰先桃	长春中医药大学	云南中医药大学

（三）中西医临床医学专业

序号	书 名	主 编		主编所在单位	
54	中外医学史	王振国	徐建云	山东中医药大学	南京中医药大学
55	中西医结合内科学	陈志强	杨文明	河北中医学院	安徽中医药大学
56	中西医结合外科学	何清湖		湖南中医药大学	
57	中西医结合妇产科学	杜惠兰		河北中医学院	
58	中西医结合儿科学	王雪峰	郑 健	辽宁中医药大学	福建中医药大学
59	中西医结合骨伤科学	詹红生	刘 军	上海中医药大学	广州中医药大学
60	中西医结合眼科学	段俊国	毕宏生	成都中医药大学	山东中医药大学
61	中西医结合耳鼻咽喉科学	张勤修	陈文勇	成都中医药大学	广州中医药大学
62	中西医结合口腔科学	谭 劲		湖南中医药大学	

（四）中药学类专业

序号	书名	主编		主编所在单位	
63	中医学基础	陈晶	程海波	黑龙江中医药大学	南京中医药大学
64	高等数学	李秀昌	邵建华	长春中医药大学	上海中医药大学
65	中医药统计学	何雁		江西中医药大学	
66	物理学	章新友	侯俊玲	江西中医药大学	北京中医药大学
67	无机化学	杨怀霞	吴培云	河南中医药大学	安徽中医药大学
68	有机化学	林辉		广州中医药大学	
69	分析化学（上）（化学分析）	张凌		江西中医药大学	
70	分析化学（下）（仪器分析）	王淑美		广东药科大学	
71	物理化学	刘雄	王颖莉	甘肃中医药大学	山西中医药大学
72	临床中药学☆	周祯祥	唐德才	湖北中医药大学	南京中医药大学
73	方剂学	贾波	许二平	成都中医药大学	河南中医药大学
74	中药药剂学☆	杨明		江西中医药大学	
75	中药鉴定学☆	康廷国	闫永红	辽宁中医药大学	北京中医药大学
76	中药药理学☆	彭成		成都中医药大学	
77	中药拉丁语	李峰	马琳	山东中医药大学	天津中医药大学
78	药用植物学☆	刘春生	谷巍	北京中医药大学	南京中医药大学
79	中药炮制学☆	钟凌云		江西中医药大学	
80	中药分析学☆	梁生旺	张彤	广东药科大学	上海中医药大学
81	中药化学☆	匡海学	冯卫生	黑龙江中医药大学	河南中医药大学
82	中药制药工程原理与设备	周长征		山东中医药大学	
83	药事管理学☆	刘红宁		江西中医药大学	
84	本草典籍选读	彭代银	陈仁寿	安徽中医药大学	南京中医药大学
85	中药制药分离工程	朱卫丰		江西中医药大学	
86	中药制药设备与车间设计	李正		天津中医药大学	
87	药用植物栽培学	张永清		山东中医药大学	
88	中药资源学	马云桐		成都中医药大学	
89	中药产品与开发	孟宪生		辽宁中医药大学	
90	中药加工与炮制学	王秋红		广东药科大学	
91	人体形态学	武煜明	游言文	云南中医药大学	河南中医药大学
92	生理学基础	于远望		陕西中医药大学	
93	病理学基础	王谦		北京中医药大学	

（五）护理学专业

序号	书名	主编		主编所在单位	
94	中医护理学基础	徐桂华	胡慧	南京中医药大学	湖北中医药大学
95	护理学导论	穆欣	马小琴	黑龙江中医药大学	浙江中医药大学
96	护理学基础	杨巧菊		河南中医药大学	
97	护理专业英语	刘红霞	刘娅	北京中医药大学	湖北中医药大学
98	护理美学	余雨枫		成都中医药大学	
99	健康评估	阚丽君	张玉芳	黑龙江中医药大学	山东中医药大学

序号	书 名	主编		主编所在单位	
100	护理心理学	郝玉芳		北京中医药大学	
101	护理伦理学	崔瑞兰		山东中医药大学	
102	内科护理学	陈 燕	孙志岭	湖南中医药大学	南京中医药大学
103	外科护理学	陆静波	蔡恩丽	上海中医药大学	云南中医药大学
104	妇产科护理学	冯 进	王丽芹	湖南中医药大学	黑龙江中医药大学
105	儿科护理学	肖洪玲	陈偶英	安徽中医药大学	湖南中医药大学
106	五官科护理学	喻京生		湖南中医药大学	
107	老年护理学	王 燕	高 静	天津中医药大学	成都中医药大学
108	急救护理学	吕 静	卢根娣	长春中医药大学	上海中医药大学
109	康复护理学	陈锦秀	汤继芹	福建中医药大学	山东中医药大学
110	社区护理学	沈翠珍	王诗源	浙江中医药大学	山东中医药大学
111	中医临床护理学	裘秀月	刘建军	浙江中医药大学	江西中医药大学
112	护理管理学	全小明	柏亚妹	广州中医药大学	南京中医药大学
113	医学营养学	聂 宏	李艳玲	黑龙江中医药大学	天津中医药大学

（六）公共课

序号	书 名	主编		主编所在单位	
114	中医学概论	储全根	胡志希	安徽中医药大学	湖南中医药大学
115	传统体育	吴志坤	邵玉萍	上海中医药大学	湖北中医药大学
116	科研思路与方法	刘 涛	商洪才	南京中医药大学	北京中医药大学

（七）中医骨伤科学专业

序号	书 名	主编		主编所在单位	
117	中医骨伤科学基础	李 楠	李 刚	福建中医药大学	山东中医药大学
118	骨伤解剖学	侯德才	姜国华	辽宁中医药大学	黑龙江中医药大学
119	骨伤影像学	栾金红	郭会利	黑龙江中医药大学	河南中医药大学洛阳平乐正骨学院
120	中医正骨学	冷向阳	马 勇	长春中医药大学	南京中医药大学
121	中医筋伤学	周红海	于 栋	广西中医药大学	北京中医药大学
122	中医骨病学	徐展望	郑福增	山东中医药大学	河南中医药大学
123	创伤急救学	毕荣修	李无阴	山东中医药大学	河南中医药大学洛阳平乐正骨学院
124	骨伤手术学	童培建	曾意荣	浙江中医药大学	广州中医药大学

（八）中医养生学专业

序号	书 名	主编		主编所在单位	
125	中医养生文献学	蒋力生	王 平	江西中医药大学	湖北中医药大学
126	中医治未病学概论	陈涤平		南京中医药大学	

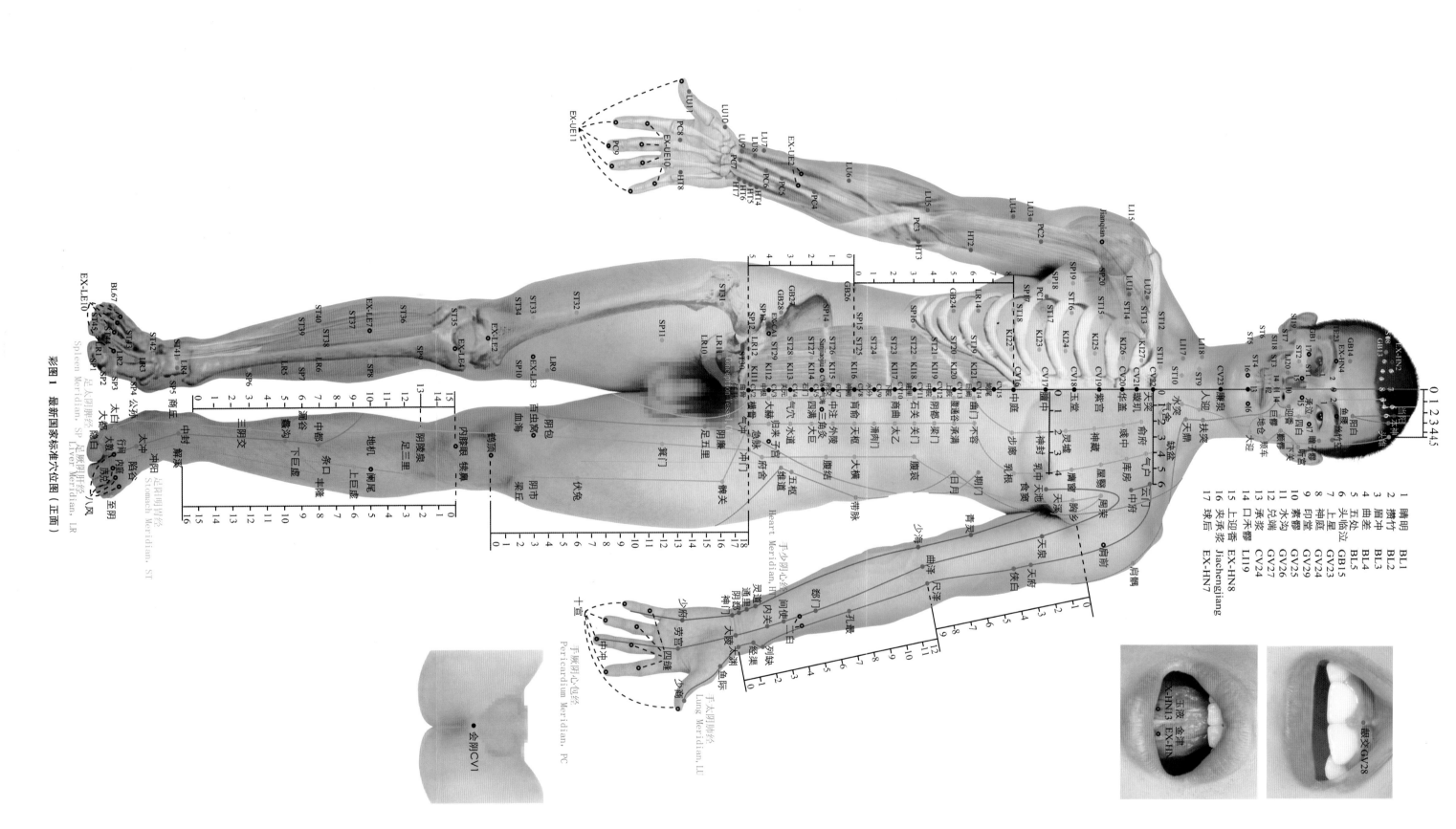

彩图 1　最新国家标准穴位图（正面）

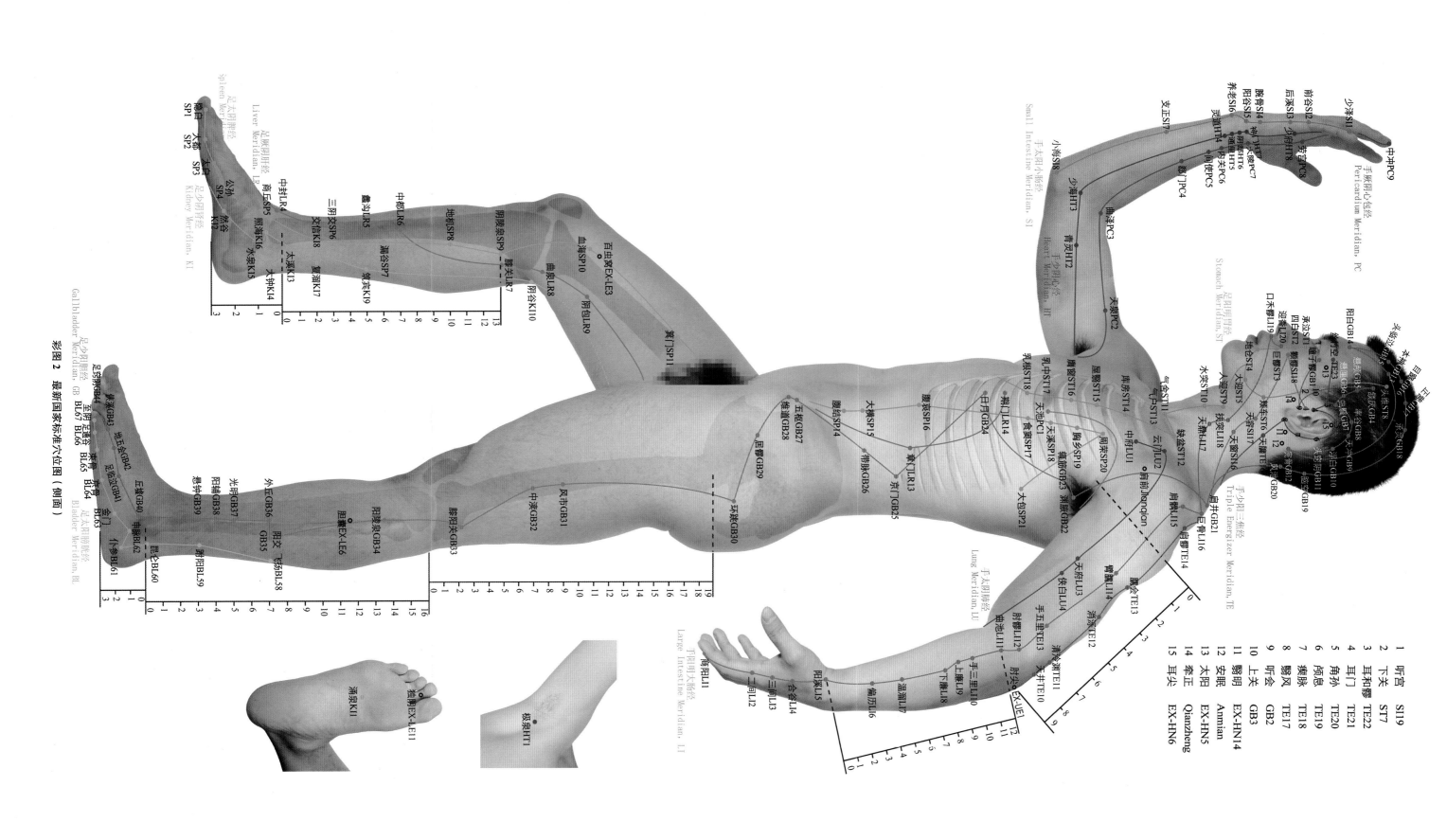

彩图 2 最新国家标准穴位图（侧面）

1	听宫	SI19
2	下关	ST7
3	耳和髎	TE22
4	耳门	TE21
5	角孙	TE20
6	颅息	TE19
7	瘈脉	TE18
8	翳风	TE17
9	听会	GB2
10	上关	GB3
11	翳明	EX-HN14
12	安眠	EX-HN5
13	牵正	Qianzheng
14	太阳	EX-HN5
15	耳尖	EX-HN6

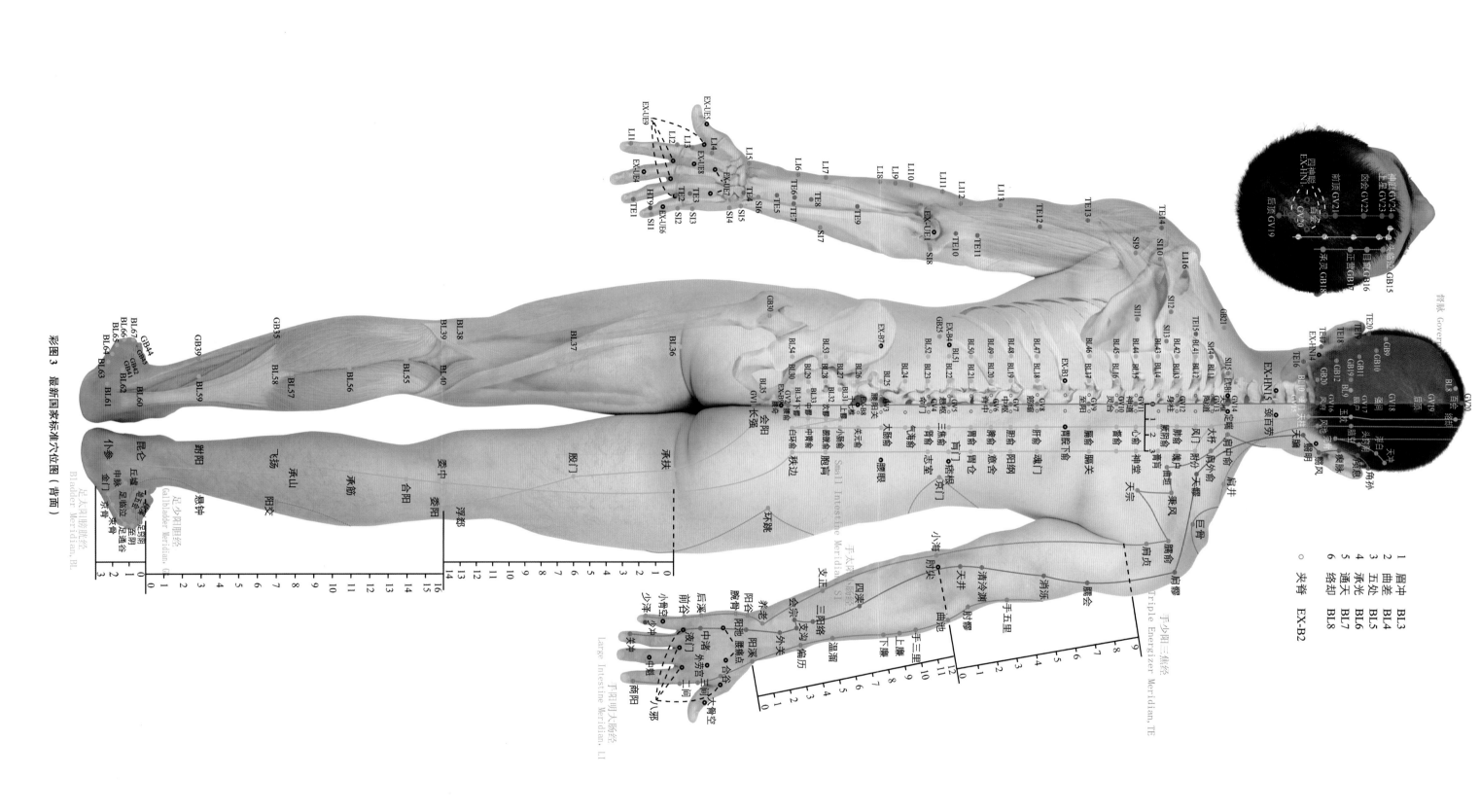

彩图 3 最新国家标准穴位图 (背面)

1	眉冲	BL3
2	曲差	BL4
3	五处	BL5
4	承光	BL6
5	通天	BL7
6	络却	BL8
	夹脊	EX-B2